肿 瘤 预 防
Cancer Prevention

荣誉主编：冯继锋　缪建华　鲁晓杰　冯宁翰　凌　扬

主　　编：沈　波　茆　勇

副主编：邹　青　陈　凯　吴剑秋　朱　莎　韩正祥

　　　　庄　民　季　枚　张先稳　顾艳宏　尤建良

东南大学出版社
SOUTHEAST UNIVERSITY PRESS
·南京·

内容提要

本书着重介绍了临床常见的 23 种恶性肿瘤发生的地域分布、种族分布、性别分布、年龄分布的流行病学特征,对目前已知的可能引起恶性肿瘤发生的因素进行了探讨,以较大篇幅罗列了恶性肿瘤的临床表现、诊断标准和依据以及临床分期,用现代科学的理念结合临床实践经验对常见恶性肿瘤的全程四级预防进行了分析和阐述,且在每一章节都增加了祖国传统医学对肿瘤预防的认识。本书收纳充实了近几年来肿瘤学科的最新进展,内容新颖、依据充分、时代感强,能够为肿瘤临床医生及防控工作者提供帮助,为我国的肿瘤防治事业做出贡献。

图书在版编目(CIP)数据

肿瘤预防 / 沈波,茆勇主编. — 南京 : 东南大学
出版社,2023.1
　ISBN 978 - 7 - 5766 - 0284 - 5

　Ⅰ. ①肿…　Ⅱ. ①沈…　②茆…　Ⅲ. ①肿瘤-预防
Ⅳ. ①R730.1

中国版本图书馆 CIP 数据核字(2022)第 199134 号

责任编辑:戴坚敏　　责任校对:韩小亮　　封面设计:王　玥　　责任印制:周荣虎

肿 瘤 预 防
ZHONGLIU YUFANG

主　　编:沈 波 茆 勇
出版发行:东南大学出版社
社　　址:南京市四牌楼 2 号　　邮编:210096　　电话:025-83793330
网　　址:http://www.seupress.com
电子邮箱:press@seupress.com
经　　销:全国各地新华书店
印　　刷:南京工大印务有限公司
开　　本:787 mm×1092 mm　1/16
印　　张:29.25
字　　数:700 千字
版　　次:2023 年 1 月第 1 版
印　　次:2023 年 1 月第 1 次印刷
书　　号:ISBN 978 - 7 - 5766 - 0284 - 5
定　　价:180.00 元

《肿瘤预防》编写委员会

荣誉主编：冯继锋　缪建华　鲁晓杰　冯宁翰　凌　扬

主　　编：沈　波　茆　勇

副 主 编：邹　青　陈　凯　吴剑秋　朱　莎　韩正祥

　　　　　庄　民　季　枚　张先稳　顾艳宏　尤建良

编　　委：于韶荣　徐子寒　李　潇　滕　悦　汤唯艳

　　　　　陈小祥　钱　冰　倪　静　杭志强　邱天竹

　　　　　孙　婧　陆明洁　朱蔚友　李晓菲　刘秀峰

　　　　　蔡东焱　孙俊杰　刘靓婧　陶慧敏　庄志祥

　　　　　程晓伟　姚伟峰　李梦璐　陈暑波　徐　伟

　　　　　吴锦伟　高　丹　夏汝山　周永平　权　晟

　　　　　邓立春　奚　蕾　袁可淼　陈　喆　耿雨晴

　　　　　浦琼华　张烨雯　许　颖

序

　　二十一世纪人类科技进入高速发展的时代,全球健康卫生状况和生物医疗技术获得全面提升,感染性疾病得到良好的控制,中等以上发达国家以及部分发展中国家人民平均寿命显著延长。健康是促进人的全面发展的必然要求,是经济社会发展的基础条件,也是广大人民群众的共同追求。《中共中央关于制定国民经济和社会发展第十四个五年规划和二〇三五年远景目标的建议》提出"全面推进健康中国建设",要求"把保障人民健康放在优先发展的战略位置,坚持预防为主的方针",深入实施健康中国行动,把预防作为推进健康中国建设的关键举措。2019年发布的《国务院关于实施健康中国行动的意见》提示,"居民健康知识知晓率偏低,吸烟、过量饮酒、缺乏锻炼、不合理膳食等不健康生活方式比较普遍,由此引起的疾病问题日益突出"。为此,需要把预防摆在更加突出位置,实现健康关口前移。要普及健康知识,把提升健康素养作为增进全民健康的前提,加大早期干预力度,推动健康服务供给侧结构性改革。

　　随着社会、自然环境的改变和人类寿命的延长,恶性肿瘤取代心脑血管疾病和感染性疾病成为人类死亡的罪魁祸首。目前的医学实践也证明再先进的医疗技术也只能延缓肿瘤的发展速度,而"治愈肿瘤"的唯一可能就是预防它的发生。肿瘤"预防重于治疗"的道理与我国传统医学"上医治未病之病"的思想一脉相承。肿瘤防控工作是一个巨大的工程,需要全社会的共同协作。

　　2017年,中国临床肿瘤学会理事、南京医科大学附属无锡第二医院肿瘤内科主任缪建华教授邀请江苏省著名的肿瘤学专家、学者共同编著《恶性肿瘤相关因素临床干预方略》一书,阐述了肿瘤流行病学、病因学、临床诊断学的研究进展,从肿瘤学科专业的医学视角解析了常见恶性肿瘤的四级预防体系,成为临床医学、预防医学、健康管理等专业人士的案头专著,也是百姓了解肿瘤防控知识的科普参考书,为肿瘤的预防做出了贡献。

如今，缪建华教授再次策划，由南京医科大学附属江苏省肿瘤医院沈波教授、江南大学附属医院茆勇教授主编，组织全省肿瘤专家在《恶性肿瘤相关因素临床干预方略》的基础上编写《肿瘤预防》一书，着重介绍了临床常见的 23 种恶性肿瘤发生的地域分布、种族分布、性别分布、年龄分布的流行病学特征，对目前已知的可能引起恶性肿瘤发生的因素进行了探讨，以较大篇幅罗列了恶性肿瘤的临床表现、诊断标准和依据以及临床分期，用现代科学的理念结合临床实践经验对 23 种常见恶性肿瘤的全程四级预防进行了分析和阐述，且在每个章节增加了祖国传统医学对肿瘤预防的认识。本书收纳充实了近几年来肿瘤学科的最新进展，内容新颖、依据充分、时代感强，是当今肿瘤防治工作中一本很好的参考工具书。期望这本书的出版发行，能够为肿瘤临床医生、防控工作者提供帮助，为我国的肿瘤防治事业做出贡献。

2022 年 7 月 8 日

目　录

第1章

总　论

《第 1 节　肿瘤预防的历史背景》

根据世界卫生组织(World Health Organization, WHO)在 2019 年的统计,肿瘤是造成全世界大多数国家或地区民众 70 岁前死亡的第一或第二大死因。在全球范围内,2020年估计有 1 930 万新肿瘤病例(不包括非黑色素瘤皮肤癌)和近 1 000 万肿瘤死亡病例(不包括非黑色素瘤皮肤癌)。无论人类社会发展水平如何,肿瘤这一疾病都是造成世界各地人口死亡的重要原因。肿瘤作为死亡主因正日益突出,目前全世界肿瘤发病率和死亡率负担正在迅速增加。自 2010 年以来,肿瘤在中国的发病率和死亡率也一直呈逐年上升的趋势,并成为最主要的死亡原因,也成为中国的一个主要公共卫生问题。如果不加以控制,与肿瘤有关的日益加重的社会和经济负担将会使保健系统不堪重负。据估计,2018年中国新增肿瘤病例 430 万例,新增肿瘤死亡 290 万例。全球近 22% 的新癌症病例和近27% 的癌症死亡病例发生在中国,与美国和英国相比,中国的肿瘤发病率较低,但死亡率分别比英国和美国高 30% 和 40%,重要原因之一可能是肿瘤的早期诊断率较低,以及不同地区执行的临床肿瘤治疗策略不统一。中国正处于肿瘤转型阶段,肿瘤谱正在从发展中国家向发达国家转变。

随着我国经济的飞速发展,人们的生活水平不断改善,对于生活质量的要求更高,对健康、长寿的期待成为幸福生活的又一愿景。自 20 世纪 70 年代有效控制传染病和感染性疾病后,人类的疾病谱发生了巨大变化,肿瘤、心脑血管疾病、代谢病成了目前困扰人类健康的巨大难题,成为医学科学界面临的巨大挑战。美国总统尼克松于 1971 年颁布了《癌症法案》以向癌症宣战,美国国家癌症研究机构(NCI)因此获得了巨额的科研经费,并希望在 10 年内攻克癌症。但到目前为止,人类还未能取得这场持久战的胜利,尽管诊疗技术不断发展创新,但面对不断上涨的肿瘤发病率和死亡率,这些手段和效果依然捉襟见肘,且诊疗过程往往造成巨大的经济负担却收效甚微。因此,全球都在努力建立可持续的基础设施,传播行之有效的肿瘤预防措施至关重要,这有助于减轻全世界未来的负担和民众罹患肿瘤的痛苦。

肿瘤预防(cancer prevention)是指通过降低肿瘤的发病率来降低肿瘤的死亡率。具体包括通过远离各种环境致癌风险因素,预防肿瘤发病相关的感染因素,改变不良生活方式,进行适当的运动,保持精神愉快以及针对极高危人群或者癌前病变采取一定的医疗干预手段来降低肿瘤的发病风险。据估计,在中国及一些发达国家,40%的风险因素可归因于环境和生活方式因素,近60%的癌症死亡可以通过减少暴露于可改变的风险因素来避免。初级预防至关重要,实施有效的控烟政策,建议更健康的生活方式,以及扩大有效的筛查、教育和疫苗接种计划的覆盖面,更好地向公众宣传更多的防控意识。随着肿瘤预防医学的发展,肿瘤防治的重点从肿瘤临床治疗转移到了肿瘤预防上。

第 2 节　肿瘤的四级预防

恶性肿瘤的发生是机体与外界环境因素长期相互作用的结果,因此肿瘤预防应该贯穿于日常生活中并长期坚持。其目的是降低恶性肿瘤的发病率和死亡率,从而减少恶性肿瘤对国民健康、家庭的危害以及对国家医疗资源的消耗,减轻恶性肿瘤导致的家庭和社会的经济负担。世界卫生组织(WHO)认为40%以上的恶性肿瘤是可以通过改变或避免主要的危险因素而得到预防的,其顾问委员会于1981年提出3个三分之一学说:"三分之一的肿瘤可预防;三分之一的肿瘤可通过早诊断早治疗而痊愈;剩下的三分之一可通过综合治疗提高生活质量,延长生命。"2008年,欧洲肿瘤协会《肿瘤预防手册》根据肿瘤的不同时期将肿瘤预防分为三个类型:一级预防、二级预防和三级预防。WHO再在此基础上提出肿瘤的四级预防:一级预防主要是在肿瘤临床发生之前,通过隔断致癌因子来实现肿瘤预防;二级预防的目标是通过早发现、早诊断、早治疗的"三早"方式在肿瘤初期阻止或减缓病情的发展,提高治愈机会;三级预防是通过放疗、化疗、激素疗法和内分泌疗法等综合治疗方式,来防止肿瘤复发和转移;四级预防的目的是成功预防晚期肿瘤患者的痛苦,以维持生活质量。

1) 肿瘤的一级预防

肿瘤的一级预防,即对恶性肿瘤的病因学和发病学的预防。肿瘤一级预防的任务包括研究各种癌症病因和危险因素,针对化学、物理、生物等具体致癌、促癌因素和体内外致病条件,采取预防措施,并针对健康机体,采取加强环境保护、适宜饮食、适宜运动等措施,以增进身心健康。中低收入国家和高收入国家癌症发生的主要危险因素不同。吸烟、饮酒、低水果和蔬菜摄入量、慢性乙肝病毒、丙肝病毒、人乳头瘤病毒感染是中低收入国家肿瘤发生的主要危险因素。由人乳头瘤病毒(HPV)引起的子宫颈癌是导致中低收入国家妇女死亡的主要癌症。在高收入国家,吸烟、饮酒、体重超重和肥胖是癌症发生的主要危险因素。

(1) 化学致癌因素

人类约80%的肿瘤是由化学致癌物引起的,环境中的化学致癌物质种类繁多,作用机制和致癌强度各异。国际癌症研究机构(IARC)汇集了各国的流行病调查资料和动物实验资料,研究确定了上千种化学致癌物质。化学致癌物质包括:直接致癌物质,如环氧化物、内酯、硫芥和氮芥、卤醚和酰化剂等;间接致癌物,如卤代脂肪烃和烯烃、多环芳烃、芳胺、亚硝胺、黄曲霉素、吡咯二烷类生物碱等。多数化学物质需在体内(主要是在肝脏)代谢活化后才致癌,称为间接致癌物。其中亚硝胺类、苯并芘和黄曲霉素是公认的三大致癌物质。

亚硝胺类几乎可以引发人体所有脏器肿瘤,其中以消化道癌最为常见。亚硝胺类化合物普遍存在于谷物、牛奶、干酪、烟酒、熏肉、烤肉、海鱼、罐装食品以及饮用水中。不新鲜的食品(尤其是煮过久放的蔬菜)内亚硝酸盐的含量较高。

苯比芘主要产生于煤、石油、天然气等物质的燃烧过程中,脂肪、胆固醇等在高温下也可形成苯并芘,如香肠等熏制品中苯并芘含量可比普通肉高 60 倍。经验证,长期接触苯并芘,除能引起肺癌外,还会引起消化道癌、膀胱癌、乳腺癌等。

黄曲霉素是已知的最强烈的致癌物。医学界认为,黄曲霉素很可能是导致肝癌发生的重要因素。在一些肝癌高发地区,人们常食发酵食品,如豆腐乳、豆瓣酱等,这类食品在制作过程中如方法不当,容易产生黄曲霉素。

这些物质污染大气、水、土壤、食品甚至药品,并通过呼吸、饮水、饮食、接触,经皮肤或治疗等作用于人体,诱发肺癌、喉癌、皮肤癌、白血病和鼻咽癌等肿瘤。由于致癌物质的广泛存在,我们除要保护好环境,减少废气污染,做好食品监督等工作外,个人也要采取有效的预防措施,如少食含致癌物质较多的食品,注意工作中的防护等。

(2) 物理致癌因素

物理致癌因素很多,如灼热、机械性刺激、创伤、紫外线、放射线等。在各种物理危险因素中,电离辐射影响尤为突出。电离辐射(X 线、γ 射线)可引起多种癌症,如各种类型的皮肤癌、白血病、恶性淋巴瘤等。紫外线也是引发某些恶性肿瘤的危险因素,目前已明确太阳光的紫外线照射是引起人类皮肤癌的主要原因。长期受紫外线照射的海员、渔民以及其他从事野外作业的职业人群,发生皮肤癌和黑色素瘤的概率高于一般人群。此外,长期的热辐射也可导致皮肤癌和软组织肿瘤,长期的慢性灼伤可引发鳞状细胞癌,长期的机械或外伤刺激也可引发肿瘤。因此,在日常生活中要避免这些物理致癌因素对人体的损害。

(3) 生物致癌因素

生物致癌因素包括病毒、霉菌、细菌和寄生虫等,其中最主要的生物因素是病毒。据统计,2008 年全球与感染性病原体有关的肿瘤的人口归因率为 16%。这一比例在欠发达国家(22.9%)高于较发达国家(7.4%),其中乙型肝炎病毒(HBV)和丙型肝炎病毒(HCV)是原发性肝细胞癌的致病因子,人乳头瘤病毒(HPV)是乳腺癌的致病因子,幽门螺旋杆菌(Hp)是胃癌的致病因子。霉菌的种类很多,与肿瘤发生关系比较明确的有黄曲霉菌,它产生的黄曲霉素存在于被霉菌污染的花生、玉米、高粱和大米等许多粮食作物中,有公认的致癌作用。在女性中,子宫颈癌约占癌症感染相关负担的一半;在男性中,肝癌和胃癌占 80% 以上。值得注意的是,发生在 50 岁以下人群中大约 30% 的肿瘤可归因于感染。

在我国,引起肿瘤的感染因素主要是 HBV、HCV、Hp、HPV 和 EBV 感染。HBV 和 HCV 感染主要引起肝癌和非霍奇金淋巴瘤,Hp 感染主要引起胃癌,HPV 感染主要引起子宫颈癌和头颈部肿瘤(口腔癌、口咽癌和喉癌),EBV 感染主要引起鼻咽癌、霍奇金淋巴瘤和 Burkitt 淋巴瘤。每年大约 53 万人死于以上五种感染导致的肿瘤,占所有肿瘤死亡的近 30%;每年大约 67 万人发生因感染导致的肿瘤,占所有肿瘤发生的 26%,高于全球平均水平(15%~20%)。

在过去十年中,肿瘤预防方面最重要的进展之一是实施了 HPV 疫苗接种以预防子宫颈癌,而定期进行子宫颈癌筛查也是有效预防子宫颈癌的重要手段。另一种有效的癌症预防疫苗是乙肝病毒疫苗。1992 年卫生部将乙肝疫苗纳入计划免疫范畴,至 2010 年我国适龄儿童乙肝疫苗接种率以乡为单位达到 90% 以上。乙肝疫苗的普及可能会在今后的一段时间内使肝癌发病率和死亡率下降。对于胃癌,虽然抗 Hp 治疗已经在临床上开展,但由于缺乏足够的人群证据,抗 Hp 治疗并没有被用于预防胃癌的发生,同时,Hp 疫苗的使用也没有在人群中得到推广。

(4) 吸烟和饮酒

吸烟是肿瘤发生最重要的独立因素,是全球首个可以预防的死因,每年杀死 500 多万人,其中 1/3 死于肿瘤。因此,戒烟是减少肿瘤的最好方法。我国目前有 3.5 亿吸烟者,5.4 亿人正在遭受二手烟的威胁。据估计,我国每年有 40 万人死于因吸烟引起的肿瘤,其中男性 37 万人、女性 3 万人。每年有 50 万人因吸烟而患上肿瘤,其中男性 45.5 万人、女性 4 万人。因吸烟引起的癌症主要有肺癌、胃癌、肝癌、食管癌、胰腺癌、膀胱癌和鼻咽癌。据统计,吸烟者的肺癌发病率比不吸烟者平均高 9~10 倍,重度吸烟者可达 10~25 倍。被动吸烟每年引起 1.2 万名不吸烟妇女死于肺癌。通过初级预防减少烟草消费可能是避免全球肿瘤死亡人数最多的一项措施,尽管大多数国家的预防措施远远不够,但在全球开展的禁烟活动在近几十年里预防了数百万肿瘤。2003 年,WHO 发布了《烟草控制框架公约》(Framework Convention on Tobacco Control,FCTC),致力于从供求立场控制烟草,并协助各国处理烟草消费和生产引发的民事和刑事责任问题。140 多个国家和地区已经签署了具有法律效力的 FCTC;同时,世界卫生组织强力敦促更多的国家签署该协议。协议缔约方有义务实行有效的、科学严谨的烟草控制策略。非政府组织,如国际抗癌联盟(UICC),也致力于帮助 WHO 抑制烟草的使用。WHO 促进各国立法提高烟草价格、限制烟草广告,并禁止在公共场所吸烟。该公约的执行将降低 50% 的烟草摄入和消耗,预计到 2050 年,将挽救 2 亿条生命。

有资料显示,有害的酒精摄入每年可以引发 35 万例的癌症死亡病例,是许多癌症(如口腔癌、咽癌、喉癌、食管癌、肝癌、结直肠癌和乳腺癌等)的危险因素。2005 年,世界卫生大会通过了一项决议,即"有害酒精摄入引发的公共卫生问题",督促各国制定、实施并评估减少与酒精相关的健康和社会问题的有效策略。目前我国的饮酒人数已超过 5 亿人,其中 40% 以上的酒民每天饮酒 1 次以上。据统计,我国每年有将近 8 万人死于因饮酒引起的癌症,其中男性 7.6 万人、女性 0.3 万人。每年有 9 万多人因饮酒而患上癌症,其中男性占 90％以上。因饮酒引起的癌症主要是肝癌（占 60％以上），其次是食管癌、头颈部肿瘤和结直肠癌。因此，限制酒精摄入也是预防上述肿瘤的有效措施。

（5）其他因素

生活中不合理的饮食会诱发多种癌症。如高脂肪、高热量的膳食会通过代谢作用改变组织对致癌物质的易感性，从而增加罹患乳腺癌、大肠癌、胰腺癌和前列腺癌等癌症的危险性。生活中有 8 大类容易致癌的食物，分别是腌制食物、烧烤食物、熏制食物、油炸食物、霉变食物、隔夜熟白菜、酸菜和反复烧开的水。因此，在日常生活中应该少吃或者不吃上述食物。同时，膳食中缺乏抗癌成分和不良的饮食习惯也会增加癌症发生的风险。所以在日常的生活中，要饮食多样化，营养摄取要均衡，多吃维生素含量丰富的食物，注意饮食卫生，不吃被污染的不洁食物。缺乏运动如经常以车代步、以电梯代步是大肠癌发病的一个因素；口腔不洁易患口腔癌；不洁性生活可致阴茎癌和子宫颈癌等。因此，合理膳食、适当运动及改变生活中的不良习惯和生活方式在肿瘤预防中刻不容缓。

2）肿瘤的二级预防

肿瘤的二级预防，即对恶性肿瘤的临床前预防。应做到"三早"，即早期发现、早期诊断、早期治疗。通过筛检普查、监测高危人群，对癌症症状出现前潜在或隐匿的病患，及时采取措施，阻止其发展，或进行根治，使其恢复健康。肿瘤的早期治愈率可达 95％以上，而有针对性的筛查是早期发现肿瘤、提高治愈率、降低死亡率的重要手段。

癌前病变（precancerous lesion）是指继续发展下去具有癌变可能的某些病变。一旦发现，应采取正确的措施。WHO 专家提出了恶性肿瘤的十大早期征兆，以便公众能自我察觉，提高警惕，早期发现。十个早期征兆依次是：身体任何部位，如乳腺、皮肤、唇舌或其他部位有可触及的硬结或不消的肿块；疣或黑痣有颜色加深、迅速增大、瘙痒、溃烂或出血等改变；持续性消化不良；吞咽粗硬物有哽噎感，胸骨后不适，灼痛或食道有异物感；耳鸣、重听、鼻塞、头痛、咽部分泌物带血、颈部肿块；持续性声哑，干咳或痰中带血；原因不明的大便带血，无痛性血尿，外耳道出血；月经不正常，大出血，月经期外或绝经后不规则阴道出血；久治不愈的溃疡；原因不明的体重减轻或低热。当发现这些临床征兆时，应及时检查治疗，防止肿瘤病变进一步发展。

（1）定期检查

疾病的发生发展有一个缓慢变化的过程，定期检查可在早期发现肿瘤或肿瘤的潜在风险，以便进行早期干预。如定期体检、消化系及乳房 B 超、肛门指诊、大便潜血检查、脱落细胞学检查等。

根据年龄、性别是否属于高危人群确定普查对象，对肿瘤高危人群实施动态监测，提高早期诊断能力，对癌前患者尽早根治等。这样疾病在初期就可得到有效控制，提高了治愈率。不同的肿瘤有不同的筛查方式。

① 子宫颈癌筛查

25～65 岁（循证证据）女性 HPV DNA 检测，每 5 年 1 次。个别女性可以选择接受筛查至 70 岁。HPV DNA 检测结果阳性，应该进行 HPV 16、18 的基因分型和（或）细胞学检测。如分流结果异常（即＞ASC-US 或 HPV 16、18 阳性）建议阴道镜检查，对醋白和可疑癌变区域进行活检。如果分流结果阴性（如最初 HPV 阳性而细胞学阴性），则随访，在 12 个月重复 HPV 检测。如果在 12 个月随访，重复 HPV 检测结果为阳性，推荐阴道镜检查。如果在 12 和 24 个月随访 HPV 复测结果阴性或任何间隔 12 个月连续 HPV 检查为阴性，可返回常规筛查。接受 HPV 和细胞学联合检测者，如 HPV 结果阳性和细胞学结果异常应进行阴道镜和活检。如果 HPV 阳性（非 16、18 型）而细胞学正常，在 12 个月重复联合检查。复测 HPV 仍然是阳性，不论细胞学结果如何，均推荐阴道镜活检。活检结果提示癌前病变（≥CIN 2），建议冷冻或电环切术（LEEP），如存在 LEEP 禁忌，可提供消融治疗。

② 乳腺癌筛查

资料表明，对乳腺癌实施 5～10 年的普查，能够将本病的死亡率降低 30％以上。定期参加体检，乳房自我检查，临床乳房检查均是有效手段，发现问题，及时就诊。建议 40 岁以上女性每年进行乳房钼靶筛查。高危妇女（有家族史，携带 BRCA1 和 BRCA2 易感基因）筛查年龄提前至 30 岁，且建议每年进行核磁共振成像筛查。

③ 肺癌的筛查

建议高危吸烟人群定期进行低剂量螺旋 CT 扫描筛查，可将肺癌死亡率降低近 20％。胸部 X 线片和痰脱落细胞学检查也有一定的筛查意义。

④ 结直肠癌的筛查

大便隐血（FOB）筛查及结肠镜普查为预防结直肠癌的有效手段。

⑤ 胃癌的筛查

胃镜筛查能有效提高胃癌的早期发现率。

（2）宣传教育和自我检查

因人们对肿瘤知识的了解比较匮乏，相关宣传可宣讲预防常识，帮助人们学习防癌小常识，并传授容易掌握的自我检查方法。

3）肿瘤的三级预防

肿瘤三级预防，即对恶性肿瘤的临床预防或康复预防，是采取多学科综合诊断和综合治疗，正确选择合理治疗方案，尽早消除癌症，提高治愈率、生存率和生存质量，恢复功能，促进患者康复，预防复发和远处转移的一种预防性治疗措施。目前肿瘤根治术后的辅助治疗包括放疗、化疗、生物治疗、内分泌治疗、基因、靶向及中医药治疗等，其目的是使患者经治疗后处于无癌或带癌生存状态，力求病而不残，残而不废，促进康复。

4）肿瘤的四级预防

肿瘤的四级预防即指晚期肿瘤治疗。这一概念是基于肿瘤的三级预防基础上的追加与补充。世界卫生组织定义的四级预防是成功地预防晚期肿瘤患者的痛苦，包括疼痛、治疗所带来的不良反应的后遗症等，而维持生活质量的一种预防措施。此时机体对疾病已失去调节代偿能力,将出现伤残或死亡的结局。应采取措施,减少痛苦,以延长生命,可以看作是一种临终关怀。

综上所述,肿瘤的四级预防的内容广泛,工作繁重。尽管我国在肿瘤防控方面已取得长足发展,但与发达国家相比仍处于初级阶段,仍需不断探索。

《第3节　肿瘤预防的现状》

世界癌症研究基金会(World Cancer Research Fund,WCRF)的研究结果显示,40%以上的癌症是可以通过改变或避免主要的危险因素而得到预防的。这些危险因素包括吸烟、体重超重和肥胖、低水果和蔬菜摄入、缺乏体力活动、饮酒、经性行为传播的 HPV 感染、城市空气污染、家庭用固体燃料引起的室内污染。癌症预防的主要策略包括尽量避免接触上述危险因素,接种人乳头瘤病毒疫苗和乙肝疫苗,控制职业危害,减少阳光暴露。

1) 世界卫生组织有关肿瘤防控的行动

2003 年,WHO 发布《烟草控制框架公约》,致力于从供求立场控制烟草,并协助各国处理烟草消费和生产引发的民事和刑事责任问题。协议缔约方有义务实行有效的、科学严谨的烟草控制策略。非政府组织,如国际抗癌联盟(UICC),也致力于帮助 WHO 抑制烟草使用。WHO 促进各国立法提高烟草价格、限制烟草广告,并禁止在公共场所吸烟。

WHO 全球膳食、体力活动和健康策略(Diet,Physical Activity and Health Strategy,DPAS)中,针对两种主要的慢性病危险因素(不健康膳食和缺乏体力活动)提出了一系列的政策和措施。DPAS 的实施将通过提高人群中体力活动的水平和改善饮食习惯而避免许多由肿瘤引起的死亡。

2005 年,世界卫生大会通过了一项决议,即"有害酒精摄入引发的公共卫生问题",督促各国制定、实施并评估减少与酒精相关的健康和社会问题的有效策略。

2005 年,WHO 还启动了"国际氡项目",以期评估氡辐射引发的疾病负担,提供缓解策略和监测指导,帮助成员国制定可靠的减少氡辐射的方针政策。同时,WHO 还致力于提高公众对避免日光、其他非电离辐射和低频率形式辐射(如日光浴床)等引发肿瘤的认识。2006 年,WHO 发布了《太阳紫外线辐射的全球疾病负担》,估计每年约有 6 万人死于紫外线的过度暴露,而其中 4.8 万人死于恶性黑色素瘤,1.2 万人死于皮肤癌。

2008 年,世界卫生组织发布了《预防控制非传染性疾病全球行动计划》。目前世界卫生组织《癌症行动计划》正在制定中。世界卫生组织、其他联合国组织和伙伴正一起合作开展全球肿瘤的预防和控制,主要行动有:①增加癌症预防和控制的政治力度;②不断发现新的知识,并普及已经存在的知识,以便于将有证据的方法用于肿瘤控制实践中;③制定标准和工具,以指导癌症预防、早期发现、治疗和关爱的计划和实施;④建立不同水平(全球的、区域性的、国家的)的肿瘤防控伙伴网络;⑤加强国家和地方的卫生体系;⑥给发展中国家提供快速、有效、实用的干预方法。WHO 最基本的出版物《国家癌症控制项目

（National Cancer Control Programmes，NCCP）——政策和管理指南》是各个国家使用的最重要工具之一，它阐述了癌症预防和控制的各个方面。按照这个工具，NCCP 是成本效益最好的一个组合，包括政策、项目和根据特定国家需求和资源水平而调整的干预措施等。NCCP 给卫生管理者和政策制定者在管理他们的体系时提供了很重要的帮助，以确保通过有效地使用资源而提供有效的服务。目前，加拿大、法国、印度、越南等国家都在 WHO 指南的基础上建立了自己国家的 NCCP。

2）我国肿瘤预防现状

新中国成立以来，中国政府就一直重视肿瘤的防治工作。早在 1969 年，在周恩来总理的关怀下，成立了全国肿瘤防治研究办公室，全面指导肿瘤预防和控制工作。在全国肿瘤防治研究办公室的带领下，分别于 1973—1975 年、1990—1992 年和 2004—2005 年在全国开展了三次全死因调查，这是迄今为止反映我国死亡原因，包括肿瘤死亡情况的最权威数据。在"七五"期间，卫生部发布了我国第一个《全国肿瘤防治规划纲要（1986—2000年）》，建立了以各级肿瘤防办、肿瘤专科医院和肿瘤研究所为主的专业队伍以及县、乡、村三级肿瘤防治网，并开展了许多以高发现场为基础的综合防治研究。然而，由于肿瘤防治工作投入不足，且重治轻防的观念严重，再加上市场经济机制的转变，2000 年前我国的肿瘤防治工作并未得到很好的发展，且肿瘤防治队伍逐渐萎缩。2002 年，我国肿瘤登记工作步入正轨，先后经历了起步、发展、停滞和快速发展四个阶段。2003 年，卫生部发布《中国癌症预防与控制规划纲要（2004—2010 年）》，提出我国肿瘤防控工作的指导原则、总目标、具体目标、重点癌症和主要工作内容，尤其是强调了肿瘤登记工作在我国肿瘤防控工作中的重要作用。近年来，随着政府的重视以及信息技术的进步，我国肿瘤登记工作得到了长足的发展，截至 2015 年底，我国共有 416 个肿瘤登记处，覆盖人口约 4.3 亿，约占全国人口的 30%。各地区肿瘤登记处加强培训，提高了专业队伍素质和数据质量。

近年来，一些肿瘤防控项目在我国逐渐展开。（1）控烟。2003 年 10 月中国政府正式成为《烟草控制框架公约》缔约国，2005 年 8 月全国人大常委会表决批准了该公约，2006年 1 月 9 日该公约正式生效。2011 年 5 月 1 日，卫生部发布条令，规定"室内公共场所全面戒烟"，以创建"无烟医院""无烟学校"为代表的"无烟单位"和"无烟社区"等活动在不断进行中。（2）控制感染。① 控制乙肝：1992 年卫生部将乙肝疫苗纳入计划免疫范畴，至2000 年，全国乙肝疫苗接种率达到 70%，2010 年我国适龄儿童乙肝疫苗接种率以乡为单位达到 90% 以上。乙肝疫苗的普及可能会在今后的一段时间内降低肝癌发病率和死亡率。② 其他疫苗和抗感染治疗：许多发达国家已经开始实施 HPV 疫苗接种计划，目前我国也已经开始普及 HPV 疫苗接种计划。（3）创建以"合理膳食和适度运动"为核心的健康生活方式。2007 年 11 月 7 日，卫生部发起"全民健康生活方式行动"，提倡老百姓培养健康的生活方式，以抵御越来越严重的慢性非传染性疾病的威胁，尤其是恶性肿瘤的威胁。

2015 年国家卫生计生委等 16 部门联合制定了《中国癌症防治三年行动计划（2015—2017 年）》（国卫疾控发〔2015〕78 号）。2016 年，中共中央、国务院印发了《"健康中国

2030"规划纲要》,从国家层面大力推动了我国肿瘤防控工作的进展。肿瘤流行病学和病因学作为肿瘤预防领域重要的基础支撑,在新的时代背景下与时俱进并将发挥更大作用。

我国的肿瘤预防工作虽在近年有很大进步,但还面临一系列问题,如重治轻防,公众肿瘤预防意识淡漠,体检低效,筛查体系不健全,肿瘤防治网络建设滞后,肿瘤诊疗不规范,诊疗费用昂贵和中医药预防参与率较低等,这些都需要我们在今后的肿瘤防治工作中逐步解决。

第 4 节　祖国医学在肿瘤预防中的作用

古人在与自然、疾病长期斗争的实践中,很早就认识到了预防的重要性。《素问·四气调神大论》有言:"是故圣人不治已病治未病,不治已乱治未乱,此之谓也。夫病已成而后药之,乱已成而后治之,譬犹渴而穿井,斗而铸锥,不亦晚乎?"《淮南子·卷十六》云:"良医者,常治无病之病,故无病;圣人常治无患之患,故无患。"《金匮要略》开篇言"上工治未病"。这些皆是中医预防思维的体现。中医学的疾病防治观注重治病求本、未病先防、既病防变、整体观念、辨证论治。中医预防医学理论经过几千年的发展也有了相对独立的体系,蕴含着丰富的预防医学思想,积累了大量预防疾病的方法及手段。"治未病"理论是中医最初预防思维的体现,其秉承了"天人合一""治病求本"的理念,包括"未病先防""欲病防作""已病早治""既病防变""瘥后防复"几个方面,与现代医学肿瘤预防中的一级预防(病因学和发病学预防)、二级预防(临床前预防)、三级预防(临床或康复预防)、四级预防(晚期防变)异曲同工。

标本兼治是中医的又一重要理念,《素问·标本病传论》曰:"病有标本……知标本者,万举万当,不知标本,是谓妄行。"标本是中医中相对的概念,体现了疾病的主次关系。在肿瘤预防中,中医的标本概念也有具体体现,相对于治疗而言,肿瘤治疗是标,预防是本。肿瘤防治中的"标",即当今肿瘤的诊疗水平,虽有长足进步,但还不尽如人意,多数一经发现已处于中晚期,很难根治,所以"本",即预防,就显得更为重要。无论是医生、患者还是健康人群,都应认识到肿瘤是可以预防的,至少通过预防可以减少发病的可能性。其实肿瘤是多种致癌因素不断累积再到病变的量变到质变的过程,我们在肿瘤防治时往往忽略肿瘤形成的量变阶段,而这时候正是中医药大有作为、事半功倍的时候。在这个阶段远离致癌因素,用中医药调理整个机体的阴阳平衡、脏腑功能,或运用中医的养生思想,道法自然,顺应天时,平衡饮食,调和情志,都是很好的预防肿瘤的方法。将中医预防医学理论用于我国肿瘤防治有其特色与优势,有利于我国中西医结合肿瘤防治体系的构建,积极推进构建具有中医药特色的肿瘤预防体系对于我国肿瘤预防事业具有重要意义。

1) 中医药在肿瘤预防中的作用

中医药治疗配合手术,可在术前增强肌体对手术的耐受性,术后减少发热、贫血等症状的发生,促进手术创口愈合,提高和恢复有关脏器的功能和肌体免疫力;中医药配合放、化疗,可在放、化疗期间及其前后,减轻因放、化疗引起的骨髓造血功能抑制,白细胞下降和呕吐、腹泻等消化道反应,减少放疗性口腔溃疡、放射性肺炎、放射性肠炎等并发症的发生,增加放、化疗药物对癌细胞的抑杀作用,提高疗效;预防肿瘤复发转移,对手术及放、化疗后患者,控制其体内潜在瘤细胞的发生、发展,提高术后五年生存率和患者生存质量;治疗晚期肿瘤,对不适于手术和放、化疗的患者,改善临床症状,控制瘤体发展,提高生活质量,延缓生存时间;治疗并发症,对癌性发热、疼痛和癌性胸、腹水,乳腺癌手术后上肢水肿等并发症对症治疗,减轻不适。

2) 中医药在肿瘤预防中的重要研究成果

中医药是我国肿瘤防治工作中的重要组成部分,具有独特的优势与特色。中医药早期预防研究主要集中在消化道肿瘤,如:复方苍豆丸(由山豆根、绿茶、苍术组成)治疗重度不典型增生,使 5 年食管癌变率降低 45.3%;以清热解毒为主的增生平片治疗林县 2 531 例食管上皮重度增生,在 3 年和 5 年的观察中,癌变率下降 52.2%;由黄芪、三七等补气活血药为主的化生平浓缩剂健脾益气、清热解毒、软坚散结,均可以逆转胃癌癌前状态。后来逐渐应用到其他肿瘤中,如应用祛腐中药"三品"饼(明矾、白砒、雄黄、没药)外用于宫颈锥切治疗 188 例早期子宫颈癌及癌前病变,观察 3～10 年生存率为 100%。

过去 60 年,国家重点研究计划主要集中在对于中晚期肿瘤提高生活质量、延长生存期、减毒增效方面的研究。"六五"至"十一五"期间进行的大规模中医药临床研究表明,中医药可以使晚期非小细胞肺癌患者的中位生存期延长 3.47 个月,提出了"扶正培本""带瘤生存"等重大学术理论,同时研究中发现中医药在预防转移方面有着独特的优势。

3) 中医药在肿瘤预防中的发展思路

有学者提出,中医肿瘤防治工作的发展思路应从以下几方面入手。①注重早期预防策略研究,加强宣传教育,未病先防。医学技术的发展远远赶不上病毒、细菌等微生物的变异,最有效的防控方法之一就是加强宣传教育,尤其在肿瘤还没有特效治疗的今天,加强预防、保健和宣传尤为重要。②开展预防性干预,阻断肿瘤发展进程,欲病防作。肿瘤的发生大多要经历一个漫长的多阶段演变过程,在早期癌前改变阶段及时采取干预措施,出现临床症状乃至发生肿瘤的概率将大幅下降。中药具有药源丰富、价格低廉、毒副作用小等特点,加之研究已经证实,有近 20 种中药具有明显的反突变作用,因细胞突变是癌症发生的初始阶段,阻断细胞在致癌因子作用下发生突变对防止癌症的发生意义重大。③发挥中医药优势,建立规范化防治方案,既病防变。个体治疗和综合治疗的基础是辨证施治和整体观念。中医肿瘤防治应该从这两个角度入手。④注重传统养生研究,搞好综合调理,病后防复。由于多数癌症发现时已是中、晚期,因此手术和放、化疗后的康复治疗对于预防癌症的复发转移至关重要。加之现代医学模式的转变,使社会、医学对疾病本身的关注已经逐步转变为对患病个体以及以其为中心,包括其生理、心理以及社会适应性的关注,因此对癌症病人的康复调理应是多靶向、多渠道的。中医药可以结合放化疗、靶向、细胞免疫等多种治疗方法,起到减毒增效、抑制肿瘤细胞增殖、改善临床症状、提高机体免疫力的作用。中药的贴敷、浸浴、灌肠等使药效直达病所,缓解局部的疼痛或不适,起到整体调节作用。

人类与疾病的抗争永无止境,而抗争最有效的方法就是预防,尤其是在现代医学技术尚无法有效解决的疾病面前,预防对于防控疾病、提高健康水平显得更加重要。中医治未病所蕴含的预防思想提示我们,对疾病的防治,应该注重疾病的发生发展过程,将预防工作贯穿于每一个环节,贯穿于肿瘤防治的各个方面,在充分发挥中医特色的基础上,积极实施四级预防,全方位动员个人、社会和医务工作者共同参与、协同抗癌,做到"防中有治、治中有防"。

第5节　肿瘤预防的展望

近年来,肿瘤防治工作虽取得了不小的进步和发展,但仍然任重而道远。在当今的大数据时代,肿瘤登记工作更应该注重提高数据质量、加强分析和利用,才能在肿瘤防控工作中发挥最大作用。传统流行病学的经典设计在肿瘤防控,特别是肿瘤病因学的探索中发挥重要作用。随着生物学的发展,流行病学研究角度更加深入,开始从微观、分子层面探索肿瘤的发生发展机制,为肿瘤研究提供新的契机。随着生物技术的发展,目前肿瘤分子流行病学的研究范围已经从针对单个位点发展到覆盖整个基因整条通路,乃至全基因组,研究方向更加注重基因与环境的交互作用。当今高通量生物技术的发展极大地促进了肿瘤分子流行病学的研究进展,但如何从海量的数据中挖掘出真正有意义的信息,需要流行病学与时俱进,特别是与生物信息学进行有效整合。人工智能(artificial intelligence,AI)和以AI为基础的计算机辅助检测及诊断技术在处理图像、多组学、电子医疗信息等高维数据时具有显著优势,不仅在高危人群筛查和恶性肿瘤早诊早治策略研究(二级预防)中成效显著,亦在协助判断肿瘤分型、预测疗效以延长患者生存方面(三级预防)展现出价值,还有望为系统阐明恶性肿瘤病因和实现人群精准风险评估(一级预防)提供证据。在推进恶性肿瘤防控战略关口前移、贯彻"预防为主"工作方针的实践中有着广阔的应用前景。

除了从行为、分子角度研究肿瘤的发生发展,还有学者探讨了心理因素在肿瘤的发生、发展及预后过程中的作用。自1971年社会心理流行病学的概念被提出后,得到了长足的发展,并开始在肿瘤领域应用。需要注意的是,目前国内使用的各类心理量表多来源于西方国家,虽经修订,但是否真正适用于我国,以及如何保证心理因素调查结果的真实性值得进一步研究。肿瘤造成的经济负担以及防控带来的卫生经济学收益也日益受到重视,这对于肿瘤防控策略和政策的制定尤为重要。

精准医学受到广泛重视源于2015年初美国时任总统奥巴马在演讲中发起的精准医学的倡议,其中恶性肿瘤是重中之重,即寻找肿瘤防治新途径,实现肿瘤的精准诊断、精准治疗。精准医学的最终目的是提供精确的个体化诊疗服务,以推动个体化医疗的发展。值得注意的是,精准医学不仅仅在临床方面,在肿瘤的预防方面也大有应用,譬如针对肿瘤高风险家族或者人群的早期预防和早期干预,针对肿瘤特异病因和生物学指标的检测,实施肿瘤防治的人群风险分层和量化管理等。在未来,精准医学还会带给我们更多期待。2016年初,美国政府启动了癌症"登月计划",这是政府、学界、业界组成的联盟共同发起的一项癌症合作倡议,目标是加快抗癌研究进展,并且破除阻碍研究人员合作的界限,为更多患者提供更多的治疗手段,同时也提高预防癌症和早期检测癌症的能力。

在新的时代背景下,理论知识、技术水平的飞跃发展使我们可以从多个维度对肿瘤进行探索,从疾病负担、病因到精准医疗、社会心理、卫生经济等,拓宽了肿瘤预防研究的深度和广度。同时,新时代也带来了挑战,各领域、各学科应有机交叉结合,共享信息,在被证明行之有效的传统医疗手段基础上,加快取得新的研究突破,让更多的新兴技术在肿瘤的综合防控领域发挥更大作用。

参考文献

［1］Sung H，Ferlay J，Siegel R L，et al. Global cancer statistics 2020：GLOBOCAN estimates of incidence and mortality worldwide for 36 cancers in 185 countries［J］. CA：A Cancer Journal for Clinicians，2021，71(3)：209-249.

［2］Chen W Q，Zheng R S，Baade P D，et al. Cancer statistics in China，2015［J］. CA：A Cancer Journal for Clinicians，2016，66(2)：115-132.

［3］Feng R M，Zong Y N，Cao S M，et al. Current cancer situation in China：Good or bad news from the 2018 Global Cancer Statistics?［J］. Cancer Communications (London，England)，2019，39(1)：22.

［4］Cao M M，Li H，Sun D Q，et al. Cancer burden of major cancers in China：A need for sustainable actions［J］. Cancer Communications (London，England)，2020，40(5)：205-210.

［5］Vineis P，Wild C P. Global cancer patterns：Causes and prevention［J］. The Lancet，2014，383 (9916)：549-557.

［6］代敏，李霓，李倩，等. 全球肿瘤预防控制概况［J］. 中国肿瘤，2011，20(1)：21-25.

［7］代敏，李霓，李倩，等. 中国肿瘤预防控制概况［J］. 中国肿瘤，2011，20(12)：868-873.

［8］王明政. 我国恶性肿瘤预防与控制策略探索［J］. 中医药管理杂志，2017，25(6)：8-9.

［9］徐辉，朱启星. 我国恶性肿瘤预防控制策略思考［J］. 安徽预防医学杂志，2013，19(3)：202-203.

［10］杨民连. 癌症的环境因素与预防［J］. 山西医药杂志，2016，45(13)：1527-1528.

［11］朱劲华，张威. 化学物质致癌研究进展［J］. 化工时刊，2001，15(4)：17-19.

［12］王婷，赵鑫. 乳腺癌早期筛查手段的研究进展［J］. 发育医学电子杂志，2021，9(2)：156-160.

［13］左晶晶，陈晨，曾曼丽，等. 吸烟与癌症相关性的研究进展［J］. 现代生物医学进展，2017，17 (16)：3180-3183.

［14］王倩，李振，丁敏，等. 生活方式与恶性肿瘤关系研究进展［J］. 社区医学杂志，2021，19(24)：1501-1504.

［15］庞德湘，连建伟.《金匮要略》治未病思想与肿瘤病学三级预防［J］. 中华中医药杂志，2006，21 (3)：171-173.

［16］程蔼隽.从中医预防医学理论看中医肿瘤防治［C］.第十二届全国中医药文化学术研讨会论文集，
　　　 2009.

［17］刘瑞，庞博，侯炜，等.中医"治未病"思想在肿瘤研究中的实践及思考［J］.北京中医药，2018，37
　　　 (12)：1146-1148.

［18］袁尚华，孙韬，何秀兰.中医标本理论对肿瘤预防及诊治的指导作用［J］.中华中医药杂志，2007，
　　　 22(12)：863-865.

［19］代敏.肿瘤流行病学和肿瘤预防学进展［C］.第七次全国流行病学学术会议论文集，2014.

［20］曾伟，张晓丹.肿瘤三级预防的研究思路和方法［J］.临床医学研究与实践，2016，1(9)：81.

［21］高玉堂.肿瘤预防和肿瘤流行病学研究中的若干问题［J］.中华肿瘤杂志，2012，34(7)：554-556.

［22］赵方辉，张莉.新时代下的肿瘤预防研究［J］.中华预防医学杂志，2017，51(8)：665-666.

［23］金昱，潘凯枫，张艺宝，等.人工智能在肿瘤三级预防中的应用 机遇与挑战［J］.中国肿瘤临床，
　　　 2021，48(21)：1082-1087.

第 2 章

鼻咽癌的预防

《第 1 节 鼻咽癌的流行病学》

鼻咽癌(nasopharyngeal carcinoma，NPC)是指原发于鼻咽部的恶性肿瘤，是发病率最高的头颈部肿瘤，也是我国常见的恶性肿瘤。鼻咽癌在世界各地均有发病，但是存在着明显的地域及种族差异，并有家族高发倾向。过去十年的流行病学趋势表明，其发病率呈下降趋势，死亡率大大降低。

1) 鼻咽癌的地域分布特征

鼻咽癌的发生具有明显的地域分布特点：西南太平洋地区即中国及东南亚各国发病率最高，北非次之，欧洲大陆、北美及大洋洲发病率最低，低于 1/10 万。在我国，鼻咽癌的发病率同样有着明显的地域差异，表现为南高北低的趋势；华北、东北和西部地区发病率低，而南部和中部高，其中广东、广西、海南、福建、湖南和江西六省为鼻咽癌的高发省份。全国各省份发病率统计，以广东省发病率最高（男 12.46/10 万，女 5.0/10 万），甘肃省最低（男 0.56/10 万，女 0.50/10 万），地域差异巨大。

2) 鼻咽癌的种族分布特征

鼻咽癌发病具有明显的人种差异，东亚、东南亚的黄种人高发，西方白种人发病率较低，如中国南方鼻咽癌的发病率高出欧美白种人群 100 倍以上，高发区居民移居至低发区域后，仍然会保持着鼻咽癌的高发倾向，远高于当地人群。

广东、香港、海南、台湾等地区的流行病学调查显示，有鼻咽癌高发家族的存在，即在其一级亲属中有多人同时或者先后有鼻咽癌发病等现象。其原因可能与鼻咽癌的发病和遗传关系密切有关。广州中山大学附属肿瘤医院的流行病学调查统计资料显示，21.6%的鼻咽癌患者有肿瘤家族史，其中有鼻咽癌家族史的患者约占 12.3%。而北欧的一项回顾性统计显示，约 27%的鼻咽癌患者有肿瘤家族史，主要集中在患者一级亲属中，其中鼻咽癌和腮腺癌最为多见。

3）鼻咽癌的性别分布特征

鼻咽癌男性发病率远高于女性，我国男女发病率比例约为 3.5∶1。根据我国 29 个省区市的肿瘤死亡调查结果，鼻咽癌死亡率全国平均为 1.88/10 万，男性为 2.49/10 万，女性为 1.27/10 万。而香港一项跨越 20 年的病例统计研究表明，鼻咽癌在发病率、死亡率及死亡率/发病率三方面均存在男性高于女性现象，且差异有统计学意义。而男女发病差异又随年龄增高而增大。

4）鼻咽癌的年龄分布特征

鼻咽癌可发病于各个年龄组，发病年龄在 3～90 岁，其中 30～60 岁高发，约占（75%～90%）。鼻咽癌的发病率在 30 岁后开始迅速上升，50～59 岁呈最高峰，60 岁后逐渐稳定。

第 2 节　鼻咽癌可能的发病因素

鼻咽癌的病因学机制目前尚未完全明确，目前主流观点认为是多种因素互相长期作用的结果，还可能经过一个较长的癌前病变阶段。鼻咽癌特征性的地理学和人群分布、发展趋势和移民中的发病模式，提示鼻咽癌的起因与遗传易感性、EB 病毒感染和环境因素之间存在的相互作用有关。

1）遗传易感性

鼻咽癌的发病具有种族特异性和家族聚集现象。人类白细胞抗原（human leukocyte antigen，HLA）的表型和鼻咽癌的发病风险相关。相关研究表明，GSTM1/CYP2E1 的基因遗传多态性可以影响鼻咽癌的易感性。广州中山大学肿瘤防治中心关于鼻咽癌的遗传分析显示，鼻咽癌的易感基因定位于 4p15.1～q12 的区域，在后续的研究中发现，HLA、TNFRSF19、MDSI-EVI1 和 CDKN2A/2B 都是鼻咽癌的易感基因，对鼻咽癌的发病有着显著的影响。

2）EB 病毒感染

1964 年，科研人员从非洲儿童恶性淋巴瘤中成功培养一株瘤细胞，在电子显微镜下观察到大量疱疹病毒颗粒，并命名为 EB 病毒（Epstein-Barr virus，EBV）。而后续针对 EB 病毒的大量科学研究表明，EB 病毒感染与鼻咽癌的发病关系密切，不管在哪个种族中都存在此影响。以下几点科研发现证明 EBV 对鼻咽癌的发生起了重要的作用。

（1）所有的鼻咽癌细胞都表达 EBV 的 DNA/RNA。（2）鼻咽癌患者血清中检测到的 EB 病毒相关抗体（VCA-IgA、EA-IgA 等），其抗体的阳性率以及抗体效价都明显高于正常人，而且其抗体效价水平和肿瘤负荷呈正相关，随病情的变化而变化。（3）EBV 呈克隆性附加体的形式，表明此病毒在克隆性增生之前就进入肿瘤细胞内。（4）在癌前病变细胞内 EBV 呈阳性,而正常的鼻咽上皮细胞内 EBV 呈阴性。

因此,1997 年国际癌症研究机构(IARC)将 EBV 认定为 Ⅰ 类致癌物,与鼻咽癌的发生发展密切相关。但是后续的深入研究显示,EBV 的致癌作用在鼻咽癌的发生过程中处于相对较晚的时间段。

3) 吸烟

大规模回顾性流行病学统计显示吸烟与多种实体肿瘤的发生发展有着密切的关系。而吸烟与鼻咽癌发生也有着一定的关系,鼻咽癌发病风险与吸烟的量和持续时间的长短呈正相关。通过对我国广州地区鼻咽癌发病的调查发现,每天吸烟 30 支以上的人患鼻咽癌的风险比不吸烟的人高 3 倍以上。吸烟增加鼻咽癌生存者的死亡风险。与不吸烟患者相比,重度吸烟的鼻咽癌死亡风险增加 3.3 倍,肿瘤进展风险增加 2.5 倍,远处转移风险增加 2.7 倍。

4) 腌制食品

鼻咽癌发病的地区聚集性反映了相同地理环境、相似生活饮食习惯中某些化学因素可能是致癌因素之一。近年的研究发现腌制食品中的一些物质与鼻咽癌的发生有着一定的关系。

高发区人群喜食咸鱼、腌肉、腌菜等食物,其中的亚硝酸盐的含量明显高于其他食品,而相关研究提示腌制食物中的高溶度挥发性亚硝酸盐是鼻咽癌发展中的假设性致癌物。在动物实验中,亚硝酸盐分解产物中的二甲基亚硝胺和二乙基亚硝胺被证实可诱发大白鼠的鼻腔或鼻窦癌。

5) 其他因素

一些环境因素在系列研究中也被证实可能与鼻咽癌有关,包括职业性烟雾、化学气体、灰尘、甲醛的暴露以及放射性射线的接触等。而针对社会因素的研究也表明文化程度、人均收入等与鼻咽癌发病率呈负相关。可能的解释是,随着文化程度和人均收入的提高,工作、生活条件也相应得到改善,卫生和保健意识提高,良好的生活和饮食习惯从整体上降低了鼻咽癌的发病风险。

第 3 节　鼻咽癌的临床表现及诊断依据

1) 临床表现

鼻咽癌起病隐匿,早期多无症状和体征,需要一些特殊的影像学及血液学检查明确诊断,大部分患者是因有明确的症状而去就诊,确诊时 70%～80% 为中晚期鼻咽癌。典型的中晚期鼻咽癌症状为:

（1）鼻咽局部症状

① 涕血与鼻出血：70%的患者有此症状，其中约 20%的患者为首发症状。常见的临床表现为回吸性涕血，是因为肿瘤表面的小血管分布丰富，当用力回吸鼻腔或鼻咽内分泌物时，软腭背面与肿瘤表面相互摩擦，小血管破裂或肿瘤表面糜烂、破溃出现出血，部分重症患者会出现鼻咽部大出血，危及生命。

② 鼻塞：约占 40%～50%，鼻咽顶部的肿瘤常向前方浸润性生长，鼻塞大部分是因为癌灶堵塞鼻后孔或侵入后鼻腔引起。临床上多为单侧性鼻塞，而且逐渐加重，鼻塞症状反复少见。

③ 耳鸣与听力下降：约占 51.1%～62.5%，常为一侧性或由一侧发展至双侧。常常是位于鼻咽侧壁和咽隐窝的肿瘤浸润、压迫咽鼓管，造成鼓室负压，引起分泌性中耳炎所致。听力下降常表现为传导性耳聋，多伴有耳内闷塞感。

④ 头痛、复视、面麻：头痛约占初发症状的 20%，确诊时 50%～70%的患者伴有头痛，以偏头痛常见，可能是因为肿瘤压迫、浸润脑神经或颅底骨质，或合并感染颅底骨膜/血管刺激引起的反射性头痛。

（2）颅神经受侵症状

头颈部支配神经分布丰富，肿瘤发展过程中容易侵犯或者压迫颅神经，引起一系列症状，约 34%的患者确诊时伴发颅神经受侵症状。根据受侵神经的不同，会有相应不同支配功能受损症状，如复视、面麻、声音嘶哑、吞咽困难等。鼻咽癌患者颅神经受侵部位主要发生在各对颅神经较低位置，而非中枢性损害，临床上常见多对颅神经同时或者依次受侵，以发生率从高到低排序，最容易受侵的颅神经为三叉神经、展神经、舌下神经和舌咽神经，而嗅神经、面神经和听神经受累较为少见。

（3）颈部淋巴结转移

尽管只有约 30%左右的患者因颈部肿块初次就诊，但是 70%～80%的患者确诊时伴有颈部淋巴结肿大，其中 40%～50%的患者有双侧颈部淋巴结转移。颈部淋巴结转移的部位多见于颈深上二腹肌下淋巴结，其次是颈深中组淋巴结和副神经链淋巴结。晚期转移淋巴结可达腋下、纵隔甚至腹膜后及腹股沟淋巴结。临床上少部分病人，鼻咽原发灶隐匿，颈部转移性淋巴结较明显，所以对于颈部淋巴结肿大的患者，诊断时要高度怀疑鼻咽癌的可能，详细进行鼻咽部检查。

（4）远处转移

约有 4%左右的患者确诊时出现远处转移，以骨转移最为常见，肝、肺转移发生率其次。转移可以发生在全身多脏器，少数患者可因转移所致的骨痛、骨折、咳嗽、咯血、腹部疼痛等症状首次就诊。

2）临床分期

目前鼻咽癌的临床分期主要推荐美国癌症联合委员会和国际抗癌联盟（UICC/AJCC）TNM 分期系统 2017 年第 8 版，见表 2-1。

表 2-1　鼻咽癌 TNM 分期 UICC/AJCC 2017 年(第 8 版)

适用于鼻咽上皮性肿瘤(不包括恶性黑色素瘤/淋巴瘤/肉瘤/骨及软骨肿瘤)	TNM 临床分期			
	分期	T	N	M
原发肿瘤(T)	0 期:	Tis	N0	M0
TX:原发肿瘤无法评估	Ⅰ 期:	T1	N0	M0
T0:无原发癌存在证据,但具有 EBV 阳性的颈部淋巴结累及	Ⅱ 期:	T0-1	N1	M0
T1:肿瘤局限于鼻咽部,或者侵犯口咽和/或鼻腔,无咽旁间隙累及		T2	N0-1	M0
T2:肿瘤侵犯咽旁间隙,和/或邻近组织(包括翼内肌、翼外肌、椎前肌)累及	Ⅲ 期:	T0-2	N2	M0
		T3	N0-2	M0
T3:肿瘤侵犯颅底骨质、颈椎、翼状结构,和/或鼻旁窦累及	Ⅳ A 期:	T4	N0-2	M0
T4:肿瘤侵犯颅内、累及颅神经、下咽部、眼眶、腮腺和/或广泛软组织区域浸润并超过翼外肌外侧缘		任何 T	N3	M0
	Ⅳ B 期:	任何 T	任何 N	M1

区域淋巴结(N)
NX:区域淋巴结转移无法确定
N0:无区域淋巴结转移
N1:单侧颈部淋巴结转移,和/或单侧/双侧咽后淋巴结转移,转移灶最大径≤60 mm,在环状软骨尾侧缘以上水平
N2:双侧颈部淋巴结转移,转移灶最大径≤60 mm,在环状软骨尾侧缘以上水平
N3:单侧或双侧颈部淋巴结转移,转移灶最大径＞60 mm,和/或侵犯环状软骨尾侧缘以下水平

远处转移(M)
M0:无远处转移
M1:有远处转移

注释:目前国际鼻咽癌临床分期主要采用 UICC/AJCC TNM 分期系统。有研究表明,血浆 EBV DNA 结合 TNM 分期可进一步提高对鼻咽癌患者预后的预测效果,有检测条件的单位可结合 UICC/AJCC TNM 分期和血浆 EBV DNA 拷贝数共同判断患者疾病的严重程度

3) 诊断

(1) 病理活检

鼻咽癌的原发灶诊断主要依赖于鼻咽镜下肿块活检,而淋巴结穿刺或活检仅仅作为鼻咽镜下肿块活检阴性的诊断手段,有助于增加诊断成功率并且有可能发现第二原发肿瘤。

1962 年,我国梁伯强教授首先在国际上提出鼻咽癌的病理组织学分类,将鼻咽癌病理组织学分为未分化、低分化及高分化 3 类,其中未分化癌即多形细胞癌,低分化癌包括大圆形细胞癌、梭形细胞癌和鳞状细胞癌Ⅲ级(相当于低分化鳞癌);高分化癌包括鳞状细胞癌Ⅱ级、基底细胞型和柱状细胞癌(腺癌)。此后,世界卫生组织(WHO)多次对鼻咽癌的病理分类进行修改完善。目前国际主流应用的 WHO 第三版分期(2003 年)将鼻咽癌分为角化性鳞状细胞癌、非角化性癌、基底样鳞状细胞癌 3 大类。其中非角化癌患者绝大部分在我国,可以进一步细分为分化型/未分化型非角化细胞癌。明确的病理分类对于分期诊断和治疗选择至关重要。然而,目前没有证据证明病理分类和患者的预后明确相关,各大指南也尚未建立根据病理检测结果决定后续个体化治疗的策略。

（2）血清病毒抗体检测

对于鼻咽癌患者，外周血 EBV 抗体和 EBV DNA 拷贝数若为阳性，可协助鼻咽癌的诊断。最新的一项前瞻性整群随机对照的筛查研究发现，基于 VCA/IgA 两个 EB 病毒抗体的组合可将鼻咽癌的早期诊断率提高 3 倍，并降低死亡风险 88%；另一项前瞻性筛查研究发现，血浆 EBV DNA 拷贝数对于鼻咽癌诊断的敏感性和特异性分别高达 97.1% 及 98.6%。与历史对照相比（20%），71% 的患者诊断时仅为 Ⅰ～Ⅱ 期，有效降低了死亡风险。EBV/EBV DNA 检测阴性，不能作为鼻咽癌的排除诊断。

（3）影像学检查

原发灶的增强 MRI 是诊断鼻咽癌的首要手段，其软组织分辨率较 CT 明显提高，同时具有多种显像参数，尤其适合原发于鼻咽的肿瘤，并且对于颅底和神经的显示能力也优于 CT。MRI 能更好地识别早期原发肿瘤及深层肿瘤浸润。MRI 的缺点在于检查时间较长及价格相对昂贵，不适合有金属植入及检查配合度差的患者。CT 较 MRI 具有简便、快速及普及性更高的优点，其缺点是具有一定的放射性辐射，并且不适合对造影剂过敏或肾功能不全的患者。颈部淋巴结是鼻咽癌最常见的淋巴结区域，颈部增强 MRI 是标准的分期检查。颈部增强 CT 作为次选手段，对于特征性的淋巴结坏死具有良好的分辨能力。骨、肺部、肝脏是鼻咽癌常见的远处转移部位，全身骨扫描、胸部 CT、上腹部 CT 或腹部 B 超是标准的分期手段。

PET/CT 主要采用^{18}F-FDG 作为示踪剂，在鼻咽癌的诊断中应用广泛。对于原发灶，由于 PET/CT 通常结合低剂量平扫 CT，因此其分辨率不如增强 CT，具有一定的假阳性和假阴性。而对于颈部淋巴结和远处转移，许多研究提示 PET/CT 检查优于常规的检查手段（如全身骨扫描、胸部 CT、上腹部 CT 或腹部 B 超），而且在颈部小淋巴结转移的诊断上有独特的优势。目前指南推荐对于高发远处转移风险（Ⅲ/Ⅳ期或 N3）及复发鼻咽癌患者，可考虑在治疗前行 PET/CT 检查。

第 4 节　鼻咽癌预防的全程干预

鼻咽癌的全程预防是指在鼻咽癌的发生前、病程中、终末期采取不同的措施，减少发病，提高治愈率，延长生存期，改善患者生活质量。具体可分为四个等级的预防。一级预防是指病因干预；二级预防是指早诊早治，包括早期发现、早期诊断、早期治疗；三级预防是确诊病人的积极治疗，是临床诊断为鼻咽癌后的包括放化疗等措施的积极抗肿瘤治疗；四级预防是指晚期鼻咽癌患者的姑息治疗，以提高患者生活质量、延长患者的生存时间。

1）鼻咽癌的一级预防

由于鼻咽癌的病因学尚未完全明确，目前相关一级预防措施都是针对可能的致病因素,并无切实可行的一级预防措施。可采取的预防措施包括:①注意日常饮食习惯,尽量少吃腌制食物;②戒烟,适量饮用酒精类饮品;③避免职业性有害因素,养成良好的生活习惯。

2) 鼻咽癌的二级预防

鼻咽癌的早期筛查建立在相关分子标志物的检测上,目前鼻咽癌早期筛查的常用分子标志物主要包括以下几种:

① 鼻咽癌的发生与 EB 病毒感染有着密切的关系,几乎所有的非角化性鼻咽癌患者血清中都检测到抗 EB 病毒抗体。目前临床上常用的检测抗体是 VCA-IgA 和 EA-IgA,相关研究显示鼻咽癌患者抗体阳性率约为 $69\% \sim 93\%$,是敏感性较高的早期筛查的手段。大量实验研究证实 EB 病毒 DNA 分子是一种良好的鼻咽癌标志物,可广泛应用于鼻咽癌的早期诊断、预后判断、疗效监测、临床分期等各个方面。利用定量 PCR 检测血浆 EB 病毒游离 DNA 的水平,其敏感性可高达 96% 左右。治疗前和治疗后 EBV DNA 水平与鼻咽癌的预后有明显的相关性。因此,建议有条件的单位在治疗前检查、诊断及治疗后的随访中灵活运用 EBV NDA 检测。

② 亚硝胺类代谢基因 CYP2A6 的基因多态性在鼻咽癌的易感性中有着重要的作用,目前认为其是鼻咽癌的一个病因相关的标志物。XRCC1 是一种 DNA 损失修复基因,它最常见的两个单核苷酸多态性与鼻咽癌的发生有关,而且其与吸烟在疾病发生发展过程中形成了协同作用。

③ RASSF1A 基因被认为是鼻咽癌的抑癌基因之一,属于 ras 区域相关家族基因。RASSF1A 基因的肿瘤抑制功能关系到 DNA 修复和 ras 依赖性调节。目前研究显示,75% 左右的鼻咽癌患者有 RASSF1A 启动子的超甲基化,CpG 岛甲基化是鼻咽癌发生的重要事件,对鼻咽癌的早期诊断及治疗均有指导意义。

④ SPLUNC1 在鼻咽癌发生的极早期阶段起着保护固有免疫作用,它在鼻咽上皮的不典型增生阶段表达下调,参与鼻咽癌发生的早期,可用于鼻咽癌的早期诊断与患病风险筛查,是鼻咽癌早期预警的重要分子标志物。

3) 鼻咽癌的三级预防

(1) 鼻咽癌总体的治疗原则

鼻咽癌的诊治经历了几十年的发展,已由单一手段发展至多种治疗手段联合,由单一科室的诊治发展为多学科协同参与。鼻咽癌的诊治应特别重视多学科团队(multidisciplinary team,MDT)的作用,特别是对于局部晚期及晚期鼻咽癌的患者,MDT 的治疗原则应该贯穿于治疗全程。

MDT 是由多个学科资深专家以共同讨论的方式为患者制定个体化诊疗方案的过程。在鼻咽癌 MDT 模式中,在患者治疗前,由放疗科、肿瘤内科、放射诊断科、头颈外科/耳鼻喉科、病理科、核医学科、营养科、心理科等学科专家组成的专家团队共同分析患者的临床表现、影像、病理和分子生物学资料,对患者的一般情况、基础疾病、病理诊断、分期/

侵犯范围、发展趋势和预后做出全面的评估,并根据当前的国内外诊疗规范/指南或循证医学证据,结合现有的治疗手段,共同制定科学、合理、规范的整体治疗策略。在治疗过程中根据患者机体状况的变化、肿瘤的反应而适时调整治疗方案。

MDT 团队应最大限度地减少患者误诊及误治,缩短患者诊断和治疗的等待时间,增加治疗方案的可选择性,制定最佳治疗策略,改善患者预后和生活质量。

(2) 早期和局部晚期鼻咽癌的治疗

放疗是鼻咽癌的主要治疗手段,Ⅰ期鼻咽癌(T1N0M0)患者应采用单纯放疗。患者于放疗前应进行饮食、言语和口腔的评估。鼻咽癌患者放疗总剂量通常为鼻咽原发灶和转移淋巴结 66~70 Gy,临床靶区(clinical target volume,CTV)54~60 Gy,单次剂量为 1.8~2.2 Gy。放疗计划至少应采取三维适形,强烈推荐调强放疗(intensity modulated radiation therapy,IMRT)。鼻咽癌的 IMRT 其体位固定主要有以下几种:头颈肩热塑膜+传统标准头枕固定、头颈肩热塑膜+水活化枕固定、头颈肩热塑膜+传统靶型真空垫固定、头颈肩热塑膜+发泡胶个体化适形固定,其中发泡胶固定适形度和精确度更为理想,可做到高度个体化适形。另外,也可以在以上固定方式基础上再加上口腔支架咬合器,口腔支架的使用可以减轻口腔反应、保护味觉,且能减少头颈部的摆位误差,更好地控制下颌的仰度。鼻咽癌 IMRT 靶区中原发灶的 CTV 的范围基于鼻咽癌的局部进展规律可分为高、中、低风险区,而目前对于 CTV 及重要危及器官(organs at risk,OAR)的范围尚无完全统一的标准,国内各中心可根据实际情况进行调整,整体上该推荐在临床实践中具有较好的效果。颈部淋巴结的 CTV 范围主要基于淋巴结的转移规律,即鼻咽癌颈部淋巴结常见遵循从上到下同侧循序转移,跳跃转移少。对于颈部淋巴结阴性的患者(包括 N0 及仅咽后淋巴结转移的患者),预防照射范围为咽后、Ⅱ~Ⅲ、Ⅴa 区;对于 N1 患者,颈部淋巴结阴性侧预防照射范围为咽后、Ⅱ~Ⅲ、Ⅴa 区,阳性侧为全颈预防照射。Ⅰa 区一般不需要预防照射,Ⅰb 区主要在如下高危患者中预防照射:颌下腺受累,或疾病累及以Ⅰb 区为首的淋巴结引流区的解剖结构(口腔、鼻腔前半部分),或Ⅱ区淋巴结受侵伴有包膜外侵犯,或Ⅱ区淋巴结最大径超过 2 cm。

对于Ⅱ期鼻咽癌(T1N1M0/T2N0-1M0)患者,在根治性放疗的基础上是否加用同期化疗存在较大争议。虽然一项前瞻性随机研究显示同期化疗可改善Ⅱ期鼻咽癌患者的无局部复发生存率和总生存率,然而此临床研究放疗采用二维照射技术,并且疾病分期并未采用国际标准的 UICC/AJCC 分期。多项回顾性研究显示,采用 IMRT 技术的单纯放疗对于中期鼻咽癌具有很好的治疗效果,但其中 T2N1M0 的患者具有较高的远处转移发生率,提示似乎更应该联合同期化疗。因此,目前认为对于具有预后不良因素的Ⅱ期鼻咽癌患者(如淋巴结包膜外侵、液化坏死、治疗前血浆 EBV DNA 较高等),同期放化疗仍然是首选。同期放化疗相互作用的生物学机制如下:①放射线对 G2/M 期细胞最敏感,对 S 期细胞较抗拒,根据细胞周期的特异性来选择化疗药物可以将细胞阻断在 G2/M 期,与同时进行的放射治疗起到互补杀伤肿瘤细胞的作用。②肿瘤中的乏氧细胞对放射线不敏感,化疗能起到缩小肿瘤体积、改善血液循环的作用,细胞的乏氧状态得到改善,放射的敏感性得以增加。另外一些可以选择性杀伤乏氧细胞的化疗药物可以协同放疗杀伤肿瘤细胞。③射线杀伤细胞的作用部位为 DNA，DNA 损伤的量和细胞对损伤的修复能力二者共同决定射线的杀伤效果，一些化疗药物能够抑制细胞对放射损伤的修复，以增强放射线对肿瘤细胞的杀伤。

对于适宜使用顺铂的患者，同期化疗可选方案包括单药方案（100 mg/m²，每 3 周一次，连续 3 次）或者每周方案（40 mg/m²，每周一次）。推荐同期化疗期间顺铂的累积剂量达到 200 mg/m²。对于不适宜使用顺铂的患者，如患者年龄＞70 岁、PS＞2、肾功能不全（肌酐清除率＜50 mL/min）或具有＞1 级的神经病变等，可选方案包括卡铂（100 mg/m²，每周一次，连续 6 次）、奈达铂（100 mg/m²，每 3 周一次，连续 3 次）和奥沙利铂（70 mg/m²，每周一次，连续 6 次）。

尼妥珠单抗（nimotuzumab）是新的人源性抗-EGFR 单克隆抗体，也是 NCCN 指南推荐与放射治疗同步治疗局部进展期鼻咽癌的药物之一。在同期化疗的基础上联合西妥昔单抗或尼妥珠单抗或可提高疗效，而对于不适宜接受化疗的患者，放疗联合西妥昔单抗或尼妥珠单抗是可选方案，但均缺乏随机对照研究的证据。

对于局部晚期鼻咽癌患者，目前认为诱导化疗后序贯同期放化疗较能给患者带来生存获益。诱导化疗有临界性改善 OS 趋势，这可能是因为诱导化疗有降低远处转移的作用。采用 IMRT 后，诱导化疗可能比同步化疗更有效、合理且副反应小。诱导化疗的优点在于：①没有放疗造成的血管闭塞和纤维化，肿瘤血供良好，有利于化疗药物在局部病灶的分布及发挥作用；②放疗前患者的营养状况良好，对化疗敏感且有良好的耐受性；③可在短期内减轻肿瘤负荷并缓解由肿瘤引起的各种临床症状，一方面增加了肿瘤对随后放疗的敏感性，同时也增强了患者对疾病治愈的信心；④尽早杀灭全身的亚临床转移病灶；⑤肿瘤退缩可使随后的放疗计划设计和剂量计算简单化。一项个体数据合并分析提示诱导化疗可通过降低局部晚期鼻咽癌患者的远处转移风险带来总生存获益。

同期放化疗后序贯辅助化疗是局部晚期鼻咽癌的另一种可选治疗模式，常用的方案为 PF 方案，即顺铂（80～100 mg/m²）联合 5-FU（800～1 000 mg/m²，第 1～4/5 天；每 4 周一次，连续 3 次），但以往研究提示由于放疗的毒性，导致依从性并不理想。虽然早期的随机研究提示这一模式相较于单纯放疗能够改善总生存，但并不能排除获益主要来自同期放化疗。随后的设计良好的随机研究和荟萃分析显示，对于局部区域晚期患者，在同期放化疗的基础上联合辅助化疗并没有改善疗效，反而增加了近期毒性。另外，亦有前瞻性随机对照临床研究显示，根治性放化疗后存在外周血 EBV DNA 残留的患者并不能够从 GP 方案的辅助化疗中获益。因此，采用传统化疗方案的辅助化疗在鼻咽癌中的应用存在较大争议，适宜人群需进一步探索。目前有回顾性研究表明氟尿嘧啶类口服化疗药辅助化疗耐受性好，且可给患者带来生存获益，可能更适合接受根治性放疗后的患者，而节拍化疗或免疫检查点抑制剂等辅助化疗模式的疗效则有待进一步的试验证实。

（3）复发转移性鼻咽癌的治疗

对于复发转移性鼻咽癌，在治疗之前，强调全面的再次分期评估，包括鼻咽、颈部的 MRI 及全身的 PET-CT 评估复发或远处转移情况。

对于只有局部或区域复发的鼻咽癌患者，可以选择手术或再程放疗。病灶复发的时间间隔、复发病灶的位置、与邻近器官的关系、先前原发灶放疗剂量以及先前放疗及化疗的敏感性均对治疗选择产生影响。对于局部复发或颈部孤立性复发的患者，可以选择挽救性手术治疗，其中对于高度选择性，如 T1、T2 复发性鼻咽癌，挽救性外科治疗的 3 年生存率可以达到 60%。而高 T 分期，手术切缘阳性，伴有淋巴结转移的患者预后不良。对于高度选择的患者，接受再次放疗后，仍有机会获得长时间的生存，而是否应在放疗基础上联合化疗尚无定论。给患者再放疗需要充分评估先前的放射治疗强度、病灶复发的时间间隔、正常组织的耐受情况、再次放疗剂量对治疗疗效的影响以及给患者可能带来的近期毒性与远期毒性问题。与调强放疗相比，质子和重离子放疗可进一步减少对健康组织的伤害，虽然目前尚缺乏随机对照研究，但小样本的回顾性研究提示质子和重离子放疗技术在治疗复发与转移鼻咽癌中具有重要的应用前景。

对于大部分复发转移性鼻咽癌患者而言，化疗是首选。由于缺乏高质量的临床研究，以往化疗方案通常参照非鼻咽癌的头颈部鳞癌的含铂双药或三药方案，最常用的是铂类联合 5-FU(PF 方案)。对于无法耐受 5-FU 的患者，可以考虑使用卡培他滨予以替代。2016 年，一项前瞻性随机对照临床研究证实了在复发转移性鼻咽癌的一线治疗中，吉西他滨联合顺铂(GP 方案，吉西他滨 $1 g/m^2$，第 1、8 天；顺铂 $80 mg/m^2$；每 3 周一次，连续 6 次)的疗效显著优于顺铂联合 5-FU(PF 方案，顺铂 $80 mg/m^2$；5-FU $1 g/m^2$，第 1~4 天；每 3 周一次，连续 6 次)，且 GP 方案毒性可控。该试验具有里程碑式的意义，从此确立了晚期鼻咽癌一线优选方案。此外，铂类联合紫杉醇或多西紫杉醇也是一线化疗的常用选择，而含铂三药方案尽管客观有效率及短期疗效较好，但并未显示延长总生存。有一项 Ⅰ/Ⅱ 期研究表明白蛋白紫杉醇联合顺铂方案对复发、转移的鼻咽癌有较高的有效率，安全性尚可。研究对比了白蛋白紫杉醇单周(白蛋白紫杉醇，$100 mg/m^2$，第 1、8、15 天，3 周为一个疗程)、双周(白蛋白紫杉醇 $140 mg/m^2$，第 1、8 天，3 周为一个疗程)和三周(白蛋白紫杉醇 $260 mg/m^2$，第 1 天，3 周为一个疗程)方案的安全性与疗效差异，发现这三种给药方式在疗效、安全性上并无统计学差异。白蛋白紫杉醇联合顺铂方案值得将来进一步开展大样本 Ⅲ 期研究来证实其临床疗效。

对于初诊远处转移性鼻咽癌患者，化疗后序贯局部放疗是否具有临床意义一直缺乏高级别循证医学证据。2019 年 ESMO 年会上报道了一项 Ⅲ 期研究，研究发现对于 6 个疗程 PF 方案(顺铂 $100 mg/m^2$；5-FU $1 g/m^2$，第 1~5 天；每 3 周一次)化疗后达到 CR/PR 的初诊远处转移性鼻咽癌患者，在此基础上增加局部区域放疗，可显著提高患者总生存，同时 PF 方案化疗后联合局部区域放疗较为安全。该研究的最终结果将有利于进一步指导局部放疗在远处转移鼻咽癌中的应用。

对于一线含铂类方案治疗失败的患者，目前缺乏标准的挽救治疗方案，通常选择一线未使用的药物进行单药治疗。目前多项研究表明，卡培他滨、多西他赛、吉西他滨、诺维本联合吉西他滨、伊立替康等对一线含铂方案失败之后的挽救治疗具有一定的疗效。近年来，多个抗 PD-1 单抗在晚期鼻咽癌一线标准治疗后二线或多线显示了一定的挽救治疗价值，单药有效率在 20%~30%。目前，尚无抗 PD-1/PD-L1 的抗体获批鼻咽癌的适应证，因此，对于含铂方案一线治疗失败的患者参加抗 PD-1/PD-L1 的抗体的临床研究是一种相对合理的选择。

（4）治疗后的随访检查

鼻咽癌的治疗后随访非常重要，其目的在于评估治疗效果，早期发现复发和转移病灶，监测和处理治疗相关并发症，促进功能康复等。鼻咽癌的随访应在完成放化疗后的12～16周开始。对于肿瘤分期较晚或具有其他预后不良因素的患者，可加强随访频率，如治疗后第1～3年每3个月进行一次随访。患者每次随访需要进行体格检查、鼻咽镜检查和相关的影像学检查，推荐每次随访均进行外周血 EBV DNA 拷贝数检测。如果临床怀疑肿瘤发生局部区域淋巴结或远处器官转移，可以考虑行 PET/CT 检查。对于治疗后仍有病灶残留的患者，建议3个月后进行鼻咽和颈部 MRI 或 PET/CT 检查以决定是否需要处理肿瘤原发灶或对颈部淋巴结进行清扫。鼻咽癌患者调强放疗治疗后，大约有3%的概率发生第二原发肿瘤，肺癌、上消化道肿瘤、肝癌、结直肠癌、甲状腺癌等较为常见，因此治疗后随访需要注意筛查常见的早期第二原发肿瘤。对于放疗后的鼻咽癌患者，推荐定期检查甲状腺功能以防止甲状腺功能减退，同时定期进行牙齿功能的检查。根治性放疗有可能损害头颈部器官的重要生理功能，推荐有条件的患者定期接受听力、视力、吞咽、营养等功能评估，并积极接受康复治疗。

4）鼻咽癌的四级预防

大多数鼻咽癌转移患者预后较差，治疗多为姑息性，目的在于减轻症状、提高生活质量，或者通过抑制肿瘤细胞的生长而延长病人的生存期，同时鼻咽癌放射治疗的副反应给患者带来的生理和心理的创伤，推动着临床肿瘤医生对肿瘤治疗理念发展的需求，姑息治疗的概念因此逐渐推广开来。

（1）放疗副反应

鼻咽癌患者放疗过程中的急性不良反应最常见的包括皮肤反应和口腔黏膜反应。① 皮肤反应主要表现为照射部位皮肤出现红斑、色素沉着、脱皮，或表皮浮起、水泡、破溃。常用的预防和处理措施有：ⅰ. 患者放疗期间保持局部皮肤清洁、干燥，照射野皮肤不宜用粗毛巾、肥皂擦洗，清洁面部时水温不宜过高，外出时戴帽子，避免阳光直晒；ⅱ. 照射野有脱皮时，切勿用手撕剥，让其自行脱落；ⅲ. 若出现湿性反应，照射野皮肤可外用放肤膏等促进损伤修复；ⅳ. 照射野局部皮肤暴露，保持清洁，忌用乙醇、碘酒、胶布等；若合并感染，需及时使用抗生素。② 放射性口腔黏膜反应常见口腔黏膜出现红、肿、疼痛、破溃，随着照射累积剂量不断增加而加重。由于腮腺、唾液腺均在照射范围内，故放疗后腮腺及唾液腺功能受抑制，口腔内的唾液分泌减少，常有口干等症状。常用的预防和处理措施有：ⅰ. 随身携带饮水瓶，保持口腔湿润，可饮用金银花、麦冬茶；ⅱ. 自配淡盐水漱口，可使用沐舒坦、地塞米松等配成漱口水，也可使用重组人表皮生长因子外用溶液、复方维生素 B_{12} 溶液等；为预防真菌感染，可使用碳酸氢钠溶液；ⅲ. 早晚使用软毛牙刷及含氟牙膏刷牙，饭后及睡前多含漱，且需常做张口叩齿运动，使口腔黏膜皱襞处充分进行气体交换，破坏厌氧菌的生长环境，防止口腔继发感染；ⅳ. 进食清淡、易消化的流食及半流食等,同时予以高蛋白质、富含维生素的食物,避免食用辛辣食物;Ⅴ. 若疼痛较为严重,可根据疼痛等级相应采用非甾体抗炎药、弱阿片类药物、强阿片类药物等对症处理;溃疡严重或感染时,可使用抗生素;若真菌感染严重,可使用氟康唑等抗真菌药物。建议采用咽拭子培养及细菌药敏试验明确感染菌。

(2) 姑息性放疗

转移性鼻咽癌总体的治疗是以铂类化疗为主的多学科综合治疗/最佳支持治疗为原则,骨转移患者的局部疼痛可行姑息性放疗减轻症状。Ⅳ期的鼻咽癌患者,如果局部病灶浸润症状(头痛、鼻衄等)明显,可行局部放疗,发挥放疗的止痛、止血等姑息治疗疗效。

(3) 心理治疗

自从美国罗彻斯特大学医学院精神病学和内科学教授 Engel 在 1977 年提出了生物-心理-社会这个新的医学模式后,其逐渐在临床一线普及,在整个临床诊治过程中,把人理解为生物的、心理的、社会的三种属性的统一体,人的健康和疾病不仅是生物学过程,而且有心理和社会的因素,要从生物、心理、社会相统一的整体水平来理解和防治疾病。生物-心理-社会医学模式主张在已有生物医学的基础上,加强心理和社会因素的研究和调控,在更高层次上实现了对人的尊重,不仅重视人的生物生存状态,而且更加重视人的社会生存状态。

肿瘤患者身心承受了较大的痛苦与磨难,存在着不同程度的恐惧心理,对治疗失去信心,因此治疗过程中我们需要关心患者的心理变化,关怀尊重患者,取得患者的信任。了解每一个患者的心理状态及家庭环境,帮助患者尽快适应医院环境,增强生活能力,达到最佳康复状态。姑息治疗中提高患者的生存质量比单纯地延长患者生存期更有意义,所以在鼻咽期治疗的全过程中,我们不仅要控制肿瘤,减轻患者身体上的痛苦,还要关心患者的心理健康,实践生物-心理-社会医学模式。

《第 5 节　祖国医学在鼻咽癌预防中的作用》

1) 祖国医学对鼻咽癌的认识

中医古籍中并无鼻咽癌之名,由于癌肿生长部位深幽隐蔽,以及历史条件限制,古人很难对该病的早期症状及体征有所发现,但对晚期症候描述却十分清楚,属于中医“鼻衄”“鼻渊”“失荣”“鼻痔”“恶核”“瘰疬”“上石疽”“控脑砂”等范畴。最早记载见于《黄帝内经》中的《素问·气厥论》:“鼻渊者,浊涕下不止也,传为衄蔑、瞑目。”历代医著对本病的症状也有较详细的描述,如清代吴谦在《医宗金鉴》中曰:“(上石疽)生于颈项两旁,形如桃李,皮色如常,坚硬如石,脊痛不热。初小渐大,难消难溃,既溃难敛,疲顽之症也。”又曰:“鼻窍中时流色黄浊涕,宜奇授藿香丸服之。若久而不愈,鼻中淋沥腥秽血水,头眩,必系虫蚀脑也,即名控脑砂。”这些表现和鼻咽癌侵犯鼻腔的临床表现非常相似。宋代窦汉卿在《疮疡全书》论述上石疽："溃即放血,三日内毙。"清代高秉钧所著《疡科心得集》指出失荣"如树木之失于荣华,枝枯皮焦,故名也。生于耳前后及项间,初起形如粟子,顶突根收,如虚疾疬瘤之状,按之石硬无情,推之不肯移动,如钉着肌肉者是也。不寒热,不疼痛,渐渐肿大,后遂隐隐疼痛,痛着肌骨,渐渐溃破,但流血水,无脓,渐渐口大,肉腐,形似湖石,凹进凸出,斯时痛甚彻心,胸闷烦躁"。这与鼻咽癌颈淋巴结转移的症状和体征极为相似。

对于鼻咽癌的发生,中医基本理论认为是"正气虚则成岩"。《外科正宗》认为是"损伤中气",《疡科心得集》提出"营志络枯",《张氏医通》则言"营气内夺",《马培之外科医案》认为是"肝脾荣损",可见"营气"的虚损在鼻咽癌的发生中起着举足轻重的作用。《张氏医通》言,"原夫脱营之病,靡不本之于郁",或"因六欲不遂",或"肝阳久郁,恼怒不发"。另一方面,肝气郁结,气机不畅,阻痹化火,炼津为痰,灼血为瘀,痰瘀互结,盘踞肝经循属之地——颈项,肝气横逆乘脾,脾气受损,中气内虚,营气生化无源,无以濡养,营络渐枯,加之痰瘀火结,发于颈项则为鼻咽癌。由此可见鼻咽癌的发生乃为"正虚邪盛",由正虚肝脾受损,营气内虚,邪盛痰瘀火结演变而来,诚如《外科真诠》所言:"由忧思、恚怒、气郁、血逆与火凝结而成。"

2）鼻咽癌的辨证论治

（1）痰浊结聚证

鼻咽癌患者多为气血凝聚,痰浊结聚;脉络瘀阻,久则积绪成癌;郁久化火,火与气血停聚,则癌肿破溃腐烂;火毒伤肌肉脉络,肉腐脉损,故面出血,流臭液;癌肿循经脉向远处侵犯,这些脉络多循经颈部,故恶核多先见于颈部。证见咳嗽有痰,胸闷,身重体倦,头重头痛,心悸,恶心,胃纳差,大便糖,舌质淡暗或淡红,舌体胖或有齿印,苔白或黄腻,脉弦滑或细滑。治宜祛痰浊,散结聚,可选用清气化痰丸选加鸡内金、党参、山慈姑之类。方中以半夏、胆南星、瓜蒌仁、杏仁、陈皮行气化滞祛痰浊,以山慈姑消散结聚,配以鸡内金、党参、茯苓、黄芩以和脾胃。如痰多,颈部肿块巨大,宜配用四生散以攻坚逐痰。

（2）气血凝滞证

患者气血凝滞经络,经络不通,不通则痛,若属火毒灼损,经脉瘀塞,则疼痛加剧;上犯于颅脑,则头痛剧烈;癌肿位于声门,影响发音功能。阻于咽,则吞咽不利,如有物阻。证见耳内胀闷,头痛,自觉烦热,胸胁胀痛,气粗便结,舌质红或紫斑,苔白或黄,脉细、涩、弦、缓。治宜行气活血,软坚散结,和肝养阴,可选用丹栀逍遥散,选加三棱、莪术、穿山甲、昆布、牡蛎之类。方中以三棱、莪术、昆布、穿山甲攻坚散结,当归、白芍和肝活血,丹皮、栀子凉血行瘀,助以柴胡、薄荷以疏肝解郁,党参、茯苓、白元、甘草健脾行气渗湿。根据病情配用水蛭、虻虫、桃仁、三棱、莪术等,助以破血逐瘀,攻坚消结。

（3）火毒困结证

患者元气不足,又受情志损伤,机体产生病理变化,出现气血凝滞或痰浊结聚,经络受阻,局部积聚而成或痞塞日久,积聚痛结,化火化热,火毒内困而成。此证在治疗过程中,攻补兼施,或先攻后补,或以毒攻毒,或活血祛瘀,或苦泄热毒,均宜酌情选用,灵活施治。

本病属邪实证,往往因气血耗尽而死亡。应着重健脾培元,补养气血,以达到扶正祛邪的目的。证见头痛剧烈,心烦失眠、咳嗽痰稠,口气臭,耳鸣耳聋,小便赤,量少,舌质红或红绛,脉弦滑数或涩。癌肿甚者后期,多见形体瘦削,气血衰败,元气殆尽,或血脉破裂,出血不止,或肿物堵塞喉道,呼吸困难,窒息而死。治宜泻火解毒,疏肝健脾,可选用柴胡清肝汤,选加沙参、白茅根、鸡内金之类。方中以柴胡、当归、川芎、白芍、生地黄疏肝养血,黄芩、栀子泻火清热,鸡内金、甘草健脾燥湿消积,花粉、沙参、茅根、连翘清热养阴凉血,助以防风、牛蒡子以清散邪热,如火毒盛极,宜配用山豆根、苦地胆等以苦泄热毒。若见津液耗伤,宜养阴益气生津,可合用天花粉、芦根、沙参、麦门冬。若以脾虚为主,宜健脾补气,可合用四君子汤加减。若疼痛较剧,可配用露蜂房、三七、沉香、五灵脂、蔓荆子、藁本等,或用1‰冰片酒精涂敷疼痛部位,以减轻局部疼痛。

(4) 肺热伤阴

此证多为放疗初期。症见咽干,口渴喜饮,咽喉疼痛,舌淡红或红,苔薄白或黄,脉滑有力。治以"五根汤"加味:白茅根、山豆根、紫草根、瓜蒌根、板蓝根。如口干较甚,可加太子参、天花粉等,如口腔黏膜溃破,可用青黛粉调冰片涂局部,有止痛、促进溃疡愈合的作用。

(5) 肺肾阴虚型

本证多在放疗中后期,出现面容憔悴,口燥咽干,渴不甚饮,舌痛,手足心热或午后潮热,盗汗,腰膝酸软等,舌红少苔或红绛无苔,或舌面见龟裂,脉细数。治以六味地黄汤加减熟地黄、生地黄、女贞子、旱莲草、山萸肉、淮山药、丹皮、泽泻、茯苓、知母、龟板。可在放疗结束后长期间断服用,有提高机体免疫机能、防止或延迟复发转移的作用。

(6) 湿热中阻证

该证多在放疗一段时间后,出现口干口苦或口有甜味,纳呆,恶心欲呕,胸闷不畅,舌红苔黄厚腻或厚浊,脉滑数。治以《霍乱论》的连朴饮为主加减应用川连、川朴、山栀、淡豉、芦根、法夏、菖蒲。此型辨证要点在于口苦或有甜味,纳呆,舌红苔黄厚腻,治宜中病即止,以防苦寒碍胃。舌象转常后再据临床辨证施治。

参考文献

[1] 伍艳玲,陈雨沛,马骏. 局部晚期鼻咽癌放疗与化疗联合治疗进展[J]. 中华放射肿瘤学杂志,2021,30(10):1084-1088.

[2] 郭蕊,马骏. 鼻咽癌分期的演变与未来发展[J]. 中国癌症防治杂志,2020,12(4):370-376.

[3] 魏俊华,邹游,陈始明. 鼻咽癌转移的分子机制研究进展[J]. 山东医药,2021,61(28):92-96.

[4] Siak P Y, Khoo A S B, Leong C O, et al. Current status and future perspectives about molecular biomarkers of nasopharyngeal carcinoma[J]. Cancers, 2021, 13(14): 1-27.

[5] Zhou X, Liu P Y, Wang X S. Temporal lobe necrosis following radiotherapy in nasopharyngeal carcinoma: New insight into the management[J]. Frontiers in Oncology, 2021, 10: 215-237.

[6] Campion N J, Ally M, Jank B J, et al. The molecular march of primary and recurrent nasopharyn-

geal carcinoma[J]. Oncogene, 2021, 40(10): 1757-1774.

[7] Wang C H, Chen J M, Su L, et al. The psychological status in patients with nasopharyngeal carcinoma during radiotherapy[J]. European Archives of Oto-Rhino-Laryngology, 2022, 279(2): 1035-1042.

[8] Tang Y, He X. Long non-coding RNAs in nasopharyngeal carcinoma: Biological functions and clinical applications[J]. Molecular and Cellular Biochemistry, 2021, 476(9): 3537-3550.

[9] 谢康, 张鹏, 黄雪梅, 等. 非高发地区初诊远处转移鼻咽癌患者生存及预后的单中心分析[J]. 中国肿瘤临床, 2021, 48(1): 14-18.

[10] Lam W K J, Chan J Y K. Recent advances in the management of nasopharyngeal carcinoma[J]. F1000Research, 2018, 7: 1829.

[11] Chen Y P, Chan A T C, Le Q T, et al. Nasopharyngeal carcinoma[J]. Lancet, 2019, 394 (10192): 64-80.

[12] Guo R, Mao Y P, Tang L L, et al. The evolution of nasopharyngeal carcinoma staging[J]. The British Journal of Radiology, 2019, 92(1102): 2044-2053.

[13] Lee A W M, Ng W T, Chan J Y W, et al. Management of locally recurrent nasopharyngeal carcinoma[J]. Cancer Treatment Reviews, 2019, 79: 148-162.

[14] Lee H M, Okuda K S, González F E, et al. Current perspectives on nasopharyngeal carcinoma[J]. Advances in Experimental Medicine and Biology, 2019, 1164: 11-34.

[15] Baloche V, Ferrand F R, Makowska A, et al. Emerging therapeutic targets for nasopharyngeal carcinoma: Opportunities and challenges[J]. Expert Opinion on Therapeutic Targets, 2020, 24 (6): 545-558.

[16] Mints M, Tirosh I. Nasopharyngeal carcinoma joins the single-cell party[J]. Cancer Communications (London, England), 2020, 40(9): 453-455.

[17] Bossi P, Chan A T, Licitra L, et al. Nasopharyngeal carcinoma: ESMO-EURACAN clinical practice guidelines for diagnosis, treatment and follow-up[J]. Annals of Oncology, 2021, 32(4): 452-465.

[18] Campion N J, Ally M, Jank B J, et al. The molecular March of primary and recurrent nasopharyngeal carcinoma[J]. Oncogene, 2021, 40(10): 1757-1774.

[19] Lau L, Huang L, Fu E, et al. Nasopharyngeal carcinoma in dermatomyositis[J]. Clinical Otolaryngology, 2021, 46(5): 1082-1088.

第3章

口腔癌的预防

《第1节　口腔癌的流行病学》

口腔癌(oral cancer，OC)是一组疾病，范围涵盖所有发生在口腔内的恶性肿瘤，是常见的恶性肿瘤之一。口腔癌严重危害人类健康，因易发生远处转移、治疗费用大、预后差等特点，其发病因素、发病机制、预防与治疗等方面的研究越来越受到人们的普遍重视。口腔癌流行病学特征有以下几点。

1) 口腔癌的地区分布特征

不同国家、地区之间，口腔癌的发病率存在差异。WHO 相关研究显示，世界范围内每年口腔癌的新增患者数超过 26 万，在常见肿瘤世界排名中排第 6 位，5 年生存率约 50%，死亡人数达 13 万，其中发展中国家死亡人数占总死亡人数的 2/3。不同国家、地区之间口腔癌发病率差异很大，在世界范围内以印度、斯里兰卡的发病率最高。在我国，口腔癌的发病率位于全身常见恶性肿瘤发病率的 10 位之后，为 3.6～8.0/10 万人，虽然相对较低，但由于我国人口基数大，因此患者的绝对数量是巨大的，且发病率有逐年上升的趋势。我国口腔癌发病的地域差异也很大，部分南方地区发病情况明显高于全国水平，例如香港地区舌癌的发病率比内地高出 2 倍以上。造成地区差异的原因涉及人群生活习惯以及各地区之间的经济发达程度、医疗水平等因素。

2) 口腔癌的种族分布特征

口腔癌的发病率、生存率和死亡率存在种族差异。有研究表明，E-钙黏蛋白(E-cadherin，CDH1)基因启动子甲基化水平与口腔癌发生风险存在显著的种族差异性，CDH1 基因启动子甲基化显著增加了亚洲人群患口腔癌的风险，而在白种高加索人群中未见显著增加。另一项研究发现美国黑人罹患口腔癌的概率要高于其他种族，白人男性口腔癌发病率明显低于黑人男性，白人口腔鳞癌 5 年相对生存率为 53.2%，而黑人仅为 45%。加拿大一项研究显示，原住民与非原住民的口腔癌 5 年生存率，男性为 37.8% vs 53.6%，女性为 50.4% vs 61.3%，亦存在显著差异。口腔癌患者发生死亡的风险黑人明显高于白人和其他人种,分析可能与患者受教育水平、经济状况、生活环境、饮食习惯和医疗保障等因素相关。

3) 口腔癌的年龄分布特征

年龄是多数肿瘤的一个重要影响因素,口腔癌也不例外。国内外研究资料显示,口腔癌患者好发年龄为45～70岁,表现为随着年龄的增长口腔癌的发病率逐渐上升,60岁以上人群口腔癌的发病率占总发病率的50%以上。国外文献报道近年来口腔癌发病有年轻化的趋势。而国内文献报道我国口腔癌高发地区广东省年轻患者比例逐渐降低、老年患者所占比例逐渐升高。

4) 口腔癌的性别分布特征

国内口腔癌的发病男性明显多于女性,男女比例约为2∶1。这种性别差异可能源于男女对于口腔癌危险因素的暴露差异,例如男性群体吸烟、饮酒的比例大于女性群体。在其他国家和地区的研究也表明口腔癌患者男性多于女性,在口腔癌发病率较高的地区,男女比例会更高,如印度为3.27、我国台湾地区为10.5。在口腔癌发病率较低的地区,男女比例也较低,如美国为1.42、日本为1.45。最近的研究资料显示,近年来,随着社会进步及人们健康意识的增强,口腔癌的性别差异产生变化,男女比例呈下降趋势,女性口腔癌患者所占比例逐渐升高。

《第2节 口腔癌可能的发病因素》

口腔癌的病因学研究尚未完全明确,可能与以下多种因素的长期相互影响作用相关。

1) 物理因素

长期异物刺激(如义齿、残冠残根)是引发口腔癌的危险因素之一,口腔内部存在残根残冠、不良修复义齿等尖锐刺激的损伤,常常会在舌的边缘、颊黏膜处造成创伤性溃疡或慢性炎症性溃疡。经久不愈的慢性溃疡会发生癌变,其中以舌癌最为常见。有研究证实舌癌、颊黏膜癌与残根残冠等刺激直接相关,牙龈癌则多与不良修复义齿相关。口腔黏膜白斑癌变率为4%～10%,红斑癌变率为14.3%～66.7%,被公认为是口腔斑纹类疾病中最具有典型性的癌前病变。国内开展的大规模流行病学调查发现,白斑、红斑癌变与物理因素长期刺激作用相关,同时存在致癌剂、损伤、遗传物质以及免疫功能不全等多种相关因素。对位于口腔黏膜易引起长期物理刺激的危险区域,如舌腹、口底、软腭、口角内侧、磨牙后区和扁桃体前柱等区域的病变应高度警惕。长期日光直接照射,唇癌的发病率较高,95%唇癌发生在下唇,因为下唇光照机会比上唇多。320～400 nm的光辐射可引起遗传物质DNA的改变,激活肿瘤基因导致癌变。核辐射对于人与动物均有诱发癌变的作用,辐射物中α、β、γ射线对于人体易感细胞有致癌作用。头颈部肿瘤经过放射治疗后,少数病例会有照射部位第二原发口腔癌的发生,其中以肉瘤居多,可能与放射线造成正常细胞的突变相关。

2) 化学因素

烟酒中的酒精、煤焦油、苯并芘等化学成分,以及槟榔中的亚硝胺类等致癌物质均是引发口腔癌的化学因素。在实际生活中,大部分吸烟或饮酒的人群也喜欢咀嚼槟榔,因此多种化学因素的交互作用增加了口腔癌的发病风险。口腔癌与缺乏维生素 A、维生素 B 或微量元素(如锌)相关,维生素 A 有维持上皮正常结构和功能的作用,缺乏会引起口腔黏膜上皮增厚及角化过度。其他刺激因素如空气污染、水源污染、食品污染中的许多化学成分对人体有致癌作用,劣质的唇膏、化妆品中超标的重金属离子对口唇黏膜的刺激会导致唇癌的发病率升高。

3) 生物学因素

研究表明口腔卫生不良和口腔保健常识欠缺也会增加口腔癌的患病率,吸烟、饮酒伴口腔卫生不良者,口腔癌患病率约提高 7.7 倍。根据对口腔癌患者的口腔黏膜检测发现,患者癌变区域黏膜的细菌数量大大超过对侧正常黏膜,同时口腔内部优势菌群发生变化,癌变区域黏膜有外籍菌(如白色念珠菌、绿脓杆菌)定植,能够采用正确方式刷牙、定期有效维护口腔卫生的人群口腔癌的发病风险也会大大降低。研究发现白斑癌变与念珠菌感染密切相关,与感染人乳头状病毒(human papilloma virus,HPV)HPV15、HPV6、HPV2 DNA 关系密切,除此之外,与 EB 病毒(Epstein-Barr virus,EBV)感染亦有密切关系。有文献报道在口腔癌中 EB 病毒的检出率达到 100%,在癌前病变中为 77.8%,而在正常口腔黏膜中仅为 8.3%,说明口腔癌与癌前病变组织中 EB 病毒检出率明显高于正常组织,可能与患者免疫功能低下密切相关。

4) 遗传因素

目前研究已经发现与黏膜白斑癌变相关的癌基因和抑癌基因包括 Ha-ras、c-myc、bcl-2、c-erbB-1、nm23、Rb 等。p53、p16、p21 等基因表达产物和基底膜蛋白(LN、FN 等)以及表皮生长因子受体、血管内皮生长因子及其受体、转化生长因子 β1 等多种细胞因子,均被发现与白斑癌变相关。

5) 不良生活习惯

(1) 吸烟

重度嗜烟者口腔癌的发生率与非吸烟者相比可增加 5～25 倍。美国一项系统综述研究发现吸烟可导致口腔癌风险增加到 4.65 倍。我国是全球最大的烟草生产国及烟草消费国,2010 年我国总人群的吸烟率及男性吸烟率分别为 28.1% 和 52.9%。多项研究证实吸烟与肺癌、心血管疾病存在因果关系。一项 Meta 分析显示,我国人群中吸烟者相对于不吸烟者发生口腔癌的风险明显增加,而且风险随着吸烟年数以及每天吸烟支数的增加存在明显上升趋势。未来在口腔癌防控工作中，必须强调有效控烟在预防口腔癌中的重要作用。

（2）饮酒

酒精既会对口腔产生局部影响，也存在系统影响。饮酒过程中，酒精会与口腔黏膜反复接触，同时可能引起口底黏膜化学烧伤，从而使细胞膜的通透性增加，使能溶于酒精中的致癌物更易被人体吸收。单纯饮酒一般不增加口腔癌的发生率，但饮酒者多有嗜烟的不良习惯，饮酒与抽烟相互间增加了口腔癌的发生率，同时对于过度吸烟饮酒的口腔癌患者，癌症向其他部位转移的时间也会大大提前。原因主要是吸烟会导致饮酒后口腔中乙醛浓度的上升，同时饮酒会提高烟草中所含致癌物的活动，烟酒的协同作用会使口腔癌的发生风险大大超过单纯吸烟或者饮酒者。

（3）嚼槟榔

嚼槟榔者口腔癌的发生率明显高于正常人群，与槟榔对口腔黏膜的长期慢性刺激有关。研究证实咀嚼槟榔的患者中，口腔癌多发生于颊部，其次是齿龈和口底。咀嚼新鲜槟榔时一般将槟榔与老叶、石灰一起放入口中咀嚼。老叶不但会使牙齿变黑、降低食欲，而且可产生致癌物质亚硝基。亚硝胺类物质与 DNA 相互作用，导致 DNA 单链断裂、DNA-蛋白质交联并通过耗竭细胞内低相对分子质量硫醇而影响膜的稳定性，从而参与口腔癌的发生。另外亚硝胺类物质可造成 p53 基因突变而导致口腔癌。石灰是一组助癌剂，可使口腔环境变成碱性，碱性环境更利于槟榔碱与鞣酸解离，并产生多种细胞内活性氧成分，对颊黏膜细胞产生刺激而致慢性炎症和 DNA 氧化性损伤。另一方面，石灰有助于口腔内活性氧化剂的氧化作用，通过氧化蛋白质和不饱和脂肪酸进一步促进和加重口腔黏膜的直接损害。咀嚼槟榔时槟榔纤维与口腔黏膜长时间的大力摩擦可造成口腔黏膜损伤和局部外伤。口腔黏膜局部慢性损伤可增强口腔内活性氧及其他氧化剂的氧化作用，使黏膜损伤进一步加重，还可促进细胞增殖以及引起局部组织的慢性炎症。以上多种作用的长时间积累可导致细胞变性和癌变，诱发口腔癌。与不嚼槟榔者相比，咀嚼槟榔者患颊黏膜癌的风险是前者的 7 倍，且患癌风险与每次槟榔的咀嚼、滞留时间呈正相关。

第 3 节　口腔癌的临床表现及诊断依据

1）临床表现

（1）症状及体征

大部分口腔癌都是原发于口腔黏膜表面，所以，仔细观察和查体是非常重要的，对于具有以下临床表现者应注意口腔癌的可能：

① 超过 2 周未愈合的口腔溃疡，或同一部位反复发作的口腔溃疡。

② 存在多年口腔黏膜异常改变，如黏膜白斑、红斑出现增大、糜烂、溃疡及疼痛等。

检查时强调手指触诊的重要性,可以早期发现黏膜异常。病变至晚期时常常浸润深部结构如肌肉和骨,与周围器官粘连固定,患者出现牙齿松动、吞咽困难、说话不清,可出现病变侧的牵扯性耳痛等。检查时可见相应部位的菜花样肿物,或溃疡型肿物,或裂隙坏死样改变,此时通过触摸肿瘤边界可以发现影像不易发现的黏膜下浸润性病变。

(2) 淋巴引流和转移特点

① 口腔癌的淋巴结转移常首先至第一站淋巴结,循序转移。

② 临床淋巴结阴性的患者,病理证实淋巴结转移率为 20%~30%,尤其肿瘤浸润深度大于 2 mm 及肿瘤较大淋巴结阴性的患者,应注意其隐匿性淋巴结转移的问题。

③ 临床颈部淋巴结阴性者,中上颈部淋巴结是高危淋巴结转移好发区,当上颈部阳性时,则下颈部淋巴结转移的概率为 15%左右。

④ 无中上颈部淋巴结转移,直接发生下颈部淋巴结的跳跃性转移,主要见于舌癌,尤其是病变部位靠前者。

⑤ 枕后区淋巴结转移甚为少见,文献报道在 1%左右,多是同时有颈部淋巴结转移的前提下,而直接发生枕后区跳跃性转移则临床罕见。

⑥ 淋巴结转移发生率与原发肿瘤大小相关。由于肿瘤所在部位的不同,其颈部淋巴结转移率也不同,一般而言,转移率自高到低依次为舌、口底、下齿龈、颊黏膜、上齿龈、硬腭。

⑦ 口腔癌一般出现远处转移较晚,大多数死于远处转移的患者也同时合并锁骨以上区域的局部复发。

2) 口腔癌的临床与病理分期

(1) 临床 TNM 分期

第八版美国癌症联合委员会(American Joint Committee on Cancer,AJCC)和国际抗癌联盟(Union for International Cancer Control,UICC)临床分期标准见表 3-1。

表 3-1　口腔癌 TNM 分期 AJCC/UICC,2017 年(第 8 版)

原发肿瘤(T)	TNM 临床分期			
TX:原发肿瘤无法评估	分期	T	N	M
T0:无原发肿瘤证据	0 期:	Tis	N0	M0
Tis:原位癌	Ⅰ 期:	T1	N0	M0
T1:肿瘤最大径≤20 mm,且浸润深度≤5 mm	Ⅱ 期:	T2	N0	M0
T2:肿瘤最大径>20 mm,但≤40 mm,且浸润深度>5 mm,但≤	Ⅲ 期:	T1-2	N1	M0
10 mm		T3	N0-1	M0
T3:肿瘤最大径>40 mm,或浸润深度>10 mm,或侵犯会厌的舌面	ⅣA 期:	T1-3	N2	M0
T4:中晚期或非常晚期局部病变		T4a	N0-2	M0
T4a:中晚期局部病变	ⅣB 期:	任何 T	N3	M0
肿瘤侵犯喉、舌的外部肌肉、翼内肌、硬腭或下颌骨(如穿透下颌骨		T4b	任何 N	M0
或上颌骨的骨皮质或累及上颌窦或面部皮肤)	ⅣC 期:	任何 T	任何 N	M1

续 表

T4b:非常晚期局部病变 肿瘤侵犯咀嚼肌间隙、翼外肌、翼板、鼻咽侧壁、颅底,或包绕颈内动脉 注:*** 区域淋巴结(N) NX:淋巴结情况无法确定 N0:临床检查淋巴结阴性 N1:同侧单个淋巴结转移,其最大径≤30 mm,无淋巴结外侵犯 N2:同侧单个淋巴结转移,其最大径>30 mm,但≤60 mm;或同侧多个淋巴结转移,但其最大径均≤60 mm;或双侧、对侧淋巴结转移,但其最大径均≤60 mm N2a:同侧单个淋巴结转移,其最大径>30 mm,但≤6 cm,无淋巴结外侵犯 N2b:同侧多个淋巴结转移,但其最大径均≤60 mm,无淋巴结外侵犯 N2c:双侧或对侧淋巴结转移,但其最大径均≤60 mm,无淋巴结外侵犯 N3a:转移淋巴结的最大径>60 mm,无淋巴结外侵犯 N3b:单个或多个淋巴结转移,伴淋巴结外侵犯*** 远处转移(M): MX:无法确定有无远处转移 M0:无远处转移 M1:有远处转移	注释: * 牙龈肿瘤仅侵犯骨、齿槽骨表面,不能归入 T4a 期 ** 舌根或会厌的原发肿瘤侵犯至会厌舌面并不意味着喉侵犯 *** 临床淋巴结外侵犯定义为:皮肤受累,或软组织受侵深入到周围肌肉或邻近结构,或有神经受侵的临床症状。中线部位的淋巴结归入同侧淋巴结

(2) 病理分型

口腔恶性肿瘤最常见的病理类型为鳞癌,也称为表皮样癌,占所有口腔恶性肿瘤的90%以上,根据分化程度又可将鳞癌分为高分化鳞癌(角化成分>75%)、中分化鳞癌(角化成分为 25%~75%)和低分化鳞癌(角化成分<25%)。

其他少见病理类型有以下几种。①上皮起源:基底细胞癌、恶性黑色素瘤。②腺体起源:腺癌、腺样囊性癌。③淋巴起源:淋巴瘤。④间叶起源:肉瘤。

3) 诊断依据

(1) 体格检查

视诊和触诊是常用的检查方法。视诊包括判断肿块的生长部位、形态、体积大小及有无功能障碍(如面瘫、张口困难、伸舌偏斜、眼睑下垂和眼球活动障碍等)。触诊包括了解肿物的边界、质地、是否囊性、活动度、肿块与周围组织有无粘连、有无触压痛、有无搏动。对淋巴结的触诊可以初步判断有无颈部淋巴结转移。有时需要对肿物进行听诊,如蔓状血管瘤和颈动脉体瘤听诊时可闻及吹风样杂音。全身检查包括患者的营养状态、精神状态、有无恶病质及其他器质性疾病。

(2) 细胞或组织活检病理检查

对于触诊有波动感的囊肿或肿物、涎腺肿物,穿刺检查是常用的检查方法。如为囊肿、血管瘤或囊性淋巴管瘤,可抽出囊液、血液或淋巴液,囊液涂片检查可见胆固醇结晶。如抽出囊液较多,可进行生化检查或离心后涂片做细胞学检查。涎腺肿物的穿刺为细针吸取细胞学检查,组织学诊断符合率达 90% 左右,具有简便易行、创伤小、安全等优点。但由于取材量少,无法了解肿瘤的组织结构和浸润情况,对一些分化较好、异型性不大的恶性肿瘤易误诊,较难做出肿瘤的组织分型。组织活检是口腔癌诊断中最为准确可靠的方法,包括切取、钳取活组织检查,穿刺粗针吸取活组织检查和术中冰冻活组织检查。冰冻活检可迅速确定肿瘤性质,指导手术方案的制定,决定切除的范围,但由于切片较厚,组织细胞形态不太清楚,有时难以确定肿瘤的组织分型。

(3) 影像学检查

① 超声学检查(ultrasonic examinaton)

B 型超声、彩色多普勒、能量多普勒、超声增强检查、淋巴结超声造影以及超声引导下的穿刺活检可对口腔癌及淋巴结的大小、形态、内部回声及其血供特点等进行多方面的分析,有助于口腔癌的诊断。超声检查因具备价格低廉、无创伤和实时性获得人体内组织图像等特点,因此在口腔癌的临床应用越来越广泛。但超声检查对一些病变表现有较多重叠,不能检出微小转移淋巴结,影像质量的优劣及诊断的准确性很大程度上取决于检查者的技术素质,难以检查到深部的淋巴结,其临床应用亦有一定的局限性。

② 计算机体层摄影(computed tomography,CT)

CT 检查能提高口腔癌病变的检出率和诊断的准确性。采用 CT 增强扫描不但可以了解肿瘤的大小和范围,还可以判断肿瘤与颈动脉鞘的关系,可用于术前评估肿瘤分期,判断肿瘤手术切除的可能性。多层螺旋 CT 可以提高头颈部细小病变及黏膜病变的发现率。多层螺旋 CT 血管造影(multi-slice spiral computed tomography angiography,MSCTA)是一种无创性的检查技术,可以直观立体地显示颈部血管的全貌,所用造影剂的量较数字减影血管造影检查要少,患者所接受的辐射较少,相对风险及痛苦小,费用较低,易于被接受。相对于有创的组织氧含量测量方法,CT 灌注(computed tomography perfusion,CTP)成像具备无创而量化评估组织灌注量的优点。肿瘤是以细胞异常增殖为特点的一类疾病,并且可刺激血管的生成。因此,评估口腔癌病变组织的氧含量和血管生成信息,对提高口腔癌检出率和抗肿瘤治疗的疗效评价具有很高的价值。但 CT 也存在一些不足之处,如易受假牙等较高组织密度物所形成的放射伪影的影响。CTP 存在所能选取的层面不多,易受容积效应的影响,难以精确测量整个脏器或肿瘤的容积灌注及通透性,测量值具有一定相对性等局限性。

③ 磁共振成像(magnetic resonance imaging,MRI)

MRI 对确定口腔癌是否存在骨侵犯具有较高的临床价值。主要表现为以下特点:①对骨的致密度几乎无显示;②对软组织的对比极为清晰;③可设定多种断层面,可对肿瘤形成立体观察;④可根据 CT 和 MRI 的对比,依据血流状态来判断肿瘤是否浸润而决定治疗方案。由于颈淋巴结是口腔癌常见的转移部位,其对临床肿瘤的分期和治疗计划的制定具有重要意义。MRI 对颈部淋巴结转移的诊断有较高的敏感性(86.9%)和准确率(90.0%),目前与 CT 同为术前诊断的主要方法。MRI 相对于 CT 的优点在于,在发现淋巴结形态、大小变化的基础上，同时联合淋巴结内信号变化、周围血管等器官的情况，提供更有价值的诊断依据。MRI 影像软组织分辨率更强，淋巴结周围的血管、肌肉等软组织在不用造影剂增强时能清楚显示。MRI 能区分炎性肿大淋巴结和因恶性肿瘤转移而肿大的淋巴结，减少假阳性率，提高灵敏度和特异性。其中诊断炎性淋巴结的灵敏度为97.0%、特异度为97.0%，诊断转移淋巴结的灵敏度为87.0%、特异度为89.0%。

④ 正电子发射型计算机断层显像（positron emission computed tomography，PET）

PET 在口腔癌的诊疗中有以下几方面应用：①为肿瘤的早期发现及为已发现淋巴结等处肿瘤转移者寻找肿瘤原发灶；②肿瘤的良恶性判断和病理分级，以及肿瘤的临床分期；③肿瘤经多种治疗后的疗效评估、确定复发或残留病灶。研究显示氟代脱氧葡萄糖PET（^{18}F-fluorodeoxyglucose PET，^{18}F-FDG PET）因其独特的一次性全身显像的方式可评估全身肿瘤，提高口腔癌早期检出率，为不易诊断的口腔癌患者早期诊断、早期治疗提供了宝贵的机会。对比 CT 或 MRI 诊断的敏感性（75.0%）和特异性（79.0%），PET 对口腔癌患者诊断的敏感性和特异性分别为 80.0% 和 86.0%。^{18}F-FDG PET 的应用对于提高口腔癌诊断分期，尤其是诊断转移灶、残留及复发的准确性，具有其他检查不能相媲美的优势。目前 PET/CT 设备价格相对较高，普通医院不具有使用该设备的条件，且检查费用较高，有待进一步普及。

⑤ 分子影像技术（molecular lmaging technology）

近年来分子影像学的研究也取得了突破性进展，它作为一种先进的影像学技术，从细胞和分子水平上对病变进行研究，提高了诊断的敏感性和准确性，对评价肿瘤的生物学行为和鉴别复发尤为重要。有研究者将偶联叶酸、壳聚糖的磁性聚乳酸-羟基乙酸［poly(lactic-co-glycolic acid)，PLGA］纳米粒子作为 MRI 成像造影剂，利于早期口腔癌的检测。此外，贵金属纳米粒子如金纳米颗粒不仅合成方法简单、产率高，而且具有化学性质稳定、表面等离子共振性质可调节等特点，在癌症的诊断和治疗方面具有巨大潜力。表皮生长因子受体（epithelial growth factor receptor，EGFR）在口腔癌前病变中表达增加，其精确检测有助于口腔癌的早期筛选。

第 4 节　口腔癌预防的全程干预

口腔癌的全程预防可归纳为四级预防。一级预防为病因干预；二级预防为疾病的早期诊断与早期治疗；三级预防为中晚期癌症的综合治疗；四级预防为心理干预、姑息性治疗及治疗后长期随访，主要以减轻患者心理负担、改善患者生存质量为主。

1）一级预防措施

口腔癌的一级预防措施主要针对吸烟、酗酒这两大风险因素。另外咀嚼槟榔这一习惯存在于我国台湾、湖南等地区，调查发现咀嚼槟榔会导致口腔黏膜上皮细胞增加分裂，提高口腔癌的罹患率。这些因素致使男性发生口腔癌的风险是女性的 2 倍。

（1）戒烟戒酒

烟草中含有 3 800 多种化学物质，其中已证实对人类起致癌作用的达 30 多种。国内外学者均证实吸烟与口腔黏膜白斑病、红斑病之间有密切关系，香烟制品种类对口腔黏膜白斑病发病率影响由高到低排列为旱烟、纸烟、水烟。乙醇也是口腔黏膜白斑病的独立危险因素，与饮酒的种类和方式无关。如果吸烟和酗酒同时存在，则患口腔癌的风险明显增加。

（2）合理膳食

国际癌症研究机构已证实大量进食果蔬可降低口腔癌发病率 30％，原因在于果蔬中含有膳食纤维、维生素 A、维生素 C、维生素 E 以及其他致癌物质的阻断剂和抑制剂，能够抑制肿瘤的发生。

（3）消除局部刺激因素

咬唇咬颊习惯、牙齿错位、残根残冠、牙结石、牙齿不均匀磨损后形成的尖锐利缘、不良修复体等都会造成局部的刺激，可能刺伤口腔黏膜，必须尽早去除，避免产生不良刺激，减少感染病毒和细菌的概率。

（4）养成良好的口腔卫生习惯

在餐后及睡前用含氟牙膏进行牙齿、牙龈和舌头的清洁；每天坚持用牙线或牙间隙刷清洁牙齿，避开出血和疼痛部位；定期进行牙周健康检查，定期洁牙；经常喝水，保持口腔湿润。

（5）职业防护和环境防护

由于日常光线中的 α、β、γ 射线可作用于人体易感细胞，农民、渔民及户外工作者更易得唇癌，应注意紫外线防护，戴遮光帽或口罩。随着工业的不断发展，大气污染日益加重，煤烟、化工、纺织业中均有潜在的疾病刺激因素，应注意环境的防护。

2）二级预防措施

二级预防是对高危人群进行的预防性筛检，口腔癌的早期症状通常不明显，因此对小病损的诊断和患者有烟酒嗜好时应加以注意。口腔癌的临床表现依据其发生部位的不同而有所变化，其中以鳞状细胞癌最为多见，约占 80％ 以上，其次为腺性上皮癌和未分化癌，基底细胞癌及淋巴上皮癌少见。高度警惕发生癌变的可能性，做好早发现、早诊断、早治疗，减少口腔癌的发病率和死亡率。

（1）鉴别各种口腔癌前病变

口腔黏膜白斑病、口腔黏膜红斑病、口腔黏膜下纤维化、光化性唇炎、口腔扁平苔藓等疾病均可发生癌前病变，应注意鉴别以及尽早做出诊断。

（2）致癌基因的研究

现在已证实人乳头状病毒在头颈部鳞状细胞癌中扮演着重要角色，并且存在 TP53 和 LOH 这两种遗传路径的多样步骤性。HPV 阳性的口咽癌患者发病部位通常在舌根部和扁桃体附近，初期难以发现，多在疾病后期才被诊断。所以鉴别癌症基因有助于确诊，并且了解基因的致癌作用在提高口腔癌患者生存率中将发挥重要作用。

（3）甲苯胺蓝染色法及分子影像学方法

甲苯胺蓝是一种简单、快速的检查口腔黏膜早期癌变的方法。将 1% 甲苯胺蓝涂于已擦干的病损表面，20 秒后用 1% 醋酸洗去。深蓝色的着色部位疑为癌变，可进一步进行组织学活检。前文已提到偶联叶酸、壳聚糖的磁性聚乳酸-羟基乙酸纳米粒子作为 MRI 成像造影剂，偶联抗 EGFR 多克隆抗体的金纳米棒与空气扫描电子显微镜联合等方法在口腔癌边界检测及良恶性病变鉴别等方面有较大应用潜力。

3）三级预防措施

中晚期口腔癌的总体治疗标准目前提倡以手术为主的综合序列治疗，需要多学科综合诊断和治疗，口腔肿瘤外科、肿瘤内科、放射治疗科、病理科、影像科、心理学科、营养科及护理等方面专家共同参与讨论，形成最佳诊疗方案，达到消灭肿瘤、恢复功能、促进康复、提高患者生存率和生活质量的目的。另外，三级预防还包括对症治疗和康复治疗，可以改善症状，减少疾病的不良反应，防止复发转移，预防并发症和伤残等。

（1）手术原则

强调根治性切除，原发灶手术应严格掌握安全缘，提倡精确的"解剖切除"。颈清扫术是根治口腔癌的重要措施，局部的根治与区域的清扫是治疗口腔癌的基本操作。根据特定的解剖操作，不同部位口腔癌的治疗方法具有特殊性。口腔癌颈淋巴结转移率依次为下颌下、颈深上、颈深下淋巴结群，与其紧密相邻的颈内静脉及副神经，除 cN0 患者外原则上应一并切除；胸锁乳突肌视其与转移淋巴结关系确定取舍。修复技术的发展为口腔癌切除后各类型组织器官缺损的同期修复和功能重建提供了可能，在相当程度上保证了患者的生存质量。在当前众多组织瓣供区和移植技术可选择的条件下，制定修复方案时应尽可能在修复功能和外形的前提下，采用损伤小的组织瓣供区，即遵循能用一个瓣不用多个瓣，能用邻近瓣不用远位瓣，能用带蒂瓣不用游离瓣的原则，以保证移植瓣成功和避免带来供区新的创伤。

（2）放疗原则

可供选择的放射源种类包括放射性同位素产生的 α、β、γ 射线，X 线治疗机以及各类加速器产生的不同能量的 X 线，各类加速器产生的电子束、快中子、质子束、负 π 介子束以及其他重粒子束等。照射方式上可分为外照射和内照射。外照射是将放射源在体外一定距离处射向人体某一部位，一般射线经过准直器射向肿瘤区，或者加用限光筒针对口腔癌照射口腔内的治疗部位。内照射又称为近距离放射治疗，是指将放射源种植于瘤体内或离瘤体极近的部位，以使肿瘤接受的剂量远远大于周围组织，从而达到治疗肿瘤的目的。放射治疗和手术是口腔癌治疗的两种主要手段，二者作用互补。与手术比较，放疗耐受性较好，没有麻醉和围术期死亡，不切除组织，保留器官功能，较少受解剖部位限制。对于术后安全有疑问者，可在术后选择辅助放疗。如果原发肿瘤易发生淋巴结转移，颈部淋巴结即使检查阴性也应选择放疗。晚期不可切除的原发灶、淋巴结转移灶可给予姑息性放疗。早期口腔癌单纯手术或单纯放疗可以达到根治的目的,晚期口腔癌的手术切缘常有肿瘤残留或局部区域多有亚临床转移灶,需进行辅助放疗,剂量通常为 $60\sim66$ Gy。术前放疗的目的在于减少肿瘤细胞的数量,同时希望根除肿瘤周围亚临床灶,使肿瘤易于切除并减少手术中淋巴结转移的风险。与术前放疗相比,术后放疗不影响手术创口的愈合,而且也不干扰肿瘤病理诊断的可靠性。

(3) 化疗原则

口腔癌化疗作为综合治疗的手段之一,从给药方式上可分为手术或放疗前的诱导化疗、放疗同步增敏化疗、手术或放疗后辅助化疗,以及姑息性化疗等。对于口腔癌手术后切缘阳性/不足或淋巴结包膜外侵犯者建议行术后同步放化疗。对于不适宜手术的局部晚期口腔癌患者,放疗联合顺铂(100 mg/m^2,每 3 周一次,连续 3 次)是常用的治疗模式。放疗剂量通常为 $66\sim70$ Gy,对于不适合使用顺铂或高龄患者(>70 岁)可给予单纯放疗。对于肿瘤负荷过大无法切除的患者,也可以考虑行诱导化疗联合放疗的序贯治疗。常用的诱导化疗方案是 TPF 方案(多西他赛 75 mg/m^2,第 1 天;顺铂 75 mg/m^2,第 1 天;5-FU 750 mg/m^2,第 $1\sim5$ 天;每 3 周重复,连续 3 个周期)。诱导化疗可最大限度地使肿瘤缩小,控制微小转移灶,提高疗效,减少手术后并发症。

(4) 对症治疗及康复治疗

因化学药物和放射治疗有一定的毒副反应,故需加强治疗后的观察和护理。

① 消化道反应表现为食欲不振时可服用胃蛋白酶合剂、复合维生素 B 等;恶心呕吐时可肌注甲氧氯普胺,给予中枢止吐药(如昂丹司琼、格拉司琼)及激素减轻或防止呕吐。

② 发生口腔黏膜反应时需注意保持口腔卫生,用促进黏膜修复的药液漱口,半流质饮食,避免刺激性食物。局部黏膜疼痛时可应用局麻药物含漱。

③ 唾液腺受到抑制引起口干症状时,应多饮水,多进食酸性饮料或口服中药调理。

④ 牙齿有病变者,应在放射治疗前及时治疗,预防放射性牙髓炎的发生,放射治疗后要避免拔牙以免引起颌骨骨髓炎的发生。

⑤ 皮肤色素沉着、毛发脱落时,无须紧张,保持局部皮肤干燥,避免抓挠及用刺激性、碱性肥皂清洗。

⑥ 骨髓造血功能抑制以白细胞特别是粒细胞下降最多见,也有引起血小板减少的情况,可使用粒细胞集落刺激因子(G-CSF)、粒细胞-巨噬细胞集落刺激因子(GM-CSF)、促血小板生成素、白介素-2 等药物。严重骨髓造血功能抑制需同时注意预防性抗感染、静脉营养支持等治疗。

⑦ 口腔癌术后部分患者会出现张口困难的情况,主要是由于口腔内肿瘤切除后局部组织瘢痕挛缩及术后放射治疗引起局部软组织纤维化所致,给患者生活造成很大不便。如果出现类似情况需进行被动的张口锻炼来缓解症状,如锻炼一段时间仍无法缓解,可以考虑手术松解瘢痕来达到缓解张口受限的目的。因此,口腔癌患者术后 $2\sim4$ 周创面完全愈合后开始进行张口锻炼是十分必要的。

⑧ 口腔癌患者在进行手术切除肿瘤时往往会被拔除肿瘤周围邻近的牙齿,术后患者会存在局部缺牙的问题,前牙缺失会严重影响美观,后牙缺失会严重影响进食。可以根据残留组织量的情况决定是否做种植牙、活动牙、全口义齿等,从而缓解缺失牙齿导致的美观问题和功能问题。但由于口腔癌存在一定概率的局部复发可能,一般建议至少应在术后半年再考虑镶牙。如组织量过少无法做种植牙或活动牙,建议患者进食一些不需大量咀嚼又易消化的营养均衡的精细食物。

4) 四级预防措施

口腔癌患者在综合治疗期间及后期可能出现种种治疗副反应,器官功能缺陷以及肿瘤局部侵犯、远处转移,给患者带来生理和心理的巨大创伤。随着治疗理念的不断提升,治疗后长期随访、晚期症状姑息治疗及心理治疗成为主要治疗手段。

(1) 定期随访原则

按照治疗后复查时间点安排患者复查,术后 1 至 3 年坚持每年 3～4 次随访,术后 4 至 5 年坚持每年 2 次随访,术后 5 年以上,坚持每年 1 次随访。复查内容包括原发肿瘤局部情况、转移病灶情况、远处转移可能新发病灶情况等。采用 B 超、CT、MRI 等影像检查手段复查。定期复查还要注意患者的生活情况、心理情况等。合理饮食及心理干预对于口腔癌患者保持良好的机体免疫状态具有重要意义。

(2) 疼痛治疗

对于晚期口腔癌患者采用三阶梯癌痛治疗方法。对于轻度疼痛的患者主要选用非甾体抗炎药止痛剂,若为中度疼痛应选用弱阿片类药物,若为重度疼痛则应选择强阿片类药物。应注意按阶梯给药、以口服药物为主、按时给药、个体化给药及注意具体细节等治疗原则。根据患者的病情和身体状态,采用适当的止痛治疗手段以达到及早、持续、有效地消除癌痛的目的,预防和控制药物不良反应,降低疼痛和相关治疗带来的心理负担,提高患者生活质量。

(3) 心理干预

通过心理干预,提高口腔癌患者对疾病的了解程度,提高患者对治疗的依从性,可以明显加强癌症的治疗效果,还可避免、化解可能存在的医患纠纷矛盾。口腔癌患者往往担心癌症复发、转移,担心家人的不理解以及治疗造成的经济负担,通过加强心理疏导,展示成功治疗的病例,可稳定患者的情绪,使患者有良好的治疗预期。心理辅导是经常性的工作,在患者住院期间,因为与医护人员接触时间较多,容易得到心理辅导、心理疏解,出院回家以后,心理问题往往得不到及时解决,所以口腔癌患者的随访工作就具有特殊意义。对于口腔癌患者的家庭成员也要进行专门的辅导,让患者家属认识到了解患者心理的必要性与重要性,给予患者正确的心理支持,进行随时随地的心理疏导,在家庭里要给患者创造倾诉发泄的机会,以稳定患者的情绪。四级预防重要的一个环节是患者出院后在家庭里的生活状态,通过教育,使患者亲属能够从精神上给予患者安慰,从生活上给予照顾,注意给患者创造良好的家庭氛围,使患者充分感受到亲人的理解和支持,坚定战胜疾病的决心和勇气。

《第 5 节　祖国医学在口腔癌预防中的作用》

1) 祖国医学对口腔癌的认识

中医古代医籍虽未明确记载口腔癌的病名,但结合现代医学中口腔癌临床表现及诊断标准,与中医文献中对疾病的记载对比发现,对口腔癌的描述应为"舌岩""舌菌""舌疳""茧唇""牙岩""上石疽"等,归属于"积聚"范畴。如清代《外科真诠》记载:"舌岩,舌根腐烂如岩。"清代《尤氏喉科秘书·舌菌》中有"舌菌,属心经火多,因气郁而生。生舌上,或如木耳,或如菌状,其色红紫",阐明了疾病的初始状态及变证。清代《医宗金鉴》中记载:"舌疳初起,舌头肿痛,病变部位突起如豆,渐之肿如菌样,头大蒂小,故也称之曰舌菌;若顶部溃破,余处仍坚硬者,称为绵溃;若穿透腮部和舌体,食入之物漏出者,称为瘰疬风。"若口腔癌有颈部淋巴结转移,则属于"上石疽""失荣症"范畴。文献中记载的瘰疬风疾病的症候描述类似于现代医学中的口腔鳞状细胞癌中晚期症状及体征。

关于口腔癌的病因,中医认为口齿疾患均与脾胃二经关系密切。《圣济总录·口齿门》记载:"足太阴脾之经,其气通于口,足阳明胃之经,手阳明大肠之经,其脉并夹于口。"现代伤寒名医李克绍在《医论医话》中提到舌菌是由心脾湿热而致病。《口齿类要·茧唇一》将口腔癌予以归类,探究其因,或心火,或浓味积热,终以伤脾为主要因素,初期见实,日久虚之。因此,"痰随火行,留注于唇,初结似豆,渐大若蚕茧,突肿坚硬,甚则作痛"(《外科正宗·茧唇第六十三》);见其传变,痰湿中阻内蕴,热毒日久上熏,或糜烂,或腐溃,或肿痛,或痰包,终成结块。总体来看,口腔癌的因素有:外毒入侵,客于肌膜,结聚不散;或饮食失节,损伤脾胃,生湿生痰,痰湿聚结;或情志郁结,气机不畅,气滞血瘀;或气血两虚,功能失调。病因病机主要强调本虚标实,脾虚为本,由于外邪侵袭、饮食所伤或者情志失调,导致脏腑功能失调,从而导致痰湿凝聚,气郁滞血瘀于口腔局部发为癌肿,病位在心脾。

2) 口腔癌的辨证论治

(1) 热毒蕴结证

口腔癌初期,多因情绪长期受到刺激,心烦失眠,口腔或舌体溃疡反复发作,或有肿物红肿热痛,经久不愈,常伴出血,便秘尿赤,舌质红,舌苔黄,脉弦数。治以清热泻火,解毒消肿。常选择黄连上清丸加减,药用黄连、栀子、连翘、蔓荆子、防风、黄芩、桔梗、川芎、甘草、生石膏、薄荷、白芷、菊花、荆芥、山慈姑、山豆根、金银花、蒲公英、仙鹤草、血见愁等。

(2) 气郁痰凝证

平素情志抑郁,肝气不舒,痰湿内生,痰气交结,痰随气升于口咽部,导致口咽部气血凝滞,日久形成肿块。证见肿物污浊,或溃疡糜烂,边界不清,流涎有腥臭味,或伴痰稠涎黏,咯吐不畅,胸部痞满,泛恶纳呆,舌质紫,苔薄白腻,脉弦。治以理气消郁,化痰解凝。方以清气化痰丸合二陈汤加味,药用胆南星、陈皮、半夏、山慈姑、象贝母、射干、黄芩、党参、白术、茯苓、甘草、枳实、八月札、银花、桔梗、荜澄茄、石见穿、威灵仙等。

(3) 气滞血瘀证

多见于口腔癌中晚期,火毒上逆,灼津为痰,阻滞经脉,气血失畅,瘀血乃生,痰瘀凝结而成肿块。证见肿物质地坚硬,触之易出血,疼痛持续且明显,面色晦暗,舌质暗红或紫红,舌有瘀斑瘀点,舌下脉络青紫迂曲,脉弦或脉涩。方选通窍活血汤加减,药用八月札、苍耳子、桃仁、红花、川芎、郁金、石上柏、鹅不食草、蛇六谷、茜草根、仙鹤草等。

(4) 气阴两虚证

多见于口腔癌晚期,或者术后、放化疗后。肿瘤一旦产生,多为邪毒之物,助火化热,痰瘀互结,耗气伤阴。此外,中医认为放疗、化疗属于外界邪毒侵袭,治疗期内不间断地耗损正气,导致火毒蕴积,元气渐衰,津液亏竭,水液输布失常,周身气阴匮乏,临床多见气虚懒言、口干灼痛、咽燥欲裂、乏力气短、面色萎黄、自汗盗汗、舌红少津或干裂、苔少或光、脉细数等。方用增液汤合补中益气汤加减。药用北沙参、玄参、天麦冬、生地黄、熟地黄、枸杞子、旱莲草、黄芪、人参、白术、甘草、当归、升麻、柴胡、陈皮等。

同时,若出现放化疗导致的骨髓抑制,中医认为是癌毒以放化疗耗损气血所致,多选用人参、黄芪、当归、鸡血藤等药物;一些恶心呕吐等化疗反应,常用半夏、竹茹、木香、砂仁、白术、茯苓等;若出现口腔癌切除后伤口的继发感染,多选用四君子汤合五味消毒饮,方中常含玄参、生地黄、麦冬等。江苏省名中医沈伟生自拟清热敛阴汤用于预防和治疗口腔癌放疗引起的口干症及口腔黏膜反应,具体用药:生山药、知母、葛根、生地黄、天花粉、石膏、太子参、儿茶、白蔹、天地榆、川牛膝,取得良好效果。

参考文献

［1］Bray F, Ferlay J, Soerjomataram I, et al. Global cancer statistics 2018: GLOBOCAN estimates of incidence and mortality worldwide for 36 cancers in 185 countries[J]. CA: A Cancer Journal for Clinicians, 2018, 68(6): 394-424.

［2］American Cancer Society. Cancer facts & figures 2019[R]. Atlanta: American Cancer Society, 2019.

［3］肿瘤医学论坛. 口腔癌症男性高发[J]. 中国肿瘤临床与康复, 2019, 26(3): 319.

［4］Leemans C R, Snijders P J F, Brakenhoff R H. The molecular landscape of head and neck cancer [J]. Nature Reviews Cancer, 2018, 18(5): 269-282.

［5］段姝敏, 刘天楠, 曾昕. 口腔红斑病的研究进展[J]. 中华口腔医学杂志, 2020, 55(6): 421-424.

［6］Mello F W, Miguel A F P, Dutra K L, et al. Prevalence of oral potentially malignant disorders: A systematic review and meta-analysis[J]. Journal of Oral Pathology & Medicine, 2018, 47(7): 633-640.

［7］李晔雄. 肿瘤放射治疗学［M］. 5 版. 北京：中国协和医科大学出版社，2018.

［8］马犇，廖贵清，张思恩，等. 口腔癌及口咽癌颈部淋巴结转移规律的回顾性研究［J］. 中国实用医药，2021，16(16)：180-183.

［9］Valero C，Zanoni D K，Pillai A，et al. Nodal characteristics associated with adverse prognosis in oral cavity cancer are linked to host immune status［J］. Journal of Surgical Oncology，2021，123(1)：141-148.

［10］刘世琦，葛立宏，曾素娟. 纳米医学技术引导下的口腔癌诊治研究进展［J］. 肿瘤防治研究，2021，48(2)：205-208.

［11］张圃，张春谊，王安辉，等. 口腔癌的三级预防及临床实施［J］. 实用口腔医学杂志，2018，34(3)：430-432.

［12］Hashim D，Genden E，Posner M，et al. Head and neck cancer prevention：From primary prevention to impact of clinicians on reducing burden［J］. Annals of Oncology，2019，30(5)：744-756.

［13］Petrovic I，Rosen E B，Matros E，et al. Oral rehabilitation of the cancer patient：A formidable challenge［J］. Journal of Surgical Oncology，2018，117(8)：1729-1735.

［14］朱可可，李元聪，谭劲. 李元聪教授治疗口腔癌临证经验［J］. 湖南中医药大学学报，2021，41(9)：1422-1426.

［15］罗佳，杨森. 中医治疗口腔癌进展［J］. 中华中医药学刊，2021，39(6)：167-170.

第4章

甲状腺癌的预防

《第1节　甲状腺癌的流行病学》

甲状腺癌是最常见的内分泌肿瘤,也是头颈部最为常见的恶性肿瘤,发病率增长趋于稳定。从病理学角度,可将甲状腺癌分为乳头状癌(papillary thyroid carcinoma,PTC)、滤泡状癌(follicular thyroid carcinoma,FTC)、未分化癌(anaplastic thyroid carcinoma,ATC)和髓样癌(medullary thyroid carcinoma,MTC)四型。根据起源细胞的不同,可将甲状腺癌分为滤泡上皮细胞癌(乳头状癌、滤泡状癌及未分化癌)和滤泡旁细胞癌(髓样癌)两大类。其中,PTC和FTC临床上常见,预后较好,两者又合称为分化型甲状腺癌(differentiated thyroid carcinoma,DTC),约占成人甲状腺癌总数的85%～90%。ATC临床最少见,恶性程度高,患者年生存率最低,中位生存时间仅7～10个月。

1) 甲状腺癌的地区分布

在中国,甲状腺癌的发病率和死亡率均存在着明显的地区差异。沿海地区高于内陆地区,东部地区高于中西部地区,城市高于农村。在火山活动活跃地区,甲状腺癌的发病率明显高于其他地区。

2) 甲状腺癌的种族分布

一项关于甲状腺癌种族差异的研究发现,白人和黑人发病率的年增长速度较亚洲人快。美国国立癌症研究所收集的1992—2004年甲状腺癌数据显示,非拉美裔白人甲状腺癌发病率的年均增长率最高,黑人次之,亚裔和美印第安人最低。

3) 甲状腺癌的性别分布

甲状腺癌好发于女性,男女比例大约为1∶3。多数研究者以女性的激素和生殖等方面的特点作为突破口进行深入研究,曾经有学者提出甲状腺癌中存在雌激素受体多态性可能是导致男女之间甲状腺癌发病差异的原因之一。

4) 甲状腺癌的年龄分布

甲状腺癌可发生于各个年龄阶段,主要好发于中青年,平均发病年龄为 40 岁左右。许多证据表明年龄是甲状腺癌的危险因素之一,与甲状腺癌的发病呈正相关。但不同病理分型的甲状腺癌有不同的年龄分布:PTC 常见于 21～40 岁的女性,FTC 好发于 50 岁左右的妇女,而未分化癌多见于老年人。

第 2 节　甲状腺癌可能的发病因素

甲状腺癌的高危因素很多,但尚未完全明确,既与电离辐射、缺碘等外部环境因素有关,又与个体本身的甲状腺疾病、遗传因素、内分泌因素具有一定的相关性。

1) 电离辐射

甲状腺癌的发病率与放射线的照射量呈线性相关,接触射线的时间越长,年龄越小,发病率越高。有研究表明,照射剂量在 0.65～25 Gy 之间都有诱发甲状腺癌的可能,但放射剂量在 1～6 Gy 时甲状腺癌的发生率较高,剂量大于 3 Gy 为高危组,而超过 15 Gy 时又下降,其原因可能是大剂量的放射线可使甲状腺组织全部或近于全部破坏,剩下的无生命力的甲状腺组织很少发生甲状腺癌。

2) 碘

碘摄入量和甲状腺疾病患病率之间呈现 U 形关系,随着碘缺乏程度的增加,甲状腺疾病增加较快,但是随着碘过量程度的增加,甲状腺疾病增加相对较慢。

已有动物实验表明,长期的碘缺乏导致 TSH 增加,TSH 对甲状腺细胞的过度刺激引起甲状腺癌的发病率增加。但有研究提示,不仅缺碘的地方性甲状腺肿大流行地区甲状腺癌发病率较高,在一些富碘地区甲状腺癌亦较常见,但组织类型不同,缺碘易患滤泡癌及间变癌,而富碘时主要为乳头状癌。目前普遍认为,高碘不能增加甲状腺癌的总体发病率,但可导致肿瘤组织类型发生变化,即碘过量增加了甲状腺乳头状癌的发生风险,但同时滤泡状癌的发病率则有所下降。故碘与甲状腺癌的关系目前尚存在争论。

3) 甲状腺疾病

早在 1928 年就有研究人员曾报道,在瑞士地方性甲状腺肿大流行地区甲状腺癌尸检患病率是非流行地区的 10 倍,提出了地方性甲状腺肿可能与甲状腺癌有关的问题。临床研究表明,许多甲状腺癌患者在出现甲状腺癌之前,常有其他甲状腺疾病,如地方性或散发性甲状腺肿、甲状腺良性结节、自身免疫性慢性甲状腺炎和 Graves 病等。

4) 遗传因素

部分甲状腺髓样癌是常染色体显性遗传病。在一些甲状腺癌患者中,常可询及家族史,甲状腺滤泡上皮癌很少有家族史,而约20%的髓样癌有家族遗传背景(常染色体显性遗传)。

5)内分泌因素

(1)促甲状腺激素(TSH)

许多研究表明正常人及恶变甲状腺组织中都能查到TSH受体。体外实验证明TSH不仅可以刺激正常甲状腺代谢、合成及促进甲状腺细胞生长,同时对由滤泡癌细胞制备的FTC-133细胞具有同样的作用。TSH长期分泌过多,发生甲状腺癌的危险性增加。

(2)性激素

与其他甲状腺疾病一样,甲状腺癌好发于女性,提示女性激素可能参与甲状腺癌的发病过程。近些年的研究提示,当血浆中雌激素水平升高时,TSH水平也升高。雌激素影响甲状腺的生长主要是通过促使垂体释放TSH而作用于甲状腺,因为当血浆中雌激素水平升高时,TSH水平也升高。至于雌激素是否直接作用甲状腺,尚不明确。甲状腺癌组织内可以测出雌激素受体已多见报道,除此之外有报道称甲状腺癌组织内可测出的性激素受体包括雄激素受体、雌二醇受体。其中以雌激素受体与甲状腺癌,尤其是乳头状癌的联系较为肯定,因此有人提出甲状腺癌属雌激素依赖性肿瘤。

《第3节 甲状腺癌的临床表现及诊断依据》

1)临床表现

患者常常因颈部肿块或甲状腺结节而就诊,虽然绝大多数属于良性病变,但对每一例甲状腺结节或甲状腺肿块患者来说,均需排除恶性病变的问题。

甲状腺癌早期多无明显症状,晚期局部肿块疼痛,可出现压迫症状,常压迫气管、食管,使气管、食管移位。肿瘤局部侵犯严重时可出现声音嘶哑、吞咽困难或交感神经受压引起的霍纳综合征,侵犯颈丛可出现耳、枕、肩等处疼痛等症状。另外,甲状腺髓样癌由于肿瘤本身可产生5-羟色胺、前列腺素、肾素等激素样活性物质,在临床上可伴有顽固性腹泻、心动过速、面色潮红、血钙降低等症状。甲状腺癌局部可侵犯喉返神经、气管、食管、环状软骨及喉,PTC易早期发生区域淋巴结转移,肺部是甲状腺癌常见的远处转移器官,甲状腺癌也可出现骨转移和颅内转移。

对于出现的结节生长迅速、伴持续性声音嘶哑、发音困难、吞咽困难或呼吸困难等症状,均应提高警惕。要详细询问病史,包括甲状腺肿大的时间、生长速度、是否伴有局部症状如吞咽困难、疼痛或声音改变、呼吸困难及全身症状,同时询问年龄,性别,工作环境,家族史及头颈部或上纵隔放射史等。由于甲状腺癌的发病与碘的摄入量有一定的关系,故应了解患者的碘摄入情况。

临床上,下列情况提示恶性的可能性较大:①单个不规则、质硬而无明显压痛、活动受限或固定的结节；②成年和老年男性的单结节、囊性结节或钙化结节；③结节迅速增大或伴局部淋巴结肿大；④结节形状不规则、与周围组织粘连固定，并逐渐增大，质地硬，边界不清，初起可随吞咽运动上下移动，后期多不能移动；⑤颈部压痛或疼痛、颈部淋巴结肿大或声带麻痹；⑥既往有头颈部、上纵隔放射治疗或核暴露史，或甲状腺癌、MEN 家族史。

2）临床分期

目前最常用的甲状腺癌分期标准是，基于病理学参数（pTNM）和年龄的分期系统，适用于包括 DTC 在内的所有类型肿瘤。但是，美国癌症联合委员会（AJCC）的 TNM 分期系统预测的仅是死亡危险度而非复发危险度，对于 DTC 这种长期生存率较高的恶性肿瘤，更应对患者进行复发危险度分层。目前尚无公认的"最佳"分期系统。

（1）AJCC 第 8 版甲状腺癌 TNM 分类方法（见表 4-1）

表 4-1　甲状腺癌 TNM 分类 UICC/AJCC，2017 年（第 8 版）

原发肿瘤（T）	TNM 临床分期
TX：原发肿瘤无法评估	不同组织病理学类型甲状腺癌
T0：无原发肿瘤证据	临床分期不同
Tis：原位癌，上皮内肿瘤未侵犯固有层，高级别异型增生	乳头状腺癌或滤泡腺癌
T1：局限于甲状腺内的肿瘤，最大径≤20 mm	55 岁以下
T1a：肿瘤局限于甲状腺内，最大径≤10 mm	分期　　T　　N　　M
T1b：肿瘤局限于甲状腺内，最大径＞10 mm，但≤20 mm	Ⅰ期：　任何 T　任何 N　M0
T2：肿瘤局限于甲状腺内，最大径＞20 mm，但≤40 mm	Ⅱ期：　任何 T　任何 N　M1
T3：肿瘤局限于甲状腺内或腺体外仅侵犯带状肌群，最大径＞40 mm	55 岁以上
T3a：肿瘤最大径＞40 mm，局限于甲状腺内	分期　　T　　N　　M
T3b：任何大小的肿瘤，腺体外仅侵犯带状肌群（胸舌骨肌、胸甲状肌、甲状腺舌骨肌、肩胛舌骨肌）	Ⅰ期：　T1-2　N0　M0
T4：腺体外侵犯主要颈部结构	Ⅱ期：　T1-2　N1　M0
T4a：任何大小的肿瘤，浸润超出甲状腺包膜至皮下软组织、喉、气管、食管或喉返神经	T3　任何 N　M0
T4b：任何大小的肿瘤，肿瘤侵犯椎前筋膜或包绕颈动脉或纵隔血管	Ⅲ期：　T4a　任何 N　M0
	ⅣA 期：T4b　任何 N　M0
甲状腺髓样癌	ⅣB 期：任何 T　任何 N　M1
T1-3 定义与上述一致	
T4：进展期癌	髓样癌（任何年龄）
T4a：中晚期癌，任何大小肿瘤，侵犯腺体外皮下软组织、喉、气管、食管或喉返神经	分期　　T　　N　　M
	Ⅰ期：　T1　N0　M0
T4b：非常晚期癌，任何大小肿瘤，侵犯椎前筋膜或包围颈动脉或纵隔血管	Ⅱ期：　T2-3　N0　M0
	Ⅲ期：　T1-3　N1a　M0
未分化癌均归为 T4	ⅣA 期：T1-3　N1b　M0
T4a：未分化癌，无论大小肿瘤局限于甲状腺内	T4a　任何 N　M0
T4b：未分化癌，无论大小肿瘤已侵出甲状腺外	ⅣB 期：T4b　任何 N　M0
	ⅣC 期：任何 T　任何 N　M1
区域淋巴结（N）	
NX：区域淋巴结转移无法确定	未分化癌（全部归Ⅳ期）
N0：无区域淋巴结转移	分期　　T　　N　　M
N1：有区域淋巴结转移	ⅣA 期：T4a　任何 N　M0
N1a：转移至Ⅵ区或Ⅶ区淋巴结（包括气管前、气管旁、喉前/喉后或上纵隔淋巴结）	ⅣB 期：T4b　任何 N　M0
	ⅣC 期：任何 T　任何 N　M1
N1b：转移至单侧、双侧或对侧颈部（Ⅰ、Ⅱ、Ⅲ、Ⅳ、Ⅴ区）、咽后淋巴结	
远处转移（M）	
M0：无远处转移	
M1：有远处转移	

（2）DTC 的复发危险度分层

根据甲状腺癌复发的危险因素将其分为三个层次：

① 低度危险。符合以下全部条件：ⅰ.无局部或远处转移；ⅱ.所有可见的肿瘤均被彻底清除；ⅲ.肿瘤没有侵犯周围组织；ⅳ.肿瘤不是侵袭型的组织学亚型并且没有血管侵犯；ⅴ.全身碘显像除甲状腺床外没有发现碘摄取。

② 中度危险。符合以下全部条件：ⅰ.术后病理镜下见肿瘤侵犯周围组织；ⅱ.肿瘤为侵袭型的组织学亚型并且有血管侵犯；ⅲ.有颈部淋巴结转移或清甲术后全身碘显像有异常放射性碘摄取。

③ 高度危险。符合以下全部条件：ⅰ.可见肿瘤侵犯周围组织或器官；ⅱ.肿瘤未完全切除，术中有残留；ⅲ.伴有远处转移；ⅳ.全甲状腺切除后血清 Tg 水平仍较高；ⅴ.有甲状腺癌家族史。

3）甲状腺癌的病理分类

2017 年 WHO 更新恶性甲状腺结节的病理分类，包括甲状腺交界性肿瘤、起源于滤泡上皮细胞的癌及起源于滤泡旁细胞的癌。其中甲状腺交界性肿瘤又包括透明变梁状肿瘤、恶性潜能未定的肿瘤及具有乳头样核特征的非浸润性甲状腺滤泡性肿瘤；而起源于滤泡上皮细胞的癌又包括分化型甲状腺癌（常见乳头状癌、滤泡腺癌及嗜酸细胞癌）、低分化癌和未分化癌；起源于滤泡旁细胞的癌特指髓样癌。乳头状癌有 4 种高侵袭性亚型，包括高细胞型、鞋钉型、柱状细胞型及实性型。

4）实验室检查

（1）血清促甲状腺激素（TSH）

所有甲状腺结节患者均应检测血清促甲状腺激素（TSH）水平。研究显示，甲状腺结节患者如伴有 TSH 水平低于正常值，其结节为恶性的比例低于伴有 TSH 水平正常或升高者。当以患者术前 TSH 水平升高，甲状腺结节癌变风险增大，当以 TSH≥2.68 为切点时，其敏感性为 65%，特异性为 63%。

TSH 抑制水平与 DTC 的复发、转移和癌症相关死亡的关系密切，特别对高危 DTC 患者，这种关联性更加明确。TSH＞2 mU/L 时癌症相关死亡和复发率增加。高危 DTC 患者术后 TSH 抑制至＜0.1 mU/L 时，肿瘤复发、转移显著降低。低危 DTC 患者术后 TSH 抑制介于 0.1～0.5 mU/L，即可使总体预后显著改善。

（2）甲状腺球蛋白（Tg）及抗甲状腺球蛋白抗体（TgAb）

甲状腺球蛋白（Tg）是甲状腺产生的特异性蛋白，由甲状腺滤泡上皮细胞分泌。多种甲状腺疾病均可引起血清 Tg 水平升高，包括 DTC、甲状腺肿大、甲状腺组织炎症或损伤、甲状腺功能亢进症（甲亢）等，因此血清 Tg 不能鉴别甲状腺结节的良恶性。

对已行清除全部甲状腺手术和[131]I 清甲后的患者而言，体内应当不再有 Tg 的来源。如果在血清中检测到 Tg，往往提示 DTC 病灶残留或复发。基于这个原理，对已清除全部甲状腺的 DTC 患者,应定期检测血清 Tg 水平。这是判别患者是否存在肿瘤残留或复发的重要手段。对于已清除全部甲状腺的 DTC 患者,只要出现血清 Tg 升高就提示有 DTC 复发或转移的可能。对于未完全切除甲状腺的 DTC 患者,仍然建议术后定期(每 6 个月)测定血清 Tg,术后血清 Tg 水平呈持续升高趋势者,应考虑甲状腺组织或肿瘤生长,需结合颈部超声等其他检查进一步评估。

(3) 降钙素(Ct)

降钙素(Ct)由甲状腺滤泡旁细胞(C 细胞)分泌。血清 Ct>100 pg/mL 提示甲状腺髓样癌(MTC)。血清 Ct 升高但不足 100 pg/mL(20~100 pg/mL)时,诊断 MTC 的特异性较低,可检测 FNAB 冲洗液中 Ct 水平协助诊断。血清 Ct 和 CEA(癌胚抗原)检测有助于 MTC 患者的疗效评估和病情监测。

5) 影像学检查

影像学的检查方法很多,普遍应用于对甲状腺结节的检测,对甲状腺癌的诊断具有一定的价值。每项检查均有其优缺点,临床医师应根据不同的情况灵活选择合适的项目。

(1) 超声检查

高分辨率超声检查是评估甲状腺结节的首选方法。2019 年,美国国家综合癌症网络(NCCN)甲状腺癌临床实践指南指出,对于已知或怀疑为甲状腺结节患者,甲状腺和颈部超声检查中应加做颈部外侧淋巴结超声检查。颈部超声可证实“甲状腺结节”是否真正存在,并确定甲状腺结节的大小、数量、位置、质地(实性或囊性)、形状、边界、包膜、钙化、血供及与周围组织的关系等情况,同时评估颈部区域有无淋巴结及淋巴结的大小、形态和结构特点。

超声征象有助于甲状腺结节的良恶性鉴别。下述两种超声改变的甲状腺结节几乎全部为良性:①纯囊性结节;②由多个小囊泡占据 50% 以上结节体积、呈海绵状改变的结节,99.7% 为良性。而以下超声征象提示甲状腺癌的可能性大:①结节形态和边缘不规则、晕圈缺如;②微小钙化、针尖样弥散分布或簇状分布的钙化;③结节纵横比>1;④同时伴有颈部淋巴结超声影像异常,如淋巴结呈圆形、边界不规则或模糊、内部回声不均、内部出现钙化、皮髓质分界不清、淋巴门消失或囊性变等。通过超声检查鉴别甲状腺结节良恶性的能力与超声医师的临床经验相关。

利用甲状腺影像报告和数据系统(TI-RADS)对甲状腺结节恶性程度进行评估,有助于规范甲状腺超声报告(表 4-2)。

表 4-2　TI-RADS 分类

分类	评价	超声表现	恶性风险
0	无结节	弥漫性病变	0
1	阴性	正常甲状腺(或术后)	0
2	良性	囊性或实性为主,形态规则、边界清楚的良性结节	0

续　表

分类	评价	超声表现	恶性风险
3	可能良性	不典型的良性结节	<5%
4	可疑恶性	恶性征象：实质性、低回声或极低回声、微小钙化、边界模糊/微分叶、纵横比>1	5%～85%
4a		具有1种恶性征象	5%～10%
4b		具有2种恶性征象	10～50%
4c		具有3～4种恶性征象	50%～85%
5	恶性	超过4种恶性征象，尤其是有微钙化和微分叶者	85%～100%
6	恶性	经病理证实的恶性病变	无

（2）甲状腺核素显像

甲状腺放射性核素显影检查最常用于鉴别甲状腺结节的性质、数量和大小。受显像仪分辨率所限，甲状腺核素显像适用于评估直径>1 cm的甲状腺结节。在单个（或多个）结节伴有血清TSH降低时，甲状腺^{131}I或^{99m}Tc核素显像可判断某个（或某些）结节是否有自主摄取功能（"热结节"）。"热结节"绝大部分为良性，常提示该结节为良性高功能腺瘤，一般不需细针穿刺抽吸活检（fine needle aspiration biopsy，FNAB）。甲状腺癌多为"冷结节"。

甲状腺显像可确定甲状腺的大小、形态、位置（异位甲状腺、胸骨后甲状腺），鉴别颈部肿块的性质，寻找甲状腺癌的转移灶（有摄^{131}I功能的癌）。同时可根据患者甲状腺的面积、重量决定手术切除的多少和估算放射性^{131}I的治疗剂量，并用于^{131}I治疗甲亢前甲状腺的估重，以及观察术后残留甲状腺组织的形态等。

（3）其他影像学检查

在评估甲状腺结节良恶性方面，CT和MRI检查不优于超声。拟行手术治疗的甲状腺结节，术前可行颈部CT或MRI检查，显示结节与周围解剖结构的关系，寻找可疑淋巴结，协助制定手术方案。为了不影响术后可能进行的^{131}I显像检查和^{131}I治疗，检查中应尽量避免使用含碘造影剂。

^{18}F-FDG PET显像能够反映甲状腺结节摄取和代谢葡萄糖的状态。并非所有的甲状腺恶性结节都能在^{18}F-FDG PET中表现为阳性，而某些良性结节也会摄取^{18}F-FD，因此单纯依靠^{18}F-FDG PET显像不能准确鉴别甲状腺结节的良恶性。故不建议将CT、MRI和^{18}F-FDG PET作为评估甲状腺结节的常规检查。

6）细针穿刺抽吸活检（FNAB）

术前评估甲状腺结节良恶性时，FNAB是敏感度和特异度最高的方法。2015年ATA指南中提出FNAB是评估甲状腺结节最准确且费效比较低的方法，首选超声引导下的FNAB。

FNAB 可分为细针抽吸活检和无负压细针活检,临床工作中可酌情选择或联合使用。为提高 FNAB 的准确性,可采取下列方法:在同一结节的多个部位重复穿刺取材;在超声提示可疑征象的部分取材;在囊实性结节的实性部位取材,同时可进行囊液细胞学检查。

凡直径>1 cm 的甲状腺结节,均可考虑 FNAB 检查。但在下述情况下,FNAB 不作为常规:①经甲状腺核素显像证实为有自主摄取功能的"热结节";②超声提示为纯囊性结节。

直径<1 cm 的甲状腺结节,不推荐常规行 FNAB。但如存在下述情况,可考虑超声引导下 FNAB:①超声提示结节有恶性征象;②伴颈部淋巴结超声影像异常;③童年期有颈部放射线照射史或辐射污染接触史;④有甲状腺癌或甲状腺癌综合征的病史或家族史;⑤^{18}F-FDG PET 显像阳性;⑥伴血清 Ct 水平异常升高。

术前 FNAB 检查有助于减少不必要的甲状腺结节手术,并帮助确定恰当的手术方案,与触诊下 FNAB 相比,超声引导下 FNAB 的取材成功率和诊断准确率更高。要充分发挥 FNAB 的作用,细胞病理学诊断是其核心。甲状腺细胞病理学 Bethesda 报告系统(TBSRTC)是目前最广为接受的、规范化的甲状腺细胞病理学诊断分类系统,在此报告系统中,细胞学诊断分为六级:Ⅰ级,不能诊断/不满意;Ⅱ级,良性;Ⅲ级,意义不明的非典型细胞/意义不明的滤泡性病变;Ⅳ级,滤泡性肿瘤/可疑滤泡性肿瘤;Ⅴ级,可疑恶性;Ⅵ级,恶性。不同细胞学诊断分级的患者其恶性风险不同,临床管理措施也不同。

当超声下甲状腺结节的恶性风险分层提示高度怀疑恶性,结节直径≥1 cm,推荐 FNAB;中度怀疑恶性,结节直径≥1 cm,推荐 FNAB;低度怀疑恶性,结节直径≥1.5 cm,推荐 FNAB;极低度怀疑恶性,结节直径≥2 cm,考虑 FNAB;良性结节,不推荐 FNAB。经细针穿刺活检仍不能确定良恶性的甲状腺结节,可对穿刺标本进行某些甲状腺癌的分子标记物检测,如 BRAF 突变、Ras 突变、RET/PTC 重排等,有助于提高确诊率。

甲状腺结节 FNAB 的禁忌证:具有出血倾向,出、凝血时间显著延长,凝血酶原活动度明显减低;穿刺针途径可能损伤邻近重要器官;长期服用抗凝药;频繁咳嗽、吞咽等难以配合者;拒绝有创检查者;穿刺部位感染,须处理后方可穿刺;女性月经期为相对禁忌证。

第 4 节　甲状腺癌预防的全程干预

甲状腺癌的预防指预防甲状腺癌的发生,延缓其发展,最大限度地减少甲状腺癌带来的危害。

1）甲状腺癌的一级预防

碘摄入量异常是甲状腺疾病的重要危险因素,保证碘的适量摄入是甲状腺疾病一级预防的重要措施。我国幅员辽阔,碘营养状态极不平衡,因此,科学、适当、因地制宜地补碘,可以将碘摄入量增加可能引起的副作用控制到最低限度,是在我国既往全民补碘取得巨大成功后所面临的新的主要课题,是目前甲状腺疾病一级预防的主要内容之一。故应加强监测体系,包括在高危人群中监测尿碘中位数、甲状腺功能和其他碘来源。

同时,进行外放射治疗时做好防辐射措施、治理高辐射地区环境也是目前面临的重要课题。

许多甲状腺癌患者,在出现甲状腺癌之前,常有其他甲状腺疾病,如地方性或散发性甲状腺肿大、甲状腺良性结节、自身免疫性慢性甲状腺炎和 Graves 病等。故对原有甲状腺疾病的规范治疗和长期随访也至关重要。

2) 甲状腺癌的二级预防

(1) "早发现"——甲状腺结节的随访

对甲状腺结节的最佳随访频度尚无定论。对多数甲状腺良性结节,可每隔 6~12 个月进行随访。对暂未接受治疗的可疑恶性或恶性结节,随访间隔可缩短。每次随访必须进行病史采集和体格检查,并复查颈部超声。部分患者(初次评估中发现甲状腺功能异常者,接受手术、TSH 抑制治疗或 ^{131}I 治疗者)还需随访甲状腺功能。对于有童年期头颈部放射线照射史、放射性尘埃接触史(如居住在核泄漏地区)、居住在火山地区(火山灰暴露)、阻燃剂暴露史、全身放射性治疗史、多发性内分泌腺瘤病 2 型(MEN2 型)、家族性多发性息肉病及某些甲状腺癌综合征的既往史或家族史人群要密切进行随访。

如随访中发现结节明显生长,要特别注意是否伴有提示结节恶变的症状和体征(如声音嘶哑、呼吸吞咽困难、结节固定、颈部淋巴结肿大等)和超声征象。"明显生长"指结节体积增大 50% 以上,或至少有 2 条径线增加超过 20%(并且超过 2 mm),这时有 FNAB 的适应证;对囊实性结节来说,根据实性部分的生长情况决定是否进行 FNAB。

(2) 早期治疗

对于甲状腺癌的治疗目前尚无明确的规定,大多数学者认为 DTC 的治疗原则应以手术为主,辅以 ^{131}I 和甲状腺激素替代治疗。髓样癌也以手术为首选。未分化癌恶性程度高,病情发展迅速,应以综合治疗为主。

甲状腺微小乳头状癌(papillary thyroid microcarcinoma,PTMC)是指肿瘤最大径≤1 cm 的甲状腺乳头状癌,临床特点为肿瘤较小、术前难以确诊,常与甲状腺其他疾病并存,预后较好。对于这类极低危的肿瘤,因并发症而有很高手术风险的患者,或者患者因其他原因仅有较短的预期寿命,以及有其他需要先予以处理的疾病,也可以密切观察。纳入极低危的肿瘤进行观察而不手术是因为 PTMC 预后非常良好,其疾病特异性死亡率小于 1%,局部或区域复发率为 2%~6%,远处转移率为 1%~2%。

DTC 的治疗以外科治疗为主,辅以术后内分泌治疗、放射性核素治疗,某些情况下需辅以放射治疗、靶向治疗。MTC 以外科治疗为主,某些情况下需辅以放射治疗、靶向治疗。未分化癌的治疗,少数患者有手术机会,部分患者行放疗、化疗可能有一定效果,但总体来说预后很差,生存时间短。同时需要注意,肿瘤治疗的个体化很重要,每一个患者病情、诉求不同,临床诊治有一定灵活性。

分化型甲状腺癌标准化初始治疗"三部曲"包括外科手术(切除甲状腺病灶及清扫颈部淋巴结)、放射性碘治疗([131]I清甲:清除DTC术后残留的甲状腺组织;[131]I清灶:清除手术不能切除的DTC转移灶)及TSH抑制治疗(抑制DTC细胞的生长,降低术后复发、转移和癌症相关死亡),因其可改善DTC患者的生存,国内外指南一致推荐DTC治疗"三部曲"。

甲状腺癌尤其是分化型甲状腺癌(DTC)预后良好,死亡率较低,有较长的生存期。一般需要多学科规范化的综合诊治过程,包括外科、病理科、影像诊断科、核医学科、放疗科、内分泌科、肿瘤内科等,针对不同的患者或者同一患者的不同治疗阶段应实施个体化精准治疗。甲状腺癌的治疗、随访过程中应以外科为主导。根据患者不同病情与核医学科、内分泌科、放疗科、肿瘤内科等共同协商制定个体化的综合治疗方案。对于低危分化型甲状腺癌患者,外科手术＋术后的外源性甲状腺素的替代治疗或TSH抑制治疗即可。对于远处转移高危分化型甲状腺癌患者,外科手术＋术后[131]I治疗＋术后TSH抑制治疗是主要的综合治疗模式。对于不可手术切除的局部病灶,可以考虑局部射频消融或外照射。甲状腺髓样癌的治疗应以外科治疗为主,不需要TSH抑制治疗,但需要甲状腺素补充治疗。对于甲状腺未分化癌,如果无远处转移和气道梗阻,可首选外照射＋手术或手术＋外照射。外科的作用主要是解除气道梗阻(气管切开),在条件许可的情况尽量切除肿瘤。

尽管大多数DTC患者预后良好,死亡率较低,但是约30%的DTC患者会出现复发或转移,其中2/3发生于手术后的10年内,有术后复发并有远处转移者预后较差。对DTC患者进行长期随访的目的在于:①对临床治愈者进行监控,以便早期发现肿瘤复发和转移;②对DTC复发或带瘤生存者,动态观察病情的进展和治疗效果,调整治疗方案;③监控TSH抑制治疗的效果;④对DTC患者的某些伴发疾病(如心脏疾病、其他恶性肿瘤等)病情进行动态观察。

甲状腺癌初始治疗后,通常主要通过Tg、超声等检查进行随诊。复查的频率一般是6～12个月1次,高危患者可以增加复查次数,中低危患者可以延长复查的间期。对已清除全部甲状腺手术和[131]I清甲后的患者而言,体内应当不再有Tg的来源。如果在血清中检测到Tg,往往提示DTC病灶残留或复发。基于这个原理,对已清除全部甲状腺的DTC患者,应定期检测血清Tg水平,这是判别患者是否存在肿瘤残留或复发的重要手段。对血清Tg的长期随访从[131]I清甲治疗后6个月开始,此时检测基础Tg(TSH抑制状态下)或TSH刺激后(TSH>30 mU/L)的Tg。[131]I治疗后12个月,复查测定TSH刺激后的Tg。随后,每6～12个月复查基础Tg。复发危险度中、高危者可在清甲治疗后3年内复查TSH刺激后的Tg。

TSH抑制水平与DTC的复发、转移和癌症相关死亡的关系密切,特别对高危DTC者,这种关联性更加明确。TSH>2 mU/L时癌症相关死亡和复发增加。高危DTC患者术后TSH抑制至<0.1 mU/L时,肿瘤复发、转移显著降低。低危DTC患者术后TSH抑制于0.1～0.5 mU/L,即可使总体预后显著改善。怀孕早期发现、细胞学检查结果提示为PTC的结节,应行超声密切观察,如果到孕24～26周时结节明显长大,或超声发现

颈部淋巴结转移,应考虑进行手术治疗;如果到孕中期仍无明显变化或在孕中期诊断为甲状腺癌的患者,可将手术延迟至分娩后;对 FNAB 结果为可疑或确诊为 PTC 的孕妇,建议使用左甲状腺素治疗,使 TSH 维持在 0.1～1.0 mU/L。

由于 DTC 的预后良好,临床治疗既要争取疗效,更要减少治疗带来的不良反应。因此,准确评估病情,给予恰当治疗是十分必要的。在此过程中,应与患者充分沟通,尊重患者的意愿,让其参与到诊疗的决策中。

3) 甲状腺癌的三级预防

(1) 化疗/外放射用于姑息处理

甲状腺癌对化疗不敏感,可用于甲状腺癌综合性姑息治疗。对晚期甲状腺癌或未分化癌可试用环磷酰胺、阿霉素等治疗。手霉素为法尼基-蛋白转移酶抑制剂,常单独或与其他药物联合用于治疗未分化型甲状腺癌。近年来,开始试用的单克隆抗体靶向治疗可能是治疗甲状腺癌(主要是 MTC)的一条新途径(如抗 CEA 放射标记的抗体)。有人试用生长抑素类似物和干扰素治疗 MTC,有一定疗效,化疗药物与免疫调节剂合用,可提高机体免疫力,加强抗癌效果。

对于ⅣA 期和ⅣB 期甲状腺未分化癌,可考虑在放疗基础上加用化疗。化疗可以与放疗同步使用,也可在放疗后辅助性给予,使用的药物包括紫杉类、蒽环类和铂类,同步化放疗时,化疗方案推荐采用每周方案。对于ⅣC 期甲状腺未分化癌,可考虑给予全身化疗,推荐用于ⅣC 期甲状腺未分化癌的方案包括紫杉醇联合铂类、多西紫杉醇联合多柔比星、紫杉醇单药、多柔比星单药。

甲状腺癌对放射治疗敏感性差,放射治疗原则上应配合手术使用,主要为术后放射治疗。具体实施应根据手术切除情况、病理类型、病变范围、年龄等因素而定。当肿瘤累及较重要的部位如气管壁、气管食管沟、喉、动脉壁或静脉内有瘤栓等而手术又无法切除干净,且[131]I 治疗又因残存较大无明显效果时才可考虑术后放射治疗。对年轻患者,病理类型一般分化较好,即使出现复发转移也可带瘤长期存活,且[131]I 治疗和再次手术都为有效的治疗手段,应慎用外照射。对分化差的癌或未分化癌,如手术后有残留或广泛淋巴结转移,应及时给予大范围的术后放射治疗,以尽可能地降低局部复发率,改善预后。

(2) 对侵犯喉、气管、食管的晚期甲状腺癌的处理

甲状腺癌一般进展比较缓慢。晚期甲状腺癌的常见侵犯部位为喉、气管和食管,且喉、气管受侵是甲状腺癌术后复发或死亡的主要原因。

手术是首选治疗方式,按治疗目的不同分为以下三种:

① 根治性手术:按喉、气管受侵的部位和范围,可选择以下 3 种术式: i . 气管窗状切除造瘘(适用于病变范围较小者,经修复后对发音、呼吸没有影响); ii . 气管袖状切除后端端吻合(适用于气管软骨环受侵超过中线者); iii . 气管、喉联合切除(病变广泛侵及喉、气管者,需行全喉及气管切除,低位气管造瘘)。

② 保守性手术:即将肉眼可见的肿瘤病变从上呼吸道、消化道外壁剔除,必要时可同

时切除部分上呼吸道、消化道外壁,基本上保留组织器官的结构和功能完整,无肉眼可见的病变残留,术后病检切缘阴性。

③ 姑息性手术:肿瘤姑息性切除或不能手术治疗的患者,为解除呼吸困难而行气管切开术和肿瘤活检术,可以起到缓解症状和延长生存期的作用,患者常可带瘤生存,宜同时行辅助性放疗或将甲状腺全切除后再行放射性[131]I治疗。

除手术以外,还有辅助性左旋甲状腺素治疗、放射性[131]I治疗、颈外放射线治疗等。

(3) MTC 的治疗进展

MTC 对放疗和化疗不敏感,RET 原癌基因突变物的靶向治疗是今后的治疗方向。RET 基因的失活性突变引起结肠直肠癌和甲状腺癌,而活化性突变导致 2 型多发性内分泌腺肿瘤综合征(MEN2)。多数 MTC 患者存在重排形式的 RET-RET/PTC。

MTC 新的治疗方法。①蛋白酪氨酸激酶抑制剂:如索拉非尼和舒尼替尼可抑制肿瘤的血管生成,具有较好的应用前景;②免疫调节剂:如单克隆 CEA 抗体、IL-12 基因转移、激活抗肿瘤免疫反应;③基因治疗:如 survivin siRNA;④蛋白酶体抑制剂:如硼替佐米可促进 MTC 细胞凋亡。

分化型甲状腺癌存在血管内皮生长因子(VEGF)及其受体(VEGFR)的高表达和诸如 RET 异位、BRAF V600E 突变、RAS 点突变等变异。作用于这些靶点的多激酶抑制剂可延长中位无进展生存期,并使部分患者的肿瘤缩小。对于进展较迅速、有症状的晚期放射性碘难治性分化型甲状腺癌(乳头状癌、滤泡状癌和 Hürthle 细胞癌)患者,可考虑使用多激酶抑制剂索拉非尼。索拉非尼在我国获批的适应证是局部复发或转移的进展性的放射性碘难治性(RAI)分化型甲状腺癌。对于进展较迅速、有症状的晚期甲状腺髓样癌患者,国外指南推荐凡德他尼和卡博替尼。

4) 甲状腺癌的四级预防

(1) 对症处理

甲状腺癌术后出现甲状旁腺功能减退时,可补充钙剂和维生素 D。MTC 伴类癌综合征时,可服用赛庚啶缓解症状。MTC 伴肝转移时,全身性化疗的效果很差,而化学栓塞治疗有较好效果。

(2) 疼痛管理

疼痛是甲状腺癌终末期患者常见的一种症状,持续性的疼痛不仅影响患者的正常生活,也容易扰乱患者的情绪。特别是疼痛逐渐加重时,患者常常会失去生存的勇气和信念,这样不但加重患者的思想负担,使病情恶化,甚至使患者产生轻生的念头。因此,减轻疼痛是提高生命质量的最好方法。

减轻疼痛的主要方法是使用合适剂量的止痛药:第 1 类为非阿片类镇痛剂,包括阿司匹林、布桂嗪、奈福泮、吲哚美辛等;第 2 类为弱阿片类镇痛剂,包括可待因、羟二氢可待因酮、丙氧酚、右旋丙氧酚等;第 3 类为强阿片类镇痛剂,包括哌替啶、吗啡、二氢吗啡酮、羟氢吗啡酮、盐酸吗啡等;第 4 类辅助性药如哌甲酯能增强麻醉剂止痛效果,并能减轻麻醉剂镇静作用。

一般采用 WHO 止痛阶梯方案,即疼痛缓解三步阶梯法:①对于轻或中等程度的疼痛,可用非阿片类药物;②对于持续的或不断加重的疼痛,可用弱阿片类药物;③对于严重的或不断加重的疼痛,可用强阿片类药物。在三步过程中可加入辅助性药物,同时注意"按时给药"替代"按需给药"和个体化给药。应用三阶梯止痛方案,可使 80% 病人免于疼痛折磨。

同时,可结合其他止痛方法,如物理疗法,采取按摩、涂止痛药等达到止痛目的,或者使用镇痛泵和局部电疗解决疼痛。

(3) 临终关怀

首先由社区采集居家癌症晚期患者信息,然后服务团队(由全科医师、全科护士、心理咨询师组成)对患者进行入户评估,包括一般查体、疼痛评估、睡眠评估、生活质量评估、褥疮评估、心理评估等,由全科医师给予姑息治疗指导、止痛药指导,由全科护士给予居家护理指导,如遇有心理问题则由心理咨询师给予心理疏导。将以上评估信息录入电子档案系统,根据情况定期以入户咨询、电话咨询或门诊咨询的方式进行姑息治疗指导。当患者疼痛控制不佳或病情加重时需收入社区病房,由专业医护人员负责患者的姑息治疗,同时进行心理疏导、志愿者陪护。当患者疼痛评分大于 6 分且疼痛不能有效缓解时安排病房与上级医院疼痛科进行远程视频会诊,及时解决患者的疼痛管理、姑息治疗与护理等问题,必要时转诊转介。在患者离世后,主要进行家属的丧葬指导、哀伤抚慰与心理疏导。

总之,甲状腺癌目前仍为威胁人类健康的最常见的内分泌恶性肿瘤,因此我们要认真履行四级预防策略,并将重心放在一、二级预防上,即病因预防和"三早"预防。手术仍为当前甲状腺癌首选的治疗方法,但是多学科综合治疗,放射性药物、化疗药物、靶向药物及外放射等治疗手段的规范化应用亦十分重要。针对中晚期甲状腺癌患者,以解除压迫症状、对症处理、疼痛管理和临终关怀为主的多元化治疗的发展,将进一步提高治疗疗效,改善生活质量,最终改善甲状腺癌患者的预后。

《第 5 节 祖国医学在甲状腺癌预防中的作用》

1) 祖国医学对甲状腺癌的认识

甲状腺癌属中医学"瘿瘤""石瘿"范畴。《说文解字》云:"瘿,颈瘤也。"宋代陈无择在《三因极一病证方论》中提到"坚硬不可移者,名曰石瘿",与现代甲状腺癌相近。中医理论认为,甲状腺癌的发生主要与两个方面关系密切。一为情志因素。《诸病源候论》曰:"瘿者由忧恚气结所生。"《济生方》曰:"夫瘿瘤者,多由喜怒不节,忧思过度,而成斯疾焉。大抵人之气血,循环一身,常欲无滞留之患,调摄失宜,气滞血凝,为瘿为瘤。"《圣济总录》亦谓瘿瘤为"妇人多有之,缘忧郁有甚于男子也"。现代医家在研究传统理论的同时结合临床经验,分别提出自己的观点。如有研究强调肝郁气滞为"石瘿"的主要病机,并以《圣济总录》中所述内容阐释其机理,即"瘿病咽喉噎塞者,由忧恚之气,在于胸膈,不能消散,搏于肺脾故也。咽门者,胃气之道路,喉咙者,肺气之往来,今二经为邪气所乘,致经络痞涩,气不宣通,结聚成瘿"。另有研究认为,甲状腺癌多因情志不遂、肝郁气滞、痰湿凝聚引起。肝郁不疏,脾失健运,痰湿凝聚,随肝气上逆,凝结于颈部;痰湿凝聚,气滞血瘀则癌肿如石;阻于气道,则声嘶气粗;若郁久化火灼伤阴津,则见烦躁、心悸、多汗;若病程日久耗阴伤血,气血双亏则见全身乏力、形体消瘦、精神不振、口干、纳差等。二为饮食因素。《诸病源候论》还提出瘿病另一病因,即"诸山水黑土中,出泉流者,不可久居,常食令人作瘿病,动气增患"。甲状腺癌的发生与碘摄取量有关,加碘盐政策实施以来,一些国家和地区甲状腺肿瘤的发病率显著上升。希腊的一项调查发现,出生于碘充足地区人群甲状腺乳头状癌的发生率明显高于缺碘地区出生人群。由此可知,情志内伤、饮食失宜是导致甲状腺癌的两大主要病因,气滞、痰凝、血瘀壅结颈前是瘿病的基本病机。本病初期多为气机郁滞,津凝痰聚,痰气搏结颈前,日久则可引起血脉瘀阻,进而气、痰、瘀三者合而为患,病位在肝脾肾三脏。

2）甲状腺癌的辨证论治

(1) 气郁痰凝证

甲状腺癌患者常因忧思愤懑、情志不遂以致气机郁滞,炼液为痰,痰气交阻,结于颈部而成癌。"肝失畅达,则气机郁滞",故调气重在疏肝。"脾为生痰之源",故化痰重在健脾。此型常见于疾病前中期,治法上,疏肝理气是先导,化痰散结是关键。以四海舒郁丸作为治疗甲状腺癌痰气互结的主方,并根据气郁痰阻的寒热之别来加减用药,若肝阳不足而无力疏泄所致气郁,常用桂枝、当归、川芎来升阳开郁,以黄芪来养肝气;若气郁化火为实热之痰者,常加川贝、浙贝、瓜蒌、竹茹、胆南星等。

(2) 痰瘀互结证

患者气郁痰凝日久则入络成瘀,痰瘀互结,癌毒内生。此型常见于疾病中后期,治疗当从化痰开郁、活血息毒、软坚散结入手,可用消瘰丸、涤痰汤等加夏枯草、山慈姑、黄药子、凌霄花。痰浊与瘀血两种病理产物常常结聚生毒,滋长病情,同时又可相互化生,成恶性循环之势,关键就在于化痰与祛瘀并行,不可偏废一端。痰瘀初结、热象不显之时,可用海藻玉壶汤祛瘀化痰;随着病情加重,痰瘀胶着而成热毒,一方面用煅牡蛎、浮海石、猫爪草、红花、莪术等药物增强化痰散瘀之功,另一方面注重清泻肝经实火,并加滋阴之品补偿气阴耗损。

(3) 阴虚火郁证

瘀毒结聚,郁火内灼,耗损阴血,此时常已至疾病后期,治当攻补兼施,以软坚散结、滋养心肾为主,药用熟地黄、麦冬、玄参、女贞子、旱莲草、五味子、黄精等。临床常在生脉散、二至丸等基础方上加减,以求养心益肾、滋阴散结之效。常用夏枯草、黄药子、海藻、昆布消瘿软坚,用黄连、地骨皮、生地黄、天冬、麦冬清热滋阴,用贝母化痰,银花利咽,酸枣仁、夜交藤安神为辅。

（4）气阴两虚证

手术治疗在去除癌毒的同时也大量耗损了气血津液，且手术后的处理主要是放射性核素和甲状腺激素抑制治疗，皆易耗气伤阴。如放射性碘虽能将术后残存的甲状腺组织和微小甲状腺癌病灶予以清除，但本身又是一种热毒；左旋甲状腺素片通过抑制甲状腺激素分泌可使肿瘤的发展受到抑制，但其性"温燥"，故甲状腺癌患者术后多表现为气阴两虚。治疗以益气养阴、化痰散结为主，常用药有太子参、陈皮、麦冬、五味子、茯苓、柴胡、黄芪、玄参、法半夏、夏枯草等。

（5）脾肾阳虚证

甲状腺癌患者术后复发概率较高，并易出现淋巴结转移和骨转移，形成阴阳两虚之证，以脾肾阳虚表现更为突出。中医认为甲状腺癌淋巴结转移主要是由于正气亏虚、癌毒痰瘀互相交阻所致，常采用扶正培本法。脾胃乃气血生化之源，脾胃功能的强弱直接关系到正气盛衰，同时也影响中药的有效吸收，故而临证用药上多加炒谷芽、炒麦芽、鸡内金、神曲、陈皮、焦山楂等顾护脾胃；中医药治疗甲状腺癌骨转移立足"肾主骨生髓"的理论，施以补肾填精法，重用生地黄、熟地黄、山茱萸、菟丝子、补骨脂、骨碎补、肉苁蓉、淫羊藿等补肾中药，修复骨转移引起的骨质破坏。

参考文献

［1］Durante C，Grani G，Lamartina L，et al. The diagnosis and management of thyroid nodules：A review［J］. JAMA，2018，319（9）：914-924.

［2］中国临床肿瘤学会指南工作委员会组织. 中国临床肿瘤学会（CSCO）分化型甲状腺癌诊疗指南-2021［M］. 北京：人民卫生出版社，2021.

［3］Haugen B R，Alexander E K，Bible K C，et al. 2015 American thyroid association management guidelines for adult patients with thyroid nodules and differentiated thyroid cancer：The American thyroid association guidelines task force on thyroid nodules and differentiated thyroid cancer［J］. Korean Journal of Radiology，2016，26（1）：1-133.

［4］林岩松，张彬，梁智勇，等. 复发转移性分化型甲状腺癌诊治共识［J］. 中国癌症杂志，2015，25（7）：481-496.

［5］田文，郗洪庆. 分化型甲状腺癌外科诊疗进展及展望［J］. 中国实用外科杂志，2020，40（1）：78-82.

［6］王俊起. 分化型甲状腺癌的诊疗进展［J］. 实用医学杂志，2019，35（20）：3258-3263.

［7］Haddad R I，Nasr C，Bischoff L，et al. NCCN guidelines insights：Thyroid carcinoma，version 2. 2018［J］. Journal of the National Comprehensive Cancer Network：JNCCN，2018，16（12）：1429-1440.

［8］Wang J Y，Yu F F，Shang Y N，et al. Thyroid cancer：Incidence and mortality trends in China，2005-2015［J］. Endocrine，2020，68（1）：163-173.

［9］Grani G，Sponziello M，Pecce V，et al. Contemporary thyroid nodule evaluation and management［J］. The Journal of Clinical Endocrinology & Metabolism，2020，105（9）：2869-2883.

［10］Tamhane S，Gharib H. Thyroid nodule update on diagnosis and management［J］. Clinical Diabetes and Endocrinology，2016，2：17-27.

［11］Peng J Y，Pan F S，Wang W，et al. Malignancy risk stratification and FNA recommendations for thyroid nodules：A comparison of ACR TI-RADS，AACE/ACE/AME and ATA guidelines［J］. American Journal of Otolaryngology，2020，41(6)：102-121.

第 5 章

肺癌的预防

《《第 1 节　肺癌的流行病学》》

原发性支气管肺癌（primary bronchopulmonary carcinoma）或称原发性支气管癌（primary bronchogenic carcinoma），简称肺癌（lung cancer）。肺癌无传染性，但有一定的家族聚集性和遗传易感性，致病因素主要包括吸烟、职业暴露、空气污染、电离辐射、饮食、遗传、肺部病史等。随着诊断方法和治疗技术的进步，积极合理的预防可以减少肺癌发病率，合理的全程预防及规范的治疗可实现较好的预后、较长的生存率，患者生活质量也有改善。

1）肺癌的地区分布特征

（1）国外肺癌的地区分布

根据全球肿瘤数据库（GLOBOCAN）统计的全球 185 个国家或地区 36 种癌症的发病率和死亡率，2018 年全球共诊断出 2 094 000 例新发肺癌病例，占所有癌症总发病人数的 11.6%，肺癌死亡人数约为 1 761 000 人，占所有癌症总死亡人数的 18.4%。新发病例中男性约有 1 369 000 例，其发病率和死亡率均位列男性癌症的首位。女性有 725 000 例，其发病率和死亡率仅次于乳腺癌、结直肠癌。肺癌是包括美国、俄罗斯和中国在内的 93 个国家中男性恶性肿瘤的最主要死因，同时也是包括美国和中国在内的 28 个国家中女性恶性肿瘤的主要死因。2020 年全世界新发肺癌病例 2 207 000 人，在所有恶性肿瘤中位列第二（占所有病例数的 11.4%），有 180 万死亡病例，死亡人数超过乳腺癌、结直肠癌和前列腺癌的总和。

但肺癌在世界各地区之间的发病率并不一致，各地间的差异甚至超过 20 倍。

（2）中国肺癌的地区分布

在中国，据 2015 年的统计，当年约有 733 300 例新发肺癌病例，占所有确诊癌症的 17.1%，有 610 200 例肺癌患者死亡，占中国癌症总死亡率的 21.7%。肺癌已成为危害我国居民身体健康的主要疾病之一。中国目前约有 65% 的男性在 20 多岁开始吸烟，这预示着在未来几十年内，肺癌发病率可能还将持续上升。

我国肺癌死亡率在地理分布上也有着一定的特征。我国曾在 20 世纪 70 年代中期、90 年代初期和 21 世纪的初期开展过 3 次以癌症为重点的全死因回顾调查，结果表明我国肺癌死亡率呈现由东北向南、由东向西逐渐下降的趋势，大、中城市，东北及东部沿海一带肺癌死亡率比较高，而西北和西南一般较低，其原因可能与环境污染、人口老龄化、生活方式、生态环境的改变等密切相关。

2) 肺癌的种族分布特征

居住在同一地区或国家的不同种族间的肺癌发病率和死亡率也存在差异。据国际癌症研究机构的统计资料，新西兰毛利族男、女性肺癌标化发病率分别高达 99.7/10 万和 72.8/10 万，而非毛利族男、女性肺癌标化发病率为 46.3/10 万和 18.2/10 万。在美国，非裔美国人的肺癌发病率最高(87.9/10 万)，而西班牙裔和亚裔/太平洋岛民的肺癌发病率最低(分别为 45.2/10 万和 40.6/10 万)。在女性中，高加索裔美国人的发病率最高 (57.6/10 万)，而非裔美国人的发病率略低，为 50.1/10 万，西班牙裔和亚裔/太平洋岛民的发病率不到其一半。排除吸烟因素影响，遗传和环境因素也影响肺癌的发生，同样是非吸烟女性，东亚女性比欧洲或非洲女性发生肺癌的危险性要高 4 倍。暴露于木炭燃烧产生的烟雾和空气污染可能是中国及东亚女性患癌风险增加的原因。另外，非小细胞肺癌患者中，东亚人比西方(高加索人)的 EGFR 基因的突变率更高，这部分差异主要发生在腺癌和不吸烟的患者中。研究还发现，中国汉族和日本汉族人群的 3q28 基因位点突变与肺癌患病风险增加有关。其他还有一些影响肺癌发病风险的基因也可在不同种族中发现。总之，基因、遗传可能导致了不同人种间的患病率不同。

3) 肺癌的性别分布特征

根据统计，男性肺癌的发病率是女性的两倍，造成性别差异的最大原因可能是吸烟。但在发达国家，近年男性的肺癌发病率在下降，而女性的肺癌发病率却在不断上升，可能要归因于男性戒烟，而女性吸烟人数在增加。研究发现性激素对肺癌的发生有影响，在腺癌组织中可以发现雌激素受体(OR)过度表达，抗雌激素化合物在体外能显示出抗肿瘤作用。可见除吸烟等个人习惯、环境因素外，由于表观遗传学和性激素分泌的不同，女性在一定程度上更易罹患肺癌。对 180 名女性的临床研究表明，接受激素替代疗法(HRT)的患者罹患肺腺癌的风险增加。

4) 肺癌的年龄分布特征

随着年龄增长，人体细胞内端粒缩短，DNA 损伤修复的能力下降，对异常细胞监控能力下调，给细胞发生癌变带来机会。因此老年人发生恶性肿瘤的机会相对更大。约 53% 的肺癌病例确诊发生在 55～74 岁之间，其余 37% 发生在 75 岁以上。在对 20～46 岁的非小细胞肺癌患者的研究中发现，年轻患者往往是不吸烟的女性，并且以腺癌为主，肿瘤分期相对较晚，这提示癌变过程可能与基因突变、遗传相关。

《第 2 节　肺癌可能的发病因素》

肺癌的致病因素涉及基因、遗传、环境、生活方式等多方面。研究表明,吸烟、被动吸烟、大气污染、室内燃煤、职业性氡暴露、高浓度砷暴露、石棉暴露、肿瘤家族史、胸部放射线检查史、低体质指数、糖尿病及血脂异常均与肺癌发病有关联。

1）肺癌的遗传易感性

研究表明,大约有 8% 的肺癌是遗传性的或者是遗传易感性导致的。在一项调查了 102 255 名肺癌患者的研究中,发现肺癌患者的直系亲属患肺癌的风险显著升高,而且女性比男性更容易患肺癌。直系亲属中有癌症家族史的个体患肺癌的风险比没有家族史的个体增加约 50%,而且这种关联不受性别、种族、组织学类型和其他已知肺癌风险因素的影响。美国国家综合癌症网络(NCCN)在肺癌高危人群筛查指南中即将个人癌症史、肺癌家族史列为除年龄、吸烟史之外的其他必要因素之一。

肺癌的遗传影响一般主要来源于染色体和基因的异常以及癌基因和抑癌基因的失衡。如在肺癌患者中能观察到 3 号和 9p 号染色体的大面积缺失或 1 号和 3q 号染色体的扩增等,约 50% 的 NSCLC 标本中存在有 6、7 和 8 号染色体异倍体。

大多数的化学致癌物,无论是外源性还是内源性,在体内都需要生物转化激活或解毒。在此过程中涉及的代谢酶分为 2 类：Ⅰ相代谢酶为代谢活化酶,前致癌物只有经过它们介导的氧化代谢活化后才能成为终致癌物；Ⅱ相代谢酶能催化内、外源性物质氧化代谢的活性产物,形成亲水物质降解排出。由于这些代谢酶控制和影响了致癌物的代谢,其遗传多态性在决定人群中个体的肿瘤易感性方面起了重要作用,特别是在与环境因素相关的肿瘤中。

DNA 修复是一系列与恢复正常 DNA 序列结构和维持遗传信息相对稳定有关的细胞反应。与 DNA 修复相关的酶和蛋白是由多组基因编码的,当这些基因发生突变或在人群中存在多态性时,将导致 DNA 修复能力低下或缺陷。DNA 修复酶的多态性引起 DNA 修复能力的差异可能是决定肺癌遗传易感性的重要因素。

2）不良嗜好

（1）吸烟

吸烟是引起肺癌最常见的原因。约 83% 的肺癌与吸烟相关；男性和女性肺癌死亡病例中分别有 90% 和 80% 与吸烟相关。与非吸烟者相比,男性发生肺癌的危险性高 23 倍,女性高 13 倍。吸烟量与肺癌间存在明显的量效关系,罹患肺癌的危险性随着吸烟数量、年数的增加而增加,完全戒烟后,肺癌的发病率逐渐减少。

烟草烟雾含有 60 多种致癌物,包括芳香烃,如亚硝胺和苯并芘、一氧化碳、焦油、苯酚、甲酚、甲醛和氰化氢。这些化合物会导致 DNA 损伤和突变,增加致癌的风险。

被动吸烟与肺癌有同样的关联。2018 年发表的一篇综合了 12 项大型研究的荟萃分析发现，同为不吸烟者，长期接触二手烟的人患肺癌的风险增加了 25%。Zhao 等人针对中国人群，对被动吸烟与肺癌关系做 Meter 分析，结果显示在中国非吸烟人群中，被动吸烟是肺癌发生的一个重要危险因素，尤其发生在暴露量≥20 支/日时。由于缺乏香烟吸入端的过滤装置，被动吸烟者吸入的二手烟中的某些致癌物浓度比吸烟者还要高。

(2) 电子烟

近年来，作为一种消费尼古丁或模拟吸烟的手段，电子烟越来越受欢迎。然而，研究表明，从电子烟中吸入的气溶胶粒子中含有不同浓度的多环芳烃、亚硝胺和微量金属。而且由于摄入的尼古丁浓度较高，电子烟可能会导致尼古丁上瘾，所以电子烟对吸烟者并不安全。

(3) 吸食大麻

在西方国家，吸食大麻较为常见，甚至在某些地区被合法化。大麻燃烧也会产生致癌物质，其中焦油和多环芳烃等含量甚至高于烟草中的含量。研究表明，吸食大麻会引起支气管上皮癌前组织学改变。

3）环境因素

据估计，全球职业致癌物暴露导致的肺癌约占 5%～10%，国际癌症研究机构（IARC）报告显示可导致人类患肺癌的物质包括砷、铍、镉、铬和柴油机尾气，特定职业包括铝生产、煤气化、焦炭生产、地下赤铁矿开采、钢铁铸造、油漆和橡胶生产。

(1) 石棉

石棉是职业暴露物中最常见的致癌物。石棉是一种天然矿物，由于其阻燃性能良好，可用于纺织和建筑等行业。石棉会在肺部沉积，与各种肺部疾病有关，包括尘肺、支气管肺癌和间皮瘤等。一项针对欧洲和加拿大进行的 14 项病例对照研究的荟萃分析发现，持续接触石棉使男性患肺癌风险增加 24%，女性患肺癌风险增加 12%。石棉纤维能捕获烟草微粒，使得石棉暴露和吸烟在肺癌发病风险上具有协同作用。一项队列研究报告，石棉可使吸烟者患肺癌风险增加 14.4 倍。

(2) 氡

氡是无形、无味的放射性气体，由地下铀的衰变产生，具有致突变特性。在地下室或矿井，特别是在铀浓度高的地理区域，易暴露于氡，约 3%～14% 的肺癌可归因于氡暴露。室内氡暴露同样也不容小觑，其可使肺癌风险增加 14% 至 29%。

(3) 砷

砷是一种常见元素，无机砷可以烟尘、矿渣形式污染空气和土壤。国内外对杀虫剂砷的使用者、生产者、冶炼工人等进行的调查报告显示这类人群肺癌的发病率明显提高。据美国癌症研究所报道，暴露于三氧化二砷的工人肺癌死亡率 3 倍于对照组，工作 15 年以上者可高达 8 倍。

(4) 铬

流行病学调查表明从事铬酸盐生产的工人肺癌发病率比一般人高，大量资料表明，凡从事炼铬、镀铬、铬颜料操作的工人，多数在 6～20 年内罹患肺癌。

(5) 镍

镍很早就被发现有致癌活性，英国在 1932 年就开始报道接触金属镍尘或羰基镍蒸气的工人中，患鼻腔、鼻旁窦和肺部癌症的人数增多。

(6) 煤焦油

煤焦油中含有苯芘类的多环芳烃具有致癌性，苯芘类的多环芳烃易诱发人的皮肤癌，并已在大鼠、家兔等动物实验中成功地诱发出支气管肺癌。据苏格兰、美国、加拿大、日本和挪威的报告，炼煤焦、沥青、煤气等工人的肺癌发病率较一般人明显增高。

(7) 二氯甲醚和氯甲甲醚

二氯甲醚和氯甲甲醚皆被用于生产离子交换树脂，是活泼的烷化剂，两者对呼吸道黏膜均有强烈的刺激性，在工业中开始用这两种化学物质之后不久，就发现在接触这类物质的工人中肺癌发病率很高，而且基本上都是小细胞肺癌。

4) 空气污染

空气质量指数评价的污染物（二氧化硫、$PM_{2.5}$、PM_{10}、二氧化氮、一氧化氮、臭氧）的污染程度与肺癌的发病、死亡存在着关联。大气污染是肺癌危险因素中仅次于吸烟的危险因素。

(1) 室外空气污染

室外空气污染主要由交通、发电、工厂、工业厂房和农业排放物造成，其增加了呼吸和心血管疾病的风险。随室外大气污染暴露时间、暴露剂量的增加，肺癌发生风险也增加。

国际癌症研究机构（IARC）将室外空气污染归为人类Ⅰ类致癌物。多环芳烃是城市空气污染中的主要致癌物之一，大多由木材或燃料的不完全燃烧以及工业或车辆废气排放产生。长期接触多环芳烃会增加肺癌的发病率。同时有研究表明，即使在控制了吸烟、体重指数、饮食和职业暴露等因素后，空气污染与肺癌之间的相关性仍然很高。

(2) 室内空气污染

室内空气污染主要是燃烧产生的气体和颗粒的复杂混合物产生的污染。接触固体燃料烟雾与多种疾病有关，尤其是肺癌。中国的一项研究表明，室内空气污染在女性肺癌发病中起着重要作用，尤其是在从不吸烟的人群中。研究发现，每天烹饪 2 次的女性患肺癌的风险是其他女性的 2 倍。

5) 电离辐射

大剂量电离辐射可引起肺癌，不同射线产生的效应也不同。通过对铀矿工人肺癌发病的调查发现，铀矿工人的肺癌发生主要与氡及其子体辐射相关。我国云南个旧锡矿矿工肺癌高发,也被认为与矿中放射性物质,包括氡及其子体等有关。

6) 慢性肺部疾病

罹患非肿瘤性慢性肺疾病的人发生肺癌的危险性要高于正常人。肺结核、硅肺、尘肺及慢性阻塞性肺疾病(COPD)的患者即使不吸烟,其罹患肺癌的危险也增加。

(1) 慢性阻塞性肺疾病(COPD)

流行病学研究显示,慢性阻塞性肺病人群的肺癌患病率是正常人群肺癌患病率的2～5 倍,慢性阻塞性肺疾病在一定程度上影响着肺癌的发生、发展,是肺癌的独立危险因素。慢性阻塞性肺病引起的氧化及炎症反应能够破坏基因平衡与稳定,使肿瘤细胞逃离免疫细胞的监视作用,最终促进肿瘤生长、迁移,引发肺癌。COPD 增加肺癌风险的机制包括增加氧化损伤,导致脱氧核糖核酸(DNA)损伤,长期暴露于炎性细胞因子,抑制了DNA 修复机制,导致细胞增殖、癌变。一项针对美国人群的统计学分析认为,在肺癌的发病率上,COPD 史与肺癌的相关性高于吸烟与肺癌的相关性。

(2) 肺结核

肺结核病史者罹患肺癌的危险度明显升高。肺结核致肺癌的可能机制是结核病灶的慢性刺激促使病灶和邻近部位的上皮组织化生,诱发慢性炎症和肺纤维化,导致更高的遗传改变和突变率,以上病理生理改变均被认为是结核病好发肺癌的相关机制。国际肺癌联盟的一项汇总分析和一项荟萃分析分别认为,肺结核病既往史可使肺癌患病风险增加48% 和 76%。

7) 其他因素

病毒感染、真菌毒素(黄曲霉素)、机体免疫功能低下、内分泌失调等因素对肺癌的发生也可能起到一定的作用。上海市区的一项全人群肺癌病例对照研究发现,女性肺腺癌的危险性随月经周期的缩短而显著增加,腺癌与月经周期长短的联系在未绝经妇女中更明显。此外,在年龄≥55 岁的已绝经、不吸烟妇女中,还观察到腺癌的危险性随一生中月经周期累积数的增加而升高,但未发现月经周期与鳞/小细胞癌有明显联系。沈阳市区一项非吸烟女性肺癌病例对照研究表明,肺癌的危险性可能与绝经年龄和妊娠次数有关。内分泌因素和肺癌危险性的关系还有待于进一步研究阐明。

《第 3 节　肺癌的临床表现及诊断依据》

肺癌的临床表现多种多样,最常见的有咳嗽、咯血、胸痛及发热等。临床上肺癌的发生和发展大体可分为 3 个阶段:细胞间变阶段一般无特殊临床症状,但痰中可发现间变细胞;经数月或数年之后,间变细胞可逐渐演变发展为原位癌,此时痰液脱落细胞检查可找到癌细胞,但无其他阳性体征;以后逐渐出现临床症状及体征,其症状与体征取决于原发病灶的部位和大小、转移灶的部位以及副肿瘤综合征的出现等。不同组织类型的肺癌其症状和体征往往有所差别。

1) 肺癌的临床表现

肺癌的临床症状与肿瘤大小、类型、发展阶段、发生部位、有无并发症和转移密切相关。早期肺癌可无明显症状,当疾病发展到一定阶段后才出现症状。5%~15%的患者在常规体检、胸部影像学检查时发现,发现时并无明显症状。最常出现的症状有咳嗽、痰中带血或咯血、喘鸣、胸痛、声嘶、发热等,根据部位将其分为原发肿瘤局部生长引起的症状、侵犯邻近器官组织引起的症状、远处转移引起的症状和肺外症状4类。

(1) 原发肿瘤引起的症状和体征

① 咳嗽

咳嗽是最常见的早期症状,以咳嗽为首发症状者占肺癌患者的50%。由于肿瘤的生长部位、方式和速度不同,咳嗽表现不尽相同,常表现为无痰或少痰的阵发性、刺激性干咳。当肿瘤阻塞气管后,咳嗽加重,为持续高调金属音样咳嗽或呛咳,一般止咳药不易控制。

② 痰中带血或咯血

痰中带血或咯血是具有提示意义的肺癌症状,以中央型肺癌多见,以咯血为首发症状者约占肺癌患者的25%~40%。表现为特征性的间歇或持续性、反复少量的痰中带血丝,间断痰血或少量咯血,偶尔有大咯血。

③ 呼吸困难

约有10%的肺癌患者以呼吸困难为首发症状,表现为气短、喘息,偶尔出现喘鸣,听诊时呈局限性或单侧哮鸣音。

④ 发热

肿瘤阻塞气管,引发阻塞性肺炎、肺不张或者肿瘤组织坏死,会引起发热症状。

(2) 肿瘤侵犯邻近器官组织引起的症状

① 胸痛

约25%的肺癌患者以胸痛为首发症状。常表现为胸部不规则隐痛或牵拉痛,咳嗽时疼痛加重。当出现持续剧烈、不易为药物所控制的胸痛时,常提示肿瘤局部侵犯胸壁组织。

② 声音嘶哑

常因肿瘤直接压迫、纵隔侵犯或淋巴结肿大,压迫喉返神经(多见左侧),从而导致声带麻痹,5%~18%的肺癌患者以声音嘶哑为主要症状。

③ 胸腔积液

肿瘤转移至胸膜或肺部的淋巴回流受阻会导致胸腔积液的发生,约10%的患者发病时即有不同程度的胸腔积液。

④ 上腔静脉阻塞综合征

肿瘤直接侵犯纵隔或转移的肿大淋巴结压迫上腔静脉导致上腔静脉回流受阻,主要表现为上肢、颈面部水肿,胸壁静脉曲张,严重者可因脑水肿出现头痛、嗜睡、视物模糊等症状。

⑤ 霍纳综合征

霍纳综合征是指肺尖部癌（Pancoast 瘤）压迫颈部交感神经,引起患侧眼睑下垂、瞳孔缩小、眼球内陷,同侧额部与胸壁少汗或无汗,感觉异常。

⑥ 其他症状

还有一些患者会有吞咽困难或心包积液,可能提示肿瘤侵犯食管或心包。

(3) 肿瘤远处转移引起的症状

肺癌远处转移的症状与转移的部位密切相关,最常见的是转移到中枢神经系统及骨组织。

① 中枢神经系统症状

肺癌中枢系统转移的发生率约为 10%,常见颅内压增高症状,如头痛、恶心、呕吐等,少见癫痫发作、偏瘫、失语、昏厥症状以及站立不稳、走路蹒跚、眼球震颤等共济失调表现。

② 骨转移症状

肿瘤转移至骨骼可引起骨痛和病理性骨折,以骨盆、脊柱、肋骨转移较为常见。

③ 其他部位转移

这些部位包括肾上腺、肝脏、胰腺、胃肠道、肾脏、淋巴结等,会导致黄疸、黑便、腹痛、血尿、淋巴结肿大等症状。

(4) 肺外症状

部分肺癌能产生激素、抗原、酶等具有特殊活性的物质,所以约 10%～20% 的肺癌患者可出现一种或多种肺外症状,小细胞肺癌者多见。

① 肥大性骨关节病

主要表现为杵状指（趾）、骨关节肥大,发生率约占肺癌患者的 29%,多见于非小细胞肺癌。肿瘤切除后,症状可减轻或消失,肿瘤复发又再次出现。

② 肿瘤相关异位激素分泌综合征

常见的表现有肢端疼痛无力,走路歪斜,男性乳腺发育、阴茎异常勃起,恶心,呕吐,腹痛,心动过速,哮喘,皮肤潮红等。约 10% 的肺癌患者以此为首发症状。

ⅰ. 异位促性腺激素:男性轻度乳房发育,增生性骨关节病。

ⅱ. 分泌促肾上腺皮质激素样物:Cushing 综合征,ACTH 综合征。

ⅲ. 分泌抗利尿激素:厌食,恶心呕吐等水中毒症状,低钠,低渗。

ⅳ. 高钙血症:常见于鳞癌,可由骨转移或肿瘤分泌过多甲状旁腺素相关蛋白,表现为嗜睡、厌食、恶心呕吐、体重减轻、精神变化。

③ 类癌综合征

肿瘤释放血管活性物质,使皮肤、心血管、胃肠道和呼吸功能异常。

④ 神经肌肉综合征

神经肌肉综合征表现为小脑皮质变性、脊髓小脑变性、重症肌无力等,与肿瘤是否发生转移无关,可出现在肿瘤被发现前数年。

⑤ 其他

部分肺癌患者可出现局部红肿、疼痛,静脉条索状、网状或结节状等静脉炎症状及心脏杂音、动脉栓塞等非细菌性心内膜炎症状。还有约 1% 的患者可以伴发皮肤表现,如黑色棘皮症、皮肌炎、硬皮病、皮肤过度角化等。晚期患者因为肿瘤细胞的消耗,会出现极度消瘦的恶病质症状。

2) 肺癌的分型

(1) 按解剖学部位分型

① 中央型

肺癌发生在段支气管至主支气管的癌肿称为中央型肺癌,约占肺癌总数的 3/4,以鳞状上皮细胞癌和小细胞未分化癌较多见。

② 周围型

肺癌发生在段支气管以下的小支气管和细支气管的癌肿称为周围型肺癌,约占肺癌总数的 1/4,以腺癌较为多见。

③ 弥漫型

肺癌发生在细支气管和肺泡,弥漫分布在肺内。

(2) 肺癌的组织学分型

肺的恶性上皮性肿瘤起源于支气管上皮、支气管腺体、细支气管上皮和肺泡上皮。正常呼吸道上皮细胞类型多,在肿瘤发生过程中,多能干细胞能向不同方向分化,从而使肺癌的组织形态较复杂,在组织学上有显著异质性。在同一肿瘤中常可出现两种或多种组织形态,即使同一类型肺癌组织中,其分化程度也可以不同。肺癌的组织病理学主要分为两大类。

① 非小细胞肺癌(NSCLC)

ⅰ. 鳞状细胞癌

鳞状细胞癌是 20 世纪 70 年代前最多见的病理类型。鳞状细胞癌主要发生在段支气管,其次在叶支气管,因此约 2/3 鳞状细胞癌为中央型。癌侵犯支气管黏膜,易脱落,故痰中容易找到癌细胞而可早期发现。肿瘤向管腔生长,使支气管狭窄,甚至阻塞,导致肺不张、脂质性肺炎、支气管肺炎或肺脓肿。周围型鳞状细胞癌常可发生癌灶中心广泛凝固性坏死,可有空洞形成。

ⅱ. 腺癌

腺癌现在已成为最常见的病理类型,女性多见,主要起源于支气管黏液腺,可发生于细小支气管或中央气道,临床多表现为周围型,腺癌可在气管外生长,也可循肺泡壁蔓延,常在肺边缘部形成直径 2~4 cm 结节或肿块,由于腺癌富含血管,局部浸润和血行转移较早,易累及胸膜引起胸腔积液。

ⅲ. 大细胞癌

大细胞癌为高度恶性的上皮肿瘤,多发生于周边肺实质,占肺癌的 2.2%~8.6%,是细胞体积较大、核大、核仁显著、胞质丰富的恶性上皮性肿瘤,无鳞状细胞癌、小细胞癌或腺癌特点。肿瘤是依据纯形态学特点和组织化学(缺乏黏液)而定义的,如果应用电镜和免疫组化研究大细胞癌,则发现 80% 以上具有向鳞状细胞癌、腺癌和神经内分泌肿瘤分化的证据,真正未分化大细胞癌不足 20%。大细胞癌高度恶性,肿瘤大多数发生在段支气管和叶支气管,大多数症状与肿瘤局部作用有关,少数患者可出现副肿瘤综合征。肿瘤体积较大,中央坏死常见,但空洞形成不常见。

ⅳ. 其他

其他类型的非小细胞肺癌有腺鳞癌、肉瘤样癌、类癌、唾液腺肿瘤等。

② 小细胞肺癌(SCLC)

小细胞肿瘤主要发生在主支气管和叶支气管,以中央型为主,肿瘤生长迅速,早期出现广泛转移,纵隔累及常见。小细胞肺癌包括燕麦细胞型、中间细胞型和复合燕麦细胞型。癌细胞呈类圆形或梭形,胞浆少,类似于淋巴细胞,但典型的燕麦细胞体积约为淋巴细胞的 2～4 倍。胞质内含有神经内分泌颗粒,具有内分泌和化学受体功能,能分泌 5-羟色胺、儿茶酚胺、组胺和激肽等物质,可引起类癌综合征。

3) 肺癌的临床分期

肺癌目前使用的是美国癌症联合委员会(AJCC)和国际抗癌联盟(UICC)于 2017 年 1 月公布的第 8 版的 TNM 分期,见表 5-1。

表 5-1　肺癌 TNM 分期 AJCC/UICC,2017 年(第 8 版)

原发肿瘤(T)	TNM 临床分期			
TX:原发肿瘤无法评估,或在痰液、支气管灌洗液找到癌细胞,但在影像或支气管镜检查没有可视肿瘤	分期	T	N	M
	隐匿性癌:	TX	N0	M0
T0:无原发肿瘤的证据	0 期:	Tis	N0	M0
Tis:原位癌(鳞癌或腺癌),肿瘤未突破上皮基底膜	Ⅰ A1 期:	T1a	N0	M0
T1:肿瘤最大直径≤30 mm,被肺或脏层胸膜包绕,支气管镜检瘤没有累及叶支气管以上,即没有累及主支气管	Ⅰ A2 期:	T1b	N0	M0
	Ⅰ A3 期:	T1c	N0	M0
T1a(mi)微浸润性腺癌,肿瘤侵犯超出基底膜,侵犯黏膜下层的血管、淋巴管,但浸润深度在 5 mm 以内	Ⅰ B 期:	T2a	N0	M0
	Ⅱ A 期:	T2b	N0	M0
T1a:肿瘤最大直径≤10 mm,局限于肺的脏层胸膜内,未累及主支气管;或局限于管壁的肿瘤不论大小	Ⅱ B 期:	T1-2	N1	M0
		T3	N0	M0
T1b:肿瘤最大径>10 mm,但≤20 mm	Ⅲ A 期:	T1a-2b	N2	M0
T1c:肿瘤最大径>20 mm,但≤30 mm		T3	N1	M0
T2:肿瘤最大径>30 mm,但≤50 mm,或符合以下特征		T4	N0-1	M0
之一:累及主支气管,但离隆突≥20 mm;累及脏层胸膜;伴有扩展到肺门的肺不张或阻塞性肺炎	Ⅲ B 期:	T3-4	N2	M0
		T1-2	N3	M0
T2a:肿瘤最大直径>30 mm,但≤40 mm;或具有以下任一种情况:累及主支气管但未及隆突;累及脏层胸膜;伴有部分或全肺阻塞性肺炎或肺不张	Ⅲ C 期:	T3-4	N3	M0
	Ⅳ A 期:	任何 T	任何 N	M1a-1b
	Ⅳ B 期:	任何 T	任何 N	M1c
T2b:肿瘤最大径>40 mm,但≤50 mm;其他同 T2a				
T3:肿瘤最大径>50 mm,但<70 mm,或具有以下任一种情况:累及胸壁(包括壁层胸膜和肺上沟瘤)、膈神经、心包壁;原发肿瘤同一肺叶内出现单个或多个肿瘤卫星灶				

续　表

T4:肿瘤最大直径＞70 mm,或任何大小的肿瘤侵犯下列结构之一:横膈膜、纵隔、心包、大血管、气管、喉返神经、食管、隆突或椎体;原发肿瘤同侧不同肺叶内出现单个或多个肿瘤卫星灶	
区域淋巴结(N) NX:无法确定区域淋巴结转移 N0:无区域淋巴结转移 N1:转移至同侧支气管周围淋巴结和(或)同侧肺门和肺内淋巴结,包括肿瘤直接侵犯 N2:转移至同侧纵隔和(或)隆突下淋巴结转移 N3:转移至对侧纵隔、对侧肺门淋巴结转移,同侧或对侧斜角肌,或锁骨上淋巴结	
远处转移(M) MX:无法确定有无远处转移 M0:无远处转移 M1:有远处转移 M1a:原发肿瘤对侧肺叶出现肿瘤卫星灶;胸膜播散(恶性胸腔积液、心包积液或胸膜结节) M1b:单发胸腔外转移 M1c:多发胸腔外转移	

4) 肺癌的诊断

肺癌的诊断主要依据症状、体征、影像学表现,以及痰、胸腔积液、针吸细胞学及肺组织学活检等病理学检查进行,其中,病理学检查是诊断肺癌的金标准。而吸烟情况、职业接触史、射线接触史、家族史等危险因素的筛选有助于肺癌高危人群的早期诊断。

(1) 临床症状

出现下列症状时尤其需警惕,应尽早就医。

① 无明显诱因的刺激性咳嗽,反复治疗无效;

② 咳嗽剧烈、咳声高调似金属音、有呛咳等;

③ 反复出现痰中带血或咯血;

④ 同一部位反复发作肺炎,抗感染治疗后短暂有效,但病情易反复,或抗感染治疗无效;

⑤ 出现不明原因的胸腔积液,尤其是单侧。

(2) 影像学检查

① 胸部 X 线检查

胸部 X 线检查是最基本的影像学诊断方法,可通过透视或正侧位胸片发现肺部阴影,是发现肺部肿瘤的重要方法之一,对肺癌的诊断、鉴别、分期都是必要的。胸部正侧位片是最常用的 X 线检查,可以获得很多有价值的信息,得到初步诊断。胸部 X 线检查是发现肺癌的最基本的方法,但分辨率低,不易检出肺脏隐蔽部位的病灶和微小病灶,如脊柱旁和膈上病灶,在早期肺癌的检出应用方面有一定局限性。目前 CT 检查已经很普及,能代替胸部 X 线检查的大部分功能。

②　电子计算机体层扫描(CT)

CT 检查在肺癌的早期发现、早期诊断、定位、定性方面均为目前影像学检查的最佳方法,也是胸部疾病鉴别诊断的首选检查方法。胸部 CT 能够显示许多在 X 线胸片上难以发现的影像信息,具有更高的分辨能力,可发现细小的和普通 X 线检查难以显示的部位(如位于心脏后、脊柱旁、肺尖、近膈面及肋骨头部位等)的病灶,能显示肺门及纵隔淋巴结的肿大,有助于肺癌的临床分期。由于 CT 的高密度分辨率,尤其是近年来螺旋 CT 扫描的发展及应用,使肺癌的诊断、分期、治疗均取得了显著进步,表现在肺内小病灶检出,显示病灶的大小、形态、密度,诊断纵隔淋巴结肿大和远处转移如肝、肾上腺、脑转移等方面。低剂量螺旋胸部 CT(LDCT)已经逐步取代 X 线胸片成为较敏感的肺结节评估工具,当高度怀疑或明确诊断为肺癌时,仍需进行胸部增强 CT 检查。CT 引导下经皮肺病灶穿刺活检是获取细胞学和组织学诊断的重要技术。应用 CT 模拟成像功能,还可以引导支气管镜在气道内或经支气管壁进行病灶的活检。

③　磁共振成像检查(MRI)

MRI 在发现小病灶(<5 mm)方面不如 CT 敏感,目前 CT 仍然是肺癌的首选检查方法,尤其是对早期周围型肺癌的诊断。MRI 在明确肿瘤与大血管之间关系、发现脑实质或脑膜转移、分辨肺门淋巴结或血管阴影方面优于 CT。MRI 检查在胸部可选择性地用于以下情况:判定胸壁或纵隔是否受侵;显示肺上沟瘤与臂丛神经及血管的关系;区分肺门肿块与肺不张、阻塞性肺炎的界限;对于禁忌注射碘造影剂的患者,是观察纵隔、肺门大血管受侵情况及淋巴结肿大的首选检查方法;对鉴别放疗后纤维化与肿瘤复发亦有一定价值。MRI 特别适用于判定脑、脊髓有无转移,脑增强 MRI 应作为肺癌术前常规分期检查。MRI 对骨髓腔转移敏感度和特异度均很高,可根据临床需求选用。

④　正电子成像检查(PET/CT)

正电子发射断层显像(positron emission tomography,PET)和 PET/CT 是以正电子发射放射性核素标记的生物活性分子如葡萄糖、氨基酸、核苷酸等,通过示踪原理,反映生物活体内的生化改变和代谢信息的核医学显像技术。通过跟踪正电子核素标记的化合物在体内的转移与转变,PET 可探查局部组织细胞代谢有无异常。与正常细胞相比,肺癌细胞的代谢及增殖加快,对葡萄糖的摄取增加。作为反映葡萄糖在肿瘤细胞内代谢的标志物,注入体内的放射性核素标记的生物活性分子,相应地在肿瘤细胞内大量聚积,其相对摄取量可以反映肿瘤细胞的侵袭性和生长速度。PET/CT 还可以准确测定肿瘤的淋巴结及远处转移,是肺癌诊断、分期与再分期、疗效评价和预后评估的最佳方法。

(3) 内镜检查

①　纤维支气管镜检查(fiberoptic bronchoscopy,FB)

支气管镜检查技术是诊断肺癌最常用的方法,包括支气管镜直视下刷检、活检、针吸以及支气管灌洗获取细胞学和组织学诊断。上述几方法联合应用可以提高检出率。

②　纵隔镜检查(mediastinoscopy,MS)

虽然影像学检查亦能提示肺癌纵隔淋巴结转移情况,但淋巴结直径>1 cm 才能显示,且不能获得组织学诊断,而纵隔镜检查能发现肿大淋巴结并得到组织学诊断,是一种对纵隔淋巴结进行评价和取活检的创伤性检查手段,可为肺癌的诊断、分期和制定治疗方案提供重要依据,作为确诊肺癌和评估淋巴结分期的有效方法,是目前临床评价肺癌纵隔淋巴结状态的金标准。纵隔镜检查的损伤不大,可避免不必要的剖胸手术,并有助于术前分期和改善手术预后。

③ 胸腔镜检查(thoracoscopy)

胸腔镜检查可以准确地进行肺癌诊断和分期,对于经支气管肺活检术和经胸壁肺肿物穿刺针吸活检术等检查方法无法取得病理标本的早期肺癌,尤其是肺部微小结节病变行胸腔镜下病灶楔形切除,可达到明确诊断及治疗的目的。对于中晚期肺癌,胸腔镜下可以行淋巴结、胸膜和心包的活检,胸腔积液及心包积液的组织和细胞学检查,为制定全面治疗方案和个体化治疗方案提供可靠依据。

(4) 病理学检查

对肺病变组织进行组织活检和病理诊断是确诊肺癌的金标准,对于伴有浅表淋巴结肿大及皮下转移结节者常规进行针吸或活检,可获得病理学诊断并指导下一步的诊疗。

痰液细胞学检查是目前诊断肺癌简单方便的无创伤性诊断方法之一,原发性肺癌源于气管、支气管上皮,因而肿瘤细胞会脱落于管腔,随痰液排出。痰液的细胞学检查(痰检)已被广泛应用于肺癌的诊断。痰检简便易行,患者无痛苦,适用范围广。要提高痰检阳性率,必须得到气管深部咳出的痰,及时送检,保持标本新鲜,送检次数 6 次以上,中央型肺癌检出率较高。

胸腔穿刺术可以获取胸腔积液,进行细胞学检查,检出率为 $40\% \sim 90\%$。对于诊断不明的胸腔积液,胸膜活检可以提高阳性检出率。

(5) 实验室检查

血清学肿瘤标志物检测中,肺癌的标志物很多,包括蛋白质、内分泌物质、肽类和各种抗原物质。目前美国临床生化委员会和欧洲肿瘤标志物专家组推荐常用的原发性肺癌标志物有:癌胚抗原(CEA)、神经元特异性烯醇化酶(NSE)、细胞角蛋白片段 19(CYFRA21-1)、胃泌素释放肽前体(ProGRP),以及鳞状上皮细胞癌抗原(SCC)等。

肿瘤标志物对肺癌的诊断有一定帮助,但缺乏特异性,对肺癌的病情监测有一定的参考价值。临床诊断时可根据需要检测肺癌相关的肿瘤标志物,行辅助诊断和鉴别诊断,并了解肺癌可能的病理类型。NSE 和 ProGRP 是诊断小细胞肺癌的理想指标,CEA、SCC 和 CYFRA21-1 水平的升高有助于非小细胞肺癌的诊断,其中 SCC 和 CYFRA21-1 一般认为对肺鳞癌有较高的特异性,若将 NSE、CYFRA21-1、ProGRP、CEA 和 SCC 等指标联合检测,可提高鉴别小细胞肺癌和非小细胞肺癌的准确率。

(6) 基因检测

肺癌患者同时进行 EGFR、KRAS、ALK、ROS1 和 PD-L1 等基因检测,可以根据基因检测的结果来指导患者的治疗。

《第 4 节　肺癌预防的全程干预》

肺癌是世界范围内癌症死亡的首位病因。在我国过去 30 年里,肺癌死亡率上升了465％,已成为我国第一大癌症。由于多数肺癌被发现时已处于晚期,丧失了手术的机会,因此尽管近年来化学治疗、放射治疗、生物靶向治疗等治疗手段不断发展,但肺癌的 5 年生存率并未得到明显改善,在美国和欧洲仅约为 15％。因此,肺癌的预防就显得尤为重要。

1) 肺癌的一级预防

由于早期肺癌缺乏明显的症状和体征,尚无有效的筛查技术,往往在晚期才能被发现,预后差,因此肺癌的预防应把一级预防放在第一位。

(1) 禁止和控制吸烟

吸烟是肺癌的最主要危险因素。因此,控制吸烟是减少肺癌发病率与死亡率最易调节的因素,也是肺癌预防的关键。很多研究证实吸烟者成功戒烟后,其总死亡率及复发率显著减少。世界卫生组织(WHO)指出,根除吸烟可有效地降低肺癌的发病率,应该将更多的精力和资金用于一级预防。目前已有一些国家和地区在控制人群吸烟率方面收到了明显的效果。如美国的反吸烟运动开始于 20 世纪 60 年代,经过 30 多年的努力,由于吸烟率的下降,美国男性肺癌的发病率在 20 世纪 90 年代开始走向平稳,并在其后逐步下降。2003 年 WHO 制定了《烟草控制框架公约》,这是第一个抵制烟草的全球性公约,为各项烟草控制政策的制定提供一个广泛的方向。我国也根据国情采取了有效的烟草控制措施,成人应积极主动戒烟,儿童及青少年要养成良好习惯,杜绝吸烟。

(2) 加强职业防护

避免职业场所或环境中的致癌物暴露,逐步取缔职业病危害严重的企业或生产工艺,并提醒劳动者要增强自我防护意识。我国 8 种职业癌中,肺癌就占 5 种:石棉致肺癌、氯甲醚致肺癌、砷致肺癌、焦炉逸散物致肺癌、铬酸盐制造业致肺癌。职业性肺癌的预防,第一要加强对工矿企业的职业卫生监督和管理,企业应定期监测工作环境职业有害物质的浓度;第二要提高生产过程中的机械化、密闭化和自动化程度,改善生产工艺,以减少与致癌物的接触;第三要加强个人防护,定期进行职业性体格检查,建立健康档案。对放射性矿石的矿区,应采取有效的防护措施,尽量减少工作人员受辐射的量。在有放射性物质如氡及其子体的矿井,必须完善通风设施,降低放射性物质浓度,确保工作环境符合放射防护条例规定的安全程度。对暴露于致癌环境中的人,必须采取各种切实有效的劳动防护措施,避免或减少与致癌因子的接触。

(3) 减少空气污染

空气污染包括室内和室外的空气污染。室外大气环境的改善需要国家政府部门和全社会的参与,但最重要的仍是政府部门要贯彻执行《环境保护法》,改善工业布局,控制工矿企业污染排放,控制机动车尾气污染。目前我国各大城市都设有环境保护专门机构做好环境保护工作,必将有效地控制大气污染,从而达到预防肺癌的目的。室内环境污染主要来源包括吸烟、室内氡污染、厨房油烟、农村生活和取暖燃煤等。改善居室环境需要加强健康观念,加强居室内通风,保证室内装修环保,烹饪时应选择合适的油类,并使用排油烟机,农村改炉改灶,降低室内污染等。

(4) 化学预防

癌症的化学预防主要指利用天然、合成或生物物质阻止、减缓或逆转癌症的发生发展过程,从而降低癌症发生率和死亡率的方法与策略。肺癌的化学预防主要针对肺癌的高危人群,肺癌的高危人群主要有吸烟者、石棉接触者、一些慢性肺部疾病患者等,还有癌前病变患者,包括支气管黏膜鳞状化生、上皮内瘤变、非典型性腺瘤样增生及支气管黏膜的中重度不典型性增生等,发生于肺原位癌和浸润癌之前,可以看作肺癌前期病变。

(5) 其他预防措施

其他措施包括注意营养,多食水果和蔬菜,特别是含优质蛋白质和富含维生素的食物。注意加强体育锻炼,多参加户外活动,及早预防和治疗慢性肺疾病,如肺结核、慢性支气管炎、肺气肿、硅肺等。

2) 肺癌的二级预防

肺癌的诊断是治疗的前提,正确的治疗方案和良好的治疗效果依赖于肺癌的早期发现、早期诊断和早期治疗。肺癌相比其他恶性肿瘤生存率较低。主要原因是大多数患者缺少肺癌早期的症状和体征,从而不易早期发现和治疗。有症状才就诊的患者,肺癌通常已经到了较晚期,预后一般很差。对于易患肺癌的特定高危人群,即吸烟者、有肺癌家族史的人、接触职业致癌物的工人、暴露在大量室内污染空气中的女性,可进行肺癌的筛查。

对具有以下肺癌高危因素的人群,在有症状时应该密切检查,还建议年度体检筛查早期肺癌:年龄 55~80 岁;吸烟指数≥400 支/年(或 20 包/年);高危职业接触史;有恶性肿瘤病史或肺癌家族史;有慢阻肺、弥漫性肺纤维化和肺结核病史。无症状的体检或因定期体检其他疾病做胸部 CT 等影像学检查而发现的孤立肺部小结节病灶,应高度重视,需进一步检查随访。

肺癌筛查和早期诊断常用的方法有胸部影像学检查(主要为胸部 X 线和低剂量螺旋CT)、痰细胞学检查、纤维支气管镜检查等。国际早期肺癌行动计划的研究证实,通过螺旋 CT 筛查可以检出大量的可手术治愈的临床Ⅰ期病例,从而可减少肺癌的死亡风险。美国国家癌症机构进行的肺癌筛查试验的前期结果也证明,低剂量螺旋 CT 筛查肺癌能减少肺癌的死亡率,利用低剂量螺旋 CT 筛查能筛查到更多的早期肺癌及更少的进展期肺癌,这说明筛查改变了肺癌诊断时的分期,并为更多的人提供了治愈的机会。

纤维支气管镜检查进行肺癌的筛查主要用于胸部 X 线胸片发现异常的情况,如肺内或肺门肿块、肺内结节、肺部浸润性病变等。纤维支气管镜检查主要用于中央型肺癌的早期诊断和筛查,同时可以得到细胞学和组织学检查标本,并且对于周围型肺癌可以通过支气管肺泡灌洗或跨胸壁针吸活检而取得细胞学标本。

痰细胞学检查为肺部肿瘤筛查的常用方法,其简便易行,安全无创,经济,可重复性好,并且患者无痛苦。痰细胞学检查对中央型肺癌的阳性检出率较高,因为肿瘤向支气管管腔内生长,表层癌细胞易脱落,阳性检出率较高。痰检的缺陷主要为假阴性率较高,一个患者常需要连续多次检查才能得到阳性结果。

由于各筛查技术本身的特点及其局限性以及肺癌发生的多样性,在肺癌的筛查中我们不应该局限于某一种方法,而应该将多种检查手段相结合,针对不同的人群采取不同的筛查策略,改善肺癌的筛查效果。

3) 肺癌的三级预防

肺癌的三级预防主要是采取各种医疗手段防止病情恶化、复发、转移及二次原发癌,提高肺癌患者生存率和生活质量,促进康复。肺癌的治疗手段有多种,应当根据患者的机体状况,肿瘤的细胞学、病理学类型、侵及范围和发展趋向,采取多学科综合治疗(multidisciplinary team,MDT)模式,强调个体化治疗,有计划、合理地应用手术、化疗、放疗和生物靶向等治疗手段,以期达到根治或最大限度控制肿瘤、提高治愈率、改善患者的生活质量,延长患者生存期的目的。

(1) 手术治疗

外科治疗是早期肺癌的最佳治疗方法。解剖性肺切除术是早期肺癌的主要治疗手段,肺癌手术分为根治性手术与姑息性手术,应当力争根治性切除,以期达到最佳、彻底地切除肿瘤,减少肿瘤转移和复发,并且进行精准的病理 TNM 分期、分子病理分型,指导术后综合治疗。电视辅助胸腔镜外科手术是近年来发展较快的微创手术技术,主要适用于Ⅰ期肺癌患者。对不能耐受手术的Ⅰ期患者,立体定向放射治疗或者楔形切除术也可能优于不手术者。

肺癌手术前应行必要的影像学检查并制订全面的治疗计划(包括临床分期检查,特别是精确的 N 分期),均应当在手术治疗前完成,充分评估决定手术切除的可能性并制定手术方案。手术切除对于Ⅰ期及Ⅱ期非小细胞肺癌仍为最基本的治疗手段。当病灶局限,未侵袭对侧及高位纵隔淋巴结时,可行肺叶、肺段、楔形、双肺叶及袖状切除术。术后根据患者最终病理 TNM 分期、切缘情况,选择再次手术、术后辅助化疗或放疗。TNM 分期为Ⅲa 期患者仍首选手术治疗联合术后辅助化疗,但对于 N2 期的Ⅲa 期患者,可考虑诱导化疗联合手术治疗,但不建议单独的手术治疗或放射治疗,而且一般不推荐优先选择手术治疗联合术后辅助化疗。另外,部分Ⅳ期 NSCLC,有单发对侧肺转移,单发脑或肾上腺转移者可考虑手术治疗;临床高度怀疑肺癌的肺内结节,经各种检查无法定性诊断时,也可行手术探查。

小细胞肺癌90%以上就诊时已有胸内或远处转移,其外科治疗一直存在争议,目前认为 T1-2N0M0 的早期患者,可考虑肺叶切除和淋巴结清扫且术后用含铂的两药化疗的方案。

(2) 药物治疗

肺癌的药物治疗包括化学药物治疗和分子靶向药物治疗。药物治疗应当严格掌握临床适应证,在肿瘤内科医师主导下进行,充分考虑患者疾病分期、体力状况、不良反应、生活质量及患者意愿,避免治疗过度或治疗不足,评估患者可能的获益和对治疗的承受能力。患者行为状态评分≤2 分,重要脏器功能可耐受者可给予化疗,对于 SCLC 的化疗,行为状态评分可放宽到 3 分。常用的化学药物包括铂类(顺铂、卡铂)、吉西他滨、培美曲塞、紫杉类(紫杉醇、多西他赛)、长春瑞滨、依托泊苷和喜树碱类似物(伊立替康)等。目前 NSCLC 一线化疗推荐治疗方案为含铂的两药方案,二线化疗方案多推荐多西他赛或培美曲塞单药治疗。

分子靶向治疗是以肿瘤组织或细胞中所具有的特异性分子为靶点,利用分子靶向药物特异性阻断该靶点的生物学功能,选择性从分子水平逆转肿瘤细胞的恶性生物学行为,从而达到抑制肿瘤生长甚至使肿瘤消退的目的,主要药物有抗 EGFR 药物、抗 ALK 药物、抗血管生成药物和作用于其他信号转导通路的药物。

NSCLC 最常见的突变为外显子 19 缺失(E19del 见于 45% 的患者)和外显子 21 突变(L858R 见于 40% 的患者),两者都会导致酪氨酸激酶结构域活化,且都与肿瘤对小分子 TKIs 的敏感度相关,这些突变称为 EGFR 敏感突变。抗 EGFR 药物主要有吉非替尼、厄洛替尼、埃克替尼、奥西替尼和阿法替尼等,阿法替尼能抑制包括 EGFR 和 HER2 在内的整个 erbB2/HER 家族。

克唑替尼、阿来替尼、塞瑞替尼、布加替尼和劳拉替尼用于治疗间变性淋巴瘤激酶(ALK)阳性(ALK 重排)的局部晚期和转移的 NSCLC 有显著的治疗活性,并可延长患者的生存期。EGFR 敏感突变和 ALK 重排通常是相互排斥的。

抗肿瘤血管生成药物是肺癌靶向治疗的重要药物,贝伐珠单抗为抗血管内皮生长因子(VEGF)的人源化单克隆抗体,通过与血液中的 VEGF 结合而阻止 VEGF 与血管表皮生长因子受体(VEGFR)结合,从而抑制血管表皮生长因子引起的血管增生,能提高 NSCLC 晚期化疗治疗的疗效。血管内皮抑素为内源性抗血管生成因子,通过抑制形成血管的内皮细胞迁移来达到抑制肿瘤新生血管的生成,阻断肿瘤细胞的营养供给,从而达到抑制肿瘤增殖或转移的目的。

针对其他信号通路的药物包括蛋白激酶靶点和一些参与细胞增殖、转移和凋亡的非激酶类靶点,这些靶点包括 PKC、mTOR、c-Kit、c-Met、RET 等。

新辅助化疗可使部分原先不能手术的局部晚期患者降期转化为可手术患者。一般治疗 2 个周期后及时评估化疗疗效,根据肿瘤的退缩情况决定下一步的治疗方案。

术后辅助治疗主要用于完全切除的 II-III 期 NSCLC 患者,推荐含铂两药方案术后辅助化疗 4 个周期。具有高危险因素的 I B 期患者可以考虑选择性地进行辅助化疗,高危因素包括分化差、神经内分泌癌(除外分化好的神经内分泌癌)、脉管受侵、楔形切除、肿瘤直径>4 cm、脏层胸膜受累和淋巴结清扫不充分等。

晚期 NSCLC 患者姑息性化疗可增加生存率、缓解症状及提高生活质量。目前一线化疗推荐含铂两药联合化疗,可以联合抗血管生成治疗或免疫治疗,治疗 4~6 个周期。对于 4~6 个周期化疗之后肿瘤缓解或疾病稳定而没有发生进展的患者,可给予维持治疗,维持治疗可以使用原药维持或换药维持,使用一线方案中未包含的药物进行维持治疗,选择合适的维持治疗取决于多个因素,如肿瘤组织学类型、EGFR 基因突变状态、患者一般状况等。

对于 EGFR 突变阳性的Ⅳ期 NSCLC,一线给予 EGFR-TKI 治疗与一线含铂的两药化疗方案相比,其治疗反应、无进展生存期(PFS)更具优势,并且毒性反应更低。对于 EML4-ALK 融合基因阳性的患者可选择抗 ALK 治疗。对于Ⅳ期非鳞状细胞癌的 NSCLC,若患者无咯血及脑转移,可考虑在化疗基础上联合抗肿瘤血管生成药物。

对于所有 SCLC 患者,化疗是基本的治疗方案。广泛期 SCLC 治疗的Ⅰ级推荐是化疗＋免疫治疗,化疗方案可选择依托泊苷、伊立替康联合顺铂或卡铂,治疗 4 周期后选用免疫维持治疗。手术切除的病人推荐辅助化疗,对于局限期(Ⅱ-Ⅲ期)SCLC 推荐放、化疗为主的综合治疗。

(3) 放射治疗

放射治疗可分为根治性放疗、姑息性放疗、辅助放疗和预防性放疗等。根治性放疗用于病灶局限、因解剖原因不便手术或其他原因不能手术者,若辅以化疗,可提高疗效;姑息性放疗目的在于抑制肿瘤的发展,延迟肿瘤扩散和缓解症状,对肺癌引起的顽固性咳嗽、咯血、肺不张、上腔静脉阻塞综合征有肯定疗效,也可缓解骨转移性疼痛和脑转移引起的症状;辅助放疗适用于术前放疗、术后切缘阳性的患者;预防性放疗适用于全身治疗有效的小细胞肺癌患者行全脑放疗。

在肺癌中以小细胞癌对放疗的敏感性最高,其次为鳞癌和腺癌,故照射剂量以小细胞癌最小,腺癌最大。一般 40~70 Gy 为宜,分 5~7 周照射,常用的放射线有 γ 射线、电子束和中子束等。应注意减少和防止白细胞减少、放射性肺炎、放射性肺纤维化和放射性食管炎等放疗反应。对全身情况太差,有严重心、肺、肝、肾功能不全者应列为禁忌。

对于小细胞肺癌,放疗适用于局限期 SCLC,部分局限期 SCLC 患者经全身化疗后可以达到完全缓解,加用胸部放疗不仅可以显著降低局部复发率,而且死亡风险也显著降低。局限期 SCLC 患者,在胸内病灶经治疗达到完全缓解后推荐行预防性脑照射,达到部分缓解的患者也推荐行预防性脑照射。广泛期 SCLC 在化疗有效的情况下,行预防性脑照射亦可降低 SCLC 脑转移发生的风险。预防性脑照射推荐时间为所有化放疗结束后 3 周左右进行。

(4) 肺癌介入性治疗

经支气管镜的介入治疗有血卟啉染料激光治疗和 YAG 激光切除治疗、经支气管镜行腔内放疗、气管支架植入和超声引导下的介入治疗等,介入性治疗可解除肿瘤引起的气道阻塞,控制出血,进行抗肿瘤药物瘤体内注射等。

(5) 生物反应调节剂(biological response modifier,BRM)治疗

免疫生物治疗已成为肿瘤治疗的重要部分,如胸腺肽、香菇多糖、集落刺激因子

(CSF)等在肺癌的治疗中能提高免疫力,增加机体对化疗、放疗的耐受性。

4) 肺癌的四级预防

晚期肺癌患者的治疗效果和生活质量很差,一项调查研究显示,对这部分患者进行有效的支持治疗可以改善生活质量,减轻患者的症状,并在一定程度上延长患者的生存时间。针对肺癌引起的疼痛、呼吸困难、乏力等症状对症治疗,给予营养支持。同时,对患者及其家属给予临终关怀。晚期癌症患者常有焦虑、抑郁、压抑、恐惧、绝望等情绪,临终生活质量大大降低。医务人员多关注患者的心理,认清病人的心理负担和问题,与家属共同商量治疗方案,缓解不良情绪。进一步做心理治疗,减轻患者的痛苦,减轻家属的应激。以晚期癌症患者和家庭为一个医疗照顾单位,做好基础的生活护理,维持一个良好舒适的生活环境,提高患者临终前的生活质量。

(1) 疼痛

疼痛为晚期肺癌常见症状,可引起疼痛的原因有肿瘤直接转移或压迫和侵犯邻近器官、组织、神经、骨骼等,手术和放化疗引起的疼痛以及由于长期卧床引起的便秘、褥疮等导致的疼痛。

疼痛治疗的目标是实现镇痛效果和副作用间的最佳平衡。镇痛药物可缓解80%以上患者的癌痛,少数患者可能需要非药物镇痛手段,包括外科手术、放疗止痛或神经阻断,故应动态评估镇痛效果,积极开展学科间的协作。WHO三阶梯止痛原则仍是目前癌痛治疗的最基本原则,是为全世界广泛接受的癌痛治疗方法。

阿片类药物是癌痛治疗的核心药物,阿片治疗前应判断患者是否存在阿片耐受。阿片镇痛治疗分为短效滴定阶段和长效维持阶段。短效滴定是阿片治疗的初始阶段,目的是尽快确定满意镇痛所需的阿片剂量,推荐按时给予短效阿片,初始剂量视患者有无耐受而定,此阶段还应按需给药缓解爆发痛,单次给药剂量按每天阿片总量的10%~20%计算,阿片未耐受者可按起始剂量给予。经阿片滴定实现疼痛缓解后,可将短效阿片转换为控缓释剂型,延长给药间隔,简化治疗。要积极防治阿片的不良反应。镇痛药物仅能缓解部分神经病理性疼痛,推荐采用强阿片类药物联合辅助药物治疗。

(2) 呼吸困难

肺癌晚期患者出现呼吸困难的原因很多,如支气管内外的肿瘤压迫后堵塞气道、阻塞性肺炎、肿瘤肺部多发转移、治疗后的肺组织纤维化、上腔静脉压迫、肺部感染、大量胸腔积液等,并且可能多种原因并存。应充分认识到肺癌患者呼吸困难的复杂性,尽可能祛除可逆病因,可有针对性地给予抗肿瘤、抗感染治疗。慢性阻塞性肺部疾病给予支气管扩张剂、糖皮质激素,上腔静脉和支气管阻塞者应用糖皮质激素、放疗或置入支架等,胸腔积液时给予胸腔穿刺引流术等。

(3) 乏力

乏力是晚期肺癌患者的常见症状,它能使患者心理和生理承受能力下降,也能使患者失去正常的生活能力,并且乏力可能使患者的其他症状变得更加严重。引起乏力的原因有营养不良、恶病质、疼痛、放化疗副反应、缺氧、贫血、水电解质紊乱、感染、心肺肝肾功能衰竭等。针对肺癌相关性乏力,首先要了解可能引起乏力的原因,并进行针对性治疗,一般治疗包括针对病因如对症止痛、抗感染及纠正贫血、水电解质紊乱等,支持治疗可考虑加入一些地塞米松或孕激素等药物。

(4) 营养支持治疗

晚期肺癌患者因摄入量热量不足和呼吸做功增加、发热等因素,导致能量消耗增加,多数存在混合型营养不良,机体免疫力降低,感染不易控制,呼吸肌无力,疲乏,以致发生呼吸功能衰竭,使抢救失败或病程延长。因此抢救晚期肺癌患者时,应给予鼻饲高蛋白、高脂肪、低碳水化合物,以及多种维生素和微量元素的饮食,必要时行静脉营养支持,营养支持应达到基础能量消耗值。

(5) 临终关怀

肺癌临终阶段不仅患者非常痛苦,而且对于患者整个家庭来说,都是一个严重的"应激因素",在临床工作中,不仅需要对患者实施临终关怀,其家属同样也需要临终关怀。对临终患者家属实施临终关怀,能减轻其焦虑、抑郁心理和心理压力,提高家属的生活质量,使其早日从悲伤中解脱出来。大多数肺癌患者临终前处于全身衰竭状态,其身心遭受着巨大的痛苦,也引起家属痛苦的心理反应及应激反应,需要通过医务人员精心护理,控制和减轻各种症状,减轻患者的痛苦,同时也减轻家属的心理应激。要做好基本生活护理,保证病室空气新鲜,维持适宜的温度、湿度,减少陪护人数,给患者及家属一个安静的休养环境,有利于稳定患者及家属的情绪。临终关怀是人类社会发展和文化变迁的产物,为肺癌患者实施临终关怀,可以使临终患者安详地走过人生最后旅程。

第 5 节　祖国医学在肺癌预防中的作用

1) 祖国医学对肺癌的认识

肺癌为有形之块,中医以"积""症"名之。《难经·五十六难》说:"肺之积名曰息贲……令人洒淅寒热,喘咳,发肺痈。"《济生方》指出:"息贲之状……喘息奔溢,是为肺积……其病气逆,背痛少气,喜忘,目瞑,肤寒皮中时痛,或如虱缘,或如针刺。"

对发病及预后,《杂病源流犀烛》有论述:"邪积胸中,阻塞气道,气不得通,为痰……为血,皆邪正相搏,邪气胜,正不得制之,遂结成形而有块。"申斗垣在《外科启玄》中论"癌发"时指出:"四十岁以上,血亏气衰,厚味过多所生,十全一二。"《外科证治》强调:"诸患易逝,独肺中患毒难觉……及咳嗽口干咽燥,此皆肺中生毒之证也。"

肺癌常见的临床表现咳嗽、咳血、胸痛、短气、痰饮也有相关论述。《素问·咳论》说:"肺咳之状,咳而喘息有音声,甚则唾血。"《素问·脉要精微论》说:"肺脉搏坚而长,当病唾血。"《景岳全书》指出:"劳嗽声哑,声不能出或喘息气促者,此肺脏败也,必死。"《金匮要略》曰:"饮后水流在胁下,咳唾引痛,谓之悬饮。""咳逆倚息,短气不得卧,其形如肿,谓之支饮。"被认为包括了胸腔积液,其所谈治则方剂,为后世所推崇。

肺癌是在机体气血阴阳等物质匮乏的基础上,或因禀赋,或因六淫,或因饮食,或因邪毒,导致脏腑经络功能失调,肺失宣降,气机不利,血行瘀滞,津液不布,生成瘀血痰浊等病理产物,通过邪正斗争的矛盾运动,邪胜正衰而成,是一种全身属虚、局部属实的疾病。

2)肺癌的辨证论治

(1)瘀阻肺络证

患者症见:咳嗽不畅,胸闷气憋,胸痛有定处,如锥如刺,或痰血暗红,口唇紫暗,舌质暗或有瘀点、瘀斑,苔薄,脉细弦或细涩。治法以行气活血、散瘀消结为主。方选:血府逐瘀汤加减。常用药:桃仁、红花、川芎、赤芍、牛膝、当归、熟地黄、柴胡、枳壳、甘草。胸痛明显者,可配伍香附、延胡索、郁金等理气通络,活血定痛;若反复咯血、血色暗红者,可去桃仁、红花,加蒲黄、三七、藕节、仙鹤草、茜草根祛瘀止血;瘀滞化热、耗伤气津、口干舌燥者,加沙参、天花粉、生地黄、玄参、知母等,清热养阴生津;食少、乏力、气短者,加黄芪、党参、白术,益气健脾。

(2)痰湿蕴肺证

患者症见:咳嗽咯痰,气憋,痰质稠黏,痰白或黄白兼有,胸闷胸痛,纳呆便溏,神疲乏力,舌质淡,苔白腻,脉滑。治法以健脾燥湿、行气祛痰为主。方选:二陈汤合瓜蒌薤白半夏汤加减。常用药:陈皮、法半夏、茯苓、瓜蒌、薤白、紫菀、款冬花。若见胸脘胀闷、喘咳较甚者,可加用葶苈大枣泻肺汤以泻肺行水;痰郁化热、痰黄稠黏难出者,加海蛤壳、鱼腥草、金荞麦根、黄芩、栀子清化痰热;胸痛甚,且瘀象明显者,加川芎、郁金、延胡索行瘀止痛;神疲、纳呆者,加党参、白术、鸡内金健运脾气。

(3)阴虚毒热证

患者症见:咳嗽无痰或少痰,或痰中带血,甚则咯血不止,胸痛,心烦寐差,低热盗汗,或热势壮盛,久稽不退,口渴,大便干结,舌质红,舌苔黄,脉细数或数大。治法以养阴清热、解毒散结为主。方选:沙参麦冬汤合五味消毒饮加减。常用药:沙参、玉竹、麦冬、甘草、桑叶、天花粉、金银花、野菊花、蒲公英、紫花地丁、天葵。若见咯血不止,可选加白及、仙鹤草、茜草根、三七凉血止血,收敛止血;低热盗汗,加地骨皮、白薇、五味子,育阴清热敛汗;大便干结,加全瓜蒌、火麻仁润燥通便。

(4)气阴两虚证

患者症见:咳嗽痰少,或痰稀,咳声低弱,气短喘促,神疲乏力,面色㿠白,形瘦恶风,自汗或盗汗,口干少饮,舌质红或淡,脉细弱。治法以益气养阴为主。方选:生脉散合百合固金汤加减。常用药:党参、麦冬、五味子、生地黄、熟地黄、玄参、当归、芍药、百合、麦冬、甘草、桔梗。气虚症状明显者,加生黄芪、太子参、白术等益气补肺健脾;咯痰不利、痰少而黏者,加贝母、百部、杏仁利肺化痰。若肺肾同病,阴损及阳,出现以阳气虚衰为突出临床表现时,可选用右归丸温补肾阳。

参考文献

［1］ Barta J A, Powell C A, Wisnivesky J P. Global epidemiology of lung cancer[J]. Annals of Global Health, 2019, 85(1): 8-20.

［2］ Bray F, Ferlay J, Soerjomataram I, et al. Global cancer statistics 2018: GLOBOCAN estimates of incidence and mortality worldwide for 36 cancers in 185 countries[J]. CA: A Cancer Journal for Clinicians, 2018, 68(6): 394-424.

［3］ Sung H, Ferlay J, Siegel R L, et al. Global cancer statistics 2020: GLOBOCAN estimates of incidence and mortality worldwide for 36 cancers in 185 countries[J]. CA: A Cancer Journal for Clinicians, 2021, 71(3): 209-249.

［4］ Howlander N, Noone A M, Krapcho M, et al. SEER cancer statistics review 1975-2016[R]. National Cancer Institute, 2019.

［5］ Chen W Q, Zheng R S, Baade P D, et al. Cancer statistics in China, 2015[J]. CA: A Cancer Journal for Clinicians, 2016, 66(2): 115-132.

［6］ Chen W, Sun K, Zheng R, et al. Cancer incidence and mortality in China, 2014[J]. Chinese Journal of Cancer Research, 2018, 30(1): 1-12.

［7］ Siegel R L, Miller K D, Jemal A. Cancer statistics, 2020[J]. CA: A Cancer Journal for Clinicians, 2020, 70(1): 7-30.

［8］ Shay J W. Role of telomeres and telomerase in aging and cancer[J]. Cancer Discovery, 2016, 6(6): 584-593.

［9］ Torre L A, Siegel R L, Jemal A. Lung cancer statistics[J]. Advances in Experimental Medicine and Biology, 2016, 893: 1-19.

［10］ Arnold B N, Thomas D C, Rosen J E, et al. Lung cancer in the very young: Treatment and survival in the national cancer data base[J]. Journal of Thoracic Oncology, 2016, 11(7): 1121-1131.

［11］ Malvezzi M, Carioli G, Bertuccio P, et al. European cancer mortality predictions for the year 2017, with focus on lung cancer[J]. Annals of Oncology, 2017, 28(5): 1117-1123.

［12］ Kligerman S, White C. Epidemiology of lung cancer in women: Risk factors, survival, and screening[J]. American Journal of Roentgenology, 2011, 196(2): 287-295.

［13］ Denisenko T V, Budkevich I N, Zhivotovsky B. Cell death-based treatment of lung adenocarcinoma [J]. Cell Death & Disease, 2018, 9: 117.

［14］ Oronsky B, Reid T R, Oronsky A, et al. What's new in SCLC? A review[J]. Neoplasia (New York, N Y), 2017, 19(10): 842-847.

［15］ Liang H R, Pan Z K, Cai X Y, et al. The association between human papillomavirus presence and epidermal growth factor receptor mutations in Asian patients with non-small cell lung cancer[J]. Translational Lung Cancer Research, 2018, 7(3): 397-403.

［16］ Siegel R L, Miller K D, Jemal A. Cancer statistics, 2020[J]. CA: A Cancer Journal for Clinicians, 2020, 70(1): 7-30.

［17］ Dou M, Zhu K, Fan Z, et al. Reproductive hormones and their receptors may affect lung cancer [J]. Cellular Physiology and Biochemistry, 2017, 44(4): 1425-1434.

[18] Seow W J, Matsuo K, Hsiung C A, et al. Association between GWAS-identified lung adenocarcinoma susceptibility loci and EGFR mutations in never-smoking Asian women, and comparison with findings from Western populations[J]. Human Molecular Genetics, 2016, 26(2): 454-465.

[19] Wood D E, Kazerooni E A, Baum S L, et al. Lung cancer screening, version 3. 2018, NCCN clinical practice guidelines in oncology[J]. Journal of the National Comprehensive Cancer Network: JNCCN, 2018, 16(4): 412-441.

第 6 章

乳腺癌的预防

《第 1 节　乳腺癌的流行病学》

乳腺癌是全球女性最常见的恶性肿瘤。2021 年 GLOBOCAN 的数据显示,2020 年乳腺癌首次超过肺癌成为全球发病率最高的肿瘤,每年新发病例达到 230 万,占所有病例的 11.7%。乳腺癌排全球人口死亡原因第五位,达到每年 68.5 万人。世界各地区乳腺癌发病率各不相同,但均呈上升趋势。虽然中国乳腺癌发病率和死亡率在世界范围内相对较低,但是中国乳腺癌发病人数及死亡人数均居世界首位,分别占全世界乳腺癌发病人数的 17.6% 和死亡人数的 15.6%,并且数值仍在不断增长中,成为我国重点公共卫生问题。

1)乳腺癌的地区分布

乳腺癌的发病全球分布差异显著,大多数亚洲和非洲国家属于低发地区,南部欧洲和南美洲属于中发地区,北美洲和北欧属于高发地区。发病最高的西欧地区乳腺癌发病率是发病最低的东非地区的 13.6 倍。2018 年,亚洲发病人数为 91.1 万,占全球女性乳腺癌新发病例的 43.6%。发达国家的乳腺癌发病率是发展中国家的 4.3 倍,发达国家乳腺癌的死亡率是发展中国家的 3.0 倍,而发展中国家乳腺癌死亡的绝对数更高。全球乳腺癌发病率高的国家有丹麦(170.5/10 万)、法国(160.0/10 万)、荷兰(157.7/10 万)、意大利(155.2/10 万)、德国(152.9/10 万)、英国(148.8/10 万)、加拿大(136.9/10 万)、瑞典(135.7/10 万)、新西兰(127.7/10 万)、澳大利亚(126.3/10 万)、以色列(118.2/10 万)、美国(115.5/10 万)等,主要分布在西欧、北美和大洋洲;西班牙(97.6/10 万)、新加坡(89.8/10 万)、日本(70.3/10 万)、俄罗斯(69.0/10 万)、巴西(43.7/10 万)等为发病中等国家;埃及(31.1/10 万)、中国(26.2/10 万)、菲律宾(25.7/10 万)、巴基斯坦(22.5/10 万)、印度(20.2/10 万)、刚果(18.3/10 万)等国的发病率较低。多数非洲国家的发病率极低。乳腺癌的全球地区分布差异显著与遗传因素、生活方式和环境暴露因素相关。流行病学研究显示,发病率低的地区的妇女移民至发病率高的地区,其后代(2～3 代)的乳腺癌发病率与当地妇女相近,提示环境因素和生活方式是地区分布差异产生的重要影响因素。世界各地乳腺癌死亡率和发病率并不完全一致,这是因为癌症死亡率除了受发病率影响以外,还受到临床诊断、治疗和康复水平的影响。

我国乳腺癌的死亡率在沿海省市明显偏高,西北和西南几个省区市偏低,上海、北京、天津这三个城市的乳腺癌发病率、死亡率几乎是低发省西藏或青海的 3~4 倍。死亡率≥3.81/10 万为高发地区,共有 16 个,分别为上海、天津、鞍山、沈阳、吉林、哈尔滨、常州、宁波、温州、福州、厦门、济南、青岛、萍乡、云南德宏地区和甘肃武都地区,分布在 12 个省份或地区,其中 14 个属于大、中城市(区)。分布比较分散,没有明显的地区聚集现象。但大、中、小城市女性乳腺癌死亡率都高于农村,前者为后者的 1.4 倍。我国女性乳腺癌的标化发病率和死亡率分别为 16.39/10 万和 4.51/10 万。在城市地区为仅次于肺癌的第 2 位恶性肿瘤,而在农村则为第 5 位。高发地区仍然是沿海大城市,且发病率逐年上升。

2) 乳腺癌的种族分布

乳腺癌的发病率存在一定的种族差异。美国癌症协会研究报告显示,白人女性乳腺癌发病率最高(约 130.8/10 万),其次是黑人女性(126.7/10 万),黄种人较多的亚裔人群最低。在死亡率方面,黑人女性乳腺癌死亡率最高,其次是西班牙人、亚洲/太平洋岛人和美国印第安人。其中,黑人女性比白人女性死亡率高 40%。

从我国乳腺癌死亡数据看,所有少数民族妇女乳腺癌死亡率都很低,但其中蒙古族和哈萨克族稍高于其他少数民族,以藏族最低。

3) 性别和年龄分布

乳腺癌以女性居多,男性罕见,患乳腺癌的男性约占总发病人数的 1%,未发现性别比例在高、低发区有明显差异。

从年龄分布来看,发病率随着年龄的增长而上升。但在高、中、低发地区,女性乳腺癌各年龄组发病率有所不同。在北欧和北美等高发地区,在 20~80 岁的整个年龄跨度中,乳腺癌的发病率随年龄的增加而上升,其中 45~55 岁略呈平台状态,55 岁以后增加速度小于 45 岁之前。在中发地区,如希腊和雅典等国家,发病率随年龄的增加而上升,在 50 岁左右达高峰,并维持在此水平上。在低发地区,如中国,发病率在 50 岁左右达到高峰后,随年龄的增加而呈平台甚至略呈逐渐下降趋势,有 57.4% 的乳腺癌患者是在 50 岁之前发病。

女性乳腺癌的年龄组死亡曲线,无论是高发地区还是低发地区,基本是随年龄增加而上升,但年龄差别十分明显。在美国,女性乳腺癌中位死亡年龄多集中在 55~64 岁;在澳大利亚,死亡年龄多集中在 60~64 岁;我国乳腺癌的死亡率在 55~59 岁达到高峰,随后略有下降,在 70 岁以后,死亡率随年龄的增长迅速升高。

第 2 节　乳腺癌可能的发病因素

乳腺癌的发病因素复杂,是多种因素共同作用的结果。目前认为乳腺癌的主要危险因素包括遗传和家族因素、激素因素、生活方式和饮食因素、良性乳腺疾病及环境因素等。但仍有近 50% 的乳腺癌患者无任何其他可辨认的危险因素。

1）家族史和遗传因素

家族史和遗传因素是公认的乳腺癌危险因素之一。有乳腺癌家族史的女性，其患乳腺癌的风险高出一般人群 2～3 倍，提示了遗传因素的作用。评估乳腺癌家族史导致的相对危险度，在以人群为基础的队列研究中得到了一致的结果。38 项研究的 meta 分析结果显示，一级亲属中患有乳腺癌的相对危险度是 2.1，若同胞之一患病，其危险可能会更大。危险度随着患乳腺癌的亲属人数和诊断年龄的增加而增加。当多个亲属（通常超过 3 人）发生乳腺癌时，应怀疑遗传性乳腺癌的可能，特别是当患者年龄较轻或同时患有卵巢癌时。此外，遗传性乳腺癌随着发病年龄的不同而变化，30 岁之前确诊的年轻患者，其遗传性乳腺癌的可能性为 33%，而 80 岁以上确诊患者仅为 1%。

乳腺癌的易感性基因的遗传方式主要为常染色体显性遗传，与家族性乳腺癌关联最强的基因主要为 BRCA1、BRCA2 和 P53，这些抑癌基因的遗传性改变，会导致患乳腺癌的风险显著增加。其中，BRCA2 突变可导致男性乳腺癌的危险增加。研究显示，典型的遗传性乳腺癌病例比非家族遗传性病例发生的年龄更早，罹患两种以上的原发性癌症的危险度更高，多原发包括同类型多原发癌症（如双侧乳腺癌）或不同类型的多原发癌症（既患乳腺癌又患卵巢癌）。此外，乳腺癌还是多种家族性综合征的表现之一，如 Cow-den 综合征、Li-Fraumeni 综合征和 Muir 综合征等。Thompson 等研究结果表明，在 45～54 岁组中，有卵巢癌家族史的一级亲属患乳腺癌的危险性为 1.88，表明卵巢癌家族史也是乳腺癌的危险因素之一。

2）乳腺良性病变

乳腺良性病变是除了恶性肿瘤以外，组织形态复杂的一系列异质性乳腺病的总称，主要分为增生性和非增生性两类。其中，非典型增生可明显增加乳腺癌的风险，而非增生性病变则不增加乳腺癌的风险。乳腺良性病变是乳腺癌的独立危险因素，其中一些类型是乳腺癌的癌前病变。乳腺增生是育龄妇女常见的乳腺疾病，多发生于 25～50 岁，35～45 岁为发病高峰期，与乳腺癌的发病曲线吻合。但只有经活检证实为乳腺上皮异常增生者，乳腺癌的发病风险才增加，其中非典型增生者风险增加 5 倍。非典型增生还与一级亲属患乳腺癌的家族史之间存在明显关系，此类患者乳腺癌的风险是非增生性疾病妇女的 11 倍。其中患有纤维囊性疾病和纤维腺瘤者乳腺癌的危险度高 2～3 倍，某些特殊类型的纤维腺瘤也具有较高的危险度。纤维囊性疾病和纤维腺瘤虽然不是癌前病变，但与乳腺癌有相同的特征，即随激素变化而发生上皮增生。

非增生性病变包括囊肿、汗腺化生和轻度增生的普通型。有这些病变的女性和未做过乳腺活检的女性在未来发生乳腺癌的风险是相同的。不伴有非典型增生的增生性病变发生乳腺癌的风险比非增生性病变高 1.5～2 倍。

3）激素因素

雌激素和孕激素是乳腺细胞生长繁殖的基础。乳腺癌的危险度随着卵巢活动周期数量的累积而增高，月经周期、初潮年龄、绝经年龄、初次妊娠年龄、产次和哺乳史等与乳腺癌的发病危险相关。初潮年龄较小（小于 13 岁）妇女患乳腺癌的概率偏大，可能是因为初潮年龄小的育龄期妇女体内性激素水平高，女性月经来潮每推迟 1 岁，乳腺癌的危险度下降约 20％。而月经周期较短，乳腺细胞长期暴露于内源性激素环境中的时间长、程度高。绝经时间推迟，与初潮年龄相似，使乳腺细胞暴露于内源性激素环境中的时间更长。目前已经确定停经时间推迟是乳腺癌的危险因素之一，停经每推迟 1 年，乳腺癌的风险增加约 3％。45 岁前自然绝经的妇女，发生乳腺癌的相对风险是 55 岁后绝经妇女的一半。此外，月经周期短的妇女发生乳腺癌的风险大。每个月经周期中的雌激素和孕激素均为高水平，月经周期缩短使乳腺细胞接受更多次高水平性激素刺激。因此，月经周期延长，无论是否规则，都会降低乳腺癌的发病风险。

产次和初产的年龄是影响乳腺癌患病风险的另一因素。未曾生育的妇女发生乳腺癌的危险明显高于生育过的妇女，相对危险约为 1.4。第一胎足月妊娠的年龄越小，其患乳腺癌的风险也越小。一项研究指出，初产年龄小于 20 岁的女性发生乳腺癌的风险是初产年龄晚于 35 岁女性的一半。原因是第一胎足月妊娠过程促使乳腺上皮趋于成熟，成熟后的乳腺上皮细胞对内外环境因素改变有更强的抵御力，保护基因的稳定性。若在足月妊娠前出现流产，则无论是自然流产还是人工流产，均可能失去这种因妊娠而致的保护作用。有部分证据提示流产可增加乳腺癌的风险，其原因是在不完全妊娠时，乳腺处于早期妊娠的高水平雌激素环境中，由此导致乳腺癌的患病风险增加。

此外，研究发现高产次的妇女患乳腺癌的概率小，而且两次足月妊娠间隔时间越短，一生中发生乳腺癌的危险性越小。一组 47 项流行病学分析提示，乳腺癌患者的平均生育次数较正常人群少，每一次足月生产能使乳腺癌发生风险降低 7.0％。

长时间母乳喂养可以明显减少女性患乳腺癌的危险。乳腺癌高发地区妇女较低发地区妇女的母乳喂养普及率低，维持时间短。一组来自 30 多个国家的流行病学研究资料显示，乳腺癌患者较对照组人群哺乳时间明显缩短（9.8 个月 vs 15.6 个月），妇女每哺乳 12 个月时间，其乳腺癌发生风险降低 4.3％。其降低程度与年龄、绝经情况、种族、生育次数、初产年龄无关。因此，哺乳是降低妇女乳腺癌发生风险的保护因素。

越来越多的研究证实了环境雌激素对人类健康的危害。在乳腺癌发生发展过程中内源性雌激素起重要作用的前提下，外来雌激素的暴露或雌激素增加将导致乳腺癌危险性增加，特别是在生长发育期和青春期的暴露。研究证实使用激素替代疗法会增加女性患乳腺癌的风险。西方国家很多妇女绝经后使用激素替代疗法缓解更年期综合征、减少骨质疏松、降低胆固醇和减少心血管事件等。学者普遍认为，激素替代疗法导致乳腺癌发病风险升高，使用 5 年后其患乳腺癌风险性将增高 35％，停用激素替代疗法 5 年后，发病风险恢复至正常水平。另外，尚无令人信服的证据表明口服避孕药与乳腺癌的风险之间有明确的联系，部分研究显示年轻妇女（小于 35 岁）口服避孕药能增加绝经前乳腺癌的风险,这与服用时间的长短有关。

4) 生活方式和饮食因素

有证据显示,缺少素食、吸烟饮酒及肥胖等均可使乳腺癌发病风险增加。目前公认绝经后妇女的肥胖与乳腺癌发病危险增高相关,肥胖与乳腺癌发病的机制可能与体内瘦素和胰岛素样生长因子的表达异常相关。摄入富含抗氧化剂类胡萝卜素的蔬菜与绝经前女性乳腺癌发病危险降低相关。IGF-1水平的升高与乳腺癌发病危险的升高相关,而维生素D衍生物和维生素A衍生物都可降低IGF-1水平,加速细胞凋亡。

脂肪的摄入量与成年人患乳腺癌之间不存在明显相关性。但有规律的运动、合理的脂肪摄入和体重减轻可以降低绝经后女性发生乳腺癌的危险。

越来越多的研究证实主动和被动吸烟在乳腺癌病因中的作用,被动吸烟是绝经前女性罹患乳腺癌的危险因素之一。酒精摄入也是导致乳腺癌发生的一个重要因素。每天饮用少于400 mL啤酒患乳腺癌风险约增加4%,每天饮用1 200 mL啤酒患乳腺癌风险将增加约40%~50%。研究表明,每摄入24 g酒精的相对危险为1.4。此外,经常饮酒会增加乳腺癌的死亡风险。

5) 环境因素

女性暴露于高剂量的电离辐射环境中可增加乳腺癌的发生风险,特别是绝经前的暴露史有更高的风险。其诱发并形成肿瘤的潜伏期较长,至少需要5~10年的时间,乳腺癌风险性高低与暴露的辐射剂量有关。因此,特别要关注女性受到辐射暴露的年龄及是否是BRCA1及BRCA2携带者。40岁以后接触射线仅使患病风险略微增加,而年轻时接触射线则有极大的风险。

第3节　乳腺癌的临床表现及诊断依据

1) 乳腺癌的临床表现

(1) 乳腺肿块

发现乳腺肿块是患者最常见的主诉,80%的患者以乳腺肿块来首诊。大多数乳腺癌主要表现为无痛性并进行性生长的肿块,一般单侧乳房的单发肿块比较常见,多位于外上象限,质地较硬,边缘不规则,活动度差。低度恶性的乳腺分叶状瘤、一些分化良好的乳腺癌也可表现为边界清楚、表面光滑的肿块。值得注意的是,一些早期乳腺癌在临床上无任何肿块的表现,仅在影像学上表现出可疑病灶,如恶性钙化灶、结构扭曲等改变,这类乳腺癌被称为临床触诊阴性乳腺癌(non-palpable breast cancer),因此肿块并不是乳腺癌的必要条件。

（2）乳头溢液

以乳头溢液为主要症状的乳腺癌患者占 10% 左右，是乳腺癌重要的症状。非妊娠哺乳期的乳头溢液发生率为 3%～8%，可以是生理性或病理性的，具有一定的临床和病理学价值。乳头溢液的部位、量、性状和颜色对诊断有指导意义。

乳腺癌原发于大导管或为导管内癌者合并乳头溢液较多，部分因溢液污染内衣而为患者发现。乳腺癌以乳头溢液为唯一症状者少见，多伴有乳腺肿块。因此，乳头溢液特别是血性溢液，或者伴有乳腺癌家族史的患者，应注意近乳腺中央区有无边界不清的肿块，或者由乳头向周围伸展呈扇形分布的局部增厚样肿块存在，伴或不伴表面皮肤粘连，轻压近乳头侧的病灶可见乳头溢液，存在上述表现者应考虑早期乳腺癌可能。此外还有一些特殊情况，如妊娠中晚期妇女在高水平的性激素作用下，乳腺导管上皮过度增生，少数患者可出现血性乳头溢液。

（3）乳房疼痛

乳腺癌较少出现乳房疼痛，除非侵犯胸壁、肋骨及神经等。使患者侧卧位，乳房组织从胸壁下垂，常可鉴别疼痛是来自乳房还是深部的肋骨。指尖按压受累的肋骨可产生疼痛，提示疼痛的来源。乳腺癌伴腋窝淋巴结转移者，少数可主诉为腋窝和上肢疼痛，为肿大淋巴结压迫臂丛等神经或淋巴回流障碍产生水肿所致。少数研究表明了周期性乳房痛患乳腺癌相对风险（RR）为 2.66。因此，主诉乳房疼痛患者需进一步体检并行相关影像学检查，避免漏诊。

（4）皮肤改变

乳腺癌引起皮肤改变可出现多种体征，与肿块部位深浅和侵犯程度有关，最常见的是肿瘤侵犯了连接乳腺皮肤和深层胸肌筋膜的 Cooper 韧带，使其缩短并失去弹性，牵拉相应部位的皮肤，造成皮肤局限凹陷，形似酒窝，称为"酒窝征"。若癌细胞阻塞了淋巴管，引起淋巴回流障碍，出现真皮水肿，皮肤呈现许多小点状凹陷，称为"橘皮样改变"。乳腺癌晚期，癌细胞沿淋巴管、腺管或纤维组织浸润到皮内并生长，在主癌灶周围的皮肤形成散在分布的质硬结节，即所谓"皮肤卫星结节"。

炎性乳腺癌局部皮肤呈炎症样改变，颜色由淡红到深红，开始比较局限，很快到大部分乳腺皮肤，同时伴有皮肤水肿。触诊感到皮肤增厚、粗糙，皮温升高。

（5）乳头及乳晕异常

乳头区域的变化也是乳腺疾病诊断的重要体征之一。肿瘤位于乳头或乳晕下区时，乳腺的纤维组织和导管系统可因肿瘤侵犯而回缩，牵拉乳头，使乳头偏向肿瘤侧。肿瘤距乳头较远，乳腺内的大导管受到侵犯而短缩时，也可引起乳头回缩、凹陷甚至完全缩入乳晕下，看不见乳头。有时因乳房内纤维组织挛缩，使整个乳房抬高，可见两侧乳头不在同一水平线上。良性病变如导管扩张有时也可以引起乳头凹陷，但通常可以部分拉出复位，有部分患者主诉从发育起就存在乳头凹陷，应当询问近期有无内陷加重的现象。

乳头乳晕也可出现皮肤异常。乳头脱屑糜烂，有时有浆液性或血性渗出，是乳头湿疹样癌即乳腺 Paget's 病的典型症状。位于乳头大导管的癌细胞（Paget 细胞）可浸润破坏乳头表面的皮肤,表现为乳头皮肤瘙痒、破溃、结痂、脱屑、灼痛,以致乳头回缩。有时出现局部的结痂,看似愈合,但痂脱落后又复现糜烂面,病情反复,糜烂面逐渐扩大侵犯周围乳晕,严重者整个乳头可被肿瘤侵蚀而缺失。

(6) 腋窝淋巴结肿大

乳腺癌病人腋窝淋巴结转移率很高,据文献报道,病人在就诊时 50%～70% 已有腋窝淋巴结转移。腋窝淋巴结的状态可用于乳腺癌的临床分期。初期可出现同侧腋窝淋巴结肿大,肿大的淋巴结质硬、散在、可推动。随着病情发展,淋巴结逐渐融合,并与皮肤和周围组织粘连、固定,若压迫腋静脉可造成患侧上肢水肿。晚期可在锁骨上和对侧腋窝摸到转移的淋巴结。小部分患者以腋窝淋巴结肿大作为首发症状而就诊,而临床体征和影像学均未提示乳房内恶性证据,在排除其他部位的肿瘤转移以后可诊断为隐匿性乳腺癌。目前狭义的隐匿性乳腺癌是指在全乳的组织病理标本中也未能找到恶性证据的腋窝淋巴结转移性乳腺癌的患者,其发病率占乳腺癌的 0.3%～1.0%,由于已有腋窝淋巴结转移,故不属于早期癌,5 年生存率为 70% 左右。

2) 临床分期

临床分期一般参考美国癌症联合委员会和国际抗癌联盟于 2017 年公布的第 8 版的 TNM 分类(见表 6-1)。

表 6-1　乳腺癌 TNM 分期 AJCC/UICC,2017(第 8 版)

原发肿瘤(T)	TNM 临床分期			
TX:原发肿瘤无法评估	分期	T	N	M
T0:无原发肿瘤证据	Ⅰ A 期:	T1	N0	M0
Tis:导管原位癌	Ⅰ B 期:	T0-1	N1mi	M0
湿疹样癌(Paget):乳头 Paget 病与浸润性癌和/或乳腺	Ⅱ A 期:	T0-1	N1	M0
实质原位癌无关,乳腺实质中与 Paget 病相关的肿瘤应		T2	N0	M0
根据实质病变的大小和特征进行分类,同时应注意	Ⅱ B 期:	T2	N1	M0
Paget 的存在		T3	N0	M0
T1:肿瘤最大径≤20 mm	Ⅲ A 期:	T0-3	N2	M0
T1mi:微小浸润癌,肿瘤最大径≤1 mm		T3	N1	M0
T1a:肿瘤最大径>1 mm,但≤5 mm	Ⅲ B 期:	T4	N0-2	M0
T1b:肿瘤最大径>5 mm,但≤10 mm	Ⅲ C 期:	T0-4	N3	M0
T1c:肿瘤最大径>10 mm,但≤20 mm	Ⅳ 期:	任何 T	任何 N	M1
T2:肿瘤最大径>20 mm,但≤50 mm				
T3:肿瘤最大径>50 mm				
T4:任何肿瘤大小,侵及胸壁和/或皮肤(溃疡或者卫星结节形成),仅侵犯真皮不在此列				
T4a:侵及胸壁,在胸壁结构没有受侵犯的情况下,侵犯或黏附胸肌不在此列				
T4b:没有达到炎性乳癌诊断标准的皮肤的溃疡和/或卫星结节和/或水肿(包括橘皮样变)				
T4c:同时存在 T4a 和 T4b				
T4d:炎性乳腺癌				

续　表

区域淋巴结(N) NX:区域淋巴结转移无法确定 N0:无区域淋巴结转移 N1:同侧腋窝可移动的1、2组淋巴结 N1mi:微小转移,约200个细胞,淋巴结中肿瘤沉积＞ 0.2 mm,但≤2 mm N2:同侧腋窝固定的1、2组淋巴结,或同侧内乳淋巴结 转移,但无腋窝淋巴结转移 N2a:同侧腋窝固定的1、2组淋巴结相互融合或与周围 组织粘连 N2b:同侧内乳淋巴结转移,但无腋窝淋巴结转移 N3:同侧锁骨下(腋窝3组)淋巴结转移,有/无腋窝1、2 组淋巴结转移,同侧内乳及腋窝淋巴结转移,同侧锁骨 上淋巴结转移 N3a:同侧锁骨下淋巴结 N3b:同侧内乳及腋下淋巴结 N3c:同侧锁骨上淋巴结 远处转移(M) M0:无远处转移 M0(i＋):无临床或影像学证据显示存在远处转移,镜下 或通过分子技术在血液、骨髓或其他无转移症状/体征 的非区域淋巴结组织中未发现＞0.2 mm的肿瘤沉积 M1:有临床及影像学检查和/或经组织学证实＞0.2 mm 的远处转移	

3) 乳腺癌的诊断依据

(1) 影像学诊断

乳腺癌影像学检查的意义在于在临床症状出现前及扩散前的乳腺癌,使其得到早期治疗,是降低乳腺癌病死率的最重要方法之一。

① 乳腺 X 线摄片

乳腺 X 线摄片是标准的筛查手段,可早于其他手段检测出乳腺癌,特别是在检出钙化方面,具有其他影像学方法无可替代的优势。但对致密型乳腺、近胸壁肿块的显示不佳,且有放射性损害,对年轻女性患者不作为首选检查方法。乳腺密度是唯一可以预测乳腺 X 线摄片敏感性的因素,随着乳腺密度的增加,乳腺 X 线摄片筛查的敏感性会从脂肪含量高区域的98％下降到腺体最致密区域的55％。

② 乳腺超声检查

超声检查因具有简便易行、灵活直观、无创无辐射等特点,适用于所有疑诊乳腺病变的人群,特别是妊娠妇女。超声显像对乳腺癌的检出率为80％～85％,可同时进行乳腺、肿瘤血管和腋窝淋巴结的检查。通过对病变形态、内部结构及周围组织改变等特征的观察,结合彩色多普勒血流成像观察病变内血流情况,确定病变性质,提高钼靶的筛查敏感性,但受操作者技术的影响较大。对直径在 1 cm 以下肿块诊断的准确率不高,且对钙化不敏,一般不作为筛查手段。此外,超声可辅助乳腺活检,比如对囊性肿块在超声显像引导下做针吸。

③ 乳腺磁共振显像(MRI)

近年来,随着磁共振技术的不断发展成熟,其在乳腺癌诊断中的价值日益凸显。MRI是目前公认的对浸润性乳腺癌敏感度最高的一种影像学检查方案,能显示多病灶、多中心或双侧乳腺癌病灶,并能同时显示肿瘤与胸壁的关系、腋窝淋巴结转移情况等,为制定手术方案提供更可靠的依据。它的敏感性高于钼靶和超声,发现骨转移比骨扫描敏感,缺点是特异性差,假阳性率高,费用昂贵,不适于大范围乳腺癌筛查及体内安装起搏器、肥胖、肾衰竭及不能俯卧位检查者。

④ 乳腺 PET-CT 扫描

正电子发射成像(PET-CT)扫描是乳腺 X 线摄片的补充检查方法,主要依赖于肿瘤细胞摄取 FDG(氟脱氧葡萄糖)与肿瘤组织分级和潜在侵袭性相对应。其有助于评估内乳淋巴结、腋窝淋巴,还能发现多灶病变、复发疾病、骨转移和未知转移疾病,发现腋窝淋巴结转移的假阴性率为 20%。PET-CT 在乳腺癌的诊断中仍然存在争议,因为其并未达到乳腺成像的空间分辨率的要求,目前已有专门用于乳腺成像的乳腺正电子发射乳房成像(PEM),其不受乳腺密度的影响,但低级别的病灶被遗漏的可能性仍然较大。

(2) 实验室检查

① 肿瘤标志物检测

CA15-3、癌胚抗原是乳腺癌中应用价值较高的肿瘤标志物,主要用于转移性乳腺癌患者的病程监测。CA15-3 和癌胚抗原联合应用可显著提高检测肿瘤复发和转移的敏感性。由于其对局部病变的敏感性低,且在某些良性疾病和其他器官的恶性肿瘤中也可升高,因此不适合用于乳腺癌的筛查和诊断。

② 生化检查

早期无特异性血生化改变,晚期累及其他脏器时,可出现相应的生化指标的变化。如多发骨转移时,可出现碱性磷酸酶升高。

4) 组织病理学诊断

随着乳腺癌筛查的广泛开展,越来越多的不可触及的病灶被发现,怀疑恶性可能时,需进行穿刺活检,明确诊断。活检不但能明确肿瘤性质,还可了解病理生物学特点(病理类型、组织学分级、ER、PR、HER-2、Ki-67 等免疫组化状态等),并为后续的个体化治疗打下基础。

(1) 开放手术活检

开放手术活检曾是应用最普遍的活检方式,可准确、直接地获得组织病理学诊断。主要通过外科手术将肿瘤及周围部分组织完整切除,行术中快速冰冻病理或术后石蜡病理检查。通常情况下,乳房可触及肿块是开放手术活检的适应证。随着影像学引导定位的发展,对于临床上影像学怀疑恶性,而查体无法触及肿物的患者,可在影像学引导穿刺导丝标记定位的辅助下切除活检。对于较大的肿块诊断或局部晚期乳腺癌的诊断也有意义,可采取切除部分肿瘤组织的活检方式。切除活检的优势在于手术方法简单并可获取全部病变组织进行病理学检查,但其也存在一些不足。①切除乳腺癌原发病灶,无法从原发病灶大小来判断新辅助治疗的疗效。②常规手术切除活检会影响乳腺癌前哨淋巴结活检的可靠性,切开活检后前哨淋巴结活检的假阴性率明显高于穿刺活检病例。③切除活检还会增加保留乳房手术阴性切缘的不确定性,保乳手术后二次手术率会高于穿刺活检。④限制或影响部分患者确诊后原发性乳腺癌手术方案的确定。⑤超过80%的乳腺异常为良性病变,对于这些病灶的手术活检造成医疗资源过度耗费。

(2) 细针穿刺活检

细针穿刺活检(fine needle aspiration biopsy,FNAB)操作简单、安全、费用小,对操作器械几乎没有特别要求,而且可以应用于几乎所有乳腺癌患者,患者接受程度高。根据文献报道,细针穿刺活检的敏感性为65%~98%,特异性为88%~100%。对于可疑乳腺癌患者,细针穿刺活检可作为影像学检查外一项重要的辅助诊断方式。在普查中,发现可疑恶性的患者,针吸细胞学检查可进一步诊断明确,特别是鉴别炎性病变与肿瘤病变。还可作为前哨淋巴结活检,降低活检整体费用,为新辅助治疗疗效评价提供更多的资料。反复穿刺并不增加乳腺癌局部复发及远处转移风险。如细针穿刺病理阴性或可疑恶性者,仍需做冰冻病理检查或石蜡病理检查。

由于是细胞学水平的诊断方法,不能获得组织学结构,故细针穿刺活检不能明确诊断肿瘤为浸润性癌或原位癌,也无法获得评价复发风险的指标,如组织学分级、激素受体与HER-2的状态等。另外,其有一定的假阴性率。所以细胞学报告阴性的病例,仍需重复穿刺或进行组织学病理检查。细针穿刺的假阳性率一般在0.5%以下,一旦发生会造成严重的后果。基于以上因素,目前的临床指南和专家共识认为细针穿刺活检不适合广泛用于乳腺癌的活检及诊断。

(3) 空心针活检

空心针活检(core needle biopsy,CNB)是目前临床应用最广的活检方式,其通过活检针外套管的快速机械弹射切割而获得组织标本。较大乳腺可疑病灶的穿刺可以徒手完成,较小的病灶多在超声或钼靶等定位引导下进行,极大提高了活检的准确性。CNB病理诊断的准确性随着肿块直径的增加而增加,还与所取标本组织量密切相关。CNB诊断的敏感性为83%~99.6%,特异性为85.8%~100%,准确性为96%~100%。此外,CNB标本对ER、PR、HER-2状态的诊断也非常可靠,可用于乳腺癌的早期诊断。

CNB病理诊断的假阴性率介于0~8.9%之间,多发生于良性病变,包括穿刺活检为阴性或非高危的良性病变但最终诊断为癌的情况。鉴于CNB诊断的准确性和局限性,目前对于CNB诊断为浸润癌等恶性病变者进行手术或相应的辅助治疗,对良性病变者进行密切随访,对于高危病变的处理,目前多数人认为需重新活检。与细针穿刺活检相比,CNB获取组织量更多,可兼顾组织结构和细胞学特征的评估,可区分原位癌和浸润癌,进一步行 ER、PR、HER-2、Ki-67 等免疫组化检查。因此,CNB 是临床工作中的首选,尤其对于乳腺原发灶的活检。CNB 的缺点是活检时需要超声或乳腺 X 线等设备准确定位,也需要专用的弹射器械及弹射针,费用较昂贵,操作时间长,血肿等并发症发生率略高。

(4) 真空辅助微创活检

真空辅助微创穿刺活检(vaccum-assisted biopsy,VAB)是自 20 世纪 90 年代发展起来的活检技术,目前已经广泛应用于乳腺可疑疾病的病理组织学活检。VAB 是一种乳腺病灶微创旋切活检系统,其通过负压抽吸乳腺病灶,然后进行切割以获得乳腺病灶的组织学标本,获得的单个标本量是空心针活检标本的 2.5～6 倍。VAB 支持各种影像学定位,在超声、钼靶、MRI 引导下均可将旋切刀引入病变深面,准确定位,完成多方向的组织活检。其特点是可进行重复切割,一次穿刺能取得多个标本,同时对较小的标本能完全切除且避免较大切口。

(5) 影像学引导下的穿刺活检

随着乳腺钼靶检查的广泛开展,越来越多不可触及的病灶被发现了,这些病灶的影像学评估表现为恶性时需要进行穿刺以明确性质。影像学引导下空心针穿刺诊断的敏感性约为 89%,与术后病理的符合率为 94% 以上,特异性可达 100%,已成为临床诊断不可触及乳腺病灶的首选方法。

目前最常用的影像学检查是钼靶立体定位放射成像和超声成像,这两种检查互为补充。应根据患者乳腺特征及病变类型来选择最合适的影像学引导方法。乳腺含脂肪量多者宜选用钼靶立体定位成像引导。一般超声引导无法看到微钙化灶,因此无论乳房大小,凡有微钙化灶者都应选择钼靶下立体定位活检。

近年来,乳腺磁共振越来越多地用于年轻乳腺癌高危人群(有 BRCA1/2 突变、乳腺癌家族史或个人史)的普查,其可确定病变范围,评估是否存在对侧乳腺癌,检测隐匿性乳腺癌以及钼靶、超声及体检不能确诊,病灶表现不明显者。对仅 MRI 显示的乳腺隐匿病灶,MRI 引导的定位活检是一种安全可靠的方法,弥补了其他影像学的不足和避免假阴性的发生,是对钼靶和超声引导乳腺定位活检的重要补充。

第 4 节 乳腺癌预防的全程干预

目前人们对乳腺癌的发生发展机制的认识已经有了长足的进展,有效的治疗手段已使乳腺癌的死亡率显著降低。然而,乳腺癌的发病率逐年上升,诊断时病期普遍偏晚,因此,有效控制乳腺癌不仅仅需要合理的治疗策略,更需要有效的预防策略。

1) 乳腺癌的一级预防

1/3 的乳腺癌患者是可以预防的,通过健康教育,改进生活方式,从乳腺癌的病因来采取措施的预防即病因预防,称作一级预防。

尽管乳腺癌的病因复杂多样,但仍有不少可以通过行为干预减少发病。如减少脂肪、肉类、黄油和甜品等食物的摄入,增加绿色蔬菜、水果、胡萝卜素等摄入量,避免接受电离辐射均可减少乳腺癌发生的危险性。月经初潮早、初次妊娠年龄大、绝经晚等也是乳腺癌的危险因素。5%~10%的乳腺癌患者与遗传因素有关,流行病学研究表明,乳腺癌家族史是预测乳腺癌最强的危险因素。发病年龄早、双侧乳腺癌、表现为常染色体显性遗传是遗传性乳腺癌的特点。对于遗传因素,人类通过改变遗传学信息来预防乳腺癌。乳腺癌一级预防措施主要涉及预防性乳腺切除、预防性双侧卵巢切除、内分泌化学预防治疗等。

(1) 预防性乳腺切除术

家族性乳腺癌是指乳腺癌在一个家系中具有遗传倾向性,可代代相传,构成肿瘤的家族聚集现象,其根本原因是遗传基因突变,表现为原癌基因的激活或抑癌基因的失活,目前明确其中 50% 与 BRCA1 和 BRCA2 有关,其中与 BRCA1 有关的为 35%~85%,与 BRCA2 有关的为 20%~60%。具有 BRCA1 基因突变的女性发生乳腺癌的风险为 59%~87%,具有 BRCA2 基因突变的女性发生乳腺癌的风险为 38%~80%,为普通人群风险的10 倍。预防性干预可使家族性乳腺癌的发病率和死亡率明显降低。2013 年美国预防服务工作组更新了近 10 年 Meta 分析数据,高危及携带 BRCA1/2 基因突变的女性接受预防性乳腺切除术与不接受手术的妇女相比,降低乳腺癌相关死亡率分别为 81% 和 100%。因此,对高危妇女采取预防性双侧乳腺切除术被证明是一个有效而彻底的治疗手段,既能显著降低高危妇女患乳腺癌的风险,也显著降低乳腺癌相关的死亡。

(2) 预防性双侧卵巢切除

研究表明,在小于 50 岁的 BRCA1 和 BRCA2 携带者中预防性卵巢切除术不仅降低发生卵巢癌的危险,而且降低发生乳腺癌的危险。最近一项大型多中心研究入组 22 个北美和欧洲临床或科研中心的 2 482 名 BRCA1/2 突变携带者,对预防性卵巢+输卵管切除术给突变携带者带来的生存获益进行分析。结果显示,接受预防性手术的携带者与不接受预防性手术者相比,死亡率可以降低 10%。

(3) 化学药物预防

乳腺癌化学预防的方法有饮食成分的改变及内分泌药物的应用等,主要研究对象集中在高危人群。他莫昔芬是第一个被证实可降低乳腺癌发生风险的药物,于 1999 年正式被美国食品和药物管理局(FDA)批准为预防乳腺癌用药。他莫昔芬能降低浸润性乳腺癌风险 49%,降低非浸润性乳腺癌风险 50%,降低小叶原位癌发展至浸润性癌的风险56%,降低不典型增生发展至浸润性乳腺癌的风险 86%,所有年龄组的妇女均可获益。不良反应方面,他莫昔芬的卒中、肺栓塞、深静脉血栓及子宫内膜癌的发生率均较高,在50 岁以上的妇女中更常见。

2)乳腺癌的二级预防

乳腺癌的二级预防是以提高患者生存率、降低死亡率为目的,在无症状、无主诉的"健康"女性中寻找微小乳腺癌或早期乳腺癌患者,对乳腺重度增生性病变、乳腺癌的临床前期和原位癌开展积极的防治工作,即肿瘤的早发现、早诊断和早治疗(三早)。乳腺癌的早期诊断包括乳房自检和乳腺癌的筛查。

(1) 乳房自检

乳腺癌的自我检查是一种简易、经济、无创伤的乳房保健方法,由女性本人选择每月月经周期的最佳时间进行检查,并能进行自我对比的动态观察和追踪,检查方法简单易行,尤其适合乳房较小的我国妇女。临床上有 90% 的乳房肿块由女性自行检出,因此普及正确的检查方法,及时就诊,乳腺癌不难被早期发现。

乳房自检的对象一般是年龄在 30 岁以上的已婚成年妇女,从近年来乳腺癌发病曲线分析,既往发病高峰年龄是大于 40 岁,但当前乳腺癌流行病学研究提示,大于 30 岁已出现了峰坡,说明乳腺癌的发病年龄已经提前。原则上要求每月一次,持之以恒。检查时间选择在每次月经干净后一周进行。因为经期前乳腺组织中腺体组织受体内激素影响增生肥厚,伴有压痛和胀痛,此时检查不易反映腺体真实情况。月经后一周左右腺体最松软,是最佳的检查时期。对于已手术切除卵巢后人工绝经的妇女,则每月固定一个日期进行自我检查。第一次检查时应详细记忆自己乳房各部位情况,以后每月均以此为标准做比较。检查方法为患者上半身完全坦露,直立或端坐在镜子前,对比观察双侧乳房,观察乳房轮廓是否对称,大小有无改变,如有无肿胀、萎缩、皮肤褶皱等。观察两侧乳头是否位于同一水平线上,注意乳头有无凹陷、回缩、上抬等情况。注意乳头有无分泌物溢出,观察内衣上有无血渍或水渍存在。具体检查方法如下:①外形的观察:双手举过头,再双手下垂叉腰,稍稍转动上身再观察。②检查体位:平卧于床上,手臂举过头,使乳腺平坦于胸壁上,最容易检查。③触诊:将左手并拢,平坦放于乳房表面,利用指端掌面触觉,轻柔地平贴着触摸乳腺各部位。从"外上"开始,沿顺时针方向依次检查,检查一圈后回到原处,手指向内移动 3 cm 左右,再检查一遍。一般进行三圈即可全部检查完一侧乳房。右手用同样方法检查左侧乳房。④病变的定位:将乳房以乳头为中心,垂直画十字,将乳房分为"内上""内下""外上""外下"四个象限,尤其要注意"外上"象限向腋下突出的腺体"尾状"部分。注意不要漏检双侧乳头、乳晕和两侧腋下部分。

(2) 乳腺癌的筛查

乳腺癌的标准筛查手段是乳房 X 线检查和体格检查,两者相互补充。乳腺 X 线摄片可早于其他手段检测出乳腺癌,可评估直径为 9～12 mm 的病变,这些病变转移的可能性较小。多个随机对照研究证实,在大于 50 岁的女性乳腺癌人群中,乳腺 X 线摄片可以筛查出女性隐匿性乳腺癌,减少 20%～30% 的病死率。美国放射学会、国际肿瘤学会、美国肿瘤学会和其他组织对筛查的官方推荐是:女性在 40 岁起行双侧乳腺摄片作为基线摄片,以后每年摄片一次同时行体格检查,无年龄上限。对于高危妇女,如 BRCA1 和 BRCA2 突变携带者,筛查从 25 岁开始,或比家族性乳腺癌成员发病早 5～10 年开始筛查。

乳腺癌的筛查分为机会性筛查和群体筛查两种。前者是指妇女主动或自愿到医疗机构进行相关检查,后者是社区或单位有组织地为适龄妇女提供乳腺筛查。机会性筛查一般建议 40 岁开始,对于乳腺癌高危人群可将筛查起始年龄提前到 40 岁之前。群体筛查推荐年龄为 50～69 岁。乳腺癌高危人群的定义为:①有明显的乳腺癌遗传倾向者;②既往有乳腺导管或小叶非典型增生或小叶原位癌者;③既往行胸部放疗的患者。

一般风险人群妇女乳腺癌筛查策略如下。①20～39 岁:每月 1 次乳腺自我检查;每 1～3 年 1 次临床检查。②40～69 岁:适合机会性筛查和群体性筛查。每 1～2 年 1 次乳腺 X 线检查和/或乳腺超声。对不具备条件的地区或致密型乳腺,可首选乳腺超声检查。每月 1 次乳腺自我检查及每年 1 次临床检查。③70 岁以上:每月 1 次乳腺自我检查及每年 1 次临床检查。有症状或可疑体征时行机会性筛查(进行影像学检查)。

高危人群乳腺癌筛查策略:建议对乳腺癌高危人群提前进行筛查(小于 40 岁),筛查间期推荐每年 1 次,筛查手段整体原则应联合乳腺 X 线检查和乳腺超声,必要时还可以应用 MRI 等影像学手段。

(3) 乳腺癌的手术治疗

① 乳房切除术

乳房切除术主要用于 TNM 分期中 0、Ⅰ、Ⅱ 期及部分 Ⅲ 期且无手术禁忌,患者不具备实施保乳手术条件或不同意接受保留乳房手术。局部进展期或伴有远处转移的患者,经全身治疗后降期,亦可选择全乳切除术。传统根治术中采用的乳房切除术需同时切除胸大小肌,创伤大,并发症发生率高,已被改良根治术所取代。目前的乳房切除术已由改良根治术发展为保留皮肤的乳房切除＋乳腺重建手术,两者治疗效果类似,但后者美容效果更好。

② 保留乳房手术

保乳手术适用于患者有保乳意愿,乳腺肿瘤可以完整切除,达到阴性切缘,并可获得良好的美容效果,同时可接受术后辅助放疗的患者。年轻不作为保乳手术的禁忌,但小于 35 岁的患者有相对高的复发和再发乳腺癌的风险,所以在选择保乳时应考虑可能存在的风险。

3) 乳腺癌的三级预防

尽管乳腺癌的早期诊断和治疗取得了一系列的进展,但仍有 5%～10% 的乳腺癌初诊即有转移。不适合根治性局部治疗的复发及转移乳腺癌(metastatic breast cancer,MBC)的中位生存期仅 2～3 年,5 年生存率为 15%～25%,对于这类患者,全身治疗仍是主要措施。

MBC 总的治疗原则是:对于无内脏转移、不伴症状的内脏转移和不具内脏危象的激素受体阳性的患者,首选内分泌治疗;对于占 MBC 大多数的 HER-2 阴性患者,如为三阴性乳腺癌或为有症状的内脏转移和具有内脏危象的激素受体阳性者均应首选化疗;对于 HER-2 阳性的患者,应考虑在抗 HER-2 靶向治疗的基础上联合化疗或内分泌治疗。

（1）激素受体阳性乳腺癌的治疗

激素受体阳性晚期乳腺癌治疗的主要目的是缓解症状、提高生活质量和延长患者生存，对复发或转移部位应尽可能进行再次活检，以明确诊断和重新评估 ER、PR、Ki-67 和 HER-2 状态。适合内分泌治疗的人群包括：①原发灶或转移灶病理检查激素受体（ER/PR）阳性的患者；②肿瘤进展缓慢的患者；③既往内分泌治疗获益，包括辅助治疗中无疾病进展期长（如 2 年以上）或辅助治疗足疗程后疾病进展的患者。

对于绝经后激素受体阳性晚期乳腺癌患者需要考虑辅助治疗方案，无病间期，复发、转移的疾病负荷选择治疗方案。其中，未经内分泌治疗的患者，首选来曲唑联合哌柏西利。对于他莫昔芬治疗失败后的患者选择来曲唑联合哌柏西利或者联合西达本胺。对于甾体类芳香化酶抑制剂治疗进展后的患者，二线选择氟维司群联合哌柏西利。对于非甾体类芳香化酶抑制剂治疗进展后的患者，二线选择氟维司群联合阿贝西利或甾体类芳香化酶抑制剂联合西达本胺。

对于绝经前激素受体阳性晚期乳腺癌患者可采取卵巢功能抑制药物，如戈舍瑞林、亮丙瑞林，或者卵巢切除，随后遵循绝经后患者内分泌治疗。

（2）HER-2 阳性乳腺癌的治疗

所有 HER-2 阳性的复发转移乳腺癌患者应及时接受 HER-2 靶向治疗。对于未使用过曲妥珠单抗或曾经使用过曲妥珠单抗但符合再使用的患者（指符合以下条件：①新辅助治疗有效；②辅助治疗结束 1 年以后复发；③解救治疗有效后停药）首选曲妥珠单抗为基础的治疗。紫杉类基础上联合曲妥珠单抗可显著延长患者生存，是一线标准治疗方案。对于能耐受双药化疗的患者，曲妥珠单抗联合紫杉类加卡培他滨疗效更佳。

对于曲妥珠治疗失败后的患者，持续抑制 HER-2 通路能够带来生存获益，推荐二线继续使用 HER-2 靶向治疗，推荐方案为吡咯替尼联合卡培他滨或单药 T-DM1。

HER-2 阳性、激素受体阳性的复发转移性乳腺癌患者，优先考虑抗 HER-2 治疗联合化疗；不适合化疗或进展缓慢的患者可考虑抗 HER-2 靶向治疗联合内分泌治疗。有研究显示，抗 HER-2 靶向治疗联合内分泌加 CDK4/6 抑制剂具有一定疗效，因此部分患者可以选择该方案。

（3）三阴性晚期乳腺癌的治疗

三阴性乳腺癌首先推荐化疗，对于需要使肿瘤迅速缩小或症状迅速缓解的患者选择联合化疗，对于不可耐受联合化疗首选单药化疗。对于既往蒽环类治疗失败的复发转移患者，通常选择紫杉类为基础的一线方案，其他可选择的药物包括卡培他滨、吉西他滨、长春瑞滨、紫杉醇脂质体及多柔比星脂质体。IMpassion 130 研究显示，PD-L1 抑制剂联合白蛋白紫杉醇一线治疗转移性或不可切除局部晚期三阴性乳腺癌可显著提高无进展生存时间（progress-free survival，PFS），并获得了生存期（overall survival，OS）收益，提示免疫检查点抑制剂在三阴性乳腺癌中具有潜在的应用价值。对于蒽环类和紫杉醇治疗失败的患者，可选择单药卡培他滨、吉西他滨、长春瑞滨、白蛋白紫杉醇或艾立布林。多个研究显示铂类在三阴性乳腺癌中具有较高的有效率，特别是 BRCA1/2 突变的患者，含铂方案可作为三阴性乳腺癌解救的化疗选择。

4）乳腺癌的四级预防

（1）骨转移的处理

乳腺癌骨转移的发生率为 65％～75％。乳腺癌患者如果出现骨痛或者高钙血症、碱性磷酸酶升高、乳酸脱氢酶升高时应及时行骨放射性核素扫描（ECT）检查，以判断是否存在骨转移。ECT 对早期骨转移较敏感，敏感性为 62％～89％，但特异性较差，因此需要结合 X 片、CT 及 MRI 等综合评估，确认骨转移情况，了解骨破坏的严重程度和脊柱的稳定性。MRI 在判断神经血管受压迫、锥体累及范围和脊柱稳定方面优势更明确，对判断手术和放疗适应证很重要。

乳腺癌骨转移的治疗目标是预防和治疗骨相关事件，缓解疼痛，恢复功能，改善生活质量及延长生存。治疗上以全身治疗为主，对激素受体阳性、疾病进展相对缓慢的患者优先考虑内分泌治疗。对激素受体阴性、疾病进展迅速、合并内脏转移、内分泌治疗无效者，则考虑化疗。对 HER-2 阳性患者应优先考虑联合抗 HER-2 治疗。骨改良药物主要为唑来膦酸、伊班膦酸、地舒单抗等。

（2）脑转移的处理

脑转移的乳腺癌患者占所有乳腺癌患者的 10％～16％，通常三阴性乳腺癌、HER-2 阳性乳腺癌发生脑转移的风险相对较高。脑转移好发部位为大脑，其次是小脑，脑干部位最少。脑转移的临床表现主要是颅内高压和神经功能障碍，如恶心呕吐、头痛、癫痫发作、视力下降、肢体活动障碍甚至昏迷，查体可有生理反射减弱或消失、病理反射阳性及视神经乳头水肿等。MRI 为诊断脑转移的首选检查，有助于发现更多无症状的脑转移患者，可明确显示转移瘤的部位、大小、病灶数量及并发的脑水、脑积水等颅内病变。CT 是诊断脑转移瘤最可靠的手段之一，但对于小于 5 mm 的病灶和幕下转移常不能显示，增强 CT 的敏感性更强。

脑转移的治疗目的是治疗转移灶，改善症状，提高生活质量，延长生存时间。治疗方法包括手术、放疗、药物治疗和对症支持治疗。放疗包括全脑放疗（whole brain radiotherapy，WBRT）和立体定向放疗（stereotactic radiotherapy，SRT）。对于脑转移数量有限且无症状的 HER-2 阳性患者，也可给予全身治疗，如抗 HER-2 的小分子酪氨酸激酶类药物来那替尼、吡咯替尼等。总体来说，乳腺癌脑转移的药物治疗效果并不理想。化疗药物，如卡培他滨、拓扑替康、替莫唑胺等，对脑转移有一定疗效。对于颅高压的患者，常规给予甘露醇、糖皮质激素、利尿剂等减轻脑水肿症状。

（3）其他对症处理

晚期乳腺癌发生呼吸困难时尽可能治疗原发病，如胸腔积液、肺炎、肺转移等。一个双盲、安慰剂对照交叉研究显示剂量为 20 mg/d 的吗啡相对于安慰剂治疗难治性呼吸困难，可减少呼吸窘迫感。苯二氮䓬类可以减轻与呼吸困难相关的焦虑，另外可给予吸氧。引起厌食的原因主要有疼痛、抑郁症、便秘、口干及消化道溃疡等。孕激素，如甲地孕酮可改善患者食欲,增加体重。皮质类固醇也有改善食欲的作用,但无法增加体重。

《第 5 节　祖国医学在乳腺癌预防中的作用》

1) 祖国医学对乳腺癌的认识

在中医学文献中,隋朝巢元方所著《诸病源候论》谓:"乳中积聚成核,微强不甚大,硬若石状。"宋金时代就以"乳岩"命名。《妇人大全良方》已将乳痈和乳岩加以区分,认为乳岩"内结小核,或如鳖棋子,不赤不痛,积之岁月渐大,岩崩如熟石榴,或内溃深洞,血水滴沥"。金元时期窦汉卿在《疮疡经验全书》中对乳腺癌这样描述:"乳岩,此毒阴极阳衰……捻之内如山岩,故命之。"清代《外科大成》谓:"乳岩亦乳中结核,不红热,不肿痛,年月久之,始生疼痛,痛者无已。未溃时,肿如覆碗,形如堆粟,紫黑坚硬,秽气渐生。已溃时,深如岩穴。突如泛莲,痛苦连心,时流臭血,根肿愈坚。斯时也五大俱衰,万无一救。"清代《外科集腋》描述道:"乳岩……初如豆大,渐若棋子,年久方痛,痛则无解。日后肿如覆碗,溃后深者若岩,凸如泛莲。其时脏腑俱败,万无一救。"

肝气郁结、情志不畅、膏粱厚味是乳腺癌的重要病因;冲任失调、郁结伤脾是乳腺癌发病的内因。《格致余论》认为乳腺癌的病因为"忧怒抑郁,昕夕积累,脾气消阻,肝区横逆,遂成隐核,如大棋子,不痛不痹,数十年后方疮陷,命曰乳岩,以其疮形嵌凹似岩穴也,不可治矣"。《医学正传》指出"此症多生于忧郁积忿中年妇女",此等妇女常有冲任失调之症。

乳腺癌的病位在乳房。根据中医经络学说,乳头、乳房分别属于肝、胆、胃经。《外科大成》提道:"按乳头属足厥阴肝经,乳房属足阳明胃经,外属足少阳胆经。"当七情伤及肝脾,且阴极而阳衰,导致气血失调,痰气凝结,阻于乳络,日久成核成岩;冲任失调导致气运失常,气滞血瘀,阻于乳络,日久也成岩。

另外"肥厚过多""过餐五味"也是本病的发病原因之一。膏粱肥厚,胃内湿热蕴结,阳明经络阻滞,瘀积不去,日久损伤脾胃运化功能,脏腑失调,乳房肿块内生。中医经络学说认为乳房属足阳明胃经(多气多血),西医认为乳腺癌发病重要原因之一与过量摄取脂肪、热量有关。所以乳腺癌病变在乳房,病机与肝、胆、脾胃关系比较密切。在临床治疗时,应注重扶正与祛邪相结合,除痰散结兼顾,养肝滋阴,益气健脾。

由于乳腺癌与肝、胆、胃三脏腑密切相关,患乳腺癌或手术后,由于形体的变化,一些病人思想情绪较为悲观,思虑过多,肝气郁结伤及脾胃,或一些病人在更年期,情绪急躁,或暴怒,伤及肝脏。"忧怒抑郁,昕夕积累,脾气消阻,肝区横逆"。故乳腺癌的康复治疗,常以疏肝理气、抑肝平肝调整机体阴阳平衡。以四逆散、龙胆泻肝汤、酸枣仁汤等加以调理。肝气得舒、肝火疏泄,"邪去正复",内分泌紊乱得到调节。

患乳腺癌或手术后更应注意饮食的调节,不可过多饮食膏粱厚味。在饮食上注意选择易于消化且有较高营养的食品,如苡仁红枣粥、淡水鱼、木耳、慈姑等;在家庭生活上起居有常,青年妇女房劳应节制有度,以防伤精气,癌肿乘虚而作。

2）乳腺癌的辨证论治

(1) 冲任失调型

患者症见：乳房内肿块，质地硬韧，粘连，表面不光滑，五心烦热，午后潮热，盗汗，口干，腰酸膝软，兼有月经不调，苔少有裂纹，舌质红，脉细或细数无力。治法以滋阴降火、软坚解毒为主。方选：知柏地黄汤加减。常用药：生地黄、山萸肉、知母、八月札、莪术、山慈姑、石见穿、蜂房、蛇六谷、川牛膝、元参、炙山鳖甲。如出现腹泻便溏则减去知母，酌加山药、扁豆；月经不调酌加益母草、制香附。

(2) 肝郁气滞型

患者症见：乳房肿块初起胀痛，引及两胸胁作胀，情绪抑郁或急躁，心烦易怒，口苦咽干，头晕目眩，苔薄白或薄黄，舌质稍暗，脉弦滑。治法以疏肝理气、化痰散结为主。方选：逍遥散加减。常用药：全瓜蒌、当归、白芍、柴胡、生白术、郁金、香附、橘叶、皮、枳壳、山慈姑、八月札、夏枯草、七叶一枝花、生山楂。若大便干结可酌加制大黄，以泻阳明邪热；乳房痛胀明显加王不留行子、延胡索、地鳖虫。

(3) 热毒瘀结型

患者症见：乳房肿块迅速增大，疼痛，红肿，甚者溃烂翻花，污水恶臭，大便秘结，或发热，舌质暗红，脉弦数。治法以清热解毒、化瘀消肿为主。选方：桃红四物汤合五味消毒饮加减。常用药：金银花、蒲公英、桃仁、红花、赤芍、野菊花、夏枯草、蜂房、元参、生地黄、柴胡。若气倦乏力，面色不华，脉虚数加生黄芪、白术、当归。

(4) 气血两虚型

患者症见：乳中结块，与胸壁粘连，推之不动，乳房遍生疙瘩，头晕目眩，面色㿠白，神疲气短，舌苔少，舌质淡或淡胖，脉虚弱。治法以益气养血、解毒散结为主。方选：补中益气汤加减。常用药：生黄芪、党参、白术、茯苓、当归、白芍、女贞子、阿胶、生苡仁、山慈姑、蜂房、七叶一枝花、淫羊藿、橘叶、皮、柴胡。若大便溏薄减当归、女贞子，加山药、扁豆；肿块痛者可加制香附、制没药、延胡索；红肿、血水不渗者加七叶一枝花、茜草根、三七；畏寒怕冷者加鹿角霜。

参考文献

［1］Braden A M, Stankowski R V, Engel J M, et al. Breast cancer biomarkers: Risk assessment, diagnosis, prognosis, prediction of treatment efficacy and toxicity, and recurrence[J]. Current Pharmaceutical Design, 2014, 20(30): 4879-4898.

［2］Anastasiadi Z, Lianos G D, Ignatiadou E, et al. Breast cancer in young women: An overview[J]. Updates in Surgery, 2017, 69(3): 313-317.

［3］Chodosh L A. Breast cancer: Current state and future promise[J]. Breast Cancer Research, 2011, 13(6): 113-134.

［4］de la Mare J A，Contu L，Hunter M C，et al. Breast cancer：Current developments in molecular approaches to diagnosis and treatment[J]. Recent Patents on Anti-Cancer Drug Discovery，2014，9 (2)：153-175.

［5］Fahad U M. Breast cancer：Current perspectives on the disease status[J]. Advances in Experimental Medicine and Biology，2019，1152：51-64.

［6］Ganz P A，Goodwin P J. Breast cancer survivorship：Where are we today? [J]. Advances in Experimental Medicine and Biology，2015，862：1-8.

［7］Ren G H，Hao X Y，Yang S Y，et al. An efficient or methodical review of immunotherapy against breast cancer[J]. Journal of Biochemical and Molecular Toxicology，2019，33(8)：345-355.

［8］Hutchinson L. Breast cancer：Challenges，controversies，breakthroughs[J]. Nature Reviews Clinical Oncology，2010，7(12)：669-670.

［9］Hwang K T. Clinical databases for breast cancer research[J]. Advances in Experimental Medicine and Biology，2021，1187：493-509.

［10］Katsura C，Ogunmwonyi I，Kankam H K，et al. Breast cancer：Presentation，investigation and management[J]. British Journal of Hospital Medicine (London，England)，2022，83(2)：1-7.

［11］Li X X，Yang J，Peng L M，et al. Triple-negative breast cancer has worse overall survival and cause-specific survival than non-triple-negative breast cancer[J]. Breast Cancer Research and Treatment，2017，161(2)：279-287.

［12］Libson S，Lippman M. A review of clinical aspects of breast cancer[J]. International Review of Psychiatry，2014，26(1)：4-15.

［13］Wörmann B. Breast cancer：Basics，screening，diagnostics and treatment [J]. Medizinische Monatsschrift Fur Pharmazeuten，2017，40(2)：55-64.

［14］Odle T G. Precision medicine in breast cancer[J]. Radiologic Technology，2017，88(4)：401-421.

［15］Peairs K S，Choi Y，Stewart R W，et al. Screening for breast cancer[J]. Seminars in Oncology，2017，44(1)：60-72.

［16］Sachdev J C，Sandoval A C，Jahanzeb M. Update on precision medicine in breast cancer[J]. Cancer Treatment and Research，2019，178(3)：45-80.

［17］Schmidt T，van Mackelenbergh M，Wesch D，et al. Physical activity influences the immune system of breast cancer patients[J]. Journal of Cancer Research and Therapeutics，2017，13(3)：392-398.

［18］Woolston C. Breast cancer[J]. Nature，2015，527(7578)：s101.

第 7 章

食管癌的预防

《第 1 节　食管癌的流行病学》

食管癌是发生在食管上皮组织的恶性肿瘤,占所有恶性肿瘤的 2%。病理类型包括鳞状细胞癌(鳞癌)和腺癌等。食管癌是世界上第六大癌症死亡原因,是一种复杂的疾病,其原因因组织学类型和人群而不同。食管癌的发病模式在不同国家和地区之间差异显著:东亚高发地区病理类型以鳞癌为主,我国约 90% 的食管癌病理类型为鳞癌;而欧美等相对低发区病理类型则以腺癌为主。2020 年,全球有超过 60.4 万人新诊断出食管癌,占全球每年新确诊癌症病例的 3.1%。中国是食管癌的高发地。

1) 食管癌的地区分布特征

食管癌有明显的地域和人群分布。全球流行病学调查显示食管癌主要在东亚及东南亚国家高发,我国主要分布于太行山区的河南、河北和山西省,大别山区的鄂皖交界地区,四川盆地和川西北,江苏省的苏北地区,闽粤交界地区和新疆哈萨克族居住地。我国食管癌发病的这一聚集特征早在 20 世纪就引起了我国国家领导人以及相关卫生部门的注意。此外,食管癌农村人口病例数(17.4/10 万人)是城市人口病例数(8.3/10 万人)的两倍。而城乡食管癌发病率的差异主要是由生活水平和生活环境的差异、生活习惯和恶性肿瘤防治知识知晓程度不同等所造成。

2) 食管癌的种族分布特征

国内外资料表明不同民族的食管癌发病率有明显的差异。如美国的非白种人男性食管癌发病率(20.5/10 万)高于白种人(5.8/10 万),亚洲的中国人和日本人高于欧洲人和美国人。我国新疆哈萨克族居民的食管癌发生率最高(33.90/10 万),其次是蒙古族、维吾尔族、汉族,以苗族最低(1.09/10 万)。不同民族中食管癌发病率的不同可能与不同民族的生活习惯和遗传易感因素有关。不同种族中食管癌发病有明显差异的确切原因还不清楚。各地调查结果不一。

3) 食管癌的性别分布特征

食管癌男性发病数远多于女性,分别为 18.5 万和 7.2 万,这也造成了男性患者死亡数(14 万)多于女性(5.3 万)。男女食管癌的发病率差异主要是由于男性经常暴露于吸烟、饮酒等危险因素以及男女生理结构差异等原因造成。

4) 食管癌的年龄分布特征

食管癌死亡率的总体表现为随着年龄增大,食管癌死亡率增加。在 10 岁以前,死于食管癌的患者在临床上很少见,食管癌的死亡率仅为 0.01/10 万。但是,对于年龄在 45 岁以上年龄组,其食管癌死亡率均超过 10/10 万。另外,近年统计结果显示我国食管癌的最多发病年龄段为 60～64 岁,说明我国食管癌发病年龄有后移趋势。

第 2 节　食管癌可能的发病因素

导致食管癌发生的确切和特异性病因尚不明确,但有关其发病危险因素的研究已取得一定进展。根据食管癌流行病学提供的信息,目前认为食管癌的发生发展是饮食与生活方式、环境与遗传因素、人口学因素、感染因素等若干因素协同作用的结果。

1) 环境因素

环境因素造成恶性肿瘤发生的通常原因是人所处的环境内缺乏某些保护性物质或存在对人体有损害的污染性物质,从而造成组织器官损伤难以修复或促进其发展,进而产生癌变。

(1) 营养因素

多数研究认为,营养因素与食管癌发病有关。食管癌高发地区在农村或土地贫瘠、营养较差的经济贫困地区,这些地区人群膳食中一般存在维生素、蛋白质及必需脂肪酸缺乏。这些成分的缺乏,可以使食管黏膜上皮增生、间变,进一步可引起癌变。有资料显示,膳食成分中微量元素铁、钼、锌等缺乏也与食管癌的发生有关。钼的缺少可使土壤中硝酸盐增多,钼的抑癌作用已被相关学者多次证实。在食管癌高发地区,对食管癌高危人群补充维生素后,可以延缓和降低食管癌的发生发展。

(2) 化学因素

亚硝胺类化合物是一种很强的致癌物,现已知有近 30 种亚硝胺能诱发动物肿瘤。我国调查发现,在高发区的粮食和饮水中硝酸盐、亚硝酸盐和二级胺含量显著增高。在食管癌高发的林州市,其粮食、酸菜、井水中均可以检测到较高含量的硝酸盐、亚硝酸盐,其含量和当地食管上皮增生、食管癌的患病率呈正相关。

(3) 生物因素

环境中存在大量真菌及其分泌的毒素,现有材料显示 10 余种真菌毒素能诱发动物不同器官的肿瘤。黄曲霉毒素是肝癌的重要病因之一。流行病学研究发现食管癌高发地区粮食中真菌污染情况比低发地区高 2～15 倍。我国河南地区曾用自然发霉的食物诱发了动物食管癌。

2）生活习惯

在人们的日常生活中,不良的生活习惯和食管癌的发病息息相关。

(1) 吸烟与饮酒

国内外多数流行病学研究表明,吸烟与食管癌呈正相关。香烟的烟雾和焦油中含有多种致癌物,如苯并芘、多环芳烃、亚硝基化合物、环氧化物等,这些物质为强烈致癌剂,能诱发细胞损伤,引发癌变。重度吸烟者比非吸烟者食管鳞癌发病风险高 10 倍,食管腺癌发病风险高 2～3 倍。相对于非吸烟者,吸烟者患食管鳞癌、食管腺癌、贲门癌和非贲门胃腺癌的风险会增加,其中吸烟与 4 种癌症的人群归因危险度分别为 77%、58%、47% 和 19%。有资料显示,吸烟量多者其食管癌的发病率比基本不吸烟者高 7 倍,戒烟后食管鳞癌的风险大幅下降,但腺癌的风险即使在戒烟数年后仍然不变。

饮酒是食管鳞癌和腺癌的危险因素,并且与腺癌的关联强度比鳞癌高。意大利的一项对非吸烟患者的病例对照研究显示,病例组为 46 名非吸烟食管癌患者,对照组为 230 名非吸烟非食管癌住院患者,发现对非吸烟者,饮酒成为食管癌的主要危险因素。

(2) 饮食习惯

食管癌的发生与食管长期受到刺激和慢性损伤密切相关,而慢性损伤诱发因素则与患者的生活习惯息息相关。例如,长期吃粗硬、辛辣和油炸食物,或有快吞、咀嚼不细、暴饮暴食等不良卫生习惯。这些可引起食管黏膜的慢性物理性的刺激与损伤,为致癌物质进入创造条件,从而促使癌的发生。饮食过烫亦可能是患食管癌的危险因素,长期饮食过烫会造成局部的炎症和热刺激,促进食管癌的发生。

(3) 身体超重

肥胖和体重指数(body mass index,BMI)过高已被确立为食管腺癌的高危因素,随着 BMI 的增加,食管腺癌、食管胃交界部及胃贲门腺癌的危险性显著上升。肥胖者患食管下端肿瘤的风险增加 10.9 倍。BMI 最高四分位数者罹患食管腺癌的风险是最低四分位数者的 7.6 倍,而食管鳞癌的发生则与 BMI 无关。

3）口腔卫生因素

对我国食管癌高发区人群进行调查发现,多数居民口腔卫生条件差,易发生龋齿或缺齿,口腔内细菌滋生,亚硝胺类物质含量增加,增加罹患食管鳞癌的风险。

4）食管病史

胃食管反流病(gastroesophageal refluxdisease,GERD)和 Barrett 食管是食管腺癌的两个主要危险因素。GERD 与高 BMI 有关,肥胖会增加腹内压,使 GERD 更容易发生。GERD 也是 Barrett 食管的一个危险因素,8%～14% 的胃食管返流病可能发展为 Barrett 食管。在这种情况下,正常的食管鳞状上皮被 GERD 损害,出现柱状或腺上皮化生,容易发生恶变。胆汁中的牛黄胆酸、鹅胆酸属于内源性二级胺,胆汁反流可以与胃液中的亚硝酸盐生成亚硝胺,达到一定剂量,也将导致贲门、胃、食管的腺癌发生。

5) 机体内在因素

在同样的环境中,只有少数人发生食管癌,多数人并不发生。所以个体对环境中的致癌和促癌因素存在着个体差异。有的比较敏感,在致癌和促癌因素的作用下容易发生癌症。这种个体对环境致癌和促癌因素敏感高低的差异称为易感性。易感性可由上一代遗传,也可在环境致癌和促癌因素的作用下,机体内发生变化而来。

《第 3 节　食管癌的临床表现及诊断依据》

1) 临床表现

(1) 食管癌的早期症状

食管癌的早期症状多不典型,没有特异性,时好时坏,反复出现。常见症状包括:

① 大口固体食物哽噎感

这是一种最常见的早期症状。一般在第一口进食时出现,以后即消失,几天到几个月出现一次,容易被忽视。也有持续出现的,但多被误为咽炎或食管炎,临床上极易误诊。

② 食管内异物感

约有 15%～21% 的患者吞咽时自觉食管内有异物感。部分病人进食时感觉有异物黏附在食管壁上,吐不出、咽不下的不适感。异物感的部位多与食管病变的部位一致。

③ 胸骨后疼痛、不适或哽噎感

进食后或不进食时出现轻度胸骨后疼痛感,时有时无,进食热食时更易出现。有时候吞咽食物时在某一部位停滞或有轻度哽噎感。

④ 剑突下或上腹部不适,呃逆、嗳气

(2) 进展期症状

进展期食管癌因肿瘤生长浸润造成管腔狭窄或局部外侵而出现食管癌的典型症状,主要有:

① 进行性吞咽困难

吞咽困难症状随时间流逝呈进行性加重。开始进食大块食物时出现,逐步发展为进食米饭大小食物时也需要开水或稀饭冲下,随后发展为只能进食半流质或流质饮食,严重者最后滴水不进。这个过程一般仅需 3～6 个月。

② 顽固性呕吐

呕吐黏液为食管癌另一常见症状,往往发生在梗阻比较严重的患者身上。因食管梗阻的近段有扩张与潴留,可发生食物反流,吐出量随肿瘤梗阻程度而增减。

③ 胸骨后疼痛

胸和(或)背部持续性隐痛,通常表现为模糊的痛感而难以定位。由肿瘤糜烂、溃疡、外侵或食管周围炎、纵隔炎所致,进食时尤以进热食或酸性食物后更明显,疼痛可涉及颈、肩胛、前胸和后背等处。当有持续性胸背疼痛时应警惕肿瘤外侵压迫肋间神经。若疼痛剧烈,且伴有发热,则常预示着肿瘤穿孔。食管胃连接部腺癌患者,有时肿瘤表面的溃疡因胃酸刺激而产生上腹痛和剑突下疼痛。

④ 呕血或黑便

少数食管癌病人也会因呕血或黑便而来医院就诊。肿瘤坏死脱落形成溃疡可产生消化道出血,肿瘤可浸润大血管特别是胸主动脉而造成致死性出血。对于有穿透性溃疡的病例特别是 CT 检查显示肿瘤侵犯胸主动脉者,应注意出血可能。

⑤ 声音嘶哑

声音嘶哑通常是肿瘤直接侵犯或气管食管沟淋巴结转移后压迫喉返神经引起。

(3) 晚期食管癌症状

晚期食管癌的症状多为肿瘤压迫、浸润周围组织和器官而产生。

① 咳嗽、呼吸困难

肿瘤侵犯气管可引起咳嗽,甚至呼吸道阻塞、呼吸困难。

② 进食时呛咳、咯脓痰、高热

肿瘤向纵隔、气管或支气管内穿破则引起纵隔脓肿、食管支气管瘘、肺炎、肺脓肿,可发生上述症状。

③ 声音嘶哑,膈肌瘫痪

肿瘤压迫或侵犯喉返神经引起声带麻痹可致声嘶,侵犯膈神经而致膈神经麻痹,则发生呼吸困难或膈肌反常运动。

④ 黄疸、腹水、肝功能衰竭以致昏迷、呼吸困难、全身水肿、骨骼疼痛

肝、肺、脑等器官及骨都可以发生转移,引起相应的黄疸、腹水、肝功能衰竭以致昏迷、呼吸困难、全身水肿、骨骼疼痛等表现。此外,还可引起心包积液、胸腔积液和腹腔积液等。

⑤ 消瘦与恶病质

长期摄食不足、频繁呕吐、疼痛以及精神抑郁等导致明显的慢性脱水、贫血、营养不良、消瘦与恶病质。

⑥ 消化道大出血

当肿瘤侵及主动脉等大血管,可引起大出血,导致死亡。

(4) 体征

早期可没有典型的体征。晚期则可出现消瘦、贫血、营养不良、失水或恶病质等体征。

当癌转移时,可触及锁骨上肿大而坚硬的浅表淋巴结,肋弓下可扪及肿大而有结节的肝脏等。

2）食管癌的临床分期

食管癌分期采用美国癌症联合委员会(AJCC)TNM 分期第 8 版。若肿瘤累及食管胃交界部,肿瘤中心在食管胃交界部食管侧者或在胃侧 2 cm 之内者(Siewert 分型Ⅰ型和Ⅱ型),按食管癌分期;肿瘤中心在近端胃 2 cm 之外(Siewert 分型Ⅲ型),按胃癌分期;肿瘤中心虽在近端胃 2 cm 之内但未累及食管胃交界者,按胃癌分期。TNM 前加前缀 p、c、r 和 y,分别代表病理分期、临床分期、复发性肿瘤分期和治疗后肿瘤分期。T 后加后缀 m 或病灶的具体数目代表多发性原发肿瘤的分期。

(1) TNM 分期

目前国内通常使用美国癌症联合委员会(AJCC)和国际抗癌联盟(UICC)于 2017 年公布的第 8 版的 TNM 分期系统,见表 7-1。

表 7-1 食管癌 TNM 分期 AJCC/UICC,2017 年(第 8 版)

原发肿瘤(T)	TNM 临床分期		
TX:原发肿瘤无法评估	食管鳞状细胞癌临床 TNM 分期		
T0:无原发肿瘤的证据	分期 T	N	M
Tis:高级别上皮内瘤变,异型增生	0 期: Tis	N0	M0
T1:肿瘤侵及固有层,黏膜肌层或黏膜下层	Ⅰ期: T1	N0-1	M0
	Ⅱ期: T2	N0-1	M0
T1a:肿瘤侵犯固有层或黏膜肌层	T3	N0	M0
T1b:肿瘤侵及黏膜下层	Ⅲ期: T1-2	N2	M0
T2:肿瘤侵及固有肌层	T3	N1-2	M0
T3:肿瘤侵及食管纤维膜	ⅣA 期: T4	N0-2	M0
T4:肿瘤侵及邻近结构	任何 T	N3	M0
T4a:肿瘤侵及胸膜、心包、奇静脉,膈肌或腹膜	ⅣB 期: 任何 T	任何 N	M1
T4b:肿瘤侵及邻近结构,如主动脉、椎体、气管	食管腺癌/食管胃交界部腺癌临床 TNM 分期		
	分期 T	N	M
	0 期: Tis	N0	M0
区域淋巴结(N)	Ⅰ期: T1	N0	M0
NX:区域淋巴结转移不能评价	ⅡA 期: T1	N1	M0
N0:无区域淋巴结转移	ⅡB 期: T2	N0	M0
N1:有 1～2 个区域淋巴结转移	Ⅲ期: T2	N1	M0
N2:有 3～6 个区域淋巴结转移	T3-4a	N0-1	M0
N3:7 个及以上区域淋巴结转移	ⅣA 期: T1-4a	N2	M0
	T4b	N0-2	M0
远处转移(M)	任何 T	N3	M0
M0:无远处转移	ⅣB 期: 任何 T	任何 N	M1
M1:有远处转移			

(2) 食管癌的病理组织学分型

食管癌 WHO 组织学类型(参照 2010 版消化系统肿瘤 WHO 分类):鳞状细胞癌(特

殊亚型:疣状癌、梭形细胞鳞状细胞癌、基底细胞样鳞状细胞癌)、腺癌、黏液表皮样癌、未分化癌、神经内分泌肿瘤。

3) 食管癌的诊断

诊断食管癌和胃食管交界部肿瘤根据临床病史及体征和辅助检查依据。

常用的辅助检查方法有血液生化检查、血清肿瘤标记物、气钡双重对比造影、内镜检查和脱落细胞学检查,目前 CT、MRI、内镜下超声检查、PET、胸腔镜和腹腔镜检查也越来越多地用于临床。内镜下染色辅助多点活检是目前公认的最为准确的诊断食管癌的方法。

(1) 血清肿瘤标志物

目前常用于食管癌辅助诊断、预后判断、放疗敏感度预测和疗效监测的肿瘤标志物有细胞角蛋白片段 19(CYFRA21-1)、癌胚抗原(CEA)、鳞状上皮细胞癌抗原(SCC)和组织多肽特异性抗原(TPS)等。上述标志物联合应用可提高中晚期食管癌诊断和预后判断及随访观察的准确度。目前应用于食管癌早期诊断的肿瘤标志物尚不成熟。

(2) 影像学检查

① 气钡双重对比造影

气钡双重对比造影是目前诊断食管癌最直接、最简便、最经济而且较为可靠的影像学方法,食管气钡双重对比造影可发现早期黏膜表浅病变,对中晚期食管癌诊断价值更大,对于食管癌的位置和长度判断较直观。但对食管外侵诊断正确率较低,对纵隔淋巴结转移不能诊断。对于吞咽困难的患者,食管钡剂造影是一项非常必要的检查手段,可以对食管黏膜、食管扩张性和活动度以及病理改变进行评价。

② 电子计算机断层扫描(CT)检查

CT 在了解食管癌外侵程度,是否有纵隔淋巴结转移及判断肿瘤可切除性等方面具有重要意义。CT 的分辨率高,可进行多期动态增强扫描,最小扫描层厚为 0.5 mm,用于判断食管癌位置、肿瘤浸润深度、肿瘤与周围结构及器官的相对关系、区域淋巴结转移以及周围血管肿瘤侵犯,为临床上准确分期提供可靠的依据。

③ 磁共振成像(MRI)

磁共振成像检测对食管癌病灶局部组织结构显示优于 CT。多期相动态增强扫描对病变侵犯范围、与周围器官的关系及淋巴结的检出率均有提高。磁共振检查组织分辨率高,多平面、多参数扫描可以比 CT 更有效评估肿瘤分期;不足之处在于扫描时间较长,受呼吸及心跳伪影干扰较多,一般不用于疗效评价。

④ 正电子发射型计算机断层显像(positron emission computed tomography,PET)

恶性肿瘤细胞增生活跃,其葡萄糖氧化分解和无氧酵解均明显高于正常组织。氟代脱氧葡萄糖(^{18}F-FDG)是一种天然葡萄糖的类似物,在细胞内的浓聚程度与细胞内葡萄糖的代谢水平高低呈正相关。PET 即是利用这一原理,通过追踪^{18}F-FDG 显像而做出良恶性判断的核医学影像诊断技术。

⑤ 单光子发射计算机断层成像术(single-photon emission computed tomography, SPECT)

单光子发射计算机断层成像术(SPECT)进行全身骨显像,又称骨扫描(emission computed tomography, ECT),是一种全身性骨骼的核医学影像检查。在肿瘤转移的早期就伴有局部骨组织代谢异常,因此骨显像发现恶性肿瘤骨转移灶可较 X 线摄片早 3~6 个月。

4) 内窥镜检查

(1) 电子胃镜

在胃镜观察下,早期食管癌可以表现为食管黏膜病灶。中晚期食管癌的内镜下所见比较明确且容易辨认,主要表现为结节状或菜花样肿物,食管黏膜充血水肿、糜烂或苍白发僵,触之易出血,还可见溃疡,部分有不同程度的管腔狭窄。

(2) 色素内镜

色素内镜是将各种染料散布或喷洒在食管黏膜表面后,使病灶与正常黏膜在颜色上形成鲜明对比,更清晰地显示病灶范围,并指导指示性活检,以提高早期食管癌诊出率。色素内镜常用染料有碘液、甲苯胺蓝等,可单一染色,也可联合使用。

(3) 食管超声内镜(endoscopic ultrasound, EUS)

EUS 下早期食管癌的典型表现为局限于黏膜层且不超过黏膜下层的低回声病灶。EUS 可清楚显示食管壁层次结构的改变、食管癌的浸润深度及病变与邻近脏器的关系,EUS 对食管癌腹腔淋巴结转移的诊断敏感度和特异度分别为 85% 和 96%,均高于 CT(42% 和 93%)。

第 4 节　食管癌预防的全程干预

预防食管癌的发生无疑是控制食管癌的最根本措施,根据食管癌发生发展的多阶段性,即启动、促进、演进阶段,从病因学、发病学和临床医学演进的观点出发,预防食管癌的发生发展,可分为四级预防。

1) 食管癌一级预防

绝大多数恶性肿瘤是宿主因素与环境因素长期相互作用的结果。设法消除已知的致癌物质或阻断这些因素与人体接触,将会减少和防止食管癌的发生,高发区多年实践积累的经验证明,这些措施是可行的,也是有效的。

(1) 环境干预

加强饮用水的卫生管理,现已发现食管癌高发区水中的亚硝胺含量明显高于低发区。霉变的粮食含有多种致癌的毒素,禁止食用霉变食品,可有效减少霉菌毒素的摄入。

(2) 改变不良生活习惯

调整饮食习惯,不吃过热食物(高于 65 ℃ 的热饮食被列为 2A 类致癌物质)。不食辛辣食物,不食粗糙过硬食物,不偏食,饮食品种要多样化,各种营养物质平衡,多吃新鲜粮食、蔬菜和水果。不吸烟,饮酒要适量。

(3) 重视家族聚集现象

食管癌具有较普遍的家族聚集现象,表明有食管癌家族史的患癌易感性确实存在,应加强同代人群的监测工作。患者为男性,就加强男性监测,特别是 49 岁前的人群;患者是女性,就加强女性监测,特别是 50～69 岁的人群;并且应把 3 代人中发生过≥2 例食管癌死亡的家庭当作危险家庭,把这些家庭中 40～69 岁的成员当作风险人群,定期体检,劝导改变生活习惯等,对降低食管癌发病具有一定的积极意义。

(4) 治疗癌前病变

食管癌的癌前病变包括慢性食管炎、Barrett 食管、食管裂孔疝、食管黏膜白斑、食管息肉、憩室、贲门失弛缓症等。这些疾病要及时治疗,并定期复查。

2) 食管癌的二级预防

由于食管癌的发生、发展时间较长,做到早期发现、早期诊断并及时予以治疗,特别是阻断癌前病变的继续发展,是当前现实可行的肿瘤预防方法。

(1) 普及食管癌防治知识

食管癌是食管黏膜正常上皮细胞受体内外各种因素刺激,逐渐演变为癌。一般来说,从食管上皮重度增生发展成癌需数年之久,再由早期癌发展到中晚期癌需 1 年左右。食管癌的早期表现,如吞咽不适感、咽食物时有哽噎感、胸骨后疼痛和下咽时食管有疼痛感、食管内有异物感、食物下行缓慢并有滞留感、咽喉部有干燥和紧缩感、胸骨后有闷胀感等症状应为广大人群所熟知,这样才能使患者的就诊时间提前,以便早日诊断和治疗。

(2) 食管癌的普查

在食管癌高发区做好普查工作。在非高发区,应提高各级医疗机构肿瘤机会性筛查的检出率。

将高危人群作为筛查对象,应尽快进行内镜检查,以达到早期诊断的目的。高危人群包括:①年龄超过 40 岁,来自食管癌高发区;②伴有消化系统不适症状;③家族史有食管癌或胃癌;④患有食管癌前疾病或癌前病变者,检查发现有食管黏膜上皮重度增长、慢性食管炎伴不典型增生(尤其是重度不典型增生);⑤食管或胃内隐血试验阳性找不到明确病因;⑥有抽烟或饮酒加抽烟不良生活习惯;⑦不良饮食结构或习惯,如长期食用霉变食物,食物中缺乏维生素 C、维生素 B、胡萝卜素等;⑧有头颈部或呼吸道鳞癌等病史者。

(3) 食管癌的早期诊断

对于有吞咽不适感等症状及有高危因素的患者,尽早行检查以明确病情。

① 内镜及病理活检

内镜及病理活检是目前诊断早期食管癌的金标准。内镜下可直观地观察食管黏膜改变，评估癌肿状态，拍摄或录制病变影像资料，并可通过内镜下食管黏膜碘染色、放大内镜检查及窄带成像技术等方法评估病灶性质、部位、边界和范围，在病灶处取活体组织进行病理检查完成筛查和早期诊断。

② 血清中多个自身抗体检测

癌细胞在形成和发展过程中会合成并释放出肿瘤相关抗原，而癌症患者的血清中则含有针对这种肿瘤相关抗原的自身抗体。多个肿瘤相关抗原联合应用分析食管及癌前病变患者血清中的自身抗体变化能提高抗体检测的敏感性，并比单个应用肿瘤相关抗原更能够提高食管癌和癌前病变患者的检出率。

（4）食管癌的早期治疗

患者一旦确诊食管癌，应尽早开始治疗，防止或延缓病情进展，避免或减少并发症，延长生存期。

目前普遍认为慢性食管炎、贲门失弛缓症、Barrett 食管、食管上皮增生、食管黏膜损伤、Plummer-Vinson 综合征、食管憩室、食管息肉、食管溃疡、食管白斑、食管瘢痕狭窄、食管裂孔疝等是食管癌的癌前病变或癌前疾病，细胞学重度增生是一群不确定的细胞群体。不典型增生根据其改变程度分为轻度、中度和重度不典型增生，轻、中度不典型增生（又称为低级别上皮内细胞瘤变）是可以逆转的，而重度不典型增生（又称为高级别上皮内细胞瘤变）是一种癌前病变，较难逆转。及时防治这些疾病，对防治食管癌有十分重要的意义。

① 微创治疗

食管黏膜微创治疗技术的发展为预防食管癌提供了新途径。重度不典型增生 5～10 年的癌变率可达 65%～75%，因而主张在内镜下局部微创治疗，包括内镜黏膜切除术（EMR）、多环套扎黏膜切除术（MBM）、射频消融术（RFA）、多极电凝术（MPEC）、氩离子凝固术（APC）等治疗方法。

② 化学药物预防

对轻、中度不典型增生，使用某些药物和维生素可以增加逆转的比例，研究表明核黄素、β-胡萝卜素、叶酸、维生素 C、维生素 B_6、维生素 A、维生素 E 与食管腺癌和鳞癌发生危险性呈显著负相关。增加食物中叶酸的摄入量会减少患食管腺癌的风险，亦可减少吸烟者和饮酒者患食道鳞状细胞癌的风险。非甾体消炎药（NSAIDs）包括阿司匹林、布洛芬、塞来昔布、罗非昔布等药物，两者均可抑制 COX-2 阳性表达的食管癌细胞的增殖效应，且诱导凋亡，对轻度不典型增生的干预效果尤为明显。研究表明，阿司匹林对食管癌细胞增殖的抑制作用与时间和剂量呈正相关。

3）食管癌的三级预防

所谓三级预防，是对进展期患者提供规范化诊治方案，进行生理、心理、营养和康复方面的指导。临床上建议采取个体化综合治疗的原则，即根据患者的机体状况，肿瘤的病理类型、侵犯范围(病期)和发展趋向,有计划地、合理地应用现有的治疗手段,以期最大限度地控制肿瘤和提高治愈率、改善患者的生活质量。

(1)进展期食管癌的系统治疗原则

目前食管癌的治疗仍是以手术为主的综合治疗。对食管癌的治疗应在分期后由外科、放射治疗科、化疗科和内镜科等多学科联合讨论会诊后提出个体化综合治疗方案。早期食管癌推荐内镜治疗,进展期食管癌优先选择手术治疗,但对于不可切除的进展期食管癌则选择根治性同步放疗、化疗。术后局部复发晚期食管癌行手术/同步放化疗/放疗+化疗,远处转移的晚期食管癌可行综合抗肿瘤治疗。不能耐受上述治疗者,以姑息和支持治疗为主要手段,治疗目的为延长生命,提高生活质量。近年来免疫检查点抑制剂治疗食管癌取得了突破性的进展,逐步改变了原有的一些治疗模式。

(2)进展期食管癌的内窥镜治疗

如果病变适合内镜治疗,首选内镜下黏膜切除或黏膜剥离术。与传统外科手术相比,早期食管癌及癌前病变的内镜下切除具有创伤小、并发症少、恢复快、费用低等优点,且二者疗效相当,5年生存率可达95%以上。

(3)进展期食管癌的手术治疗

外科手术治疗是食管癌的主要根治性手段之一,在早期阶段外科手术治疗可以达到根治的目的,在中晚期阶段,通过以手术为主的综合治疗可以使其中一部分患者达到根治,其他患者生命得以延长。以手术为主的综合治疗主要为术前新辅助和术后辅助治疗,术前新辅助主要为化疗、放疗及放化疗。

(4)进展期食管癌的放射治疗

放射治疗是食管癌综合治疗的重要组成部分。我国70%的食管癌患者就诊时已属中晚期,失去根治性手术切除的机会;而我国食管癌95%以上为鳞状细胞癌,对放射线相对敏感。此时,就需要术前放疗联合手术或根治性放化疗的综合治疗模式来改善患者生存。可手术食管癌,经术前放疗后,5年生存率可由33%提高至47%。不可手术食管癌,也在应用先进的调强放疗技术和同步放化疗后,5年生存率从单纯放疗时代的5%提高到现在的15%~20%。因此,目前对于中、晚期的可手术、不可手术或拒绝手术的食管癌,术前同步放化疗联合手术或根治性同步放化疗是重要的治疗原则。

(5)进展期食管癌的化学治疗

我国大多数食管癌确诊时已是局部晚期或存在远处转移。化疗在食管癌新辅助/辅助治疗、同步放化疗及姑息化疗等综合治疗中,对于患者症状控制、延缓复发、延长生存发挥了重要的作用。如何最大限度地提高疗效、降低毒性、改善生活质量、延长生存期仍是目前食管癌内科治疗研究的重点。20世纪60~70年代,食管癌的内科治疗常常是以博莱霉素、丝裂霉素或5-氟尿嘧啶(5-FU)为主的单药化疗,单药化疗有效率低(RR 15%~30%)、缓解期短(<4个月)、无完全缓解(CR)的报道。近年来,铂类、紫杉类、伊立替康、长春瑞滨、吉西他滨、氟尿嘧啶衍生物替吉奥等化疗药物对治疗食管癌疗效突出,联合应

用效果更佳,治疗晚期食管癌其有效率可达 50％ 以上。化疗药物新剂型的研发如白蛋白结合型紫杉醇等的应用明显提高了食管癌的有效治疗率,降低了毒副反应。作用机制创新的化疗药物研发以及新的方案组合尤其是化疗联合免疫治疗的探索将是未来食管癌治疗的研究方向。

(6) 食管癌的分子靶向治疗

随着靶向治疗与免疫治疗药物的研发与进展,食管癌患者的生存期逐渐延长。目前食管癌靶向治疗的研究主要集中在 EGFR、HER2、VEGF、VEGFR、MET 等多个靶点,靶向药物的布局也从晚期到局部晚期,后线到一线。食管癌靶向治疗领域进展主要还是在食管胃交界部癌和食管腺癌,尤其在靶向 HER2 治疗方面,食管鳞癌未见突破性进展。中西方食管癌研究关注的科学问题、研究思路和临床需求明显不同,因此,食管癌未来的研究应改变以往偏重发现癌变新基因的思路,采用多维组学整合并与临床表型大数据关联等技术,获得肿瘤组学特征谱,进行多中心规模化验证,开展多中心的转化与临床研究,为食管癌的精准治疗提供重要的技术支撑,为诊疗水平的提高找到突破的方向。

(7) 食管癌的免疫治疗

随着对机体特异性抗肿瘤免疫、肿瘤免疫逃逸机制及免疫治疗新靶点的深入认识,免疫治疗已逐渐成为肿瘤综合治疗的重要手段,并显示出良好的应用前景。

免疫检查点抑制剂主要包括 CTLA-4 抑制剂与 PD-1 抑制剂,主要针对免疫 T 细胞激活过程中的两个关键免疫检查点通路 CTLA-4/B7-1/2 和 PD-1/PD-L1。目前,大量的国际多中心临床研究证实免疫检查点抑制剂在晚期食管癌免疫一线治疗、晚期食管癌免疫二线治疗、晚期食管癌免疫辅助治疗方面取得了突破性的进展,这类药物已经应用于临床。

4) 食癌的四级预防

四级预防即临终关怀,包括临终前的姑息和对症治疗。对于晚期食管癌患者,支持治疗的目的是减轻痛苦,提高患者的生活质量,尽可能延长其生存期。

(1) 营养支持

对于预计生存期超过 3 个月且存在营养不良或营养风险(主要是预计口服摄入小于预计能量消耗的 60％,且长于 10 天者,或预计不能进食时间长于 7 天者,或已发生体重下降者)的晚期食管癌患者,应给予营养支持。

对于预计生存期不超过 3 个月的终末期食管癌患者,营养支持虽然有可能延长生存期,但是同时也有延长痛苦的风险,为避免延长患者的濒死过程,尊重患者的生活和自主权力,公平合理地应用有限的医疗资源,医师需要同时考虑临床指征和社会伦理学因素,充分与家属商量,寻求伦理委员会的指导,合理掌握营养支持指征。

(2) 吞咽困难

吞咽困难是晚期食管癌患者最常见的症状,主要是因为瘤体的机械性阻碍,有时也可能与食管正常蠕动降低的功能性因素有关。治疗方法主要是梗阻部位的再疏通和管饲通道的建立。

（3）食管癌的镇痛治疗

晚期食管癌患者疼痛的主要原因有肿瘤直接压迫刺激神经、肿瘤对痛觉敏感组织的刺激、肿瘤分泌化学致痛因子、肿瘤伴随炎症因素致痛、治疗后诱导的外周神经病变疼痛、较少见的骨转移以及心理因素致痛等。

第5节　祖国医学在食管癌预防中的作用

1）祖国医学对食管癌的认识

在祖国医学中，"噎膈"之病包括食管癌，噎膈的病因和临床表现早在古代文献中就有记载。"噎"之名最初见于《诸病源候论》。"膈"之名最初见于《内经》，也称作膈中、膈塞、膈气。《太平圣惠方·第五十卷》曰："寒温失宜，食饮乖度，或恚怒气逆，思虑伤心，致使阴阳不和，胸膈痞塞，故名膈气也。"《景岳全书·杂病谟·噎膈》认为"噎膈一症，必以忧愁思虑，积劳积郁，或酒色过度，损伤而成。"从古代医家的这些文献描述中可知，噎膈的主要实证病包括情志不畅、饮食失宜。情志不畅，肝失疏泄，全身气机失于调畅，导致肝气郁结于体内，气滞则导致血瘀，瘀血停滞于食道；饮食失宜，损伤脾胃，脾运化失司，水液的上下布散运动失常，导致水湿内停，聚而为痰，搏结于食道，故两者皆可发为噎膈之病。正如《金匮翼·膈噎》所说："噎膈之病，有虚有实。实者，或痰或血，附着胃脘，与气相搏，翳膜外裹，或复吐出，膈气暂宽，旋复如初。虚者，津枯不泽，气少不充，胃脘干瘪，食涩不下，虚则润养，实则疏瀹，不可不辨也。"

2）食管癌的辨证论治

（1）痰气交阻证

多见于初期食管癌患者，肝气郁结，痰湿交阻，胃气上逆，此时癌瘤生长迅速，易于转移，这时的主要治疗是控制癌瘤生长转移。治法为开郁化痰，润燥降气。方选：启膈散加减。常用沙参、贝母润燥化痰，泄热散结，用郁金、砂仁、丹参等开郁利气，活血化痰。嗳气呕吐明显者，酌加旋覆花、代赭石增强降逆和胃之功；泛吐痰涎甚多者，加半夏、陈皮等加强化痰；心烦口干、气郁化火者，加山豆根、栀子清热解毒。

（2）津亏热结证

食管癌中期虚实夹杂，热毒伤阴，胃阴亏耗，虚火上逆，胃失润降。在清火解毒的同时，注重滋阴润燥生津。代表方为沙参麦冬汤。临床上喜用沙参、麦冬、玉竹清热滋阴，润肺胃之燥，用桑叶、天花粉养阴泄热。胃火偏盛者，加栀子、黄连清胃中之火；大便干结、坚如羊粪者，加火麻仁、全瓜蒌、何首乌润肠通便。食道干涩，口燥咽干，可饮五汁安中饮以生津益胃。

（3）瘀血内结证

食管癌晚期合并消化道出血，出现饮食梗阻难下，甚则呕出物如赤豆汁或便血，证机属瘀血内阻、食道闭塞而通降失司、肌肤失养。治法为破结行瘀、滋阴养血。通常选用通幽汤滋阴养血、破血行瘀。重用生地黄、熟地黄、当归滋阴养血，桃仁、红花、丹参活血化瘀，升麻升清降浊，五灵脂、乳香、没药、蜣螂虫破血止痛，海藻、昆布、贝母软坚化痰。痰阻显著者，酌加水蛭、三棱、莪术、炙穿山甲、急性子，增强破结消症之力；呕吐较甚、痰涎较多者，加莱菔子、海蛤粉、半夏、瓜蒌等以化痰止呕；呕吐物如赤豆汁者，另服云南白药化瘀止血。

（4）气虚阳微证

食管癌晚期以正虚为主，因津液亏耗，损及肾阴，阴损及阳，终致阴阳两虚，而成噎膈重症。法治为温补脾肾。临床用补气运脾汤加减。黄芪、党参、白术、茯苓、甘草、大枣补脾益气；陈皮、半夏、砂仁、生姜降逆祛痰，和中养胃。中阳不足、痰凝瘀阻者，可用理中汤加姜汁、竹沥；胃虚气逆、呕吐不止者，可加旋覆花、代赭石和胃降逆；阳伤及阴、口干咽燥、形体消瘦、大便干燥者，可加石斛、麦冬、沙参滋养津液；泛吐白沫者，加吴茱萸、丁香、白蔻仁温胃降逆；肾阳虚明显者，可用右归丸或加附子、肉桂、鹿角胶、苁蓉温补肾阳。

参考文献

［1］ Zeng H M，Chen W Q，Zheng R S，et al. Changing cancer survival in China during 2003-15：A pooled analysis of 17 population-based cancer registries［J］. The Lancet Global Health，2018，6（5）：555-567.

［2］ Min Y W，Lee H，Song B G，et al. Comparison of endoscopic submucosal dissection and surgery for superficial esophageal squamous cell carcinoma：A propensity score-matched analysis［J］. Gastrointestinal Endoscopy，2018，88（4）：624-633.

［3］ Mark S D，Qiao Y L，Dawsey S M，et al. Prospective study of serum selenium levels and incident esophageal and gastric cancers［J］. Journal of the National Cancer Institute，2000，92（21）：1753-1763.

［4］ Mariette C，Markar S，Dabakuyo-Yonli T S，et al. Health-related quality of life following hybrid minimally invasive versus open esophagectomy for patients with esophageal cancer，analysis of a multicenter，open-label，randomized phase Ⅲ controlled trial：The MIRO trial［J］. Annals of Surgery，2020，271（6）：1023-1029.

［5］ Li C C，Chen C Y，Chien C R. Comparison of intensity-modulated radiotherapy vs 3-dimensional conformal radiotherapy for patients with non-metastatic esophageal squamous cell carcinoma receiving definitive concurrent chemoradiotherapy：A population-based propensity-score-matched analysis［J］. Medicine，2018，97（22）：e10928.

［6］ Xu Y J，Zhu W G，Zheng X，et al. A multi-center，randomized，prospective study evaluating the optimal radiation dose of definitive concurrent chemoradiation for inoperable esophageal squamous cell carcinoma［J］. Journal of Clinical Oncology，2018，36：4013.

［7］ Peng Z，Liu T S，Wei J，et al. A phase Ⅱ study of efficacy and safety of RC48-ADC in patients with locally advanced or metastatic HER2-overexpressing gastric or gastroesophageal junction cancers[J]. Journal of Clinical Oncology，2020，38：4560.

[8] Shitara K，Bang Y J，Iwasa S，et al. Trastuzumab deruxtecan in previously treated HER2-positive gastric cancer[J]. New England Journal of Medicine，2020，382(25)：2419-2430.

[9] Janjigian Y Y，Maron S B，Chatila W K，et al. First-line pembrolizumab and trastuzumab in HER2-positive oesophageal，gastric，or gastro-oesophageal junction cancer：An open-label，single-arm，phase 2 trial[J]. The Lancet Oncology，2020，21(6)：821-831.

[10] Kawazoe A，Fukuoka S，Nakamura Y，et al. Lenvatinib plus pembrolizumab in patients with advanced gastric cancer in the first-line or second-line setting (EPOC1706)：An open-label，single-arm，phase 2 trial[J]. The Lancet Oncology，2020，21(8)：1057-1065.

[11] Hong M H，Heo S G，Lee Y G，et al. Phase 2 study of afatinib among patients with recurrent and/or metastatic esophageal squamous cell carcinoma[J]. Cancer，2020，126(20)：4521-4531.

[12] Karasic T B，O'Hara M H，Teitelbaum U R，et al. Phase II trial of palbociclib in patients with advanced esophageal or gastric cancer[J]. The Oncologist，2020，25(12)：e1864-e1868.

[13] Al-Batran S E，Hofheinz R D，Schmalenberg H，et al. Perioperative ramucirumab in combination with FLOT versus FLOT alone for resectable esophagogastric adenocarcinoma (RAMSES/FLOT7)：Results of the phase II-portion—A multicenter，randomized phase Ⅱ/Ⅲ trial of the German AIO and Italian GOIM[J]. Journal of Clinical Oncology，2020，38：4501.

[14] Bray F，Ferlay J，Soerjomataram I，et al. Global cancer statistics 2018：GLOBOCAN estimates of incidence and mortality worldwide for 36 cancers in 185 countries[J]. CA：A Cancer Journal for Clinicians，2018，68(6)：394-424.

[15] de Filette J，Andreescu C E，Cools F，et al. A systematic review and meta-analysis of endocrine-related adverse events associated with immune checkpoint inhibitors[J]. Hormone and Metabolic Research，2019，51(3)：145-156.

[16] Brancatella A，Viola N，Brogioni S，et al. Graves' disease induced by immune checkpoint inhibitors：A case report and review of the literature[J]. European Thyroid Journal，2019，8(4)：192-195.

[17] Iadarola C，Croce L，Quaquarini E，et al. Nivolumab induced thyroid dysfunction：Unusual clinical presentation and challenging diagnosis[J]. Frontiers in Endocrinology，2019，9：813.

[18] Park E S Y，Rabinowits G，Hamnvik O P R，et al. A case of Graves' ophthalmopathy associated with pembrolizumab (Keytruda) therapy[J]. Journal of American Association for Pediatric Ophthalmology and Strabismus，2018，22(4)：310-312.

[19] Thompson J A，Schneider B J，Brahmer J，et al. NCCN guidelines insights：Management of immunotherapy-related toxicities，version 1.2020[J]. Journal of the National Comprehensive Cancer Network，2020，18(3)：230-241.

[20] Peiró I，Palmero R，Iglesias P，et al. Thyroid dysfunction induced by nivolumab：Searching for disease patterns and outcomes[J]. Endocrine，2019，64(3)：605-613.

[21] Al-Batran S E，Haag G M，Ettrich T J，et al. 1421MO Final results and subgroup analysis of the PETRARCA randomized phase II AIO trial：Perioperative trastuzumab and pertuzumab in combination with FLOT versus FLOT alone for HER2 positive resectable esophagogastric adenocarcinoma[J]. Annals of Oncology，2020，31：S899.

第 8 章

胃癌的预防

《第 1 节　胃癌的流行病学》

胃癌是世界第四大常见恶性肿瘤,是全球致死人数第二的肿瘤。2020 年的数据显示,胃癌居全球癌症发病谱的第 5 位与死因谱的第 4 位。2020 年全球胃癌新发病例 1 089 103 例,死亡病例 768 793 例,分别占发病和死亡总数的 5.6% 和 7.7%。其标化发病率和死亡率分别为 11.1/10 万和 7.7/10 万。根据最新的中国肿瘤发病统计报表,2015 年我国胃癌发病人数为 67.9 万,死亡人数为 49.8 万。胃癌的发病有明显的地域性差异和性别差异,男性发病率明显高于女性。胃癌可发生于任何年龄,发病率随年龄的增长而增加。

1) 胃癌的地区分布特征

胃癌的世界地理分布差异明显,不同国家和地区之间发病率和病死率有很大的差别。胃癌最多发的国家和地区为中国、日本、南非和东亚。澳大利亚、加拿大、美国的发病率最低。亚洲地区是胃癌发病的重灾区,而我国的胃癌新发病例占全球发病总数的近一半,全球 43.9% 的胃癌新发病例和 48.6% 的胃癌致死病例发生在中国。日本的胃癌发病率最高,可能与其高盐饮食密切相关,其男性年龄标化发病率为 48.1/10 万,女性为 18.3/10 万。胃癌发病率的地区分布差异绝大部分可归因于非贲门部胃癌的发病率差异,而贲门癌发病率的地区分布较为一致。女性发病率和男性发病率的地理分布大致相同。

我国的胃癌分布广泛,发病率和死亡率有明显的地区差异,且有地理相对集中的趋势。西北地区的青海、宁夏、甘肃三省发病率最高,其次为东南沿海的江苏、浙江、福建、上海等地,而南部的广东、广西、云南、贵州发病率较低。胃癌的发病率和死亡率有明显的城乡差别,2018 年中国肿瘤登记年报显示,在中国,农村的发病率明显高于城市(22.82 vs 17.29),死亡率(16.12 vs 11.51)亦是如此,这可能与城乡的经济发展水平有关。

2) 胃癌的种族分布特征

同一国家的不同种族的胃癌发病率、病死率有较大的差异。比如在我国,哈萨克族、

117

回族、藏族、朝鲜族和蒙古族的胃癌发生率高于其他种族,吉林省延吉市朝鲜族的胃癌病死率明显高于汉族。这除了与各民族对胃癌的基因遗传易感性不同有关外,还可能与各民族间生活习惯和居住环境的差异有关。

移民美国的日本移民流行病学结果显示,高发区向低发区移民的胃癌患病危险居于原住居住国和移居国之间,第一代居民仍保持了胃癌的高发状态,但在美国出生的日本移民后裔其胃癌的发病风险则明显降低并接近居住国的水平。这一结果提示在遗传、生活方式和环境因素的作用中,环境因素可能是胃癌发生的主要因素。

3) 胃癌的年龄分布特征

胃癌的发病率和病死率随着年龄的增长而升高,40 岁以后发病率明显升高并随年龄增长逐渐上升,发病率在 50~70 岁达到高峰,随后快速下降。性别比例 45 岁以前差别不大,45 岁以后男性明显高于女性。胃癌的死亡率随年龄的增长呈对数线性递增,70%的死亡患者年龄大于 55 岁。国际上年龄小于 30 岁的胃癌患者占胃癌患者总数的 2%左右,而在我国,这个数字高达 7.6%,我国的胃癌患者有年轻化和低龄化的趋势。

4) 胃癌的性别分布特征

世界各地及我国的流行病学资料结果均显示,胃癌发病率及病死率男性高于女性,且男性发病率约为女性的 2 倍。2018 年发布的我国 2014 年胃癌数据显示,男性的发病率为 27.88/10 万,女性的发病率为 11.55/10 万,性别比为 2.4。非贲门部胃癌以男性较为常见,男女性别比约为 2：1。贲门癌有更高的男女性别比,在美国白人中这一比例高达 6：1。

《第 2 节　胃癌可能的发病因素》

胃癌的发生是多因素多途径长期共同作用的结果。移民流行病学研究表明,环境因素在胃癌的发生过程中起主要作用,而宿主因素居从属地位。目前的研究结果显示,幽门螺杆菌(helicobacter pylori,Hp)感染、饮食、吸烟及宿主的遗传易感性是影响胃癌发生的重要因素。其中饮食因素和幽门螺杆菌感染是远端胃癌的主要危险因素,而胃食管反流性疾病和肥胖是近端胃癌的主要危险因素。从流行病学角度考虑,胃癌可分为家族性胃癌和散发性胃癌两大类,其中家族性胃癌占胃癌患者总数的 10%。

1) 环境因素

胃癌发病率的地区差异除了与当地的饮食习惯有关外,还与地质土壤环境不同有关,日本的胃癌与其酸性土壤有关,荷兰、英格兰等地的胃癌与泥炭土壤有关,智利、日本与冰岛等地的胃癌高发可能与火山的有机物土壤有关。

电离辐射在胃癌的发生中有重要作用。在一项对二战期间日本广岛和长崎原子弹爆炸后幸存者的前瞻性研究中，8 000 名遭到核电离辐射的幸存者中 2 600 名患胃癌。1980—1999 年对核爆炸幸存者的回归分析结果显示电离辐射暴露、男性、年龄大和吸烟史为胃癌发生的高危因素。也有资料证实，接受消化道溃疡胃部辐射治疗的患者胃癌发生的风险明显升高。

2）幽门螺杆菌感染（H. pylori）

幽门螺杆菌是一种半厌氧的螺旋杆形革兰阴性菌。1994 年世界卫生组织（WHO）国际肿瘤研究机构（IARC）基于大量研究结果将幽门螺杆菌确定为Ⅰ类致癌因子并在 2010 年国际癌症研究机构发布的 WHO 文件中再次强调了这一点。这一规定的主要依据是以下几点。（1）前瞻性流行病学研究提示幽门螺杆菌感染可使胃癌的发病风险增加 2.8～6 倍。（2）幽门螺杆菌感染是慢性活动性胃炎的主要病因。Correa 等提出的胃癌演变的过程中胃黏膜组织学变化学说已经被广泛认同。其主要内容是幽门螺杆菌定植感染胃黏膜上皮，几乎百分之百导致浅表性胃炎，部分患者进展成为萎缩性胃炎和肠上皮化生等癌前病变，极少引起肠型胃癌。幽门螺杆菌感染最初主要定植在胃窦，之后炎性反应区域逐渐扩大，从胃窦、窦体交界处最终扩展至胃体近端，同时伴随局部腺体萎缩。（3）1998 年日本学者在仅用幽门螺杆菌感染的蒙古沙土鼠中诱发出胃癌，为幽门螺杆菌是致癌原提供了更有力的证据。

幽门螺杆菌可能的致癌机制包括氧自由基导致的损伤、抗氧化物减少、胃黏膜萎缩导致的内源性亚硝基化合物的产生、细胞增殖凋亡平衡破坏等。但胃癌的发生是一个多因素参与的长期演变的复发病理过程。2015 年两项大型荟萃分析显示，世界人口中幽门螺杆菌感染在 50%～60% 左右，即全球约 44 亿人感染幽门螺杆菌。来自中国的一项多中心前瞻性研究结果显示 51.0% 的胃癌病例幽门螺杆菌血清学检测阳性。最近的数据显示，幽门螺杆菌感染占胃癌的 60% 以上。因此幽门螺杆菌感染是胃癌发生的必要但非充分条件。此外，一些毒性较强的幽门螺杆菌菌株感染可能与胃癌的发病关系更为密切。

2001 年的一项汇总了 12 项幽门螺杆菌感染与胃癌发生关系的病例对照研究，共纳入了 1 228 例胃癌患者，结果发现，约 63% 的非贲门胃癌可归因于幽门螺杆菌的感染。大部分研究结果显示幽门螺杆菌的感染与远端胃癌有相关性，是否与近端胃癌的发生有相关性目前结论尚不一致。如果原发病灶能准确定位，近端食管腺癌又能严格排除，约 80% 的远端胃癌患者可追溯到既往或现在有幽门螺杆菌感染病史。

近年的研究结果已经不是单纯考虑是否存在幽门螺杆菌感染，而是把幽门螺杆菌的毒力因素考虑进来。患者血清长期存在细胞毒素相关蛋白 A（CagA）及其抗体对胃癌风险有一定的影响。一项包含了 16 项研究和 5 054 例的 Meta 分析结果显示，CagA 阳性人群与阴性人群相比，胃癌的风险率比增加了 1.64 倍。

Meta 研究结果显示，根除幽门螺杆菌可降低胃癌的发病风险，风险的降低程度取决于根除治疗时胃黏膜萎缩严重程度和范围，这也间接证实了幽门螺杆菌在胃癌发生中的重要作用。根除治疗时未发生胃黏膜萎缩的患者，根除幽门螺杆菌几乎可以完全预防肠型胃癌的发生；对已有胃黏膜萎缩者预防效果降低。

3) N-亚硝基化合物

含亚硝基团的化学物统称为 N-亚硝基化合物,它们的致癌性强,致癌谱广。人胃内的酸性环境是 N-亚硝基化合物良好的合成环境,经饮食摄入胃内的前体物可进一步合成内源性亚硝基化合物。流行病学研究表明,硝酸盐的摄入量与胃癌的发生率和死亡率呈明显的正相关。

对亚硝基化合物的致癌研究主要集中于亚硝胺类和亚硝酸胺,已证实亚硝酸胺不需经过任何代谢激活即能在实验动物中直接诱发胃癌。食物中的硝酸盐在胃酸的作用下可转变为致癌的亚硝基化合物,增加胃癌风险。某些食物可能含有少量亚硝基化合物和亚硝胺,如熏肉、速溶汤料、火焰炙烤的咖啡等。烧烤肉类、烤面包、烘烤烘焙食品、煎炸食品、盐渍食品等均能增加亚硝酸盐的含量。烟熏食物可生成多环芳香烃类如苯并芘,是许多地区胃癌高发病率的致癌物之一。

4) 宿主遗传易感性

(1) 家族性胃癌

芬兰人 Lauren 在 1965 年按照组织发生学将胃癌分为肠型和弥漫型两类。肠型胃癌的发生年龄较晚,多发于胃窦部;弥漫型胃癌的发病年龄早,多发生于胃体,有遗传倾向。家族性胃癌的诊断标准为:一个家系中,至少有 3 例确诊的胃癌患者,其中 1 例必须是另外 2 例的第一代亲属;胃癌至少累及连续两代人;至少 1 例胃癌患者发病年龄小于 45 岁。可疑家族性胃癌诊断标准为同时符合两条上述标准。

家族性胃癌主要有以下几个特点:发病年龄早,诊断时分期较早,肿瘤组织学分化差,病理类型比较一致。大部分家族性胃癌的病例分型为弥漫型,但近年来也发现肠型胃癌的家族史,有肠外肿瘤和多发癌的趋势。胃癌的核心家系的遗传流行病学研究发现父母均患胃癌者,其子女胃癌患病率为 22.58%。

E-钙黏素被报道与家族性弥漫性胃癌的发生有关。E-钙黏素表达下降会导致肿瘤细胞与基质分离,促进胃癌细胞的转移和浸润。弥漫性胃癌患者中有 51% 的患者出现 E-钙黏素表达下降。E-钙黏素是否有突变被推荐为家族性胃癌的普查方法。但需要指出的是,单纯的 E-钙黏素突变的检测并不能解决所有问题。迄今为止,已经证实的 2/3 的遗传性弥漫性胃癌家族没有发生 E-钙黏素基因突变。除此之外,有文献报道大范围的 Li-Fraumeni 家族胃癌患者有潜在的 P53 基因突变。也有研究发现胃癌多发生于胃肠息肉病患者,如家族性多发性腺癌和本-周氏综合征。

目前发现的特征明显的与胃癌相关的遗传性疾病是遗传性非息肉病性结直肠癌。这种疾病会出现基因错配修复,并且有发展为多种肿瘤组织的潜在可能。

(2) 基因多态性

胃癌的发生是一个复杂的多因素多基因作用的过程。原癌基因或增殖基因的激活,抑癌基因的失活、突变,凋亡基因的失调以及转移相关基因的作用均可使细胞增殖失控而导致细胞恶化。单核苷酸多态性（single nucleotide polymorphism，SNP）为最常见的DNA 一级结构变化。下面对近年发表的与胃癌遗传易感性相关的 SNP 进行简单的介绍。

① DNA 损伤修复基因多态性

各种有害因素会导致 DNA 出现不同程度的损伤，如损伤不及时修复，当损伤积累到一定程度的时候即可导致疾病的发生。DNA 损伤修复的基本方式有碱基切除修复、核苷酸切除修复、错配修复、双链断裂修复等。

HOGG1 基因是编码碱基切除修复基因蛋白的基因之一。该基因的第 326 密码子的 Ser/Cys 和 Cys/Cy 基因型与胃癌易感性有关，具有 Cys 等位基因的萎缩性胃炎患者有较高的胃癌易感性。XRCC1 基因也是编码碱基切除修复基因蛋白的编码基因之一。XRCC1 基因主要存在 3 个 SNP 位点，即 C26304T（Arg194Trp）、G27466A（Arg280His）和 G28152A（Arg399Gln）。对我国人群的研究发现，26304CC 基因型能显著增加贲门部胃癌患者的发病风险。研究者在首尔的病例对照研究中没有发现以上 SNP 与胃癌易感性存在关系，但单倍型 A（194Trp、280Arg 和 399Arg）能使胃癌的发病风险降低，而单倍型 D（194Arg、280Arg 和 399Arg）与胃癌高发无关，但可增加发生胃窦癌的风险。

② 代谢酶基因多态性

致癌物的代谢过程主要有两种酶的参与：一类是 Ⅰ 相酶介导的氧化代谢，具有活化毒物的作用；一类是 Ⅱ 相酶，具有解毒效果。这些酶在基因结构上存在的单核苷酸多态性有可能影响人群中胃癌的患病风险。

细胞色素 P450（CYP450）酶系统为机体重要的 Ⅰ 相代谢酶。CYP1A1、CYP2E1 和 CYP2C19 等基因多态性被认为与胃癌易感性相关。CYP2E1 酶参与了亚硝胺及其前体致癌物的代谢，蔡琳等在福建地区的研究发现，CYP2E1 c2/c2 基因型人群胃癌易感性增加，若人群长期摄入鱼肉，其危险性增高具有更显著的意义，人群归因危险度高达94.1%。

谷胱甘肽硫转移酶（glutathione S-transferase，GST）属于 Ⅱ 相酶系统，其基因有 3 种等位基因，包括 A、B 和空白型。空白型基因不能产生有活性的酶蛋白，代谢能力降低，使机体对化学致癌物的解毒能力下降。但现在关于 GSTM1 空白型与个体胃癌的易感性关系尚无一个肯定的结论，大部分研究显示空白型能增加胃癌的患病风险。

除了以上两项代谢酶外，还有其他代谢酶与胃癌的易感性有关。其中亚甲基四氢叶酸还原酶（methyleneterahydrofolate reductase，MTHFR）677TT 基因型者患胃癌的危险性升高，患贲门腺癌的危险性更高，同时携带 MTHFR 677T、1298C 和 1793A 基因型的人群患贲门腺癌的危险性增加约 4.64 倍。

③ 免疫相关基因多态性

人类白细胞抗原（human leukocyte antigen，HLA）是人体最复杂的基因系统，具有高度的多态性。HLA 的多态性被报道与多种肿瘤的易感性有关。有研究发现，DQA＊0102 与抑制幽门螺杆菌感染有关，而 DRB1＊1061 可能与胃癌的发展有关，且这种关联性在幽门螺杆菌阴性患者中表现尤其明显。

白介素 1(IL-1)是白细胞和免疫细胞间相互作用的一类细胞因子,可以介导 T、B 细胞的活化与增殖,在炎症反应中起重要作用。在苏格兰和波兰开展的一项病例对照研究结果显示,IL-1B-31C＞T 和 IL-1 受体拮抗剂(IL-1RN)＊2/＊2 纯合子基因型的个体患胃癌的危险性升高。葡萄牙和我国的研究者也发现了类似的现象。

④ 表观遗传学

DNA 一级结构没有改变的前提下,通过表观遗传学的改变仍然可以改变 DNA 的空间结构,从而在转录水平调控基因的表达。肿瘤发生时,癌细胞内的 DNA 甲基化模式可发生改变,全基因组呈现低甲基化状态,同时伴有局部的高甲基化。低甲基化能通过激活癌基因或反转录转座子或引起染色体不稳定来促进肿瘤的形成和发展。例如与胃癌相关的抑癌基因 p16 在原发性胃癌的高甲基化是其 mRNA 表达降低的主要原因,其甲基化频率高达 45%。

研究发现血型也与胃癌发生的危险性呈一定的相关性。多数研究认为 A 型血的人患胃癌的危险度比其他血型高 20%～30%,但具体的机制尚不十分明确。

胃癌除了跟患者的遗传因素有关,还与人群的胃病病史和胃部手术史有关。胃溃疡与胃癌的发生有正相关,而十二指肠溃疡则与胃癌的发生风险呈负相关。此外许多研究发现胃部手术可增加胃癌的患病风险,且这种风险主要发生于胃部术后 15 年以上。

5) 生活习惯

(1) 饮食因素

饮食在胃癌的发生中占重要地位,高盐饮食,常吃腌、熏、烧烤、油煎和霉变食物是胃癌发生的重要危险因素。相反,新鲜水果蔬菜则具有较强的保护作用。我国居民胃癌发生的危险因素主要是暴饮暴食、三餐不定时、喜油炸食品、喜烫食、吃干硬食和饮酒等不良饮食习惯,而饮茶,吃大蒜和新鲜蔬菜则是保护因素。

高盐食物能破坏胃黏膜屏障,延长胃部排空时间,间接促进致癌物进入胃黏膜上皮细胞。与此同时,高盐饮食还能直接损伤胃黏膜上皮。烘、烤、熏、炸食品在加工过程中会产生大量的具有致突变和致癌性的多环芳烃化合物,其主要代表是 3,4-苯并芘。

胃癌高危人群的饮食消耗以淀粉居多,而进食蛋白质低下,新鲜水果和蔬菜进食少。高糖高淀粉低蛋白质饮食有利于胃内酸性催化的亚硝化作用,导致胃黏膜损伤。新鲜蔬菜和水果因含有丰富的维生素及其他抗氧化物质可降低胃癌的发生。高维生素 C、胡萝卜素和钙的摄入可显著降低胃癌的发生风险。一项前瞻性研究指出,一周 5 天或更多频率增加水果蔬菜摄入量可以降低非贲门型胃癌的风险,每天增加 100 g 水果的摄入量,胃癌的发病率降低了 44%。

(2) 吸烟

大量研究发现吸烟与胃癌具有相关性,但大部分研究结果显示吸烟者发生胃癌的相对危险度低于 2,仅少数研究发现了明显的剂量-反应关系。La Torre 等对 1997 年 1 月到 2006 年 6 月的有关吸烟的胃癌风险调查报告进行了 Meta 分析,分析结果显示,在

14 442 名吸烟和 73 918 名非吸烟者中,曾经吸烟者胃癌的相对风险率比为 1.48,现在吸烟的胃癌相对风险率比为 1.69。如果对研究项目进行质量评分,高评分的研究结果显示,曾经吸烟者的胃癌相对风险率比为 1.43,风险率比升高 43%,现在吸烟的人群胃癌风险率比为 1.57,风险率比升高 57%。

(3) 长期饮酒

酒精可对胃黏膜产生刺激,多数研究者认为嗜酒是增加胃癌发病风险的重要因素,但长期饮酒和胃癌发病的风险是否有相关性还没有统一的结论。2015 年世界癌症研究基金会的一项研究发现,在从不吸烟的人中,酒精摄入量最高的人患胃癌的风险比饮酒量最低的人高 23%。在吸烟者中,酒精摄入量最高的个体患胃癌的风险比酒精摄入量最低的个体高 84%。

第 3 节　胃癌的临床表现及诊断依据

1) 胃癌的临床表现

(1) 早期胃癌的临床表现

早期胃癌的临床表现常常不明显,无特异性,与慢性胃炎、胃溃疡、胃息肉等良性疾病的症状难以区分。日本的普查资料表明,40%~60% 的早期胃癌患者无自觉症状。

早期胃癌的常见症状主要有上腹部轻度疼痛或胀痛不适感、饱胀感、食欲下降、乏力、恶心、吞咽困难、呕血、黑便等。上述症状的发生频度与早期胃癌的大体形态有一定的相关性,这主要体现在是否有溃疡的形成。溃疡形成的早期,胃癌发生急症出血的危险性较高,患者的表现多与胃溃疡的表现有关。隆起型病变以上腹部不适感居多,其次为剑突下疼痛。

(2) 进展期胃癌的临床表现

进展期胃癌的表现主要取决于肿瘤所处的部位及病变类型、病变程度等。常见症状如下:

① 食欲减退:食欲缺乏,逐渐消瘦,体重减轻,或食后饱胀嗳气,厌恶肉食等,是胃癌比较常见的临床表现。

② 上腹部疼痛:疼痛部位为心窝部,有时仅为上腹部不适或隐痛,较典型的是无规律的疼痛,疼痛与进食无明显关系。

③ 恶心呕吐:大部分胃癌位于幽门窦部,幽门梗阻症状常见。早期梗阻可引起食后膨胀感,轻度恶心、反胃,典型的梗阻则引起胃扩张呕吐。呕吐物多为宿食,有腐朽的酸臭味。

④ 上消化道出血:早期胃癌即可有出血,表现为黑便、柏油便。晚期胃癌出血量大,若合并幽门梗阻时,常在呕吐物中可见咖啡色或暗红色血液。大便隐血试验阳性。

2）胃癌的临床分期

（1）TNM 分期

目前国内通常使用美国癌症联合委员会（AJCC）和国际抗癌联盟（UICC）于 2017 年公布的第 8 版的 TNM 分期系统，胃癌 TNM 分期系统见表 8-1。

表 8-1　胃癌 TNM 分期 AJCC/UICC，2017 年（第 8 版）

原发肿瘤（T）	TNM 临床分期		
TX：原发肿瘤无法评估	分期	T	N	M
T0：无原发肿瘤的证据	0 期： Tis N0 M0
Tis：原位癌，上皮内肿瘤，未侵及固有层，高度不典型增生	Ⅰ期： T1-2 N0 M0
T1：肿瘤侵及固有层、黏膜肌层或黏膜下层	ⅡA 期： T1-2 N1-3 M0
T1a：肿瘤侵犯固有层或黏膜肌层	ⅡB 期： T3-4a N0 M0
T1b：肿瘤侵犯黏膜下层	Ⅲ期： T3-4a N1-3 M0
T2：肿瘤侵犯固有肌层*	ⅣA 期： T4b 任何 N M0
T3：肿瘤穿透浆膜下结缔组织，而尚未侵犯脏层腹膜或邻近结构**，***	ⅣB 期： 任何 T 任何 N M1
T4：肿瘤侵犯浆膜（脏层腹膜）或邻近结构	
T4a：肿瘤侵犯浆膜（脏层腹膜）	注解：
T4b：肿瘤侵犯邻近结构	* 肿瘤可穿透固有肌层达胃结肠韧带或肝胃韧带或大小网膜，但未穿透覆盖这些结构的脏层腹膜，这种情况分期为 T3，如果穿透这些结构的脏层腹膜则分期为 T4。
区域淋巴结（N）	** 胃邻近结构包括脾、横结肠、肝脏、膈肌、胰腺、腹壁、肾上腺、肾脏、小肠及后腹膜。
NX：无法确定区域淋巴结转移	*** 经胃壁内扩展至十二指肠或食管的肿瘤不考虑为侵犯邻近结构，而是应用这些部位的最大浸润深度进行分析
N0：无区域淋巴结转移	
N1：1～2 个区域淋巴结转移	
N2：3～6 个区域淋巴结转移	
N3：7 或 7 个以上区域淋巴结转移	
N3a：7～15 个区域淋巴结转移	
N3b：16 个或 16 个以上区域淋巴结转移	
远处转移（M）	
M0：无远处转移	
M1：有远处转移	

（2）病理分型

卫生部《胃癌诊疗规范》（2011 年版）公布的胃癌的病理诊断标准为以下几点。①低级别上皮内肿瘤：黏膜内腺体结构及细胞学形态呈轻度异型性，与周围正常腺体比较，腺体排列密集，腺管细胞出现假复层，无或有极少黏液，细胞核染色浓重，出现核分裂象。②高级别上皮内肿瘤：黏膜内腺体结构及细胞学形态呈重度异型性（腺上皮原位癌），与周围正常腺体比较，腺管密集，腺管细胞排列和极向显著紊乱，在低级别上皮内肿瘤的基础上进一步出现共壁甚至筛状结构，缺乏黏液分泌，核分裂象活跃，可见灶状坏死，但无间质浸润。③黏膜内癌：即黏膜内浸润癌，不规则的腺上皮细胞团巢或孤立的腺上皮细胞浸润黏膜固有层间质，局限于黏膜肌层以内。④黏膜下癌：即黏膜内浸润癌继续向深层浸润，侵透黏膜肌层达到黏膜下层,未侵及胃固有肌层。⑤早期胃癌(T1N0/1M0):包括黏膜内浸润癌和黏膜下浸润癌,无论有无区域淋巴结转移证据。

(3) 组织分型

胃癌的组织学分类:腺癌,乳头状腺癌,管状腺癌,黏液腺癌,印戒细胞癌,腺鳞癌,鳞状细胞癌,小细胞癌,未分化癌。

3) 诊断

诊断主要依靠血清肿瘤标志物、X 线钡餐检查、超声、CT 和胃镜检查,尤其是胃镜检查,可在直视下检查胃部黏膜情况,并对有可疑病灶的地方进行活检,从而通过病理学检查获得最终诊断。

(1) 实验室常规检查

早期胃癌贫血并不多见,但中晚期胃癌可出现不同程度的贫血。由于胃癌患者可有消化道出血症状,因此粪便隐血实验可为阳性,早期胃癌患者隐血阳性率可达 20%,中晚期达 80% 以上。

(2) 血清肿瘤标志物检测

肿瘤标志物又称肿瘤标记物,是指特征性存在于恶性肿瘤细胞,或由恶性肿瘤细胞产生的物质,或是宿主对肿瘤的刺激反应而产生的物质,并能反映肿瘤发生、发展,监测肿瘤对治疗反应的一类物质。胃癌相关血清肿瘤标志物中最常检测的指标主要包括血清癌胚抗原(carcino embryonic antigen,CEA)、胃蛋白酶原(Pepsinogen,PG)、糖类抗原 125(carbohydrate antigen 125,CA125)、糖类抗原 199(carbohydrate antigen 199,CA199)、糖类抗原 724(carbohydrate antigen 724,CA724)、糖类抗原 242(carbohydrate antigen 242,CA242)、甲胎蛋白(alpha-fetoprotein,AFP)等,临床上一般将这些肿瘤标志物联合检测,以期早期发现肿瘤。

① CEA:CEA 作为体内重要的免疫球蛋白之一,在正常人的血清中几乎不表达,但是肿瘤患者血清 CEA 多呈显著高表达。但 CEA 对于胃癌的特异性和灵敏度均较低,早期胃癌患者很少有 CEA 水平升高,但晚期患者尤其是肝转移患者一般都有 CEA 明显升高。因此 CEA 水平在诊断早期胃癌方面价值不高。

② PG:主要来源于胃部,包括两种类型,即 PG Ⅰ 及 PG Ⅱ。胃黏膜的萎缩可使血清胃蛋白酶水平和 Ⅰ/Ⅱ 型比值改变,反映胃黏膜的病变状况,对于胃癌诊断有意义。血清 PG 检测已在部分国家和地区大规模应用于普查或胃癌高危人群的筛查。

③ CA125:CA125 是胃癌、卵巢癌诊断的重要标记物。胃癌血清 CA125 表达与生存率具有显著相关性,血清 CA125 异常升高不仅是采取胃癌根治性切除术的重要依据,而且是提示胃癌复发可能性高、生存时间短的重要指标。

④ CA199:胃癌患者血清 CA199 通常处于显著高水平,由于其敏感度、特异度较低,因此,临床通常不将 CA199 作为独立评估因子,CEA 和 CA199 同时显著升高可提示胃癌处于晚期,预后不佳。

⑤ CA724:80％以上的人体腺癌可在其细胞膜上检出 CA724,非上皮的恶性肿瘤及良性增殖性疾病均无该抗原的表达。因此 CA724 与其他肿瘤标志物相比特异性更强。

⑥ CA242:CA242 在胃癌血清中的检测阳性率为 13.5％～26.1％,其在血清中的水平可随胃癌 TNM 分期的增加而升高。

⑦ AFP:在部分组织类型的胃癌中可检测到 AFP 的含量增高,但它不同于肝癌产生的 AFP,而是具有胃肠道特异性。AFP 在三种类型的胃癌中升高比较明显,分别为肝样型、卵黄囊瘤样型及胎儿胃肠型,其中以肝样型胃癌相对最常见,恶性度高。

(3) X 线钡餐检查

胃癌 X 线钡餐检查主要表现为边缘欠规则或腔内龛影(溃疡)、充盈缺损(息肉样或隆起性病变)和胃壁僵直失去蠕动(癌浸润)等。对部分充盈缺损型病变,需与良性息肉相鉴别;对恶性特征欠明显的溃疡,需与良性溃疡鉴别。X 线钡餐检查对于胃癌尤其是早期胃癌诊断的正确性不如胃镜检查。

根据胃癌的发生部位、大小、浸润深度的不同,X 线钡餐可有如下征象:

① 龛影:为溃疡型胃癌的典型表现,常为盘状及不规则形龛影,位于胃腔轮廓线之内,龛影口部可有指压迹征、裂隙征、双重边缘征,并可见有小结节状充盈缺损。

② 充盈缺损:表面凹凸不平或有小的钡剂斑或小龛影,双重对比造影可见被钡剂涂布的软组织肿块影,切线位多显示宽基底与胃壁相连。

③ 胃腔缩小、边缘硬直并浅在性充盈缺损:胃的形态、大小、位置固定不变或胃弯的弧度变化较小。

④ 其他:如黏膜皱襞中断、破坏或增粗,胃壁僵硬,蠕动性变差或消失。

(4) 超声检查

① 早期胃癌:声像图显示局部胃壁增厚,回声减弱。经腹检查很难显示,需充盈胃剂后仔细检查。

② 中晚期胃癌:进展期胃癌,基本声像图改变为胃壁增厚隆起,多呈不均质低回声,形态不规则,胃壁结构破坏。通常情况下癌病变侵犯深度已超越黏膜下层,达到固有基层甚至更深。按照胃癌的生长模式不同可分为三型。ⅰ．溃疡型:隆起胃壁表面形成不规则凹陷,凹底部不光滑,可见小结节回声,凹陷周缘隆起不规则、厚度不均匀,凹陷口僵直。周围胃壁也呈不规则增厚、隆起。ⅱ．肿块型:胃壁局限性隆起,突向胃腔,形态不规则,呈菜花状,内回声减低,胃壁五层结构消失,周围胃壁厚度及层次在正常范围。ⅲ．弥漫型:胃壁大部分或全部呈弥漫性增厚、隆起,其厚度大于 15 mm,呈"革袋状",黏膜面不规则破溃或糜烂时局部呈强回声,饮水后增厚的胃壁更加明显。

(5) 电子计算机断层扫描(CT)

CT 检查时胃癌的主要表现为:

① 胃壁增厚:适度充盈的胃壁厚度一般不超过 5 mm,发生胃癌时,胃壁可有轻度到数厘米的增厚不等。胃壁的增厚可以较为均匀,但多数不规则,病灶与正常胃壁分界不清,侵犯浆膜层时外缘轮廓多不光整。增强扫描时病灶处胃壁强化明显。少数病例胃壁

广泛增厚形成皮革胃。胃壁环状增厚造成胃腔不规则变形和狭窄。

②软组织肿块：肿瘤向腔内或腔外同时生长形成不规则软组织肿块，表面往往高低不平。肿块如有脱落坏死形成腔内不规则溃疡时，其内可见对比剂或气体充盈。邻近胃壁可不规则增厚。

③肿瘤侵犯周围组织：中晚期胃癌常常伴有肿瘤侵犯浆膜层并侵犯邻近周围组织，表现为胃轮廓不清，胃周围脂肪层不清或消失。一般认为，当胃壁增厚大于 2 cm 时，多数病例伴有浆膜层或胃周围浸润。在胃的邻近器官中，大网膜受累最为常见，其次是胰腺，然后是肝脏、食管下端、横结肠和十二指肠等。轻度侵犯与粘连不易区分，若表现为胃与邻近器官轮廓改变或密度改变，则为局部受侵犯的可靠表现。局部脂肪层消失并非脏器受累的可靠征象。

④局部和远处淋巴结转移：淋巴结转移是胃癌的主要转移方式。胃大小弯、幽门下病变局部肿大淋巴结 CT 显示率低，尤其伴软组织肿块时，CT 不易分辨。腹腔动脉旁、肠系膜上血管根部和腹主动脉旁等后腹膜淋巴结 CT 最易显示。

⑤远处转移：胃癌最常转移到肝脏，其次为肾上腺、胰腺、卵巢等，也可以以种植的方式转移到网膜、肠系膜、盆腔等。

(6) 磁共振成像（MRI）

胃癌的 MRI 表现和 CT 相似。肿块一般为 T1WI 低信号或中等信号，T2WI 中等信号，不规则增厚的胃壁在 T1WI 和 T2WI 均表现为较低信号。快速动态增强扫描胃癌病灶多数早期不均匀强化，且在延迟期持续强化。肿大的淋巴结在 T1WI 和 T2WI 均表现为中等信号。

(7) 内镜检查（endoscopy）

胃镜及其活检病理检查是胃癌临床诊断的第一选择，大多数胃癌患者通过胃镜检查加活检可得到准确的诊治。进展期胃癌内镜诊断难度不大，部分 Borrmann Ⅳ 型病例活检假阴性影响诊断的病例，可通过深挖活检或内镜超声检查提高诊断率。部分早期胃癌内镜诊断有一定的难度，可导致漏诊，像微小病变和非溃疡性病变等肉眼不易发现或活检阴性，可借助新的内镜技术，如染色、放大、荧光及共聚焦内镜技术等发现微小病变或指导活检定位，提高早期胃癌诊断率。

《第 4 节　胃癌预防的全程干预》

胃癌和其他许多肿瘤一样是可以预防的。我们可以通过改变生活习惯、避免接触环境中的有害物质有效预防胃癌。除此之外，必须在全国范围内建立健全的肿瘤防治制度和防治结构，完善肿瘤报告系统，加强对胃癌的病因学研究和相应的防护措施，同时在人群中加强相关知识宣教，加强高危人群的早期筛查，增强个人防癌意识，从而有效预防胃癌。总的来说，胃癌的预防措施分为四个等级，下面分别从四个方面的预防来谈谈预防胃癌发生的相关干预方案。

1）胃癌的一级预防

一级预防即病因学预防。其目标是防止癌症的发生,任务包括研究胃癌的病因和危险因素,针对各种具体的促癌物、促癌因子和体内外致癌因素,采取有效的预防措施,加强环境保护,倡导健康饮食,促进身体健康,是防病于未然的关键时期。

（1）改变不良膳食习惯和生活方式

胃癌的发生是多因素综合的结果,其中以饮食因素的比重比较大。

总的来说,多数研究认为糖的摄取和胃癌发生率没有明确的关系,淀粉的摄取增加可能增加胃癌的发生,高纤维饮食可降低胃癌的发生。蛋白质摄入量的多少对胃癌发生的影响还不十分明确,但有些研究认为蛋白质摄入与胃癌的发生呈正相关。

新鲜蔬菜、水果的摄入量与胃癌的发生呈负相关,其中葱类的摄入对降低胃癌的发生效果较为明显。洋葱的防癌作用主要因为它富含硒元素和槲皮素。硒是一种抗氧化剂,能刺激人体免疫反应,抑制肿瘤细胞的分裂和增殖,还可降低致癌物的毒性。槲皮素能抑制癌细胞活性,阻止癌细胞生长。经常吃洋葱的人,胃癌发病率比少吃或不吃洋葱的人要少 25%。花椰菜中含有较丰富的微量元素钼,可阻断致癌物亚硝酸胺的合成。并且花椰菜含有一定量的硒、维生素 C 和丰富的胡萝卜素,起到阻止癌前病变形成的作用,从而起到抗癌防癌的作用。西红柿含有丰富的番茄红素和胡萝卜素,能清除人体内自由基,具有降低肿瘤发生的作用,对于预防胃癌有利。

多项研究表明食物中的维生素 C 具有减少胃癌发生的作用,可能是因为维生素 C 能抑制致癌物亚硝胺等化合物在胃内的形成,补充维生素 C 也能降低胃液致突变性。饮食中维生素 E、维生素 A 和胃癌的发生暂时没有统计学关系。食物中的类胡萝卜素能降低胃癌的发生风险。

食物中的大蒜对胃癌的发生具有很强的保护作用。可能与其具有抗突变性和抗癌作用有关。大蒜提取物能够杀死幽门螺杆菌、减少胃黏膜的炎性反应可能也是大蒜对胃癌具有保护作用的原因之一。另外,大蒜能显著降低胃中亚硝酸盐含量,减少亚硝酸铵合成,从而达到防癌效果。

绿茶也有较强的抗癌作用。绿茶中含有多酚类化合物,而多酚类化合物具有很强的抗癌效应,红茶中茶多酚含量较少,因此饮用红茶对胃癌的发生并没有预防和保护作用。

高盐饮食能增加胃癌的发生率。高盐饮食是幽门螺杆菌致癌的重要外部条件,只有高盐饮食引起胃部黏膜损伤后,幽门螺杆菌的致癌作用才会表现出来,间接说明高盐是胃癌发生的促进因子。

吸烟饮酒也与胃癌的发生呈正相关。烟草本身含致癌物,吸烟者比不吸烟者胃癌发病率高 50%,且开始吸烟年龄越低,死亡率越高。酒精会破坏胃黏膜屏障,经常饮用烈酒者胃癌发病率为不饮酒的 9 倍。

我国是胃癌的高发国家,通过在民众中尤其是胃癌高发地区的民众中广泛宣传健康合理膳食,让广大民众知晓膳食对胃癌发生的重要作用,改变不良饮食结构和饮食习惯,对我国胃癌的病因学预防非常重要。

（2）根除幽门螺杆菌

《第四次全国幽门螺杆菌感染处理共识报告》和《中国慢性胃炎共识意见（2012 年，上海）》均指出，根除幽门螺杆菌可消除幽门螺杆菌相关性慢性胃炎的活动性，使慢性炎性反应程度减轻，防止胃黏膜萎缩和肠化生进一步发展，并可使部分患者的萎缩得到逆转，亦有可能减缓癌变进程，降低胃癌的发生率。

我国尚未将根治幽门螺杆菌预防胃癌纳入国家计划，但对于胃癌的高发人群，可考虑自行到医院进行根治幽门螺杆菌治疗。在动物实验中，幽门螺杆菌疫苗对幽门螺杆菌感染有明显的预防和治疗作用。我国是胃癌的高发地区，幽门螺杆菌感染率高，因此幽门螺杆菌疫苗也是一个可行的研究方向。

2）胃癌的二级预防

二级预防又称为临床前预防、"三早"预防，即早期发现、早期诊断、早期治疗，以此阻止或减缓疾病的发展，恢复健康。二级预防首先要确定患胃癌的高危人群，并对这些人群进行定期普查。

胃癌的高危人群主要包括以下人群，建议以下人群每 2 年至少做一次胃镜：

（1）有不良的饮食及生活习惯：①高盐饮食者；②高亚硝酸盐化合物摄入者；③长期缺乏或摄入蔬菜水果过少者；④长期吸烟和中度以上酗酒者。

（2）幽门螺杆菌感染者。

（3）残胃者：残胃癌可发生于残胃内和胃肠吻合口。一般手术 15 年以上胃癌发生率逐渐升高。术后 20 年以上，胃癌发生率是一般人群的 7～8 倍。残胃癌的发生与首次胃部手术的方式有关，胃次全切除术毕 II 式较单纯胃空肠吻合术毕 I 式者更易发生残胃癌。

（4）胃溃疡：可以癌变，癌变率为 5%，癌变的原因是慢性溃疡边缘的黏膜受到损伤破坏，机体对其反复增生和修复的过程容易诱发癌变。长期慢性胃溃疡患者胃癌的患病风险明显升高。

（5）慢性萎缩性胃炎：慢性萎缩性胃炎会演变为胃癌。一般从浅表性胃炎进展到萎缩性胃炎再到癌，往往需要 10～20 年的时间甚至更长。

（6）胃息肉：无蒂息肉较有蒂息肉容易癌变。息肉体积大的癌变率高，尤其是息肉直径大于 3 mm 者，癌变率可达 70%。与胃癌发生关系最为密切的是腺瘤样息肉，直径大于 2 cm，底部较宽者易癌变。

（7）肠上皮化生：如果发现大肠型肠上皮化生且伴有重度不典型增生时，经内科治疗效果不明显者，应定期做胃镜检查。

（8）胃黏膜不典型增生。

（9）遗传因素：有家族性癌症病史的人群发生胃癌的危险性显著高于对照人群，少见的弥漫型胃癌尤其明显。

3）胃癌的三级预防

三级预防又称临床预防，主要是系统治疗、对症治疗和康复治疗。三级预防是疾病进入后期阶段的预防措施，可以防止伤残和促进功能恢复，提高生存质量，延长寿命，降低病死率。

（1）系统治疗

① 早中期患者的手术治疗

手术治疗是唯一有可能根治胃癌的一种治疗手段。对于早中期患者，如果身体条件允许，均应行手术治疗。在胃癌手术治疗中，扩大的 D2 淋巴结清扫术作为标准的胃癌根治术的地位在全球已达成共识。我国的大部分胃癌患者基本上接受的是 D2 根治术。

到目前为止，对进行 D2 根治术的患者的术后辅助化疗的研究主要有两个方向：ACTS-GC 研究和 CLASSIC 研究。ACTS-GC 研究首次证实进行 D2 根治术的胃癌患者能从术后辅助化疗中获益。但该研究仅验证了 S-1 在日本人群中的疗效，且该研究的分组分析提示Ⅲ期胃癌患者从 S-1 单药中的获益并不如Ⅱ期患者明显。CLASSIC 研究进一步肯定了 D2 术后的患者能从术后辅助化疗中获益。在这项研究中，两药联合的方案使Ⅱ期和Ⅲ期的患者有较一致的化疗获益，且在耐受性方面也优于 S-1 单药治疗。因此，目前 NCCN 指南推荐的胃癌患者 D2 术后的标准辅助化疗方案是卡培他滨联合奥沙利铂或顺铂。

关于进行 D2 根治术的患者是否需要进行术后放疗这一问题，ARTIST 临床研究显示在术后辅助化疗中加入同步放疗并不能延长患者的无病生存期（DFS），但分组分析发现，淋巴结阳性的患者加入放疗后其 3 年 DFS 优于术后化疗的患者（$P=0.0365$）。但在总体结果阴性的前提下，淋巴结阳性的亚组患者的获益不宜直接推广到临床实践。

目前对于术后辅助治疗患者的化疗建议是：对肿瘤浸润深度超过黏膜下层（肌层或以上），或伴有淋巴结转移但尚未侵犯邻近脏器的胃癌患者，均应行标准手术（D2 根治术）；对于术后病理分期为Ⅰb 期伴淋巴结转移者，Ⅱ期及以上胃癌患者均应进行术后辅助化疗，辅助化疗方案推荐氟尿嘧啶类药物联合铂类的两药联合方案；对临床病理分期为Ⅰb 期、体力状况差、高龄、不耐受两药联合方案者，考虑采用口服氟尿嘧啶类药物的单药化疗；D2 术后患者是否需要进行放疗仍存在争议，临床治疗中需谨慎选择。

② 局部晚期不可切除的胃癌患者的治疗

近年来有几项Ⅱ期临床试验的报道显示对局部进展期的胃癌患者在经过了三到四个月的两药或三药联合化疗后，有 70%～85% 的患者可进行手术治疗，且有 60% 的患者能达到 R0 切除（包括 D2 淋巴结阳性的患者），总生存期及总生存率均优于未进行手术的局部晚期胃癌患者。因此，我国卫生部的胃癌诊疗规范推荐对无远处转移的局部进展期胃癌（T3/4，N+）进行两药或三药联合的新辅助化疗再联合手术治疗。但由于新辅助化疗的地位尚缺乏随机对照的Ⅲ期临床试验的验证，NCCN 和 ESMO 指南仍然推荐姑息化疗作为不可切除的局部晚期的胃癌或食管胃交界肿瘤的标准治疗方案。

最近的一项Ⅲ期临床研究比较了局部晚期的胃食管结合部腺癌患者在术前化疗中加或不加放疗对患者生存期的影响。研究发现，术前进行同步放化疗的患者获得的病理学完全缓解率(15.6% vs 2.0%)和淋巴结阴性(64% vs 37%)的比例较单纯术前化疗组显著提高,3年生存率由28%提高至47%。尽管该研究因为入组缓慢而提前关闭,但对于胃食管结合部的腺癌患者而言,术前同步放化疗与术前化疗相比存在生存获益的趋势,提示我们在临床工作中对于局部晚期的胃食管结合部腺癌患者可在手术前行同步放化疗。

③ 转移性或不可切除胃癌患者的治疗

目前NCCN指南中获得Ⅰ级循证医学证据的用于治疗转移性或不可切除胃癌患者的化疗有DCF(多西他赛+顺铂+5-氟尿嘧啶)、ECF改良方案(表柔比星+顺铂/奥沙利铂+5-氟尿嘧啶/卡培他滨)和CF(5-氟尿嘧啶/卡培他滨+顺铂)方案。在这些一线治疗方案中,两药联合方案(CF)因毒性低被推荐作为首选。体力状况好且能定期评估毒副反应的患者可考虑选择三药方案。

氟尿嘧啶和铂类药物是晚期胃癌化疗的主流药物,但近年来晚期胃癌化疗也发生了一些变化,主要体现在:

ⅰ.口服氟尿嘧啶类药物逐渐增多。2009年以前临床上绝大多数使用的是静脉5-氟尿嘧啶,2009年以后口服氟尿嘧啶类药物在临床使用中逐渐增多,甚至可以替代静脉5-氟尿嘧啶。卡培他滨是一种口服的氟尿嘧啶类药物,能在细胞内转化为5-Fu。有两项Ⅲ期临床试验(REAL-2和ML17032)证实卡培他滨与氟尿嘧啶相比有相似的疗效和毒副反应,并且接受含卡培他滨联合治疗的患者总生存期获得改善。因此,NCCN指南推荐卡培他滨可与静脉滴注5-Fu互换使用。

ⅱ.第三代化疗药物逐渐进入胃癌一线治疗。与顺铂的强致吐性和肾毒性相比,第三代铂类奥沙利铂的副反应明显降低。NCCN指南推荐顺铂和奥沙利铂可以根据毒性反应互换使用。2002年发表的Ⅲ期临床研究(V325)首次确认了紫杉类药物在胃癌中的地位,包含了多西他赛的DCF方案被NCCN列为晚期胃癌患者的一线治疗方案。

ⅲ.晚期胃癌的维持治疗开始受到关注。2011年ASCO上公布的一项Ⅱ期临床研究表明晚期胃癌患者进行紫杉醇联合卡培他滨化疗后再进行卡培他滨维持治疗这一治疗模式有良好的耐受性和疗效。

④ 靶向治疗

国际多中心Ⅲ期临床试验ToGA研究证实,曲妥珠单抗联合化疗在HER2阳性晚期胃癌患者的疗效显著优于单纯化疗。从2010年起,欧盟、美国、日本和中国相继批准曲妥珠单抗联合化疗用于HER2阳性的晚期胃癌或胃食管结合部腺癌患者。近年来我国批准抗血管生成药物阿帕替尼联合或不联合化疗用于晚期胃癌患者的三线治疗。

(2) 对症治疗和康复治疗

① 手术后并发症

手术切除是胃癌患者治愈的主要手段,由于手术改变了患者的消化道结构,因此术后一些并发症也较为常见。下面将介绍胃癌术后的一些常见的远期并发症及相关的预防、处理、护理。

ⅰ.倾倒综合征

倾倒综合征是胃大部切除术和各式迷走神经切断术附加引流性手术后的常见并发

症。主要原因是血容量减少和高渗物质倾入空肠。早期倾倒综合征主要表现是在进食后30分钟内出现乏力、困倦、颜面潮红或苍白、全身发热、冷汗、头晕、麻木及神志不清、消化系统症状等。晚期倾倒综合征的表现是饭后 2～3 小时出现以上症状。

预防和治疗方面，多数患者可通过饮食调节控制症状，症状严重或持续的病人，可少量多餐，保持高蛋白、高脂肪和低碳水化合物饮食。避免进食液体食物，餐后平卧 30 分钟，餐后 30 到 60 分钟可饮用无糖水并口服果胶，延缓胃部排空，减慢小肠内容物的流速，抑制碳水化合物的吸收。非手术无效的患者可考虑手术治疗。

ⅱ. 反流性食管炎

发病多在术后 1 年内。主要症状是有心前区烧灼感、心窝部疼痛、胸骨后刺痛感等。卧位、饭后或劳累过度容易诱发。消化液反流入食管内和反流物在食管内排出延迟为两个主要因素。

大多数患者通过保守治疗能缓解。睡眠时保持头高脚底位，可预防和治疗反流性食管炎。由于饭后容易引起胃食管反射，所以饭后要间隔充分的时间再入睡非常重要。药物治疗方面可选择黏膜保护剂、胃酸抑制剂和改善胃肠动力的药物。极少数症状严重的患者可考虑手术治疗。

ⅲ. Roux-en-Y 滞留综合征

目前病因尚不清楚，主要认为胃部手术后迷走神经切断，导致胃肠肌张力减低，胃壁松弛，胃腔扩张，胃排空无力。主要表现为患者进食后出现上腹饱胀感、腹痛、恶心、呕吐等。

治疗方面主要以保守治疗为主，滞留症状随时间的推移会逐步消除。预防和治疗方面，以流质为主，可口服改善胃肠动力药物及抗生素。对滞留严重或长期不缓解的患者可考虑行手术治疗。

ⅳ. 贫血

胃切除术后贫血的发生率为 33%，主要原因是胃切除术后胃容积减少，食物不能与消化酶充分融合，导致消化不良。另外，术后患者体内维生素 B_{12}、叶酸、铁蛋白、内因子缺乏也可导致贫血。

预防和治疗方面，胃癌切除术后的患者应多进食含铁丰富的食物，已经出现贫血的患者可口服铁剂治疗，必要时肌注铁剂治疗。巨幼红细胞性贫血时肌肉注射维生素 B_{12}，同时补充维生素 C 和铁剂。胃癌术后应该定期复查血常规，如出现贫血应及早纠正和治疗。

ⅴ. 骨代谢障碍

胃癌术后约有 30% 的患者会出现骨代谢障碍。主要表现是胃切除术后出现龋齿、手足麻木、骨痛、骨质疏松等。主要原因是胃切除术后进食量与胃酸分泌减少，对脂肪不耐受，小肠对钙与脂溶性维生素 D 吸收减少，导致钙质流失。

治疗方面，要摄取含钙质多的食物。使用活性维生素 D 治疗后有效率达 80%，骨关节症状改善 60%。

② 化疗后并发症

ⅰ. 消化道反应

几乎每种肿瘤化疗药物都具有不同程度的消化道反应,有迟发的,也有剂量限制的,主要表现为恶心、呕吐、厌食、口腔黏膜炎、腹泻、便秘等。

消化道反应常较骨髓抑制出现早。恶心、呕吐反应以顺铂最明显,给予止吐药及激素可减轻或防止呕吐,常用甲氧氯普胺(胃复安)、昂丹司琼、格拉司琼,调整给药时间(尽量睡前给药),尽量减少药物对胃黏膜的刺激(同时服用氢氧化铝凝胶等),少食多餐并限食含 5-羟色胺丰富的水果和蔬菜如香蕉、茄子等。抗代谢类药物氟尿嘧啶及其衍生物、伊立替康、紫杉类、干细胞移植时应用大剂量化疗方案等可引起腹泻,如出现严重的腹泻(如血性腹泻)应立即停药,并给予洛哌丁胺(易蒙停)等止泻药治疗,同时给予补液治疗。氟尿嘧啶、多柔比星等可引起口腔黏膜炎或溃疡,应注意口腔卫生,化疗开始后一周内可用温开水 $200\sim300$ mL 加庆大霉素 8 万 U 含漱后服下或以复方氯己定液漱口,可减少腹泻和口腔溃疡的发生率,溃疡处可应用口腔溃疡膜、锡类散等治疗,也可用 $2.5\%\sim5\%$ 碳酸氢钠溶液漱口。

ⅱ. 骨髓抑制

多数肿瘤化疗药都会引起骨髓抑制,骨髓抑制的最初表现以白细胞特别是粒细胞下降最多见。常用粒细胞集落刺激因子(G-CSF)和粒细胞-巨噬细胞集落刺激因子(GM-CSF)治疗,也可予以成分输血、骨髓移植、外周血干细胞移植等方法治疗。患者血小板低于 1×10^9/L 时需输血小板,也可使用促血小板生成素、白介素-2 等促进血小板恢复。在使用 G-CSF 或 GM-CSF 时应注意在化疗结束后 $24\sim48$ 小时开始使用,不宜在化疗前或化疗过程中使用。

ⅲ. 肝肾毒性

绝大多数化疗药物都要经过肝脏或肾脏代谢,一些化疗药物可引起肝肾毒性。如多柔比星、雷替曲塞可引起不同程度的肝损伤,一过性肝损伤经过停药后可恢复,但有些药物导致的肝损伤是迟发性的,给药后比较长的一段时间都会有肝功能异常,可给予护肝药物治疗。顺铂和氟尿嘧啶类药物可造成不同程度的肾损伤。在使用顺铂等肾损伤比较明显的药物的时候要多饮水,同时静脉补充大剂量液体进行水化利尿治疗。治疗期间给予氨磷汀治疗可减少肾毒性。

ⅳ. 心脏毒性

使用卡培他滨、蒽环类药物时可出现心脏毒性,因此在使用这些药物的时候要了解患者有无心脏病史或胸部放疗史。心脏毒性和药物的累积剂量有关。治疗的过程中要做心电监护、心脏超声检测左心室射血分数、心电图等。如出现左心室射血分数迅速降低等应及时停止用药并给予保护心肌的药物。

ⅴ. 神经系统毒性

主要指周围神经损伤,主要表现为指/趾端麻木、感觉迟钝异常、腱反射消失等,一般停药一段时间后可恢复,治疗上可给予维生素 B_{12}、维生素 B_1、营养周围神经的药物等。

ⅵ. 脱发

化疗药物会损伤毛囊,导致毛囊内增殖较快的细胞死亡,引起不同程度的脱发,其中以蒽环类和紫杉类药物引起的脱发最为明显。脱发一般无须处理,药物停止使用后毛发可再生。

4)四级预防

四级预防即临终关怀,包括临终前的姑息和对症治疗,又称为晚期胃癌的最佳支持治疗。

(1)幽门狭窄或梗阻

幽门狭窄或梗阻的传统姑息治疗手段是胃-空肠转流,但晚期患者体质状况差,难以耐受手术,术后病死率高。近年来,应用自动扩张型金属支架可缓解梗阻症状,该方法操作简单、安全、疼痛少、成功率高。文献报道放置支架可使30%的患者恢复普通饮食,55%的患者可进食半流饮食,15%的患者可进食流质,但仍有5%的患者难以进食。对于难以放置支架的极晚期患者,可采用经皮内镜引导下胃造口术。

(2)上消化道出血及穿孔

在患者不允许手术的情况下,可用腔内微创技术如内镜下喷洒止血药和明胶、内镜下激光及冷冻技术止血等。晚期胃癌患者合并穿孔常常伴有腹膜炎的症状,只要身体条件允许,均应行剖腹探查,若原发灶可被切除,则争取姑息切除。单纯进行穿孔处修补益处不大,如条件许可,可同时施行胃造口及空肠造口术,解决患者营养问题。

(3)疼痛

约有70%的晚期肿瘤患者会出现疼痛症状。首先要了解疼痛的病因,如在对疼痛的病因进行处理后仍存在疼痛,可按照"癌症患者三阶梯止痛治疗"的原则进行镇痛治疗。其主要原则是根据疼痛的程度分为轻度、中度和重度疼痛。按阶梯给药是指根据疼痛程度的不同给予不同程度的止痛药物,并且从低阶梯药物开始逐渐使用高阶梯药物。对于轻到中度疼痛,先选用非阿片类药物。如果推荐剂量达不到镇痛效果,则应升高一级,使用非阿片类药物联合弱阿片类药物。若仍不能达到满意的止痛效果,则应再升高一级,使用强阿片类药物加或不加非阿片类药物。对于一些神经病理性疼痛则需要在以上用药的基础上加用抗抑郁药物。对于顽固性的神经侵犯或压迫引起的疼痛,可行选择性神经阻滞或切断治疗。

(4)心理家庭治疗

对于大多数晚期患者来说,保证生活质量可能比延长生存时间更为重要。近年来家庭治疗逐渐受到重视,主要体现在缓解症状、镇痛和改善营养等。终末期患者在家庭中治疗可以有更多的时间和家人团聚,其心理和生理上得到安慰,在一定程度上也减轻了治疗的费用和成本。

《第 5 节　祖国医学在胃癌预防中的作用》

1) 祖国医学对胃癌的认识

《素问·通评虚实论》谓:"隔塞闭绝,上下不通。"《素问·腹中论》谓:"病有少腹盛,上下左右皆有根……病名曰伏梁……居肠胃之外,不可治,治之每切按之致死。"《灵枢·邪气脏腑病形篇》谓:"胃病者腹胀,胃脘当心而痛……膈咽不通,食饮不下。"《难经》谓:"心之积,名曰伏梁,起脐上,大如臂,上至心下,久不愈,令人病烦心。"《金匮要略》谓:"朝食暮吐,暮食朝吐,宿谷不化,名曰胃反。"《丹溪心法》谓:"其槁在上,近咽之下,水饮可引,食物难入,名之曰噎,其槁在下,与胃为近,食虽可入,良久复出,名之曰膈。"《景岳全书发挥》谓:"膈者在胸膈胃口之间,或痰或瘀血或食积阻滞不通,食物入胃不得下达而呕出,渐至食下即吐而反胃矣。"

情志不舒、饮食不节、胃失和降、脾胃功能失常、运化失司、痰凝气滞、热毒血瘀、交阻于胃、积聚成块是胃癌的主要病因,而正气亏虚、脏腑功能失调是发病的内在因素。

胃癌的病变在胃,胃主受纳与消化,脾与胃皆为后天生化之本,胃体癌变,影响受纳与消化,胃失和降,脾失运化,故有食欲不振、上腹部胀痛。癌瘤渐大,病情日趋恶化,脾损及肾,终致脾肾阳虚。

2) 胃癌辨证论治

(1) 肝胃不和型

患者症见:胃脘胀满或疼痛,累及两胁,嗳气陈腐或呃逆,纳食少或呕吐反胃,舌质淡红,苔薄白或薄黄,脉弦。治法以舒肝和胃、降逆止痛为主。方药:柴胡疏肝散合旋覆代赭汤加减。常用药:柴胡、枳壳、白芍、木香、郁金、厚朴、半夏、旋覆花、代赭石、川楝子、陈皮、香附。胁痛甚可加延胡索、嗳腐胀满加鸡内金、山楂、谷麦芽;胃中嘈杂、口干、舌红少苔,可去木香、陈皮、半夏、厚朴,加沙参、麦冬、石斛、佛手。

(2) 痰湿结聚型

患者症见:胸膈满闷,食欲不振,腹部作胀,吞咽困难,泛吐黏痰,呕吐宿食,大便溏薄,苔白腻,脉弦滑。治法以理气化痰、软坚散结为主。方药:导痰汤加减。常用药:枳实、南星、半夏、陈皮、茯苓、生牡蛎、山楂、象贝母、神曲、木馒头、黄药子、海藻、昆布。脘痞腹胀加厚朴;舌淡便溏、喜热饮者,属脾阳不振,可加干姜、草豆蔻、苍术。

(3) 气滞血瘀型

患者症见:胃脘刺痛拒按,痛有定处,或可扪及肿块,腹满不欲食,呕吐宿食,或如赤豆汁,或见黑便如柏油状,舌质紫黯或有瘀点,苔薄白,脉细涩。治法以活血化瘀、理气止痛为主。方药:膈下逐瘀汤加减。常用药:当归、赤芍、桃仁、红花、五灵脂、香附、陈皮、延胡索、三棱、莪术、甘草。瘀久损伤血络较甚,而见大量吐血、黑便,则应去桃仁、红花、三棱、莪术、赤芍等,加用仙鹤草、蒲黄、槐花、参三七等;胃痛甚加三七粉冲服;呕吐甚加半夏、生姜;胃中灼热加蒲公英、栀子、白花蛇舌草。

(4)脾肾两虚型

患者症见:胃脘隐痛,喜温喜按,朝食暮吐,暮食朝吐,宿谷不化,泛吐清水,面色萎黄,大便溏薄,神疲肢冷,舌质淡,舌边有齿印,苔薄白,脉沉缓或细弱。治法以温中散寒、健脾暖胃为主。方药:理中丸合六君子汤加减。常用药:党参、白术、干姜、半夏、良姜、陈皮、丁香、白蔻仁、吴茱萸、附子、炙甘草、藤梨根。如脾肾阳虚,更见形寒肢冷者,可加肉桂、补骨脂、淫羊藿等;大便质软,数日一行,可加肉苁蓉;恶心、呕吐甚加灶心土、代赭石。

参考文献

[1] Siegel R L, Miller K D, Fuchs H E, et al. Cancer statistics, 2021[J]. CA: A Cancer Journal for Clinician's, 2021, 71(1): 7-33.

[2] Sung H, Ferlay J, Siegel R L, et al. Global cancer statistics 2020: GLOBOCAN estimates of incidence and mortality worldwide for 36 cancers in 185 countries[J]. CA: A Cancer Journal for Clinicians, 2021, 71(3): 209-249.

[3] Gao K, Wu J. National trend of gastric cancer mortality in China (2003-2015): A population-based study[J]. Cancer Communications (London, England), 2019, 39(1): 24-43.

[4] Ford A C, Forman D, Hunt R H, et al. Helicobacter pylori eradication therapy to prevent gastric cancer in healthy asymptomatic infected individuals: Systematic review and meta-analysis of randomised controlled trials[J]. British Medical Journal (Clinical Research Ed), 2014, 348(12): g3174.

[5] Yang L, Ying X, Liu S, et al. Gastric cancer: Epidemiology, risk factors and prevention strategies [J]. Chinese Journal of Cancer Research, 2020, 32(6): 695-704.

[6] Dong J, Thrift A P. Alcohol, smoking and risk of oesophago-gastric cancer[J]. Best Practice & Research Clinical Gastroenterology, 2017, 31(5): 509-517.

[7] 陆红. 根除幽门螺杆菌预防胃癌[J]. 中华消化杂志, 2016, 36(1): 17-19.

[8] Song Z Q, Zhou L Y. Helicobacter pylori and gastric cancer: Clinical aspects[J]. Chinese Medical Journal, 2015, 128(22): 3101-3105.

[9] Correa P. Gastric cancer: Overview[J]. Gastroenterology Clinics of North America, 2013, 42(2): 211-217.

[10] Kelley J R, Duggan J M. Gastric cancer epidemiology and risk factors[J]. Journal of Clinical Epidemiology, 2003, 56(1): 1-9.

[11] Ang T L, Fock K M. Clinical epidemiology of gastric cancer[J]. Singapore Medical Journal, 2014, 55(12): 621-628.

[12] Karimi P, Islami F, Anandasabapathy S, et al. Gastric cancer: Descriptive epidemiology, risk factors, screening, and prevention[J]. Cancer Epidemiology, Biomarkers & Prevention, 2014, 23: 700-713.

[13] den Hoed C M, Kuipers E J. Gastric cancer: How can we reduce the incidence of this disease? [J].

Current Gastroenterology Reports，2016，18(7)：34-52.

［14］Venerito M，Link A，Rokkas T，et al. Gastric cancer-clinical and epidemiological aspects[J]. Helicobacter，2016，21：39-44.

［15］Song Z，Wu Y，Yang J，et al. Progress in the treatment of advanced gastric cancer[J]. Tumour Biol，2017，39(7)：1-7.

［16］Johnston F M，Beckman M. Updates on management of gastric cancer[J]. Current Oncology Reports，2019，21(8)：67-79.

［17］Petryszyn P，Chapelle N，Matysiak-Budnik T. Gastric cancer：Where are we heading？[J]. Digestive Diseases (Basel，Switzerland)，2020，38(4)：280-285.

［18］Smyth E C，Nilsson M，Grabsch H I，et al. Gastric cancer[J]. The Lancet，2020，396(10251)：635-648.

第 9 章

结直肠癌的预防

《第 1 节　结直肠癌的流行病学》

结直肠癌是最常见的恶性肿瘤之一。《CA：临床医学杂志》发表的最新统计数据显示，2020 年有超过 190 万例新发结直肠癌病例和超 90 万例死亡病例，约占癌症病例和死亡人数的十分之一。总体而言，在所有肿瘤中，结直肠癌的发病率排名第三，位于乳腺癌和肺癌之后；死亡率排名第二，位于肺癌之后。在女性中，结直肠癌发病率排在第 2 位，仅次于乳腺癌，死亡率排在第 3 位，位列乳腺癌、肺癌之后。而在男性中，结直肠癌发病率和死亡率都排在第 3 位，发病率位居肺癌、前列腺癌之后，死亡率则排在肺癌、肝癌之后。在中国，2020 年统计的数据显示，结直肠癌发病数为 555 477 例，年龄标准化发病率为 23.9/10 万；死亡数为 286 162 例，年龄标准化死亡率为 12.0/10 万。根据流行病学调查，结直肠癌的发病率和死亡率存在着明显的地区分布差异、性别与年龄分布差异和发病部位差异。

1）结直肠癌的地区分布差异

世界各地结直肠癌的发病率有巨大差异。结直肠癌可被视为社会经济发展的标志，发达国家结直肠癌的发病率是发展中国家的 4～5 倍。人类发展指数（HDI）的高低与结直肠癌发病率有相关性。全球发病率最高的地区为人类发展指数高的地区，包括美国、加拿大、澳大利亚、新西兰、日本、韩国、新加坡及欧洲部分国家，在这些国家中，女性年龄标准化发病率为 24/10 万～32/10 万，男性年龄标准化发病率是 35/10 万～42/10 万。而人类发展指数低的地区则是发病率低的地区，如西非和南亚，其女性年龄标准化发病率分别为 6/10 万和 4/10 万，而男性年龄标准化发病率分别为 7/10 万和 6/10 万。但是由于发达国家医疗卫生资源丰富，与发展中国家相比，结直肠癌死亡率差别不大。高人类发展指数地区死亡发病比为 0.47，而低人类发展指数地区，死亡发病比却高达 0.75。

同样的地区差异在我国也有所体现。对《中国死因监测数据集》《中国肿瘤登记年报》《中国卫生健康统计年鉴》3 个数据源中录入的我国人群结直肠癌数据进行统计，发现结直肠癌发病率城市高于农村，高收入地区高于低收入地区，沿海高于内陆。我国结直肠癌发病率和死亡率城乡比均为 1.4,但是从发病趋势上来看,我国城市结直肠癌发病率和死亡率有下降趋势,而农村人口结直肠癌发病率和死亡率有升高趋势。我国发病率最高和最低的地区分别为华南地区和西北地区,与经济发展相关。发病率最高的城市包括深圳、厦门市区、吉林通化,发病率最低的城市包括江苏海安、山东滕州、江苏涟水。由此可见,结直肠癌的发生与地区经济、生活习惯等相关,如果我们能从这些方面进行研究,总结出其发生发展的危险因素并加以早期干预,可以降低结直肠癌的发生并改善其预后。

2) 结直肠癌的种族分布差异

2021 年刚发表的一项对全球结直肠癌流行数据的解读提示,全球结肠癌全年新发病例为 109.7 万,死亡 55.1 万,直肠癌新发病例为 70.4 万,死亡 31.0 万,结直肠癌发病例数之比为 1.56,标化发病率之比为 1.49,标化死亡率之比为 1.69,结肠癌发病率和死亡率比直肠癌高出一半左右。男性结肠癌发病率最高的国家是匈牙利,女性结肠癌发病率最高的国家是挪威。直肠癌中,男性发病率最高的国家为韩国,女性发病率最高的国家是北马其顿。

3) 结直肠癌的性别分布差异

尽管不像胃癌、肝癌和食管癌等常见消化道恶性肿瘤那样具有明显的性别差异,但是在世界范围内男性的发病率与死亡率均高于女性。最新的统计数据显示,在全球新发结直肠癌患者中,男性占 52.3%,女性占 47.7%,性别发病比为 1.1。各大洲结直肠癌的男女性别发病率比稍有差异,亚洲地区最高,为 1.38,欧洲和大洋洲地区均为 1.19,北美洲地区为 1.09,非洲地区为 0.98,拉丁美洲为 0.97。但是考虑到经济发达地区女性预期寿命长于男性,在一定程度上掩盖了男性更高的发病风险,因此,排除年龄因素后,全球结直肠癌男性发病风险普遍高于女性,以直肠癌差异体现更为明显。在全球范围内,直肠癌男女性别比为 1.06～1.70,而结肠癌男女性别比为 0.95～1.16。

4) 结直肠癌的年龄分布差异

与大部分肿瘤类似,结直肠癌发病风险随着年龄的增加而增加。在 70 岁以上老年人群中,结直肠癌发病率最高,达 190/10 万,而 30 岁以下人群中发病率最低,不足 1/10 万。70 岁以上老年人群发病率是 30～44 岁年龄组的 36 倍,是 45～59 岁年龄组的近 6 倍。全球 31% 的结直肠癌发生在 75 岁以上老年人中。人口老龄化程度高的地区,结直肠癌发病率也普遍较高。仅有 10% 的结直肠癌发生在 50 岁以下人群中,被称为早发性结直肠癌。然而,发达国家目前已经观察到早发性结直肠癌发病率有上升的趋势。美国在过去 20 年内早发性结直肠癌男性每年增长 1.61%,女性每年增长 1.46%。结直肠癌中位诊断年龄为 66 岁,较 10 年前下降 6 岁,其中直肠癌诊断中位年龄为 63 岁,结肠癌诊断中位年龄为 69 岁。中位诊断年龄的下降可能由于筛查普及率提高、高龄患者发病率下降所致。

《第 2 节　结直肠癌可能的发病因素》

多种致病因素均可能导致结直肠癌发生,包括先天遗传易感性、后天生活习惯和环境因素等。

1) 遗传与结直肠癌

在所有结直肠癌中,遗传性结直肠癌占 3%～5%。目前已被明确证实的有遗传性非息肉性结直肠癌(HNPCC)、家族性腺瘤性息肉病(FAP)、MYH 相关性息肉病(MAP)、幼年性息肉病(JPS)、Cowden 综合征、Bannayan-Riley-Ruvalcaba 综合征、Peutz-Jeghers 综合征。对于有遗传性结肠癌危险因素的患者应密切随访,严格监测,并提倡在条件允许的情况下行基因检测。

(1) 遗传性非息肉性结直肠癌

遗传性非息肉性结直肠癌(hereditary nonpolyposis colorectal cancer,HNPCC)又称为林奇综合征(Lynch 综合征)或癌症家族综合征。遗传性非息肉性结直肠癌是一种由 DNA 的错配修复基因突变导致的常染色体显性遗传病,包括 MSH2、MLH1、PMS2 和 MSH6,其中,MSH2 和 MLH1 基因突变占总突变的 90% 以上。90% 以上遗传性非息肉性结直肠癌患者可以检测出微卫星不稳定性,而散发性结直肠癌患者仅有 15%～20% 具有微卫星不稳定性。微卫星不稳定性是结直肠癌患者 DNA 的种系错配修复基因突变引起的,在正常黏膜中不存在,是通过插入或剔除重复 DNA 单元的方式循环 DNA 序列而达到微卫星不稳定效果。

由于中国人口结构中子女生育率偏低,因此我国学者也探索出一套中国人林奇综合征家系标准。中国人林奇综合征家系标准如下。家系中有≥2 例组织病理学明确诊断的结直肠癌患者,其中 2 例为父母与子女或同胞兄弟姐妹的关系(一级血亲),并且符合以下任一个条件:①≥1 例为多发性结直肠癌患者(包括腺瘤);②≥1 例结直肠癌发病年龄小于 50 岁;3)家系中≥1 例患林奇综合征相关肠外恶性肿瘤(包括胃癌、子宫内膜癌、小肠癌、输尿管和肾盂癌、卵巢癌和肝胆系统癌)。因此,凡是符合以上标准的患者,或三者中具备一条即可高度疑似林奇综合征家系,均应进一步进行林奇综合征相关基因筛检。

对遗传性非息肉性结直肠癌进行早期筛查已达成共识,建议行基因检测,无条件进行基因检测者,从 20～30 岁开始,每 1～2 年行结肠镜检查。考虑到子宫内膜癌或卵巢癌的风险,已婚妇女建议每年行阴道超声或子宫内膜活检。在消化系统肿瘤或泌尿系统肿瘤患者家族史中,应常规行胃镜检查、尿液或尿脱落细胞学检查。

(2) 家族性腺瘤性息肉病

家族性腺瘤性息肉病(familial adenomatous polyposis,FAP)是由生殖细胞系结肠腺瘤性息肉病基因(APC)突变导致的一种常染色体显性遗传性疾病,约占所有结直肠癌患者的 1％。95％的家族性腺瘤性息肉病患者的 APC 基因突变位于常染色体 5q21 上。约 2/3 的 FAP 患者来自父母遗传，其余 1/3 的 FAP 并不是遗传自父母，而是新的基因突变引发。经典型 FAP 患者结直肠内存在数百至数千枚腺瘤，如果不进行预防性全结肠切除术，几乎全部患者会在 40 岁之前出现结直肠癌。轻表型 FAP 也可由 APC 基因突变所致，其特征是息肉数量通常少于 100 枚，并且结直肠癌发病年龄较晚。除肠内病变表现外，FAP 也有多种肠外表现。肠外表现包括良性病变与恶性病变，恶性病变主要有纤维母细胞瘤、上消化道恶性肿瘤、甲状腺肿瘤、胆道系统肿瘤、胰腺肿瘤及脑肿瘤。

（3）MYH 相关性息肉病

MYH 相关性息肉病（MYH-associated polyposis，MAP）属于家族性腺瘤性息肉病的一种，是一种因 MYH 双等位基因突变而导致的常染色体隐性遗传病，位于常染色体 1p35 上。MYH 双等位基因突变是 MAP 的明确病因，但单等位基因突变与 MAP 的关系尚不明确。MAP 的临床特点并不典型，以多发性结直肠腺瘤性息肉和高危险性的结直肠癌为主要特点。结直肠多发息肉数目可以是数枚至百枚以上不等，但少于 FAP。息肉主要发生在近端结肠，病理学类型主要有管状腺瘤、管状绒毛状腺瘤、锯齿状腺瘤、增生性息肉、混合增生性腺瘤息肉。MAP 平均发病年龄为 50 岁，平均癌变年龄为 55 岁。MYH 相关性息肉病的直系亲属极有可能遗传此病，受影响的个体后代至少是单等位基因突变的携带者。因此建议这类人群 40 岁即开始筛查结肠癌。与家族性腺瘤性息肉病类似，基因检测是最好的筛查办法。MAP 容易发生癌变，一旦癌变，恶性程度高且预后较差，故需要通过早期诊断和及时行结肠切除预防恶变。

（4）幼年性息肉病

幼年性息肉病（juvenile polyposis syndrome，JPS）是一种与胃肠道腺瘤相关的常染色体显性遗传病，但遗传异质性显著，该病外显性并不完全，仅 20％～50％患者有家族史。典型遗传学表现为 18 号染色体上携带的 SMAD4 基因和（或）10 号染色体上携带的 BMPR1A 基因胚系突变。2/3 的幼年性息肉病患者发病年龄在 20 岁以前，诊断时平均年龄为 18.5 岁。该病主要累及以下部位：结直肠（98％），胃（14％），小肠（9％）。常见症状包括直肠出血、腹痛、贫血、腹泻、黏液便、易引发严重营养不良、肠套叠等并发症。目前幼年性息肉病的诊断依据多认可 Jass 诊断标准，即结直肠有数量≥5 个的幼年性息肉、任何数量幼年性息肉伴家族史者及幼年性息肉遍布整个肠道，满足上述三个条件之一者即可诊断幼年性息肉病。其中，幼年性息肉病伴有明确家族史者又称为家族性幼年性息肉病（familial juvenile polyposis syndrome，FJPS）。对于怀疑幼年性息肉病的患者推荐行基因检测。幼年性息肉是否会发生恶变尚无定论，有研究者认为息肉内的腺瘤样不典型增生区可能诱发恶变。相比于同年龄健康人群，幼年性息肉病患者罹患结直肠癌等疾病的风险增加，因此幼年性息肉病的治疗总原则为尽可能切除病灶、对症支持治疗及防治严重并发症。

（5）Peutz-Jeghers 综合征

Peutz-Jeghers 综合征（PJS）又称黑斑息肉综合征或家族性黏膜皮肤色素沉着胃肠道

息肉病，位于 19p13.3 号染色体上的 STK11 基因的生殖系突变是 Peutz-Jeghers 综合征的主要病因。Peutz-Jeghers 综合征的息肉主要发生在小肠，也可发生在胃与结肠，其特征为口唇与颊黏膜处可见 1～5 mm 的棕色或黑色黏膜斑，偶发于手、足及眼睑处。Peutz-Jeghers 综合征通常采用 WHO 诊断标准：①胃肠道息肉数量不少于 3 个，组织学符合 PJS 息肉的特点（具有典型的病理特征是平滑肌起源于黏膜肌层，像网状延伸至息肉的黏膜下层）；②患者有家族史；③皮肤、黏膜色素沉着。Peutz-Jeghers 综合征常可合并乳腺癌、胰腺癌、胃癌、卵巢癌、肺癌、小肠癌、子宫癌、食管癌。Peutz-Jeghers 综合征尚无根治的方法，主要是对症支持治疗。患者亲属为高危患者，在条件许可的情况下，建议行 STK11/LKB1 的基因检测筛查该病。当发现息肉时，可行内镜下息肉切除术，以降低恶变可能性。

(6) Cowden 综合征

Cowden 综合征又称多发性错构瘤综合征，是一种极其罕见的常染色体显性遗传病，其特征是多发错构瘤。多数患者具有 PTEN 基因突变。该病消化道错构瘤的发生率很高，按照错构瘤发生率，依次为结直肠、胃、食管、小肠。消化道外病变主要集中于皮肤黏膜，表现为面部毛囊瘤、疣状皮损或颊面部鹅卵石样丘疹。此外，甲状腺、乳房、卵巢、子宫、膀胱、骨等多种器官均可累及。对肠外病变的认识有助于早期筛查，18 岁后应常规检查甲状腺，25 岁后女性应常规检查乳腺，35 岁后可行子宫内膜活检。但如果不存在胃肠道症状，则不必常规行胃肠道检查。

(7) Bannayan-Riley-Ruvalcaba 综合征

Bannayan-Riley-Ruvalcaba 综合征又名 Bannayan-Myhre-Smith 综合征或 Bannayan-Zonana 综合征。该病非常罕见，其患病机制目前尚不明确，约半数患者出现 PTEN 基因突变，与 Cowden 综合征表现类似，可能为 Cowden 综合征的一个变体，但颅面畸形、发育迟缓、脂肪沉积表现明显，借此可与 Cowden 综合征鉴别。受影响个体可以合并结直肠息肉性错构瘤，包括幼年性息肉病。预防该病主要包括定期筛查，筛查方式与治疗手段类似 Cowden 综合征。

2）慢性炎症与结直肠癌

(1) 炎症性肠病

炎症性肠病是指病因未明的一组非特异性肠道炎症，包括溃疡性结肠炎与克罗恩病。流行病学研究已经明确炎症性肠病是结直肠癌发生的高危因素。炎症范围、程度及病程长短均是独立的高危因素。一般认为炎症性肠病发展到癌是一个渐进的过程，患炎症性肠病时肠上皮可出现异型增生（上皮内瘤变），为炎症性肠病癌变提供了直接的病理学基础，在形态学上出现从轻度异常、重度异常到癌的连续过程。炎症性肠病异型增生发生率与病程长短和病变范围有关。溃疡性结肠炎的异型增生发生率大致为 3%～43%，病程 10 年的溃疡性结肠炎异型增生发生率约 5%，病程 20 年者发生率达 25%。克罗恩病的异型增生发生率约 2%～16%。炎症性肠病诱导结直肠癌发生的原因除异型增生外，还有 p53、RAS、APC 等基因突变,染色体不稳定,肠道菌群改变等。定期行结肠镜检查,是早期发现炎症性肠病和大肠癌的重要手段。

(2) 血吸虫病

我国南方 12 省市的调查显示,血吸虫病发病率与结直肠癌死亡率之间的等级相关系数为 0.706,具有显著相关性,同样的结果也在浙江嘉兴 10 县的调查中获得。在我国血吸虫病严重流行地区,血吸虫病可能与结直肠癌高发有关。血吸虫病可能因为使肠黏膜反复破坏修复而致癌。但是也有研究得到相反结果,如在结直肠癌高发区浙江嘉善的病例对照研究显示,未发现血吸虫病史与结直肠癌发病存在相关性($RR=1.25$,$P>0.05$)。

3) 饮食与结直肠癌

大量证据支持结直肠癌与红肉和加工肉类之间的关联。红肉和加工肉的致癌作用主要与促进生长的膳食成分的存在有关,如血红素和精氨酸,增强的诱变肠道环境和肠道炎症反应。动物模型已显示血红素可抑制结肠细胞凋亡和脱落,从而为致癌作用提供了额外的机制。几种遗传毒性和致突变物质,尤其是活性氧和氧化脂质,是由保存、腌制和/或烹饪过程以及细菌代谢活动产生的。红肉和加工肉类导致结直肠癌产生的另一个机制是脂质过氧化作用,如 O6-羧甲基鸟嘌呤加合物和其他具有毒性和致突变作用的分子。

高脂饮食也可能诱发结直肠癌。与低脂肪高纤维饮食组相比,高脂肪低纤维饮食组结直肠癌患病率明显升高。高脂饮食对结直肠癌的作用取决于肠道微生物群和胆汁酸代谢之间复杂的相互作用。过量的膳食脂肪会刺激肝脏合成胆汁酸,导致胆汁酸量增加,而胆汁酸可通过氧化应激和炎症促进肿瘤生成。

结直肠患病率与膳食纤维摄入量成反比。美国国立卫生研究院和美国退休人员协会 15 年内对 10 000 多名参与者进行了研究,结果表明摄入全谷物与结直肠癌发病风险呈负相关。膳食纤维预防结直肠癌发生的机制可能包括摄入不可发酵纤维导致大量粪便中致癌物质的稀释,膳食纤维发酵副产物引发的高度复杂的细胞内代谢效应,肠道微生物群的纤维发酵导致短链脂肪酸的产生等。

除了较高的纤维摄入量与较少的肉类摄入量相关之外,维生素和矿物质的摄入也可降低结直肠癌的发生,如维生素 C、维生素 B_2、胡萝卜素等,都具有一定的抗癌作用,其机制包括减少肠黏膜细胞复制,防止腺瘤复发等。关于钙对结直肠癌预防的研究,大部分研究认为钙可以通过减少异形细胞的复制来阻止结直肠癌的进展。叶酸也被认为具有抗癌作用,它可以促进 DNA 的甲基化,而 DNA 低甲基化通常被认为是结直肠癌发生的早期事件,故通过促甲基化可预防结直肠癌的发生。

4) 运动与结直肠癌

运动对结肠癌风险保护作用的机制是复杂的,可能与以下因素相关:①体力活动减少可使粪便在肠道中的通过时间延长,从而增加了致癌物与肠黏膜接触的机会;②体力活动减少可降低机体内 T 细胞、B 细胞、自然杀伤细胞及白介素-1 的水平和功能,不利于杀灭体内癌细胞;③体力活动与正常范围内的体重能够调节机体新陈代谢,包括降低体内胰岛素与血糖水平，刺激前列腺素的产生与分泌，降低甘油三酯、生长因子以及其他一些激素的水平，使人体内环境不适应肿瘤的发生，尤其是结直肠癌，因此从这个角度来说，结肠癌可以认为是一种由能量失衡引起的代谢性疾病；④运动可以降低巨噬细胞和调节性 T 细胞标志物的表达，并增加细胞毒性 T 细胞的数量，增加自然杀伤细胞的细胞毒性、单核细胞和巨噬细胞的数量和功能以及 CD8＋T 细胞比率，减少增加的抗原呈递、炎症和促炎单核细胞的数量，并防止老化 T 细胞的积累，通过改善免疫系统预防结直肠癌。

5）药物与结直肠癌

越来越多的流行病学、临床前和临床研究证据表明，非甾体抗炎药（NSAID）在结直肠癌化学预防中发挥着有益作用。非甾体抗炎药主要通过抑制环氧化酶-2 来降低结直肠息肉的风险。非甾体抗炎药的主要分子抗癌活性被认为是通过抑制环氧合酶-2 的合成来抑制前列腺素 E_2，这会导致肿瘤细胞增殖、血管生成减少，并增加细胞凋亡。服用非甾体消炎药的患者结直肠癌的发病率较低，表明所研究的药物具有持久的化学预防作用。

6）烟酒史与结直肠癌

尽管 20 世纪 50～60 年代的研究数据并未证实烟草制品与结直肠癌的相关性，但后期的研究数据推翻了这一结论。原因可能在于早期研究中吸烟累计指数较低，而后期研究增加了随访时间，人群吸烟指数也大幅度上升，超过 40 这一阈值。此外，吸烟也与肺癌、胃癌、肾癌、膀胱癌、胰腺癌等肿瘤发病率相关。

乙醇长久以来被认为与上消化道肿瘤相关，例如口腔、咽喉、食管等部位肿瘤。有报道认为大量饮酒与结直肠癌患者较差的预后相关。从目前已有的研究成果来看，饮酒能够提高结直肠癌患病率，虽然提高幅度不大，但是具有统计学意义。饮酒促进结直肠癌发展的可能机制包括免疫抑制、肝酶的改变、胆汁酸的改变及亚硝酸盐的直接作用。

第3节　结直肠癌的临床表现及诊断依据

1）临床表现

结直肠癌早期无明显特异性症状，发展后主要有下列表现：

（1）肠刺激症状和排便习惯改变

便频，腹泻或便秘，有时便秘和腹泻交替、里急后重、肛门坠胀，并常有腹部隐痛。老年患者反应迟钝，对痛觉不敏感，有时癌瘤已经发生穿孔、腹膜炎才觉腹痛而就医。

（2）便血

肿瘤破溃出血，有时鲜红或较暗，一般出血量不多，间歇性出现。如肿瘤位置较高，血与粪便相混则呈果酱样大便，有时则表现为黏液血便。

（3）肠梗阻

肠梗阻一般属于结肠癌晚期表现，以左侧结肠梗阻多见，多为慢性低位性不完全肠梗阻，临床上以腹胀、腹部不适，然后出现阵发性腹痛、肠鸣音亢进、便秘或者粪便变细（铅笔状、羊粪状）以致排气排便停止为主要表现，有时也以急性完全性肠梗阻为首发症状。无论急、慢性肠梗阻，恶心、呕吐症状均不明显，如有呕吐，则小肠（特别是高位小肠）可能已受肿瘤侵犯。

（4）腹部肿块

肿瘤长到一定程度，腹部即可扪及肿块，常以右半结肠癌多见。老年患者多消瘦，且腹壁松弛，肿块易被扪及。肿块初期可推动，侵袭周围后固定。

（5）贫血、消瘦、发热、无力等全身中毒症状

由于肿瘤生长消耗体内营养，长期慢性出血引起病人贫血；肿瘤继发感染，引起发热和中毒症状。

（6）左右半肠癌临床症状差异

由于左右半肠癌在胚胎学、解剖学、生理功能和病理基础上都有所不同，因而两者发生肿瘤后的临床表现也有所不同。

① 左半肠道的肠腔内容物经右半结肠吸收水分后，转为固定状态的粪便；左侧肠道的管腔较右侧狭小，且左半结肠癌瘤的病理类型以浸润性多见，易致管腔狭窄，大便通过困难，因此梗阻症状比右侧结肠癌多见。左半结肠癌出血后，血液很快随大便一起排出体外，血便病人易察觉。

② 右侧结肠管腔相对宽大，肠腔内容物为流体状态，不易产生肠梗阻；肿瘤出血后，血液与肠内容物混在一起，如出血量不多，患者不易察觉，长期慢性失血可导致贫血。右半结肠癌的病理类型以隆起型多见，肿瘤在肠腔内生长形成临床体检可扪及的腹块；而且右侧结肠的吸收功能较强，肿瘤因缺血坏死合并感染时，细菌产生的毒素被吸收后，临床可出现中毒症状。临床表现出现的频度，右侧结肠癌依次以腹部肿块、腹痛及贫血最为多见，左侧结肠癌依次以便血、腹痛及便频最为多见，直肠癌依次以便血、便频及大便变形多见。

（7）转移的表现

结直肠癌发展到一定时间引起相应的晚期症状。如肿瘤盆腔广泛浸润，腰骶部疼痛，坐骨神经痛和闭孔神经痛，向前浸润阴道及膀胱黏膜，阴道出血或血尿，严重者可出现直肠阴道瘘、直肠膀胱瘘，双侧输尿管梗阻，尿闭，尿毒症，压迫尿道，尿潴留，腹水、淋巴道阻塞或髂静脉受压可导致下肢、阴囊、阴唇水肿；肠穿孔可导致急性腹膜炎、腹部脓肿；远处转移如肝转移导致肝大、黄疸、腹水；肺转移导致咳嗽、气促、血痰；脑转移导致昏迷；骨转移导致骨痛、跛行等；最后会引起恶病质、全身衰竭。

2）结直肠癌的分期

目前采用的是美国癌症联合委员会（AJCC）和国际抗癌联盟（UICC）TNM 分期系统

（第8版），见表9-1。

表 9-1　结直肠癌 TNM 分期 AJCC/UICC, 2017 年（第8版）

原发肿瘤（T）	TNM临床分期：		
TX:原发肿瘤无法评估	分期　　　T	N	M
T0:无原发肿瘤证据	0 期：　Tis	N0	M0
Tis:原位癌,黏膜内癌（肿瘤侵犯黏膜固有层但未突破黏膜肌层）	Ⅰ期：　T1-2	N0	M0
	Ⅱ期：　T3-4	N0	M0
T1:肿瘤侵犯黏膜下层（肿瘤突破黏膜肌层但未累及固有肌肉层）	Ⅱ A 期：　T3	N0	M0
T2:肿瘤侵犯固有肌层	Ⅱ B 期：　T4a	N0	M0
	Ⅱ C 期：　T4b	N0	M0
T3:肿瘤穿透固有肌层到达浆膜下层,或侵犯无腹膜覆盖的结直肠旁组织	Ⅲ期：　T1-4	N1-2	M0
	Ⅲ A 期：　T1-2	N1	M0
T4a:肿瘤穿透脏层腹膜（包括肉眼可见的肿瘤部位肠穿孔,以及肿瘤透过炎性区域持续浸润到达脏层腹膜表面）	T1	N2a	M0
	Ⅲ B 期：　T1-2	N2b	M0
	T2-3	N2a	M0
T4b:肿瘤直接侵犯或附着于邻近器官或结构	T3-4a	N1	M0
	Ⅲ C 期：　T3-4a	N2b	M0
区域淋巴结（N）	T4a	N2a	M0
NX:区域淋巴结转移无法评价	T4b	N1-2	M0
N0:无区域淋巴结转移	Ⅳ期：　任何 T	任何 N	M1
N1:1～3 枚区域淋巴结转移（淋巴结中的肿瘤最大直径≥0.2 mm,）或无淋巴结转移,但存在肿瘤结节	Ⅳ A 期：　任何 T	任何 N	M1a
N1a:1 枚区域淋巴结转移	Ⅳ B 期：　任何 T	任何 N	M1b
N1b:2～3 枚区域淋巴结转移	Ⅳ C 期：　任何 T	任何 N	M1c
N1c:无区域淋巴结转移,但浆膜下、肠系膜内或无腹膜覆盖结肠/直肠周围组织内有肿瘤结节			
N2:有 4 枚或以上区域淋巴结转移			
N2a:4～6 枚区域淋巴结转移			
N2b:7 枚及更多区域淋巴结转移			
远处转移（M）			
MX:远处转移无法评价			
M0:无远处转移			
M1:有远处转移			
M1a:远处转移局限于单个器官或部位,无腹膜转移			
M1b:远处转移分布于两个及以上的远离部位/器官,无腹膜转移			
M1c:腹膜转移,伴或不伴其他部位或器官转移			

3）诊断依据

（1）临床症状

结直肠癌的早期症状多不明显,易为患者或医生所忽视。一般报告直肠癌误诊率达 $50\%\sim80\%$,多数误诊误治半年以上,以致失去治愈机会。因此,凡有:①近期出现持续腹部不适、隐痛、气胀;②大便习惯改变、出现便秘或腹泻或两者交替;③便血;④原因不明的贫血或体重减轻;⑤腹部肿块等,应考虑结直肠癌的可能,并进行相应的体格检查和内镜以及影像学检查。

(2) 体格检查

① 腹部视诊和触诊,检查有无肿块。右半结肠癌 90% 以上可扪及肿块。

② 直肠指检简单易行,我国 80% 以上的直肠癌做直肠指检可以发现,如采取左卧位可以扪及更高部位的癌瘤。检查时要了解肿块的位置、形态、大小以及占肠周的范围、基底部活动度、肠腔有无狭窄、病灶有无侵犯邻近组织脏器。还须注意指套有无血染和大便性状,盆底有无结节。

(3) 内镜检查

有 70%～75% 的结直肠癌位于距肛门 25 cm 以内,应用乙状结肠镜可以观察到病变,距肛门 25 cm 以上的结肠可以用导光纤维结肠镜检查。在镜检时,可以照相、活检,以及刷检涂片做病理细胞学检查。

(4) X 线检查

对于乙状结肠中段以上的癌瘤,钡灌肠 X 线检查是必要的检查方法,可发现肿瘤部位有恒定不变的充盈缺损、黏膜破坏、肠壁僵硬、肠腔狭窄等改变,亦可发现多发性结肠癌。此项检查阳性率可达 90%。钡剂排出后,再注入空气,双重对比检查法对于发现小的结肠癌和小的息肉有很大帮助。已有肠梗阻的不宜用钡灌肠,更不宜做钡剂检查。疑有肠梗阻时,在立位或侧卧位 X 线摄片可见到不同的肠襻内有"阶梯状"液气平面的肠梗阻典型 X 线征,对诊断有重要价值。

(5) B 超检查

1 cm 以上的肝转移灶可经 B 超检查发现,应列为术前及术后随访的一项常规检查,术中超声对发现不能扪及的肝实质内转移灶、指导手术切除很有价值。超声造影对肝内转移灶及区域淋巴结转移的诊断也有一定价值。

腔内超声能清楚显示肠壁 5 层结构及周围组织器官,对直肠癌浸润肠壁的深度、范围、扩散方向及毗邻脏器受累程度等方面具有特殊的诊断价值。直肠癌超声图像为边界不规则的低回声或相对低回声区,对检查直肠癌浸润深度的正确诊断率为 88.8%,对早期癌的正确诊断率为 80%,而肛诊检查的正确诊断率仅为 52.8%。直肠癌的超声分期以 T2、T3、T4 的分辨率较高,对于 T1 期及区域淋巴结转移的诊断仍有一定困难。

(6) CT 扫描、磁共振(MRI)和 CT 仿真结肠镜技术

CT 扫描、磁共振均难鉴别良性和恶性,它们最大的优势在于显示邻近组织的受累情况、淋巴结或远处脏器有无转移,因此有助于临床分期和手术评估。它们对盆腔肿块的敏感性高,对于诊断直肠癌术后复发有一定的价值。当诊断不明时,可在 CT 或 B 超引导下做细针吸取细胞学检查或穿刺活检诊断。

新近发展的 CT 仿真结肠镜技术(CT virtual colonoscopy,CTVC)是一种令人鼓舞的新技术,它将 CT 技术和先进的影像软件技术相结合,生成结肠的 3D(三维)和 2D(二维)图像。3D 图像以薄层螺旋 CT 扫描数据为资源,采用特殊的计算机软件对结直肠内表面具有相同像素值的部分进行立体重建,以模拟结肠镜检查效果的方式显示其腔内结构。2D图像是将结直肠沿纵轴切开后,从横轴面、矢状面、冠状面观察的外部图像。3D内部图像和2D外部图像相结合,互相补充,在检测结直肠病变方面发挥了巨大的作用。

(7) 正电子发射计算机断层摄影(PET-CT)

PET-CT 显像也能检出结直肠癌的原发灶,而且灵敏度很高,但全身显像主要用于能同时检出转移灶,全面了解病变的累及范围,进行准确的临床分期,为临床选用合理的治疗方案提供科学依据。另外,结直肠癌术后局部常出现复发灶,对于较小的复发灶,B超、CT 或 MRI 难以将其与术后纤维瘢痕相鉴别,而 PET-CT 显示复发的肿瘤组织的葡萄糖代谢率明显高于纤维瘢痕组织,同时还可以全面了解全身的转移情况。

(8) 肿瘤标志物

糖链抗原 19-9(CA19-9)和癌胚抗原(CEA)两者不是结直肠癌的特异性抗原,不能用作早期诊断。CA19-9 和 CEA 联合检测的敏感性明显高于单项检测。在估计预后、监查疗效和术后转移复发方面有一定价值,如治疗前 CA19-9 或 CEA 水平较高,治疗后下降,说明治疗有效,反之无效。手术后病人的 CA19-9 或 CEA 水平升高,预示有复发或转移的可能,应做进一步的检查,明确诊断。

(9) 粪便隐血实验

粪便隐血实验有免疫法和化学法。免疫法的敏感性和特异性均高于化疗法。而快速、简便、经济则是化学法的优点。有报道称试剂中加入犬粪上清液可消除免疫粪便隐血实验中的带现象(假阴性),从而提高结直肠的真阳性检出率。

《第4节　结直肠癌预防的全程干预》

国内结直肠癌流行病学的特征为我国结直肠癌的防治提供了重要的参考依据,从肿瘤的四级预防角度而言,强调Ⅰ级预防和Ⅱ级预防是最有效、最节约成本的降低结直肠癌发病率和死亡率的方法。美国对结直肠癌死亡率下降的原因进行分析发现,通过改变生活方式的Ⅰ级预防发挥了 35% 的作用,通过开展结直肠癌筛查普查的Ⅱ级预防发挥了53% 的作用,而对已经诊断的结直肠癌的规范性治疗仅发挥了 12% 的作用。我们需要对四级预防的各个方面进行关注,尤其是Ⅰ级预防和Ⅱ级预防方面,结合健康教育、筛查普查和规范化治疗培训,从而从整体上降低结直肠癌的发病率和死亡率。在目前中国的治疗现状下,Ⅲ级预防取得的效果主要依赖于规范的治疗前诊断、规范的治疗计划设计、规范的多学科个体化治疗及规范的治疗后随访。Ⅳ级预防的目的主要是延长生命,减少病人的痛苦。

1) 结直肠癌的一级预防

(1) 生活方式的改变

欧美国家开展较多的研究是生活方式对结直肠癌发病的影响,最著名的一个研究是欧洲关于癌症和营养的前瞻性研究 European Prospective Investigation into Cancer and Nutrition(EPIC 研究),该研究是目前为止世界上最大的队列研究,对欧洲 10 个国家超过 50 万人口进行长达 15 年的前瞻性队列研究,主要目的在于研究饮食、营养、生活方式和环境因素与癌症和其他慢性疾病的关系。EPIC 研究发表了一系列的成果,其中包含多篇结直肠癌的相关文献。在食物方面,发现红肉的摄取与结直肠癌的发生呈正相关,而鱼类的摄取和结直肠癌的发生呈负相关,摄入较多红肉的 50 岁以上的人群 10 年内其结直肠癌的发生风险最高增加 1.71%,而摄入较多鱼的人群 10 年内其结直肠癌的发生风险最高下降 1.86%。同时研究也证实蔬菜和水果的摄入增加也和结直肠癌的发生呈负相关,尤其是在结肠癌的发生中相关性更显著,而且证实这种负相关在不吸烟或已戒烟的人群中具有统计学差异。在生活方式方面,无论是仍在吸烟或已戒烟的人群,其结直肠癌发生的危险度均较从未吸烟的人群高,其相对危险度约为 1.2。对于肥胖的患者,研究也证实 20～50 岁时体重每年增加 1 kg,其结肠癌发生的风险上升 60%,特别在 50 岁时出现肥胖导致腰围明显增加的人群结肠癌的发生率最高,提示需要在 50 岁前减肥才能更好地降低结肠癌的发生率,研究还发现血液中 HDL 的浓度和结肠癌的发生呈负相关,进一步提示了减肥和代谢疾病的控制对降低结肠癌发病率的重要价值。

(2) 化学药物

化学药物主要包括阿司匹林、其他非甾体消炎药(COX-2 抑制剂)、钙/维生素 D 以及其他抗氧化类药物。在一些观察性研究中发现阿司匹林能够降低结肠癌的发生率,但前瞻性随机对照临床研究比较了一般危险度人群应用小剂量(100～325 mg)阿司匹林在结肠癌发生率上的影响。研究发现在一般危险度人群应用阿司匹林的前 10 年并不显著降低结肠癌发生的风险。但是在存在结肠腺瘤和既往有结肠癌病史的患者中,应用阿司匹林后大腺瘤的发生率和腺瘤切除术后的复发率均显著降低,其降低的风险度为 21%～34%。对于其他非阿司匹林类非甾体消炎药,如 COX-2 抑制剂塞来昔布(西乐葆),有研究证实 400 mg/d 能够显著降低有腺瘤患者 34% 的腺瘤复发率,在一般人群中应用该药物在预防结直肠癌中的价值目前无相关临床研究,但是由于长期应用 COX-2 抑制剂被证明能够显著增加严重心血管疾病的风险,目前已不作为预防性药物常规应用。还有一些研究分别研究了叶酸、钙＋维生素 D 以及其他抗氧化剂,在一般危险度人群中均未发现这些预防性药物能够显著降低结直肠癌的发生率,但是这些研究中仍然存在一些问题,譬如药物剂量是否足够、随访时间是否足够等问题,使得这些化学预防类药物在预防结直肠癌中的作用仍然不清楚。

2) 结直肠癌的二级预防

结直肠癌 II 级预防主要包括积极宣传、积极开展筛查普查和积极治疗癌前病变。其中开展筛查、普查是结直肠癌 II 级预防的核心内容。目前常用的肠癌筛查方法主要有结肠镜检、免疫法粪便潜血试验(FIT)、乙状结肠镜检、结肠 CT 成像、多靶点粪便 FIT-DNA 检测等,其他如钡灌肠等方法已较少应用。

（1）国内外筛查现状

大部分结直肠癌具有缓慢的自然病程和明确的癌前病变，因而适宜开展早诊早治筛查。早诊早治筛查通过发现结直肠癌前期病变和早期癌，能提高早诊率和生存率，有效降低结直肠癌发病率，最终使死亡率明显下降。全国几乎所有肿瘤登记地区的结直肠癌发病率均在上升。结直肠癌发病呈现出城市明显高于农村、高收入地区高于低收入地区、男性高于女性、老年人高发的特征。随着我国人口老龄化的加剧，以及经济条件的持续改善，在可以预见的将来，结直肠癌发病人数必将进一步增长，这不仅将危害更多人的生命，而且将给我国的医疗和社会保障资源带来更大的负担。因此，加强我国的结直肠癌防治势在必行。

美国自 20 世纪 80 年代开始逐步推广结直肠癌筛查，而正是在 80 年代后期，美国结直肠癌发病率和死亡率呈现出了下降的趋势。最新调查的数据显示，2002—2010 年间，美国 50～75 岁间适龄人群的大肠癌筛查率从 52.3% 上升到 65.4%。与此同时，观察到的大肠癌标化发病率从 2003 年的 52.3/10 万下降到 2007 年的 45.5/10 万，平均年下降3.4%；死亡率从 19.0% 下降到 16.7%，平均年下降 3%。双率下降的程度在各个州和地区明显呈现出了随筛查率上升越多而下降越多的趋势。如罗得岛州筛查率达到 74.7%，其发病率年下降达 6.3%。

（2）筛查的主要手段

目前，结直肠癌的筛查手段主要包括如下几种：

① 纤维结肠镜：作为结直肠癌诊断的金标准已经得到广泛应用，但是作为筛查普查的方案却尚未广泛应用。一个著名的前瞻性临床研究采用全结肠镜筛查了 3 121 人，发现有 37.5% 的人群合并有结直肠良性或恶性肿瘤，其中在 1 765 例脾曲远端无肿瘤的患者中 2.7% 的近端结肠发现有进展期肿瘤（包括大腺瘤和癌），在 128 例结肠近端有进展期肿瘤的患者中，52% 的患者并不合并脾曲远端肿瘤，这些肿瘤均不能通过纤维结肠镜检查获得阳性结果，正是这一结果使得多个国家的医保覆盖了全结肠镜作为肠癌的筛查手段。

② 免疫法粪便潜血试验（FIT）：适用于结直肠癌筛查。FIT 的主要技术原理是通过特异性的抗体检测粪便标本中的人体血红蛋白，进而提示可能存在的肠道病变。FIT 阳性患者需要进一步行结肠镜检查。传统的 FOB 试验虽然可以降低 9%～22% 的结直肠癌死亡率，但其存在对结直肠癌和癌前病变灵敏度低且受饮食和药物影响较大的缺点。因此，目前 FIT 已取代 FOB 作为主要的粪便潜血检测技术。

③ 乙状结肠镜检查：可用于结直肠癌筛查，其对远端结直肠癌的灵敏度、特异度均较高，可按患者的症状、体征等情况酌情使用。

④ 结肠 CT 成像：在特定条件下可用于结直肠癌筛查，对结直肠癌和癌前病变具有一定的筛检能力，但其对早期结直肠癌诊断的灵敏度略差。

⑤ 多靶点粪便 FIT-DNA 检测：在特定条件下可用于结直肠癌筛查，其对结直肠癌和癌前病变具有一定的筛检能力，已被纳入美国预防服务组、美国多学会工作组和 NCCN

结直肠癌筛查指南中,也已经被写入《中国结直肠肿瘤早诊筛查策略专家共识》。

3) 结直肠癌的三级预防

结直肠癌的三级预防是指对肿瘤患者进行积极治疗,以提高患者的生活质量,延长生存期。目前结直肠癌患者的治疗是结合手术、化疗、放疗、靶向治疗、中医药治疗和免疫治疗的综合诊疗,积极推广多学科 MDT 讨论,极大提高了结直肠癌患者的治疗效果。

(1) 非转移结直肠癌的治疗

① 非转移结肠癌的治疗

ⅰ. 早期发现无转移、适合切除的结肠癌可行手术切除,若临床分期为 T4a,可考虑进行新辅助化疗。

ⅱ. 对于 T1 期的肿瘤,如满足黏膜下浸润小于 1 mm、无淋巴血管侵犯、肿瘤分化好、肿瘤出芽数目为 0、肿瘤距切缘≥1 mm 的条件,可行内镜下治疗,包括内镜下黏膜切除术(EMR)、内镜下黏膜剥离术(ESD)、分步内镜下黏膜切除术(PEMR)。

ⅲ. 外科治疗的原则

a. 淋巴结清扫术:需要标示供养血管根部的淋巴结并送病理学检查;在根治术术野外的临床怀疑为阳性的淋巴结,可能的情况下应该行活检术或者切除;遗留阳性淋巴结视为不完全(R2)切除;至少应该送检 12 个淋巴结才能进行准确的 N 分期。

b. 必须满足以下标准才考虑腹腔镜辅助下的结肠切除术:手术医师对腹腔镜辅助下的结肠切除术经验丰富;非局部晚期肿瘤;不适用于肿瘤引起的急性肠梗阻或穿孔;需要进行全腹部探查;考虑术前标记病灶。

c. 对确诊或临床怀疑为遗传性非息肉病性结肠癌(HNPCC)的处理:对于有明显的结肠癌家族史或者年轻患者(<50 岁)考虑行更广泛的结肠切除术。

d. 完全切除才可被认为是治愈性的。

ⅳ. 术后根据病理分期决定后续治疗

a. 微卫星灶不稳定(MSI)或错配修复蛋白(MMR)检测:年龄小于等于 70 岁或大于 70 岁但符合 Bethesda 指引诊断标准的结直肠癌患者,都应进行 Lynch 综合征筛查。由于Ⅱ期 MSI-H 患者预后较好,而且不能从单药 5-FU 辅助治疗中获益,所有Ⅱ期患者均需行 MMR 或 MSI 检测。此外,建议所有伴有转移的患者也行 MMR 或 MSI 检测。

Ⅰ期患者无须术后辅助治疗。

b. 若病理分期为 T3N0M0(MSI-H 或 dMMR),无高危因素,则无须辅助治疗。

c. 若病理分期为 T3N0M0(MSI-L 或 MSS 且无高危因素)可以进入临床试验、观察等待或使用卡培他滨或 5-FU/LV。

d. 若病理分期为 T3N0M0 伴高危因素或 T4N0M0,可行卡培他滨或 5-FU/LV,FOLFOX 或 CapeOX。高危因素包括 T4、组织学分化差(3/4 级,不包括 MSI-H 者)、脉管浸润、神经浸润、术前肠梗阻或肿瘤部位穿孔、切缘阳性或情况不明、切缘安全距离不足、送检淋巴结不足 12 枚。

e. 若病理分期为 T1-3N1-2M0 或 T4N1-2M0,首推 FOLFOX 或 CapeOx,根据

IDEA 研究结果,优先推荐 CapeOx。

f. 辅助化疗最佳应在手术后 3 周至 2 月内进行,辅助化疗总疗程一共为 6 个月。高危Ⅱ期(除外 T4)和Ⅲ期的低危患者(T1-3N1)可考虑行为期 3 个月的 CapeOx 辅助化疗。

② 非转移直肠癌的治疗

ⅰ. 若患者临床分期为 cT1-2N0M0,可直接行手术切除,术后根据病理情况决定下一步治疗方案。

ⅱ. 外科治疗的原则同非转移性结肠癌。

ⅲ. 若患者临床分期为 T3N0M0 或任何 TN1-2 或局部不可切除,推荐行新辅助治疗,包括长程放疗联合卡培他滨或 5-Fu(Ⅰ级推荐)、短程放疗(不推荐用于 T4)。术后推荐辅助化疗,方案首选 FOLFOX 或 CapeOx,围手术期化疗时间为 6 个月。

ⅳ. 卫星灶不稳定(MSI)或错配修复蛋白(MMR)检测:同非转移性结肠癌。

ⅴ. 对于术前未行新辅助放化疗且术后病理学诊断为Ⅱ~Ⅲ期直肠癌患者,术后是否需要行辅助放疗主要根据全直肠系膜切除术质量、环周切缘状态、肿瘤距肛缘距离等术后病理检查结果决定。

(2) 转移性结直肠癌的治疗策略

① 明确诊断

若考虑患者为转移性结直肠癌(mCRC),应该通过影像学和病理组织学进一步确诊。首选腹部/盆腔和胸部 CT 扫描或核磁共振(MRI),其他如超声、正电子发射断层显像(PET)-CT 扫描可以了解肝脏和肝外病灶,如腹膜、盆腔等。在开始治疗前,必须取得原发灶或转移灶的病理组织学诊断。若是手术可切除的转移瘤,术前无须对其进行病理组织学或细胞学诊断。对于异时性转移瘤,如果临床或影像学表现不典型,或者转移瘤出现时间距离肠原发瘤诊断的时间过长(例如超过 3 年),应该获得转移瘤的组织病理学或细胞学诊断。

② 一线治疗决策的驱动因素

选择最佳一线方案需要考虑的因素包括体力状况评分(PS)、疾病的生物学特性、肿瘤的分子特征、一线治疗的时程及药物毒性等,然后通过 MDT 讨论决定。

ⅰ. 可切除或潜在可切除的转移性结直肠癌

这类患者的治疗目的是通过手术+围手术期化疗(术前新辅助和/或术后辅助)达到无瘤状态,争取治愈。主要分为以下两类:转移瘤适合手术切除者和转移瘤初始不可切除但在联合化疗取得很好治疗反应后转移灶有可能变为可切除者。同时,以复发风险评分(CRS)来进一步明确围手术期化疗的获益情况。CRS 的 5 个参数为原发肿瘤淋巴结阳性,同时性转移或异时性转移距离原发灶手术时间<12 个月,肝转移肿瘤数目>1 个,术前 CEA>200 ng/mL 和转移肿瘤最大径>5 cm,每个项目 1 分。CRS 评分越高,术后复发风险越大,围手术期化疗越有获益。0~2 分为 CRS 评分低,3~5 分为 CRS 评分高。

若为无症状可切除的同时仅有肝转移患者,CRS 评分 0~2 分,可同期或分期行结肠切除术及转移灶切除术,术后行辅助化疗。如该类患者 CRS 评分 3~5 分,可先行新辅助化疗后行结肠切除术,同期或分期切除肝转移灶,也可采取射频、消融及立体定向放疗等局部治疗手段,术后行辅助化疗。

若原发灶有症状(梗阻、出血、穿孔等)的同时仅有肝转移患者,CRS 评分低,可行结肠切除术,同期或分期行转移灶切除术,术后行辅助化疗。此类患者如 CRS 评分高,推荐先行结肠切除术,术后行新辅助化疗,再行转移灶局部治疗(手术切除/射频等),术后行辅助化疗。

新辅助化疗的疗程一般为 2~3 个月,避免发生影像学 CR。方案首选奥沙利铂为基础的方案(FOLFOX/CapeOx),但根据个体情况也可选择伊立替康为基础的方案。

ⅱ. 不可切除的广泛性转移性结直肠癌

主要目的是以全身治疗为主,降低肿瘤负荷,控制疾病进展。

这类患者的一线治疗可以推荐单用化疗或者化疗联合贝伐珠单抗/西妥昔单抗(RAS 野生型患者),每 2~3 个月进行一次评估。如果疾病控制良好,可以继续治疗或全疗程结束后予维持治疗。如果控制不佳,则需要根据患者的 PS 评分考虑换药治疗或进行最佳支持治疗。

ⅲ. 外科治疗

a. 转移病灶的切除

肝转移:对适合的患者进行可切除的结直肠癌肝转移病灶(CLM)的外科手术 R0 切除是潜在的治愈性治疗。完整切除必须考虑到肿瘤范围和解剖学上的可行性,剩余肝脏必须能维持足够功能。原发灶必须能根治性切除(R0),同时无肝外不可切除病灶。不推荐减瘤手术方案(非 R0 切除),同时转移病灶的不完全切除(部分切除或姑息切除)是没有价值的。可切除的原发和转移病灶均应行根治性切除,根据两者切除的复杂程度、伴发病、术野暴露和手术者经验不同可同期切除或分期切除。CLM 的 R0 切除标准仍未标准化,而且差异很大,可切除性并不受限于转移瘤数目、大小和肝脏两叶受累等情况。当肝转移灶由于残肝体积不足而不能切除时,可考虑术前门静脉栓塞或分期肝切除等方法。消融技术可单独应用或与切除相结合,所有病变的原始部位均需要进行消融或手术。部分经过严格挑选的患者或者在临床试验的情况下可以考虑适型外照射放疗。

肺转移:完整切除必须考虑到肿瘤范围和解剖部位,肺切除后必须能维持足够功能,同时原发灶必须能根治性切除。有肺外可切除病灶并不妨碍肺转移瘤的切除,部分患者可考虑多次切除。当肿瘤不可切除但可用消融技术完全处理时可考虑消融。同时性可切除肺转移患者可选择同期切除或分次切除。部分经过严格挑选的患者或者在临床试验的情况下可以考虑适型外照射放疗。

b. 特殊情况

同时性转移性结直肠癌患者,如果肠道原发瘤出现症状(梗阻、出血),则在全身化疗开始前,应该手术切除原发瘤。

同时性转移性疾病如果原发瘤没有症状,全身疾病的控制应被视为治疗的主要目标。

ⅳ. 全身治疗所用细胞毒药物的选择

5-FU/LV 或卡培他滨是一线治疗的基石药物,可单药使用或联合奥沙利铂或伊立替康。与单药相比,两药方案 FOLFOX、FOLFIRI 或三药方案 FOLFOXIRI 可获得更高反应率(RR),延长 PFS,并获得更长的 OS。需要注意的是,三药方案的毒性大于两药方案,主要适用于体能状态良好、能耐受强化治疗,且癌症具有生物学侵袭性/预后不良(例如,所有右侧癌症、BRAF V600E 突变型、肿瘤体积大、需通过转化治疗将最初不可切除的肝转移转化为潜在可切除)的患者。对伊立替康为基础治疗方案耐药的患者,二线治疗应选择奥沙利铂联合方案(FOLFOX, CapeOx)。对 FOLFOX/CapeOx 方案耐药者,应选择伊立替康为基础方案的二线治疗方案。

Ⅴ.生物靶向制剂

当患者有计划使用 EGFR 抗体(西妥昔单抗和帕尼单抗)治疗时,必须用转移瘤或者原发瘤组织进行 RAS 检测。RAS 基因检测应包括 KRAS 的第 2、3、4 外显子(第 12、13、59、61、117 和 146 密码子)和 NRAS 的第 2、3、4 外显子(第 12、13、59、61、117 和 146 密码子)。BRAF V600E 状态的评估应与 RAS 一起进行。

EGFR 抗体包括西妥昔单抗和帕尼单抗,能够抑制多种依赖于此的信号通路并诱导抗体依赖的细胞毒效应(ADCC)。对于 KRAS 野生型患者,一线治疗使用西妥昔单抗/帕尼单抗联合 FOLFIRI 或者 FOLFOX 能够提高 OS、PFS 和 RR,但不推荐 EGFR 单抗与卡培他滨为基础方案进行联合。与最佳支持治疗(BSC)相比,EGFR 抗体可以提高化疗耐药的 RAS 野生型患者的 PFS。

靶向 VEGF 的药物包括单克隆抗体(贝伐珠单抗)或融合蛋白(阿柏西普)。mCRC 患者一线使用贝伐珠单抗联合伊立替康/5-FU 或奥沙利铂/5-FU 可提高 PFS 与 ORR。若患者体质较佳,贝伐珠单抗+FOLFOXIRI 较贝伐珠单抗+FOLFIRI 方案能获得更高的 PFS 和 RR,OS 有延长趋势。一线治疗进展后二线继续贝伐珠单抗治疗,更换细胞毒性药物,可以改善 OS 和 PFS。阿柏西普是一种能有效阻断 VEGF-A、VEGF-B 及胎盘生长因子功效的融合受体蛋白。无论患者既往是否应用过贝伐珠单抗一线治疗,在奥沙利铂经治患者中,应用阿柏西普联合 FOLFIRI 二线治疗能够提高 OS、PFS 和 RR。

RAS 野生型 mCRC 患者,使用 FOLFOX/FOLFIRI 和抗体(EGFR 单抗和 VEGF 单抗)的联合方案均被视为可行,抗体的选择需要考虑诸多临床因素和患者意愿。

瑞戈非尼是口服的多靶点酪氨酸激酶抑制剂,能够延长对所有细胞毒药物、贝伐珠单抗和 EGFR 单抗等药物耐药患者的 OS 和 PFS。可以用于 mCRC 患者的三线治疗。

呋喹替尼是另一个适用于 mCRC 的小分子抗血管生成靶向药。适用于既往接受过氟尿嘧啶类、奥沙利铂和伊立替康为基础的化疗,以及既往接受过或不适合接受 VEGF 治疗、抗 EGFR 治疗(RAS 野生型)的 mCRC 患者。

约有 2%~3% 的结直肠癌患者存在 HER-2 基因扩增或其蛋白产物 HER-2 的过表达,现已有多项临床研究(HERACLES、MyPathway、TAPUR、DESTINY-CRC01)证实此类患者在常规化疗失败后使用曲妥珠单抗+帕妥珠单抗、曲妥珠单抗+拉帕替治疗可取得较好的 ORR,目前已成为 HER-2 过表达 mCRC 在常规化疗失败后的标准治疗方案。

BRAF 是 RAS-RAF-MAPK 信号通路的组成部分,其激活突变与 KRAS 突变相互排斥,见于 5%~12% 的 mCRC 患者。许多研究一致显示,BRAF 突变(大多为 V600E 突变)mCRC 患者总体预后较差。BRAF V600E 突变型肿瘤患者使用 EGFR 靶向药物(单用或与化疗联用)疗效不佳。目前对于 RAS 野生/BRAF V600E 突变的患者的二线及二线后治疗推荐 BRAF 抑制剂＋西妥昔单抗＋伊立替康,对于转移部位广泛及肿瘤较大且伴有相关症状的患者可使用 BRAF 抑制剂＋西妥昔单抗±MEK 抑制剂。

ⅵ. 免疫检查点抑制剂

PD-1 是一种表达于 T 细胞、B 细胞和 NK 细胞上的跨膜蛋白。PD-1 是抑制性分子,与 PD-L1(PD-1 配体)和 PD-L2 结合。PD-L1 在多种组织类型的细胞表面表达,包括许多肿瘤细胞和造血细胞,PD-L2 则更局限在造血细胞中表达。PD-1 与 PD-L1/2 结合可直接抑制肿瘤细胞的凋亡,促进外周效应 T 细胞耗竭,同时促进效应 T 细胞转变成 Treg 细胞。以帕博利珠单抗为代表的抗 PD-1 抗体可有效阻断 PD-1 与其配体的结合,从而促进肿瘤细胞凋亡,提高免疫细胞对肿瘤细胞的识别和杀伤能力。KEYNOTE-177 试验结果表明,一线治疗用帕博利珠单抗的结局优于化疗。该试验针对 307 例 dMMR/MSI-H 肿瘤患者,比较了一线帕博利珠单抗单药治疗与采用含奥沙利铂或伊立替康方案的常规化疗。帕博利珠单抗组的 PFS(中位 16.5 个月 vs 8.2 个月)、客观缓解率(44% vs 33%)和缓解持续时间均优于一线化疗组。在缓解者中,帕博利珠单抗组有 83%、化疗组有 35%在 24 个月时持续缓解。帕博利珠单抗的耐受性也更好(3～5 级不良反应发生率为 22% vs 66%)。目前 CSCO 指南对于晚期一线 dMMR/MSI-H 的结直肠癌患者可使用帕博利珠单抗治疗,较化疗 PFS 和 ORR 均有显著提高,且不良事件发生率较低,生活质量更好。

ⅶ. 维持治疗

当患者使用 FOLFOX 或 CapeOx 进行诱导治疗 3～4 个月或 FOLFIRI 诱导治疗至肿瘤不再退缩或疾病已经达到稳定化状态时,应该使用 5-FU/卡培他滨进行维持治疗。若使用贝伐珠单抗诱导治疗,不推荐贝伐珠单抗单药维持治疗,可以联合 5-FU/卡培他滨。在维持治疗过程中,均可以考虑初始诱导治疗的再次引入。

③ 二线联合靶向治疗

一线接受贝伐珠单抗的患者,治疗时需要考虑如下因素:作为"跨线治疗策略",可以继续使用贝伐珠单抗。一线接受奥沙利铂的患者,推荐阿柏西普联合 FOLFIRI,RAS 野生型患者推荐 EGFR 单抗联合 FOLFIRI/伊立替康。

一线治疗快速进展患者,应考虑最有效的治疗,例如 RAS 突变患者选择阿柏西普,RAS 野生型患者选择 EGFR 单抗治疗。

对于 MSI-H/dMMR 一线未使用免疫检查点抑制剂可使用 PD-1 抑制剂治疗。

④ 三线或后线治疗

既往应用过奥沙利铂、伊立替康、贝伐珠单抗及 EGFR 单抗(RAS 野生型患者)治疗的患者,与支持治疗相比,推荐使用瑞戈非尼、呋喹替尼,能够提高 OS,但是需要关注安全性/毒性。同时也可以考虑曲氟尿苷替匹嘧啶(TAS-102)或者参加其他药物临床验证。

HER-2 过表达者可行曲妥珠单抗＋拉帕替尼或曲妥珠单抗＋帕妥珠单抗治疗。

对于 MSI-H/dMMR 一线、二线未使用免疫检查点抑制剂可使用 PD-1 抑制剂治疗。

4）结直肠癌的四级预防

结直肠癌的四级预防是指对终末期结直肠癌患者的临终关怀,包括临终前的姑息对症处理及心理关怀,改善患者及家属生活质量的治疗方法,通过早期及时的诊断、准确的评估及合理的防治来缓解患者的疼痛和解决其他躯体、社会、心理及精神等各种问题。姑息治疗属于支持治疗,其目的和任务是:(1)改善患者和家属的生存质量;(2)帮助患者以较平静的心境和较强的毅力面对困难;(3)帮助患者积极地生活直至死亡;(4)帮助家属面对现实等。其最主要的目标是缓解因结直肠癌转移或治疗措施所导致的各种症状和并发症,减轻患者的躯体痛苦和心理负担。

（1）姑息治疗的范畴

范畴应包括:①对疼痛的控制;②对肿瘤伴随症状(各种肿瘤急症)或抗肿瘤治疗所致不良反应的预防、诊断、评估和治疗;③心理辅导和护理;④终末期恶性肿瘤患者的临终关怀及居丧辅导;⑤姑息治疗领域相关科研和宣传教育等。

（2）姑息治疗的具体原则

在临床具体实践中,需要遵循以下一些原则:

① 适度治疗原则:即保持必要的适度治疗,避免不必要的过度治疗。

② 无痛治疗原则:遵照 WHO 疼痛治疗三阶梯的要求,结合患者实际情况制定个体化的治疗方案,尽可能消除或控制疼痛,这是恶性肿瘤患者晚期姑息治疗的重要任务之一。

③ 个体化治疗原则:在姑息治疗开始前必须首先明确诊断,综合既往病史及现状进行病情评估,根据患者体质等具体情况选择合适的治疗方案。

④ 注重心理治疗原则:注重心理治疗和疏导,采取有针对性的措施改善或消除恐惧、焦虑、悲观、失望等消极心理。

⑤ 全面细致护理原则:包括皮肤黏膜基础护理、呼吸道管理、生活护理、心理护理等,可以缓解症状、提高生活质量。

（3）晚期结直肠癌引起的不适症状

不适症状主要包括疼痛、肠梗阻、腹水等躯体症状和睡眠障碍、焦虑抑郁等心理问题,严重影响晚期结直肠癌患者的生活质量。

① 疼痛

结直肠癌患者出现疼痛的原因主要是两个方面:一是直肠癌细胞浸润或侵犯邻近血管、神经、淋巴管、软组织、内脏和骨组织,对其压迫或刺激,从而产生疼痛;二是肿瘤本身所产生的一些化学致痛物质、肿瘤的代谢产物、坏死组织分解等刺激痛觉感受器产生疼痛。

② 肠梗阻

肠梗阻是肿瘤患者最常见的急腹症,发病率约占肿瘤患者急腹症的 40%,原发性结肠肿瘤是大肠梗阻最常见的原因(78%),肿瘤直接浸润肠壁、堵塞肠腔、腔外压迫或诱发肠套叠均可引起肠梗阻。最根本的方法是外科手术,但手术时机选择非常重要。急诊手术由于患者的一般情况较差,且无法进行完善的术前准备,术后出现感染、吻合口漏的机会较高。对于不全梗阻的患者可以通过非手术治疗缓解症状,择期手术。非手术治疗包括:禁食、胃肠减压;纠正水、电解质和酸碱平衡紊乱;适当应用抗生素和胃肠外营养支持。

③腹腔积液

结直肠癌可扩散至全腹,引起癌性腹膜炎,出现腹腔积液。其形成机制复杂,包括受侵组织毛细血管通透性增加致组织液外渗,癌栓阻塞静脉及淋巴管致组织液回流障碍,肿瘤所致低蛋白血症影响组织液回收导致腹腔积液的生成,免疫调节剂渗透诱导因子基因的异常表达等。利尿剂:对恶性腹腔积液有效率约为43%,通常首选安体舒通或呋塞米。腹腔穿刺置管引流术:腹腔内置入导管,可迅速缓解腹胀,在放液过程中需注意控制流速和液体总量,注意血压及电解质变化。

第 5 节　祖国医学在结直肠癌预防中的作用

1) 祖国医学对结直肠癌的认识

《灵枢·水胀篇》谓:"肠覃何如？岐伯曰:寒气客于肠外,与卫气相搏,气不得荣,因有所系,癖而内著,恶气乃起,息肉乃生,其始生也,大如鸡卵。"《灵枢·五变篇》谓:"人之善病肠中积聚者……则肠胃恶,恶则邪气留之,积聚乃伤,肠胃之间,寒温不次,邪气稍至,蓄积留止,大聚乃起。"《诸病源候论》谓:"症者,寒温失节,致脏腑之气虚弱而饮食不消,聚结于内,染渐生长块段,盘牢不可动者,是症也。"《血证论》谓:"脏毒者,肛门肿硬,疼痛流水。"《外科大成》谓:"锁肛痔,肛门内外如竹节锁紧,形如海蛇,里急后重,便粪细而带扁,时流臭水,此无治法。"《脾胃论》谓:"其症里急后重,欲便不便,或白或赤,或赤白相半,或下痢垢浊,皆非脓而似脓者也……毒聚肠胃,将肠胃膏脂血肉,蒸化为脓,或下如烂瓜,或如屋漏水,此腐肠溃胃之证候……此非寻常治痢之法所能克也。"《医宗金鉴》谓:"此病有内外阴阳之别。发于外者,由醇酒厚味,勤劳辛苦,蕴注于肛门,两旁肿突,形如桃李,大便秘结,小水短赤,甚则肛门重坠紧闭,下气不通,刺痛如锥……发于内者,兼阴虚湿热,下注肛门,内结蕴肿,刺痛如锥……大便虚秘。"《证治准绳·诸血门》谓:"脏毒腹内略疼,浊血兼花红脓并下,或肛门肿胀,或大肠头突出,大便难通。"《证治要诀·大小腑门》谓:"诸病坏证,久下脓血,或如死猪肝色,或五色杂下,频出无禁,有类于痢。"

2) 结直肠癌的辨证论治

(1) 湿热蕴结型

患者症见:腹部阵痛,下利赤白,里急后重,胸闷口渴,恶心纳差,舌苔黄腻,脉滑数。治法以清热利湿、清肠散结为主。方药:槐角丸加减。常用药:槐角、地榆、枳壳、黄芩、黄檗、白头翁、败酱草、红藤、生苡仁。若大便下血者,加血余炭、血见愁、茜草、三七粉;热结便秘者,加大黄、枳实、厚朴;腹泻明显者,加马齿苋、白头翁;腹部胀痛加木香、陈皮、玄胡、赤芍、白芍;腹部肿块者,加夏枯草、海藻、昆布、三棱、莪术。

（2）气滞血瘀型

患者症见:腹胀刺痛,腹块坚硬不移,下利紫黑脓血,里急后重,舌质紫黯或有瘀斑,苔黄,脉涩。治法以行气活血、消瘤散结为主。选方:桃红四物汤加减。常用药:当归、川芎、赤芍、桃仁、红花、枳壳、乌药、丹皮、香附、延胡索、红藤。若腹硬满而痛者,加川楝子、炮山甲、丹参;里急后重者,加广木香、藤梨根;腹内结块而体实者,加山棱、莪术;大便秘结属体虚者,加火麻仁、郁李仁、柏子仁;体实便秘者加生大黄(后下)、枳实、玄明粉。

（3）脾肾阳虚型

患者症见:面色萎黄,腰酸膝软,畏寒肢冷,腹痛绵绵,喜按喜温,五更泄泻,或污浊频出无禁,舌淡,苔薄白,脉沉细无力。治法以温补脾肾、益气固涩为主。选方:附子理中丸合四神丸加减。常用药:党参、白术、茯苓、甘草、干姜、制附子、肉豆蔻、补骨脂、五味子、吴茱萸、生苡仁。若肾阳虚明显者,加淫羊藿、巴戟天、肉桂;便血量多色黯者,加灶心土、艾叶;大便无度者,加诃子、白槿花、罂粟壳;兼腹水尿少者,加白茅根、大腹皮、茯苓皮。

（4）气血两亏型

患者症见:形体瘦削,大肉尽脱,面色苍白,气短乏力,卧床不起,时有便溏,或脱肛下坠,或腹胀便秘,舌质淡,苔薄白,脉细弱无力。治法以补气益血、扶正固本为主。选方:八珍汤加减。常用药:当归、白芍、熟地黄、川芎、党参、白术、茯苓、升麻、生黄芪、炙甘草。若心悸失眠者,加炒枣仁、柏子仁、远志;若脱肛下坠、大便频繁者,加柴胡、白槿花、诃子;大便带血者,加艾叶、三七、灶心土(包)。

参考文献

［1］Sung H，Ferlay J，Siegel R L，et al． Global cancer statistics 2020：GLOBOCAN estimates of incidence and mortality worldwide for 36 cancers in 185 countries［J］． CA：A Cancer Journal for Clinicians，2021，71(3)：209-249.

［2］周家琛，郑荣寿，王少明，等. 2020 年中国和世界部分国家主要消化道肿瘤负担比较［J］. 肿瘤综合治疗电子杂志，2021，7(2)：26-32.

［3］郑莹，王泽洲. 全球结直肠癌流行数据解读［J］. 中华流行病学杂志，2021，42(1)：149-152.

［4］王红，曹梦迪，刘成成，等. 中国人群结直肠癌疾病负担:近年是否有变?［J］. 中华流行病学杂志，2020，41(10)：1633-1642.

［5］CBD 2017 Colorectal Cancer Collaborators． The global，regional，and national burden of colorectal cancer and its attributable risk factors in 195 countries and territories，1990—2017：A systematic analysis for the Global Burden of Disease Study 2017［J］． The Lancet Gastroenterology & Hepatology，2019，4(12)：913-933.

［6］Siegel R L，Miller K D，Goding Sauer A，et al． Colorectal cancer statistics，2020［J］． CA：A Cancer Journal for Clinicians，2020，70(3)：145-164.

［7］Hullings A G，Sinha R，Liao L M，et al． Whole grain and dietary fiber intake and risk of colorectal cancer in the NIH-AARP diet and health study cohort[J]. The American Journal of Clinical Nutrition, 2020, 112(3): 603-612.

[8] Mahmood S, English D R, MacInnis R J, et al. Domain-specific physical activity and the risk of colorectal cancer: Results from the melbourne collaborative cohort study[J]. BMC Cancer, 2018, 18(1): 1063.

[9] Wen J, Min X J, Shen M Q, et al. ACLY facilitates colon cancer cell metastasis by CTNNB$_1$[J]. Journal of Experimental & Clinical Cancer Research: CR, 2019, 38(1): 401.

[10] Meric-Bernstam F, Hurwitz H, Raghav K P S, et al. Pertuzumab plus trastuzumab for HER2-amplified metastatic colorectal cancer (MyPathway): an updated report from a multicentre, open-label, phase 2a, multiple basket study[J]. The Lancet Oncology, 2019, 20(4): 518-530.

[11] Siena S, di Bartolomeo M, Raghav K, et al. Trastuzumab deruxtecan (DS-8201) in patients with HER2-expressing metastatic colorectal cancer (DESTINY-CRC01): a multicentre, open-label, phase 2 trial[J]. The Lancet Oncology, 2021, 22(6): 779-789.

[12] André T, Shiu K K, Kim T W, et al. Pembrolizumab in microsatellite-instability-high advanced colorectal cancer[J]. The New England Journal of Medicine, 2020, 383(23): 2207-2218.

[13] Held-Warmkessel J. Colon cancer. Prevention and detection strategies[J]. Advance for Nurse Practitioners, 1998, 6(7): 42-45.

[14] Giovannucci E. Modifiable risk factors for colon cancer[J]. Gastroenterology Clinics of North America, 2002, 31(4): 925-943.

[15] Otani K, Kawai K, Hata K, et al. Colon cancer with perforation[J]. Surgery Today, 2019, 49(1): 15-20.

[16] Orangio G R. The economics of colon cancer[J]. Surgical Oncology Clinics of North America, 2018, 27(2): 327-347.

[17] Benson A B III, Venook A P, Al-Hawary M M, et al. NCCN guidelines insights: Colon cancer, version 2, 2018[J]. Journal of the National Comprehensive Cancer Network, 2018, 16(4): 359-369.

第 10 章

原发性肝癌的预防

《第 1 节　原发性肝癌的流行病学》

原发性肝癌(PLC)简称肝癌,是全球最常见的肿瘤之一,我国也是肝癌的高发地区,近几年每年约 39 万人死于 PLC,PLC 严重威胁着人们的健康及生命。原发性肝癌按病理组织学类型可分为肝细胞癌(hepatocellular carcinoma,HCC)、肝内胆管细胞癌(intrahepatic cholangiocarcinoma,ICC)、混合型肝癌和其他少见类型。HCC 最常见,占原发性肝癌的 85%～90%,ICC 占原发性肝癌≤5%。其他少见类型有透明细胞型、巨细胞型、硬化型、纤维板层型等。本书非特指时主要讨论 HCC。

根据世界卫生组织(WHO)的国际癌症研究机构(International Agency for Research on Cancer,IARC)新公布的数据,2020 年全球肝癌的年新发病例数达到 90.6 万人,居于恶性肿瘤的第 6 位,病死 83.0 万人,居于恶性肿瘤的第 3 位。肝癌在我国尤其高发,是第 4 位的常见恶性肿瘤和第 2 位的肿瘤致死病因。我国人口仅占全球的 18.4%,但是肝癌年新发病例达到 41.0 万人,病死 39.1 万人,分别占全球的 45.3% 和 47.1%。IARC 预测,至 2040 年,肝癌的新发病例及死亡病例将进一步增加。总体上,肝癌治疗棘手,预后差,发病率与病死率之比高达 1：0.8～0.9;在北美国家和地区 5 年生存率为 15%～19%,而在我国仅有 12.1%,严重威胁我国人民的健康和生命,如何有效地降低肝癌的疾病负担已成为我国亟待解决的重大公共卫生问题。

1) 原发性肝癌的地区分布特征

(1) 国外肝癌的地区分布

国外肝癌主要分布于东非东南部、中非、东南亚、东亚等地,肝癌男性标化发病率最高的是莫桑比克的洛伦索马贵斯(103.8/10 万),尼日利亚的伊巴丹和南非的约翰内斯堡均为 10.2/10 万。北美、北欧等肝癌发病率较低,大洋洲发病率最低,如南美牙买加为 2.0/10 万,智利为 1.1/10 万,美国为 0.2～1.0/10 万,欧洲除希腊、西班牙和瑞士外,其他国家估计标化发病率均在 1.0/10 万以下。

（2）中国原发性肝癌的地区分布

我国属肝癌高发区，发病率和死亡率均居世界前列，平均发病率为 25.7/10 万，其发病也有明显的地理分布特点：东南地区高于西北、华北和西南地区，沿海高于内陆，沿海岛屿和江河海口又高于沿海其他地区。从各省区市肝癌标化率分布来看，上海、福建、江苏、广西、浙江肝癌死亡率最高，云南、贵州、甘肃和新疆肝癌死亡率最低。肝癌的地区分布很不均匀，甚至在一些高发区中各乡镇之间也有较大差异。以南通为例，启东和海门肝癌死亡率较高，而向北、向西其他几个县级市肝癌死亡率较低，在启东市境内北部四个乡肝癌死亡率较低，而南部较高。在我国高发区，如江苏启东、海门，福建同安，广东顺德和广西扶绥等其男性死亡率在 40/10 万以上，而低发区则在 3/10 万以下。这些地区有如下特点：温暖、潮湿、多雨，大多受海洋气候影响，年平均气温在 30 ℃以上，相对湿度在 80％以上。地理分布的差异为研究病因和开展预防提供了有力的依据。

2）原发性肝癌的种族分布特征

HCC 在同一地区不同人种中发病率不同。在美国，不同人种肝癌发病率亚洲人种是白人的 2 倍，白人发病率又是黑人的 2 倍。在同一人种中不同职业的人群发病率亦不相同，国内几个肝癌高发区中肝癌发病率或死亡率最高的为农民，其他人群调查表明海岛上渔民死亡率较高，启东市的粮站职工和佛山市某陶瓷厂职工有较高的肝癌死亡率。

3）原发性肝癌的性别分布特征

全球各地调查表明男性肝癌的发病率明显高于女性，通常男女比例为 2∶1～4∶1。我国越是高发地区，男性与女性的比例越大，低的地区为 1∶1，而高的地区为 6∶1。如高发区广西扶绥男女比例为 5.46∶1，江苏启东为 3.46∶1，上海市为 2.60∶1，低发区如山西、内蒙古男女比例为 1.76∶1，甘肃为 1.59∶1。国外的性别发病率差异也是如此，在一些肝癌高发区如莫桑比克、尼日利亚、新加坡、夏威夷等地，男女比例均大于 3∶1；在一些低发区如智利、冰岛、哥伦比亚，女性略高于男性，男女性别比例为（0.5～0.9）∶1，在西班牙、以色列、芬兰和丹麦，男女比例相近，约为（1.0～1.5）∶1。性别差异的原因尚不清楚。

4）原发性肝癌的年龄分布特征

据调查，HCC 发生于 2 个月的婴儿至 80 岁的老人，平均患病年龄为 43.7 岁。国内几个肝癌流行区年龄和死亡率比较表明，凡是死亡率较高的地区年龄和死亡率曲线向小年龄组推移。而流行程度比较轻的地区，大年龄组死亡率较高。从患肝癌的平均年龄都可得出同样结论，即流行越严重的地区，肝癌患者的平均年龄越小。如我国扶绥县肝癌患者平均年龄为 42.5 岁，启东市为 48.5 岁，非高发区的浙江慈溪市为 53.7 岁，北京市为 58.6 岁。

世界上 HCC 发病高峰年龄段根据性别、地区不同而有所区别。几乎所有地区，女性发病高峰年龄段都比男性大 5 岁左右。国外文献报道 HCC 发病高峰在 60 岁，但近年研究发现肝癌的发病率和死亡率有向小年龄组推移的趋势，我国 HCC 发病率从 30 岁组开始明显上升，至 45 岁组达高峰，国外有些地区如莫桑比克男性年龄别肝癌发病率在 20 岁已达高峰,班图族男性肝癌患者平均年龄为 32 岁。

《第 2 节　原发性肝癌可能的发病因素》

肝癌的病因及发病机制尚未完全明确,HCC 的主要发生因素为病毒性肝炎、饮水污染、长期酗酒、食物污染、非酒精脂肪性肝炎、自身免疫性疾病以及遗传因素等。东西方国家 HCC 的发生因素存在高度异质性。在欧美,HCC 的主要致病因素是慢性丙型肝炎病毒(hepatitis C virus,HCV)感染;而在亚洲(不包括日本)和非洲,则是慢性乙型肝炎病毒(hepatitis B virus,HBV)感染。我国南方还存在饮水污染(蓝绿藻类毒素)、长期酗酒、食物污染(黄曲霉毒素)等危险因素。肝硬化显著增加了 HCC 的发病风险,而大部分患者(西方国家占 95％,亚洲国家占 60％)在 HCC 发生前合并肝硬化。

1) 肝炎病毒与肝癌

据文献报道,在已知的肝炎病毒中,除甲型肝炎(hepatitis A virus,HAV)外,均与肝癌有关,乙型肝炎病毒(HBV)与肝癌的关系已被研究多年,二者的密切关系可归纳为:二者全球地理分布接近;肝癌病人血中有 HBV 感染证据者在我国可达 90％;免疫组化也提示肝癌有明显的 HBV 感染背景;证实肝癌病人中有 HBV-DNA 整合,我国肝癌病人中有 HBV-DNA 整合者占 68.2％;不少动物模型如土拨鼠、地松鼠等提示动物肝炎与肝癌有关;分子生物学研究提示 HBV-DNA 整合可激活一些癌基因如 N-ras 基因,并使一些抑癌基因突变,已发现 HBsAg 的表达与 p53 突变有关。

我国既往乙肝病毒携带者(HBsAg 携带者)约占总人口的 10％,近几年有所下降,约占总人口的 7％。肝炎的垂直传播是肝癌高发的重要因素,母亲 HBsAg 阳性者,如不采取措施,其婴儿约 40％～60％感染 HBV。根据对我国三个肝癌高发区的研究,HBsAg 阳性者发生肝癌的机会比无 HBV 标志物者发生肝癌的机会约高 10 倍,HBV 标志物越多(除抗 HBs),患肝癌危险性越高。

日本和南欧的研究报告提示,HCC 病人中合并 HCV 感染者远高于 HBV 感染者,西班牙、意大利、法国等也有类似的报道,因此,HCV 与 HCC 的关系在日本和南欧可能比较重要。除 HBV、HCV 与肝癌关系密切外,欧洲一些国家发现肝癌病人中丁型肝炎病毒(HDV)阳性率高达 81％,提示这些国家 HCC 的发生与 HDV 也存在一定的关系。

2) 黄曲霉毒素(AFT)与肝癌

自 20 世纪 60 年代发现黄曲霉毒素以来,动物实验已一再证实黄曲霉毒素可诱发肝癌,而流行病学调查也提示黄曲霉毒素与 HCC 密切相关,尤其是气候温湿且经常食用玉米、花生等易产生黄曲霉毒素的地区为肝癌高发区,间接支持黄曲霉毒素为肝癌的病因之一。值得重视的是,不少资料提示黄曲霉毒素与肝炎病毒有协同作用。

3）饮水污染与肝癌

大量流行病学调查发现,饮水污染与肝癌的发生密切相关,不同饮水群体肝癌发病率依次是宅沟水(塘水)>泯沟水(灌溉沟)>河水(河溪水)>浅井水>深井水;饮沟塘水地区肝癌死亡率高,饮用深井水及自来水是肝癌的保护因素。近年由于水质分析的进步,已发现水中有百余种有机物为致癌、促癌和致突变物,包括六氯苯、苯并芘、多氯联苯、氯仿、二氯乙烯、氯乙烯、四氯甲烷等。饮用水含有腐殖酸、微囊藻毒素等也可增加肝癌发生的机会。

4）其他因素与肝癌

负相关因素包括环境硒含量、雄激素受体阴性,正相关因素包括酒精肝、非酒精性脂肪性肝病(nonalcoholic fatty liver disease,NAFLD)、遗传性血色病等。研究发现肝癌由遗传因素所致者在肝癌发生中约占一半,肝癌高发家族可能与家族成员暴露于同一危险因素概率多有关。如 HBV 在家族成员中的相互传染或饮用同一污染水源,使得肝癌发病具有家族聚集性。但遗传因素在肝癌病因中的作用仍不可忽视。

第 3 节　原发性肝癌的临床表现及诊断依据

1）临床表现

(1) 症状

早期 HCC 多无症状,中、晚期肝癌症状多但无特异性。右上腹疼痛或不适多为肝癌的首发症状,多位于剑突下或右肋部,呈间歇性或持续性钝痛或刺痛,若肿瘤位于肝右叶近膈顶部,疼痛常可放射至右肩或右背部。其他症状还有食欲减退、腹胀、乏力、消瘦、腹部肿块、发热、黄疸和下肢水肿等,但这些多属中、晚期症状。有时还可出现腹泻、出血倾向等,少部分左肝外叶肿瘤压迫贲门引起进食哽咽症状。有时远处转移为首发症状。

(2) 体征

最常见的体征为进行性肝脾肿大。其他还有上腹肿块、黄疸、腹水、下肢水肿、肝掌、蜘蛛痣和腹壁静脉曲张等常见肝硬化表现。若肝癌破裂,可引起急腹症、失血性休克体征。门静脉癌栓、肝癌浸润可以引起顽固性腹水。

(3) 旁癌综合征

旁癌综合征是指由于癌组织本身产生或分泌影响机体代谢的异位激素或生理活性物质而引起的一组特殊症候群。最常见的为红细胞增多症、低血糖症。发生率较低,机制尚不完全明确。其他旁癌综合征还表现为高钙血症、男性乳房发育、高纤维蛋白原血症、高胆固醇血症、血小板增多症、高血压、高血糖症等。

（4）转移的表现

HCC 多通过血行转移，其次为淋巴道，亦有直接蔓延、浸润或种植。血行转移中以肝内转移最为常见，肝外转移常见部位依次为肺、骨、肾上腺、横膈、腹膜、胃、肾、脑、脾以及纵隔。淋巴转移首先见于肝门淋巴结，有时可见左锁骨上淋巴结。HCC 还可直接侵犯邻近脏器如膈、肾上腺、结肠、胃、网膜等。

（5）并发症

上消化道出血为 HCC 最常见并发症，可由门静脉高压所致食管胃底静脉曲张破裂出血，也可由应激下胃黏膜糜烂溃疡所致。肝癌破裂出血常因肿瘤生长迅速、肿瘤坏死或挤压外伤所致，常引起休克，大部分无手术机会，短期内死亡。自发性腹膜炎，常因机体免疫功能下降，加上门静脉高压，肠肝循环障碍，导致肠黏膜抵御细菌的屏障功能下降，细菌繁殖，进入腹腔引起。肝性脑病、肝肾综合征为终末期表现，多由肿瘤或瘤栓及其他诱发因素引起肝衰竭所致，常反复发作，预后极差。

2）HCC 的临床分期

临床常用的 HCC 分期是美国癌症联合委员会（AJCC）和国际抗癌联盟（UICC）的 TNM 分期，见表 10-1。

表 10-1　肝癌 TNM 分期 AJCC/UICC，2017 年（第 8 版）

适用于肝细胞癌，纤维板层肝细胞癌（不包括肝内胆管细胞癌、混合肝细胞-肝内胆管细胞癌、肉瘤）	TNM 临床分期		
原发肿瘤（T）	分期　　　　T	N	M
TX：原发肿瘤无法评估	Ⅰ A 期：　　T1a	N0	M0
T0：无原发肿瘤的证据	Ⅰ B 期：　　T1b	N0	M0
T1：单发肿瘤≤20 mm，或单发肿瘤＞20 mm 且无血管侵犯	Ⅱ 期：　　　T2	N0	M0
	Ⅲ A 期：　　T3	N0	M0
T1a：孤立的肿瘤最大径≤20 mm，无血管侵犯	Ⅲ B 期：　　T4	N0	M0
T1b：孤立的肿瘤最大径＞20 mm，无血管侵犯	Ⅳ A 期：　　任何 T	N1	M0
T2：孤立的肿瘤最大径＞20 mm，有肝内血管侵犯；或者多发的肿瘤，最大径均≤50 mm	Ⅳ B 期：　　任何 T	任何 N	M1
T3：多发的肿瘤，至少有一个最大径＞50 mm			
T4：任意大小的单发或多发肿瘤，累及门静脉或者肝静脉的主要分支；或肿瘤直接侵及除胆囊外的邻近器官，或肿瘤导致肝脏破裂穿透脏层腹膜			
区域淋巴结（N）			
NX：区域淋巴结转移不能评价			
N0：无区域淋巴结转移			
N1：有区域淋巴结转移			
远处转移（M）			
M0：无远处转移			
M1：有远处转移			

TNM 分期主要根据肿瘤的大小、数目、血管侵犯、淋巴结侵犯和有无远处转移而分为Ⅰ～Ⅳ期，由低到高反映了肿瘤的严重程度。其优点是对肝癌的发展情况做了详细的描述，最为规范，然而 TNM 分期在国际上被认可程度却较低，原因在于：①多数肝癌患者

合并有严重的肝硬化,该分期没有对肝功能进行描述,而治疗 HCC 时非常强调肝功能代偿,肝功能显著地影响治疗方法的选择和预后的判断;②对于 HCC 的治疗和预后至关重要的血管侵犯,在治疗前(特别是手术前)一般难以准确判断;③各版 TNM 分期的变化较大,难以比较和评价。

3) 诊断

(1) 肝癌的血液标志物

血液标志物是肝癌筛查和早期诊断的重要检测手段。血清甲胎蛋白(serum alpha-fetoprotein,AFP)阳性是指 AFP≥400 ng/mL,且排除慢性或活动性肝炎、肝硬化、睾丸或卵巢胚胎源性肿瘤、消化道肿瘤以及妊娠等,应高度怀疑肝癌。对于 AFP 低度升高者,也应该进行动态观察,并且与肝功能变化综合分析。AFP 诊断肝癌的灵敏度为 25%～65%,约 30% 的肝癌患者 AFP 水平正常,应该检测甲胎蛋白异质体(alpha-fetoprotein variants,AFP-V 或 AFP-L3),还可联合异常凝血酶原(abnormal prothrombin,PIVKA-Ⅱ 或 des-gamma carboxyprothrombin,DCP)、α-L-岩藻苷酶(alpha-fucosidase,AFU)和血浆游离微小核糖核酸(plasma free microns,microRNA 或 miRNA)等判断。近年来的研究表明,新型生物标志物在肝癌筛查中显示出更高的灵敏度和特异度,可以在影像学检查表现异常之前发现肝癌的存在,协助诊断早期肝癌患者,有望成为提升肝癌筛查效能的利器。

(2) 肝癌的影像学诊断

超声影像检查(ultrasound,US)是简便、实时、无创、敏感的方法,可以显示肝脏占位的部位、大小和形态,协助临床诊断和鉴别诊断。需要注意的是,US 对早期肝癌诊断的灵敏度为 63%,对于＜1 cm 的肝癌灵敏度很低,同时容易受到检查者经验、手法和细致程度的影响,重度肥胖、合并脂肪肝等都会不同程度地影响超声发现肝脏结节样病变及判断其性质的能力。超声造影技术(ultrasonic contrast 或 contrast-enhanced ultrasound,CEUS)是利用超声造影剂使后散射回声增强,能够明显提高超声诊断的分辨率、敏感性和特异性的技术,在肝脏肿瘤的检出和定性诊断中具有重要价值。目前认为 US 联合 AFP 检测仍然是 HCC 筛查和监测最重要和最经济有效的手段。

多期动态增强 CT 扫描(multiphase dynamic enhanced CT scan)、多参数磁共振成像(MP-MRI)和/或动态对比增强 MRI(dynamiccontrast-enhanced MRI,DCE-MRI)扫描,显示肝脏占位在动脉期快速不均质的血管强化(arterial hypervascularity),而静脉期或延迟期快速洗脱(venous or delayed phase washout)。

数字减影血管造影(digital subtraction angiography,DSA)是利用介入手段将导管插入相应的肝血管内进行血管造影的 X 线诊断方法,主要有选择性腹腔动脉造影、肝动脉造影和门静脉造影,不仅可做准确的定位诊断,还有鉴别诊断价值,是诊断和指导手术或介入治疗的重要手段。

肝癌高危人群应接受至少每 6 个月一次的腹部 B 超联合 AFP 检测;如果检测发现有肝脏结节或 AFP 异常,应该通过放射影像学进一步诊断、随访,必要时进行肝组织穿刺活检。

（3）肝癌的病理诊断

对于缺乏典型的影像学特征的肝内占位性病变,通过肝穿刺活检可以获得病理诊断,对于 HCC 的确诊、指导治疗以及预后判断非常重要。一般采用 18G 或 16G 空心针进行肝穿刺活检(core needle biopsy)。细针穿刺(fine needle biopsy)虽然也可获得病理细胞学诊断,但是存在一定的假阴性率,而阴性结果不能完全排除 HCC,且不能进行分子病理学检查。

（4）肝癌的临床诊断标准

在所有的实体瘤中,唯有 HCC 可采用临床诊断标准,具有非侵袭性、简易方便和可操作性的优点,一般认为主要取决于三大因素,即慢性肝病背景、影像学检查结果以及血清 AFP 水平,同时满足以下条件中的①＋②a 两项或者①＋②b＋③三项时,可以确立 HCC 的临床诊断。①具有肝硬化以及 HBV 和(或)HCV 感染的证据。②典型的 HCC 影像学特征:同期多排 CT 扫描和(或)动态对比增强 MRI 检查显示肝脏占位在动脉期快速不均质血管强化,而静脉期或延迟期快速洗脱。a. 如果肝脏占位直径≥2 cm,CT 和 MRI 两项影像学检查中有一项显示肝脏占位具有上述肝癌的特征,即可诊断 HCC;b. 如果肝脏占位直径为 1~2 cm,则需要 CT 和 MRI 两项影像学检查都显示肝脏占位具有上述肝癌的特征,方可诊断 HCC,以加强诊断的特异性。③血清 AFP≥400 ng/mL 持续 1 个月或≥200 ng/mL 持续 2 个月,并能排除其他原因引起的 AFP 升高,包括妊娠、生殖系胚胎源性肿瘤、活动性肝病及继发性肝癌等。

第 4 节　原发性肝癌预防的全程干预

原发性肝癌的全程干预包括病因的干预、早诊早治及中晚期病人的治疗。所谓病因干预即一级预防,是通过一定的措施消除肝癌的可能致病因素来预防肝癌的发生。在预防措施中,针对病因的一级预防最为经济有效,如果能消除病因,那么肝癌的发病率就会明显下降;早诊早治为二级预防,可概括为"早期发现、早期诊断、早期治疗";中晚期病人的治疗即三级预防,是临床诊断为 HCC 后的积极治疗;四级预防以减少病人痛苦、改善生活质量为主要目的。

1）原发性肝癌的一级预防

尽管 HCC 的发病因素尚未完全弄清,但根据我国大量的流行病学调查,发现乙型肝炎病毒感染、黄曲霉毒素、饮水污染为我国 HCC 的三大致病因素。为了减少 HCC 的发生,早在 20 世纪 70 年代就提出了"改水、防霉、抗病毒治疗"或者称为"管水、管粮、防肝炎"的措施,不仅已初见成效,而且已成为我国 HCC 一级预防的特色,在过去的十几年间,在一些肝癌高发区的肝癌发生率和死亡率出现停止上升的趋势,个别还有下降之势。

（1）加强粮油食品防霉去毒

减少黄曲霉毒素摄入量,阻断或抑制其致癌作用。在肝癌高发地区,粮食霉变,特别是玉米的黄曲霉毒素污染与肝癌的发生率呈正相关。鉴于粮食霉变环节主要在于田间收获期和收获后的处理期以及储存期，不少学者认为加强这些环节的防霉措施极为重要。另外改变种植习惯，以水稻代替玉米，提倡食用大米，也是减少黄曲霉毒素摄入的方法之一。

（2）治水管水，改善饮水卫生

饮水中有机物污染与肝癌发生有一定关联。研究提示饮用高度污染的地面水、加氯水、高浓度三氯甲烷水，患癌的风险增加。这种危险性可能来自饮用水污染中具有相加和协同作用的多种致癌物，且与 HBV 携带状态在肝癌发病上有明显的协同作用。

（3）阻断 HBV/HCV 感染，积极防治肝炎

HBV 和 HCV 感染是 HCC 发生的重要病原学及疾病进展因素。乙型肝炎病毒载量（HBV DNA）定量水平是抗病毒治疗适应证及疗效判断的重要指标。抗病毒治疗过程中，获得持续病毒学应答，可显著控制肝硬化进展和降低 HCC 发生风险。HBV DNA 水平与 HCC 风险显著相关。我国的《慢性乙型肝炎防治指南（2019 年版）》和《HBV/HCV 相关肝细胞癌抗病毒治疗专家共识（2021 年更新版）》已经扩大了抗病毒治疗的适应证，如果患者的病毒载量可测（HBV DNA＞20 IU/mL），ALT＞ULN（40 IU/L），就应该积极考虑抗病毒治疗，尤其是对于年龄＞30 岁者，更应该积极考虑抗病毒治疗，可以降低疾病进展风险。关于完全病毒学应答的定义，2019 年我国的指南和专家共识要求 HBV DNA＜20 IU/mL，而 EASL 和 AASLD 等国际指南要求 HBV DNA＜10 IU/mL。CHB 患者，特别是肝硬化患者经过抗病毒治疗后，如果仍然有低水平病毒血症，则发生疾病进展和 HCC 的风险显著增加。

（4）非酒精性脂肪性肝病（nonalcoholic fatty liver disease，NAFLD）和非酒精性脂肪性肝炎（non-alcoholic steatohepatitis NASH）的防治

针对 NAFLD 和 NASH 的有效治疗，将有可能减少 HCC 发生的危险。基于最近的一些研究进展，一些潜在的治疗手段如益生菌、维生素 D 以及胆汁酸中间体等可能对预防 HCC 有作用。另外，改善与发病相关的代谢参数，如降体重、锻炼身体、降低胰岛素抵抗（insulin resistance，IR）和控制糖尿病对此类患者防止 HCC 的发生可能有益。因为缺乏足够的临床研究、足够的病例数、足够的对照组、足够的同源参数比较以及缺乏金标准的药物对照等，目前还不能给出肯定的 NAFLD/NASH 的预防指导。迫切需要开发用于疾病分期和进展的理想标志物，以利于早期诊断和治疗监测。

肝癌的一级预防是指以预防肝癌的发生为目标，使人们避免或尽量少接触已知的致癌因素和危险因素。根据肝癌的病因学方面的研究，我国在肝癌高发地区采取了"改水、防霉、抗病毒"的战略措施，或者说实行了"防治肝炎、管粮防霉、适量补硒、改良饮水"的一级预防。同时，结合最新的研究进展，针对 NALFD 不断攀升的流行病学特点，加强身体锻炼、控制糖尿病、适当补充益生菌和维生素 D 也将成为预防 HCC 发生的一级目标。

2）原发性肝癌的二级预防

肝癌的二级预防即早期发现、早期诊断和早期治疗。就 HCC 而言，可概括为对亚临床肝癌和小肝癌的防治,研究的意义有:①获得肝癌治愈的主要途径;②提高肝癌 5 年生存率的重要手段;③治疗亚临床肝癌和小肝癌的效益远高于治疗大肝癌者,是治疗肝癌事半功倍之道;④有助于研究肝癌的自然病程。

(1) 高危人群的筛查

肝癌是我国亟待解决的重大公共卫生问题,积极推广 HCC 的早期筛查和定期监测是提高长期生存率的有效措施。对于 HBV 感染个体根据有无肝硬化,肝功能是否失代偿,是否伴有肥胖、糖尿病,是否合并脂肪肝等因素,综合评估 HBV 感染个体罹患肝癌的风险,并将风险分为低危、中危、高危和极高危。对于不同风险的人群,可采取针对性的筛查和监测的时间间隔及方法。在我国,HCC 的高危人群主要有 HBV 和/或 HCV 感染、长期酗酒(酒精性肝病)、非酒精脂肪性肝炎、食用黄曲霉毒素污染的食物、血吸虫病等多种原因引起的肝硬化以及有肝癌家族史的人群;同时,年龄>40 岁的男性风险较大。近年的研究提示,糖尿病、肥胖、吸烟和药物性肝损伤等也是 HCC 的危险因素,值得关注。因此,对于男性>40 岁、女性>50 岁的肝癌高危人群,应该定期进行监测筛查。应接受至少每 6 个月一次的腹部 B 超联合 AFP 检测;如果检测发现有肝脏结节或 AFP 异常应该通过放射影像学进一步诊断、随访,必要时进行肝组织穿刺活检。预防建议:①接种乙肝疫苗;②慢性病毒性肝炎患者应该尽早接受规范化的抗病毒治疗,积极控制肝炎病毒的复制;③戒酒或减少饮酒;④清淡饮食,减少油腻食物摄入;⑤避免摄入发霉食物和损害肝功能的药物;⑥避免使用污染的水源。

(2) 基于中国临床病理分期(CNLC 分期)的早治疗

HCC 的临床病理中国分期(CNLC 分期)主要是根据肝脏肿瘤的数目、大小、血管侵犯、肝外转移、Child-Pugh 分级以及体力状况(PS)评分 6 个因素,综合判定肿瘤分期,包括Ⅰa、Ⅰb、Ⅱa、Ⅱb、Ⅲa、Ⅲb 和Ⅳ期,目前已被国内、国际广泛接受,且基于 CNLC 分期的转化共识和多学科诊治共识均已发布(图 10-1)。

HCC 的治疗方案通常需要多学科专家的参与,包括肿瘤外科、肿瘤内科、介入科、放疗科、肝病科、病理科、影像科等,因此治疗需要相互很好地合作。所谓的"早治疗"一般指针对 CNLC Ⅰa~Ⅱa 期 HCC 的治疗,目的旨在提高患者的生存率,降低死亡率。

(3) 肝癌肝切除手术治疗

肝癌肝切除手术的适应证:①肝脏储备功能良好的Ⅰa 期、Ⅰb 期和Ⅱa 期肝癌是手术切除的首选适应证。②Ⅱb 期肝癌患者,可同时行术中射频消融处理切除范围外的病灶,即使肿瘤数目>3 枚,手术切除有可能获得比其他治疗方式更好的效果,但是需要进行更全面谨慎的术前评估,加强术后抗肿瘤辅助治疗。

手术方式的选择包括:①常规开腹手术和腹腔镜均为肝切除的方式;②解剖性切除与非解剖性切除均为常用的手术技巧;③肿瘤靠近肝脏边缘的小肝癌切除,可优先考虑采用腹腔镜(含机器人辅助)进行肝切除;④对于肝硬化程度较重、肿瘤位置深和多结节的肿瘤,直径 3 cm 以内的肿瘤,术中消融治疗可降低手术风险;⑤合并严重门静脉高压(脾功能亢进及食管胃底静脉曲张),如果肝功能储备允许,可考虑在肝癌切除的基础上联合行脾脏切除

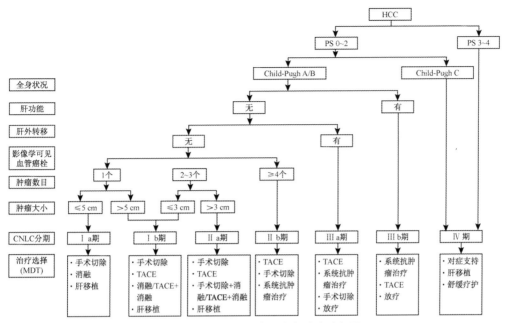

图 10-1　中国肝癌临床分期与治疗路径图

＋贲门周围血管离断术;⑥对于门静脉癌栓者,进行门静脉取栓术时应暂时阻断健侧门静脉血流,防止癌栓播散;对于肝静脉癌栓或腔静脉癌栓者,可行全肝血流阻断,尽可能整块地去除癌栓;对于肝癌伴胆管癌栓者,切除肝脏肿瘤的同时联合胆管切除,以创造根治切除的机会;⑦术前 3D 成像可用于肝脏手术术前规划,术中吲哚菁绿荧光成像可用于指导手术切除;⑧对于右叶巨大肿瘤,可酌情采用不游离肝周韧带的前径路肝切除法。

肝癌切除术后监测复发建议:2 年内定期监测早期复发,采取术后第 1 个月时检查,之后每 2~3 个月复查一次;2 年后定期监测晚期复发,不超过 6 个月复查一次。监测方法一般可以 US＋血清肿瘤标志。如果 US 发现疑似病灶,或血清肿瘤标记物增高,则应进一步行肝脏增强 CT 或增强 MRI 检查。同时,可以检查肺部 CT 平扫、骨骼 ECT 扫描、头颅 MRI/CT 检查或者全身 PET-CT 扫描,以排除肝外转移的可能。

现阶段尚无全球公认的肝癌术后辅助治疗方案,有关大型临床研究正在进行之中。对于具有高危复发因素的患者,临床上应给予高度重视,往往积极采取干预措施,希望能够阻止或者推迟其复发,包括抗病毒药物、肝动脉介入治疗、含奥沙利铂的系统化疗、分子靶向治疗药物以及中医药治疗等,可能有一定的疗效,但是除了规范化的抗病毒药物治疗之外,其他治疗尚缺乏强有力的循证医学证据加以充分支持,目前以免疫治疗为基础的术后综合治疗正在积极探索之中,而基于个体遗传信息的精准治疗是未来重要的发展方向。

(4) 肝癌肝移植

理论上,肝移植是早期 HCC 患者的一个理想治疗选择。HCC 患者进行肝移植治疗的理论基础有以下两方面:①HCC 常为多发病灶,且目前 CT 或 MRI 检查通常低估了肿瘤病灶的范围;②80％以上的 HCC 患者有肝硬化,因此没有充分的 FLR 耐受标准肝切除术。肝移植术不仅能够去除已知与未知的肝脏肿瘤病灶,还能治疗潜在的肝硬化,对于

HCC 患者是一个极具吸引力的治疗选择。据器官获取与移植网以及器官共享数据库联合网显示，移植后 5 年生存率已由 20 世纪 90 年代的 20%～50% 上升至目前的 70%～75%。

（5）局部消融术

对于单发病灶直径≤5 cm 或有 2～3 个病灶且最大病灶直径≤3 cm 的患者，无血管、胆管和邻近器官侵犯以及远处转移、肝功能分级 Child-Pugh A 级或≤7 分 B 级的患者，选择局部消融，包括射频消融（RFA）、微波消融（MWA），治疗与手术切除效果无明显差异，可以获得根治性效果。肿瘤的位置对射频消融的效果具有一定影响，回顾性分析提示病灶靠近门静脉是不完全消融的潜在危险因素。

（6）肝癌肝动脉介入

肝脏血供来源于肝动脉和门静脉，肝癌组织的血供主要来源于肝动脉，而门静脉主要参与肿瘤周边以及包膜处的供血，HCC 这一特性为采用动脉内治疗提供了理论和解剖学基础。经肝动脉介入治疗主要包括肝动脉栓塞术（transcatheter arterial embolization，TAE）、肝动脉栓塞化疗（transarterial chemoembolization，TACE）和肝动脉灌注化疗（hepatic arterial infusion chemotherapy，HAIC）。TACE 不仅通过阻塞肿瘤供血动脉造成缺血缺氧引起肿瘤坏死，还联合细胞毒性化疗药物抑杀肿瘤细胞，协同起效达到治疗目的。TACE 是公认的肝癌非手术治疗中最常用的方法之一。

肝动脉介入的主要适应证包括：①有手术切除或消融治疗适应证，但由于高龄、肝功能储备不足、肿瘤高危部位等非手术原因，不能或不愿接受上述治疗方法的 CNLC Ⅰa、Ⅰb 和Ⅱa 期肝癌患者；②CNLC Ⅱb、Ⅲa 和部分Ⅲb 期肝癌患者，肝功能 Child-Pugh A/B 级、ECOG PS 评分 0～2；③门静脉主干未完全阻塞，或虽完全阻塞但门静脉代偿性侧支血管丰富或通过门静脉支架植入可以恢复门静脉血流的肝癌患者；④肝动脉-门脉静分流造成门静脉高压出血的肝癌患者；⑤具有高危复发因素（包括肿瘤多发、合并肉眼或镜下癌栓、姑息性手术、术后 AFP 等肿瘤标志物未降至正常范围等）肝癌患者手术切除后，可以采用辅助性 TACE 治疗，降低复发，延长生存；⑥初始不可切除肝癌手术前的 TACE 治疗，可以实现转化，为手术切除及消融创造机会；⑦肝移植等待期桥接治疗；⑧肝癌自发破裂患者。

（7）外放射治疗

一般认为，对于小肝癌施行立体定向放疗（stereotactic body radiation therapy，SBRT）可以作为追求根治性效果的治疗；而中晚期肝癌放疗大多属于姑息性放疗，其目的是缓解或者减轻症状，改善生活质量以及延长带瘤生存期。对局限于肝内的大肝癌患者，有一部分可以通过局部放疗转化为可手术切除，从而可能达到根治目的。

肝癌的放疗技术主要包括三维适形放疗（3D-conformal radiotherapy，3D-CRT）、调强放疗（intensity modulated radiation therapy，IMRT）、图像引导放疗（image guided radiation therapy，IGRT）和 SBRT 等。IGRT 放疗技术优于三维适形放疗，螺旋断层放疗设备作为图像引导下的调强放疗，适合多发病灶的肝癌患者。肝癌的 SBRT 治疗必须满足以下条件：拥有四维 CT 的影像设备引导或肿瘤追踪系统，非常精确的患者体位固定，放射治疗前的个体化图像校正，放射治疗设备能聚焦到肿瘤以及肿瘤之外的射线梯度下降快。目前尚缺乏高级别的循证医学证据以支持采用质子加速器治疗肝癌,不能确定其生存是否优于光子放疗。

3) 原发性肝癌的三级预防

HCC 的三级预防就是对中晚期病人的系统治疗。系统治疗或称为全身性治疗,主要指抗肿瘤治疗,包括分子靶向药物治疗、免疫治疗、化学治疗和中医中药治疗等。另外还包括了针对肝癌基础疾病的治疗,如抗病毒治疗、保肝利胆治疗和支持对症治疗等。由于肝癌起病隐匿,首次诊断时只有不到 30% 的肝癌患者适合接受根治性治疗,系统抗肿瘤治疗在中晚期肝癌的治疗过程中发挥重要的作用。系统抗肿瘤治疗可以控制疾病的进展,延长患者的生存时间。系统抗肿瘤治疗的适应证主要为:①CNLC Ⅲa、Ⅲb 期肝癌患者;②不适合手术切除或 TACE 治疗的 CNLC Ⅱb 期肝癌患者;③TACE 治疗抵抗或 TACE 治疗失败的肝癌患者。

(1) 一线抗肿瘤治疗

目前获批适应证的一线抗肿瘤治疗方案包括阿替利珠单抗联合贝伐珠单抗、信迪利单抗联合贝伐珠单抗类似物、多纳非尼、仑伐替尼、索拉非尼和 FOLFOX4 为主的系统化疗。另外,三氧化二砷对中晚期肝癌具有一定的姑息治疗作用,在临床应用时应注意监测和防治肝肾毒性。

目前多项临床研究证实,抗血管生成治疗可以改善肿瘤的微环境,增强 PD-1/PD-L1 抑制剂抗肿瘤的敏感性,抗血管生成联合免疫治疗可以取得协同抗肿瘤效果。目前联合小分子抗血管生成药物有多项临床研究正在开展之中。这些研究包括且不限于卡瑞利珠单抗联合阿帕替尼Ⅲ期临床研究(SHR-1210-Ⅲ-310)、仑伐替尼联合帕博利珠单抗Ⅲ期临床研究(LEAP 002)、仑伐替尼联合纳武利尤单抗Ib 期临床研究(Study 117)、CS1003(PD-1 单抗)联合仑伐替尼Ⅲ期临床研究(CS1003-305)、特瑞普利单抗联合仑伐替尼Ⅲ期临床研究等。除此之外,免疫检查点抑制剂与其他药物联合的临床研究也在开展中,如卡瑞利珠单抗联合奥沙利铂为主的系统化疗的Ⅲ期临床研究、度伐利尤单抗联合曲美木单抗Ⅲ期临床研究(HIMALAYA)、信迪利单抗联合 IBI310(抗 CTLA-4 单抗)Ⅲ期临床研究。

(2) 二线抗肿瘤治疗

目前获批适应证的二线抗肿瘤治疗药物有瑞戈非尼、阿帕替尼、卡瑞利珠单抗、替雷利珠单抗。除此以外,还包括美国 FDA 附条件批准的帕博利珠单抗和纳武利尤单抗联合伊匹木单抗以及卡博替尼用于一线系统抗肿瘤治疗后进展的肝癌患者,批准雷莫芦单抗用于血清 AFP 水平≥400 ng/mL 肝癌患者的二线治疗。

目前免疫检查点抑制剂治疗与靶向药物、化疗药物、局部治疗的联合方案用于肝癌的二线治疗的研究也在不断的探索之中。

(3) 其他药物治疗

① 现代中药制剂

中医药有助于减少放、化疗的毒性,改善癌症相关症状和生活质量,可以作为肝癌治疗的重要辅助手段。除了采用传统的辨证论治、服用汤药之外,多年来我国药监部门业已批准了若干种现代中药制剂,包括槐耳颗粒以及消癌平、康莱特、华蟾素、榄香烯和得力生注射液及其口服剂型等用于治疗肝癌,在临床上已经广泛应用,积累了许多实践经验,各自具有一定的疗效和特点,患者的依从性、安全性和耐受性均较好。但是这些药物已上市多年,早期的实验和临床研究比较薄弱,尚缺乏高级别的循证医学证据加以充分支持,需要积极进行深入研究。2022年国家药品监督管理局附条件批准淫羊藿素软胶囊上市,该药用于不适合或患者拒绝接受标准治疗,且既往未接受过全身系统性治疗的、不可切除的肝细胞癌,患者外周血复合标志物满足以下检测指标的至少两项:AFP$\geqslant$400 ng/mL、TNF-α<2.5 pg/mL、IFN-$\gamma\geqslant$7.0 pg/mL。

② 抗病毒治疗

目前认为,对于 HBV 相关 HCC,如果发现 HBV 复制活跃(HBV-DNA$\geqslant$1 000 copies/mL 或者 2 000 IU/mL),必须及时、有效地进行抗病毒治疗。即使 HBV-DNA 定量不高者,如果 HBsAg(+)和/或 HBcAb(+),也推荐在抗肿瘤治疗前和治疗的全程联合应用抗病毒药物,以避免 HBV 的再激活。抗 HBV 治疗优先选用强效、高基因耐药屏障的核苷(酸)类似物(恩替卡韦或替诺福韦类);而 HCV 的抗病毒治疗已经进入直接抗病毒药物(direct antiviral agents,DAAs)的泛基因型时代,优先采用无干扰素的泛基因型方案。对于 HCV 相关 HCC,抗病毒治疗对肝功能具有保护作用,建议对肝炎活动性患者可以参考《丙型肝炎防治指南(2019 年版)》采用标准的抗 HCV 方案,同时,严密监控肝癌的复发或进展。

③ 对症支持治疗

在肝癌的治疗全程中,都应该统筹考虑,加强支持对症治疗,包括镇痛、保护肝功能、利胆、纠正贫血、改善营养状况,对于合并糖尿病的患者控制血糖、纠正低蛋白血症、控制腹腔积液以及防治消化道出血等并发症。这些支持对症治疗措施对于减轻痛苦、改善患者的生活质量、保证抗肿瘤治疗的顺利实施及其效果是非常重要的。由于多项国际随机临床研究(RCT)都没有证明具有生存获益,不推荐应用三苯氧胺、抗雄性激素药物或奥曲肽作为抗肝癌的系统治疗。但是,奥曲肽可用于控制肝癌合并消化道出血和缓解肠梗阻。

4) 原发性肝癌的四级预防

晚期肿瘤患者,面临死亡威胁的同时,会出现各种因肿瘤导致的并发症,这个阶段的治疗是以缓解症状、营养支持、舒缓情绪和临终关怀为主。

(1) 保肝利胆治疗

① 保肝利胆是治疗 HCC 的重要组成部分

肝癌是一个多因素诱发、多种病变同时存在的复杂疾病,尤其是乙肝病毒相关性肝癌。在合并存在肿瘤的同时,肝脏基础疾病(肝炎、肝硬化)也处于持续发展的过程中,如不能有效地控制肝脏组织炎症的发展、及时对受损的肝细胞进行修复,那么肝细胞破坏和肝纤维化的过程就有可能加速,从而导致肝炎重症化及肝功能的持续恶化,一方面加速疾病的进展，另一方面也对抗肿瘤治疗造成了障碍，因为大多数抗肿瘤药物是要经过肝脏代谢、转化后才能发挥作用的，而肝脏正常细胞的减少、肝功能的异常会使得这一过程减慢，从而导致药物疗效的降低和不良反应的增加。

另外，药物性肝损伤是指由药物和/或其代谢产物引起的肝细胞毒性作用，或者机体对药物及其代谢产物发生的过敏反应而对肝脏造成的损伤。由于肝脏是多种抗肿瘤药代谢和解毒的主要器官，特别容易受到药物自身及其中间代谢产物的直接或间接损伤。药物性肝损伤主要包括三种类型，即肝细胞损伤型、胆汁淤积型和混合型。许多抗肿瘤药物都有肝脏毒性，治疗过程中如不注意保护肝脏，有可能导致严重的并发症如爆发性肝炎、肝坏死、肝衰竭等，患者常因此而不得不停止抗肿瘤治疗，从而导致肿瘤复发和死亡。因此，在抗肿瘤治疗过程中，预防性保肝利胆治疗是不可或缺的重要组成部分。

② 常用保肝利胆药物及选择

保肝药是指具有肝脏保护功能、促进肝细胞再生、增强肝脏解毒功能、提高机体免疫力等功效的药物，其种类繁多，常用的保肝药大致可分为解毒类（代表药物有谷胱甘肽、葡醛内酯、硫普罗宁、青霉胺等）、促肝细胞再生类（代表药物是多烯磷脂酰胆碱）、促进能量代谢类（主要的药物有维生素 C、复合性维生素 B、辅酶 Q10、门冬氨酸钾镁等）、利胆类（代表药物有熊去氧胆酸、腺苷蛋氨酸等）、中草药及其提取物（代表性的药物包括甘草酸制剂、苦参碱以及联苯双酯等）。保肝药种类繁多，功效不一，临床治疗中应用广泛，需要专科医师根据患者的实际情况，遵循安全、有效、经济的原则选择单用或联合应用上述药物进行治疗。

（2）HCC 并发症的防治

① 上消化道出血

原发性肝癌患者常伴有肝硬化、门静脉高压、食管胃底静脉曲张、小肠静脉淤血、凝血功能障碍等一系列变化，导致血管容易破裂出血。尤其在食用粗糙食物等诱因下，曲张静脉更容易破裂出血，导致呕血、黑便。出血量较大者可导致出血性休克。

出现上消化道出血的主要治疗为止血和抗休克治疗，包括止血药物、休息、输注新鲜血液等。针对不同原因的出血可采用不同的止血措施。食管胃底静脉曲张破裂出血可采用三腔二囊管压迫止血、硬化剂多点注射或圈套套扎止血；门脉高压性胃病口服或静注质子泵抑制剂及黏膜保护剂等。保守治疗无效时可考虑手术止血治疗。

② 肝昏迷

肝昏迷俗称肝性脑病，往往是肝癌终末期肝功能失代偿的表现，常由消化道出血、大量利尿剂、电解质紊乱及继发感染等诱发。

临床上除了有肝病功能损害的表现外，脑病表现可归纳为两类：一类是精神错乱，如神志恍惚、沉默、情绪低沉、讲话缓慢、口齿不清、定向能力和理解力下降、书写错误、不能完成简单运算和智力动作、睡眠改变，后期可出现木僵、嗜睡，最终发生昏迷，部分患者有欣快感和幼稚行为，酷似精神分裂症；第二类是动作行为异常，常出现运动性共济失调表现，以扑翼样震颤最具特征性。

肝性脑病是在肝功能衰竭的基础上产生的，所以对肝癌患者，要注意护肝治疗，避免使用损害肝脏的药物,保持水、电解质平衡,防止感染和消化道出血的发生。在治疗上应消除肝性脑病的诱因,控制感染,减少氨的摄入和体内形成,促进氨的排泄,改善肝功能,促进肝细胞再生,应用支链氨基酸、广谱抗生素以及对症支持治疗。

③ 肝脏肿瘤破裂出血

肿瘤增大、坏死或液化时可自发破裂,或因外力而破裂。表现为上腹部疼痛。出血量较大者可在短时间内出现低血压、休克、腹水等表现;如出血缓慢,临床症状可不明显,仅表现为贫血症状,直到影像学检查或腹腔穿刺时才被发现。有相当一部分病人,以腹痛等类似急腹症的临床表现作为首发症状。

肝癌破裂出血患者往往因凝血功能障碍,非手术治疗难以止血,死亡率几乎达100%。因此,只要患者一般情况能耐受手术,应积极争取手术探查,止血治疗。

④ 腹水

腹水主要由肝硬化门静脉高压导致,一般为漏出液。血性腹水多因癌侵犯肝包膜或向腹腔内破溃而引起,偶因腹膜转移所致。

治疗上首先要注意卧床休息,低盐饮食(每日小于 4～6 g),适当限制水的摄入量(每日 1～1.5 L);其次是合理营养,口服或静脉注射高营养物质,并加强保肝治疗,低蛋白血症患者可适当给予补充白蛋白、血浆治疗。若腹水较多,可适当放腹水,并配合利尿药,利尿药的使用必须在医生的指导下进行,以免利尿过多引起电解质紊乱。

⑤ 疼痛

疼痛是癌症晚期病人常见的一种症状,据 WHO 统计,晚期癌症病人 60%～90% 有不同程度的疼痛,持续性的疼痛不仅影响病人的正常生活,也容易扰乱病人的情绪。特别是疼痛逐渐加重时,病人常常会失去生存的勇气和信念,这样不但加重病人的思想负担和病情恶化,甚至使病人产生轻生的念头。因此减轻疼痛是提高生命质量的最好方法。研究表明,有 22% 的晚期癌症病人希望尽快死亡而减少疼痛带来的生理和心理上的痛苦。因此,要理解病人的痛苦,帮助其解除疼痛,包括使用合适剂量的止痛药。

第 1 类非阿片类镇痛剂包括阿司匹林、布桂嗪、奈福泮、吲哚美辛等;第 2 类为弱阿片类镇痛剂,包括可待因、羟二氢可待因酮、丙氧昐、右旋丙氧昐等;第 3 类为强阿片类镇痛剂,包括哌替啶、吗啡、二氢吗啡酮、羟氢吗啡酮、盐酸吗啡等;第 4 类辅助性药如哌甲酯能增强麻醉剂的止痛效果,并能减轻麻醉剂的镇静作用。一般采用 WHO 的止痛阶梯方案,即疼痛缓解三步阶梯法:①对于轻或中等程度的疼痛,可用非阿片类药物;②对于持续的或不断加重的疼痛,可用弱阿片类药物;③对于严重的或不断加重的疼痛,可用强阿片类药物。并在三步过程中加以辅助性药物,同时注意"按时给药"替代"按需给药"和个体化给药。正确应用三阶梯止痛方案,可使 80% 的病人免于疼痛的折磨。同时可结合其他止痛方法,如物理疗法,采取按摩、涂止痛药等达到止痛目的,或者使用镇痛泵和局部电疗解决疼痛。

(3) HCC 患者的临终关怀

肝癌临终病人的心理反应主要包括 5 个时期。否认期:当病人间接或直接听到自己可能会死亡时,第一反应就是否认,不承认自己病情严重,认为医生搞错了,希望得到进一步的证实。有的病人到临终前一刻仍乐观地谈论未来的计划。愤怒期：此时病人常常表现烦躁、易激动、不配合治疗，甚至把不满情绪发泄在医护人员和亲属身上，这是正常的适应反应，是一种求生无望的表现。协议期：此时病人开始接受现实，希望能延长生命，能积极配合治疗。忧郁期：由于病情的恶化，病人已认识到自己将要死亡，此时病人表现出明显的忧郁、悲哀，希望有人陪伴。接受期：病人常处于嗜睡状态，不愿与人交谈，情感减退，且很平静。

临终病人家属心理特征主要表现为悲伤。许多学者对此进行了深入研究，其中比较公认的是帕克斯悲伤反应四阶段理论，即麻木阶段、渴望阶段、颓丧阶段和复原阶段。病人家属的悲观表现可以分为两大类：一是正常悲伤，即悲伤程度和持续时间在一般常人范围；二是病态悲伤，在悲伤过程中，如果某些因素使正常悲伤过度延长，则可能导致病态悲伤，通常表现为过度的或与丧失不成比例的悲伤、持续无望感及非理性的绝望、强烈的罪恶感（自我谴责）、不寻常的愤怒及漫无目标的行为等。此外，针对肝癌病人，有的家属因陪伴久病的病人，经常表露出不耐烦的表情，认为病人的疾病会传染给自己，不敢碰病人的东西，使病人的心理受到恶性刺激；有的家属想到病人将不久于人世，不管是否合理，过分迁就；有的悲痛难以承受，不能正常料理家务及其他事务。

临终关怀是以临终病人的生理和心理特征及相应的医学、护理、心理、社会、伦理等问题为研究对象的一门学科，是社会发展的需要，也是人类文明的一个重要标志，目前在国外已受到广泛的关注和重视，而我国关注还不够。随着我国肝癌的发病率逐年上升，肝癌的临终护理亟待发展。我们需要在学习国外经验的同时，在实践中不断摸索，才能将临终关怀事业做到更好，使临终病人安详、舒适并有尊严而无悔地走完人生最后的一段时光，并给临终病人家属支持与安抚。

第 5 节 祖国医学在原发性肝癌预防中的作用

1）祖国医学对肝癌的认识

在中医学文献中，虽然没有原发性肝癌这一病名，但类似的症状和体征的记载十分丰富。《素问·腹中论》谓："有病心腹满，旦食不能暮食，此为何病？对曰：名臌胀。"《灵枢·水胀篇》谓："腹胀身皆大，大与腹胀等也，色苍黄，腹筋起，此其候也。"《圣济总录》谓黄疸"心间烦闷，腹中有块，痛如虫咬，吐逆喘粗，此是血黄"，"如齿鼻黑，发直者死"。《诸病源候论·黄疸候》谓："黄疸之病，此由酒食过度，脏腑不和，水谷相并，积于脾胃，复为风湿所搏，瘀结不散，热气郁蒸，如食已如饥，全身面目及爪甲小便尽黄，而欲安卧……面色微黄，齿垢黄，爪甲上黄，黄疸也。"《诸病源候论》又谓："积聚者，由阴阳不和，脏腑虚弱，受于风邪，搏于腑藏之气所为也。""诊得肝积，脉弦而细，两肋下痛，邪走心下，足胫寒。胁痛引小腹……身无膏泽，喜转筋，爪甲枯黑，春瘥秋剧，色青也。""水饮停滞，积聚成癖，因热气相搏，则郁蒸不散，故胁下满痛，而身发黄，名为癖黄。"《医门法律》认为"凡有癥痕、积块，即是胀病之根,日积月累,腹大如箕瓮,是名单腹胀"。《外台秘要》谓:"病原暴症者,由脏气虚弱,食生冷之物,脏既本弱,不能消之,结聚成块,卒然而起,其生无渐,名之暴症也。本由脏弱其症暴生,至于成病毙人则速。""腹中有物坚如石,痛如刺,昼夜啼呼,不疗之百日死。"

2）原发性肝癌的辨证论治

（1）肝热血瘀型

上腹肿块石硬,胀顶疼痛拒按,或胸胁掣痛不适,烦热口唇干,或烦躁口苦喜饮,大便干结,溺黄或短赤,甚则肌肤甲错,舌苔白厚,舌质红或暗红,时有齿印,脉弦数或弦滑有力。治:清肝解毒,祛瘀消症。方药:莲花清肝汤(周岱翰方)。

（2）肝盛脾虚型

上腹肿块胀顶不适,消瘦乏力,怠倦短气,腹胀纳少,进食后胀甚,眠差转侧,口干不喜饮,大便溏数,溺黄短,甚则出现腹水、黄疸、下肢浮肿、舌苔白、舌质胖、脉弦细。治:健脾益气,泻肝消症。方药:健脾泻肝煎。

（3）肝肾阴亏型

臌胀肢肿,蛙腹青筋,四肢柴瘦,短气喘促,唇红口干,纳呆畏食,烦躁不眠,溺短便数,甚则神昏摸床,上下血溢,舌光无苔,舌质红绛,脉细数无力,或脉如雀啄。治:滋水涵木,益气育阴。方药:滋肾养肝饮。

参考文献

［1］Sung H，Ferlay J，Siegel R L，et al. Global cancer statistics 2020：GLOBOCAN estimates of incidence and mortality worldwide for 36 cancers in 185 countries［J］. CA：A Cancer Journal for Clinicians，2021，71(3)：209-249.

［2］Zhou M G，Wang H D，Zeng X Y，et al. Mortality，morbidity，and risk factors in China and its provinces，1990—2017：A systematic analysis for the Global Burden of Disease Study 2017［J］. The Lancet，2019，394(10204)：1145-1158.

［3］国家卫生健康委办公厅. 原发性肝癌诊疗指南(2022 年版)［J］. 临床肝胆病杂志,2022,38(2):288 -303.

［4］NCCN. Clinical practice guidelines in oncology：Hepatobiliary cancers. Version 5［2］，2021.

［5］中国临床肿瘤学会指南工作委员会. 中国临床肿瘤学会(CSCO)原发性肝癌诊疗指南 2020［M］. 北京：人民卫生出版社，2020.

［6］国际肝胆胰协会中国分会，中华医学会外科学分会肝脏外科学组，中国临床肿瘤学会(CSCO)肝癌专家委员会. 基于免疫节点抑制剂的肝细胞癌免疫联合治疗多学科中国专家共识(2021 版)［J］. 中华肝脏病杂志，2021，29(7)：636-647.

［7］Llovet J M，Kelley R K，Villanueva A，et al. Hepatocellular carcinoma［J］. Nature Reviews Disease Primers，2021，7：6.

［8］Llovet J M，Ricci S，Mazzaferro V，et al. Sorafenib in advanced hepatocellular carcinoma［J］. The New England Journal of Medicine，2008，359（4）：378-390.

［9］Cheng A L，Kang Y K，Chen Z D，et al. Efficacy and safety of sorafenib in patients in the Asia-Pacific region with advanced hepatocellular carcinoma：A phase III randomised，double-blind，placebo-controlled trial［J］. The Lancet Oncology，2009，10（1）：25-34.

［10］Kudo M，Finn R S，Qin S K，et al. Lenvatinib versus sorafenib in first-line treatment of patients with unresectable hepatocellular carcinoma：A randomised phase 3 non-inferiority trial［J］. The Lancet，2018，391（10126）：1163-1173.

［11］Qin S，Bi F，Gu S，et al. Donafenib versus sorafenib in first-line treatment of unresectable or metastatic hepatocellular carcinoma：A randomized，open-label，parallel-controlled phase II-III trial［J］. Journal of Clinical Oncology，2021，39（27）：3002-3011.

［12］Bruix J，Qin S K，Merle P，et al. Regorafenib for patients with hepatocellular carcinoma who progressed on sorafenib treatment（RESORCE）：A randomised，double-blind，placebo-controlled，phase 3 trial［J］. The Lancet，2017，389（10064）：56-66.

［13］Qin S K，Li Q，Gu S Z，et al. Apatinib as second-line or later therapy in patients with advanced hepatocellular carcinoma（AHELP）：A multicentre，double-blind，randomised，placebo-controlled，phase 3 trial［J］. The Lancet Gastroenterology & Hepatology，2021，6（7）：559-568.

［14］Abou-Alfa G K，Meyer T，Cheng A L，et al. Cabozantinib in patients with advanced and progressing hepatocellular carcinoma［J］. New England Journal of Medicine，2018，379（1）：54-63.

［15］Finn R S，Qin S K，Ikeda M，et al. Atezolizumab plus bevacizumab in unresectable hepatocellular carcinoma［J］. The New England Journal of Medicine，2020，382（20）：1894-1905.

［16］Zhu A X，Kang Y K，Yen C J，et al. Ramucirumab after sorafenib in patients with advanced hepatocellular carcinoma and increased α-fetoprotein concentrations（REACH-2）：A randomised，double-blind，placebo-controlled，phase 3 trial［J］. Lancet Oncology，2019，20（2）：282-296.

［17］El-Khoueiry A B，Sangro B，Yau T，et al. Nivolumab in patients with advanced hepatocellular carcinoma（CheckMate 040）：An open-label，non-comparative，phase 1/2 dose escalation and expansion trial［J］. The Lancet，2017，389（10088）：2492-2502.

［18］Zhu A X，Finn R S，Edeline J，et al. Pembrolizumab in patients with advanced hepatocellular carcinoma previously treated with sorafenib（KEYNOTE-224）：A non-randomised，open-label phase 2 trial［J］. The Lancet Oncology，2018，19（7）：940-952.

［19］Qin S K，Ren Z G，Meng Z Q，et al. Camrelizumab in patients with previously treated advanced hepatocellular carcinoma：A multicentre，open-label，parallel-group，randomised，phase 2 trial［J］. The Lancet Oncology，2020，21（4）：571-580.

［20］Ren Z G，Xu J M，Bai Y X，et al. Sintilimab plus a bevacizumab biosimilar（IBI305）versus sorafenib in unresectable hepatocellular carcinoma（ORIENT-32）：A randomised，open-label，phase 2-3 study［J］. The Lancet Oncology，2021，22（7）：977-990.

［21］Ducreux M，Abou-Alfa G，Ren Z，et al. O-1 Results from a global phase 2 study of tislelizumab，an investigational PD-1 antibody，in patients with unresectable hepatocellular carcinoma［J］. Annals of Oncology，2021，32：S217.

［22］Yau T，Kang Y K，Kim T Y，et al. Efficacy and safety of nivolumab plus ipilimumab in patients with advanced hepatocellular carcinoma previously treated with sorafenib: The CheckMate 040 randomized clinical trial[J]. JAMA Oncology, 2020, 6(11): e204564.

[23] Finn R S, Qin S K, Ikeda M, et al. IMbrave150: Updated overall survival (OS) data from a global, randomized, open-label phase III study of atezolizumab (atezo) + bevacizumab (bev) versus sorafenib (sor) in patients (pts) with unresectable hepatocellular carcinoma (HCC)[J]. Journal of Clinical Oncology, 2021, 39: 267.

[24] Finn R S, Ikeda M, Zhu A X, et al. Phase ib study of lenvatinib plus pembrolizumab in patients with unresectable hepatocellular carcinoma[J]. Journal of Clinical Oncology: Official Journal of the American Society of Clinical Oncology, 2020, 38(26): 2960-2970.

[25] Llovet J M, Villanueva A, Marrero J A, et al. Trial design and endpoints in hepatocellular carcinoma: AASLD consensus conference[J]. Hepatology (Baltimore, Md), 2021, 73: 158-191.

[26] Llovet J M, Lencioni R. mRECIST for HCC: Performance and novel refinements[J]. Journal of Hepatology, 2020, 72(2): 288-306.

[27] Sun L, Mu L W, Zhou J, et al. Imaging features of gadoxetic acid-enhanced MR imaging for evaluation of tumor-infiltrating CD8 cells and PD-L1 expression in hepatocellular carcinoma[J]. Cancer Immunology, Immunotherapy: CII, 2022, 71(1): 25-38.

[28] Kudo M, Ueshima K, Nakahira S, et al. Adjuvant nivolumab for hepatocellular carcinoma (HCC) after surgical resection (SR) or radiofrequency ablation (RFA) (NIVOLVE): A phase 2 prospective multicenter single-arm trial and exploratory biomarker analysis[J]. Journal of Clinical Oncology, 2021, 39: 4070.

[29] Liao H T, Zhang Z, Chen J, et al. Preoperative radiomic approach to evaluate tumor-infiltrating CD8 + T cells in hepatocellular carcinoma patients using contrast-enhanced computed tomography [J]. Annals of Surgical Oncology, 2019, 26(13): 4537-4547.

[30] Sun H, Rao S X, Xu B, et al. Predicting the efficacy of lenvatinib plus anti-PD-1 antibodies in unresectable hepatocellular carcinoma (uHCC) using radiomics features of tumors extracted from baseline MRI[J]. Annals of Oncology, 2021, 32: S825-S826.

[31] Ogston K N, Miller I D, Payne S, et al. A new histological grading system to assess response of breast cancers to primary chemotherapy: Prognostic significance and survival[J]. The Breast, 2003, 12(5): 320-327.

[32] Stein J E, Lipson E J, Cottrell T R, et al. Pan-tumor pathologic scoring of response to PD-(L)1 blockade[J]. Clinical Cancer Research, 2020, 26(3): 545-551.

[33] Cottrell T R, Thompson E D, Forde P M, et al. Pathologic features of response to neoadjuvant anti-PD-1 in resected non-small-cell lung carcinoma: A proposal for quantitative immune-related pathologic response criteria (irPRC)[J]. Annals of Oncology, 2018, 29(8): 1853-1860.

[34] Leon-Mateos L, Garcia-Velloso M J, García-Figueiras R, et al. A multidisciplinary consensus on the morphological and functional responses to immunotherapy treatment[J]. Clinical and Translational Oncology, 2021, 23(3): 434-449.

[35] Marron T U, Gunasekaran G, Tabrizian P, et al. Abstract CT182: Neoadjuvant cemiplimab demonstrates complete pathological responses in hepatocellular carcinoma[R]. AACR Annual Meeting, 2021.

[36] 中国抗癌协会肝癌专业委员会转化治疗协作组. 肝癌转化治疗中国专家共识(2021 版)[J]. 中国实用外科杂志,2021,41(6):618-632.

[37] Sonbol M B，Riaz I B，Naqvi S A A，et al. Systemic therapy and sequencing options in advanced hepatocellular carcinoma：A systematic review and network meta-analysis[J]. JAMA Oncology，2020，6(12)：e204930.

[38] Galle P R，Kim R D，Sung M W，et al. 990P Updated results of a phase Ib study of regorafenib (REG) plus pembrolizumab (PEMBRO) for first-line treatment of advanced hepatocellular carcinoma (HCC)[J]. Annals of Oncology, 2020, 31: S691-S692.

[39] Cheng A L，Hsu C，Chan S L，et al. Challenges of combination therapy with immune checkpoint inhibitors for hepatocellular carcinoma[J]. Journal of Hepatology，2020，72(2)：307-319.

[40] Stein S，Hsu C H，Lee M，et al. Patterns of response to atezolizumab (atezo) ＋ bevacizumab (bev) in hepatocellular carcinoma (HCC) from the Phase 1b GO30140 study[C]. Digital Liver Cancer Summit,2021.

[41] Borcoman E，Kanjanapan Y，Champiat S，et al. Novel patterns of response under immunotherapy [J]. Annals of Oncology，2019，30(3)：385-396.

[42] Spagnolo F，Boutros A，Cecchi F，et al. Treatment beyond progression with anti-PD-1/PD-L1 based regimens in advanced solid tumors：A systematic review[J]. BMC Cancer，2021，21(1)：425.

[43] 中国抗癌协会肝癌专业委员会. 中国肝癌多学科综合治疗专家共识[J]. 临床肝胆病杂志,2021,37(2)：278-285.

第 11 章

胆囊、胆管恶性肿瘤的预防

《第 1 节　胆囊、胆管恶性肿瘤的流行病学》

胆囊、胆管恶性肿瘤主要包括胆囊癌（gallbladder carcinoma，GBC）和胆管癌（cholangiocarcinoma，CCA）。胆囊癌指发生于胆囊（包括胆囊底部、体部、颈部及胆囊管）的恶性肿瘤。胆管癌指胆管系统衬覆上皮发生的恶性肿瘤，按所发生的部位可分为肝内胆管癌（intrahepatic cholangiocarcinoma，ICC）和肝外胆管癌（extrahepatic cholangio-carcinoma，ECC）。ICC 起源于肝内胆管及其分支至小叶间细胆管树的任何部位的衬覆上皮，ECC 又以胆囊管与肝总管汇合点为界分为肝门部胆管癌和远端胆管癌。胆囊、胆管恶性肿瘤约占所有消化系肿瘤的 3%。其中胆囊癌最为常见，约占胆道恶性肿瘤的 80%～95%，全球发病率位居消化道肿瘤第 6 位。胆道恶性肿瘤绝大多数为腺癌，侵袭性强，发现时多为晚期，预后极差，5 年存活率低于 5%。目前，胆囊、胆管恶性肿瘤全球发病率呈现上升趋势，以亚洲国家最为常见。

1）胆囊、胆管恶性肿瘤的地域分布特征

世界范围的胆囊癌高发地区位于我国及东南亚地区。而发病率相对较低的地区是西欧和北欧、北美洲、大洋洲。在一个国家内部亦有明显区域性的差别，如美国西南部地区的发病率相对高于其他地区，印度北部城市的发病率较南部城市高。我国胆囊癌发病率亦有随地理位置变化的表现，西北和东北地区发病比长江以南地区高，农村比城市发病率高。全世界 ICC 发病率最高的地区在东南亚及我国。上海市胆道癌研究协作组 1997 年至 2001 年进行的流行病学研究结果显示，上海 35～74 岁市民胆管癌发病率为 0.58/10万，低于泰国的 96.00/10 万，高于澳大利亚的 0.20/10 万。ICC 的发病率和死亡率在西方国家呈上升趋势，而 ECC 的发病率与死亡率在美国则有下降趋势。

2）胆囊、胆管恶性肿瘤的种族分布特征

原发性胆囊癌的发病率与种族也有关系。黄种人发病率最高，黑种人的发病率最低。在美国，墨西哥裔、西班牙裔和印第安人发病率高于平均水平的 6 倍以上。调查研究发现

在玻利维亚的美洲人后裔中,种族是影响胆囊癌分布特征的一个非常重要的因素,我国尚无关于原发性胆囊癌发病率种族间差异的报道。

3) 胆囊、胆管恶性肿瘤的年龄分布特征

几乎所有的调查及临床资料都显示胆囊癌的发病率随着年龄的增长而升高。研究发现 40 岁以下的人群发病率很低。绝大多数胆囊癌和肝外胆管癌患者诊断年龄为 50～70 岁。美国以 65 岁以上居多,我国以 60 岁左右为主。

4) 胆囊、胆管恶性肿瘤的性别分布

多项调查研究及临床资料均显示,胆囊癌女性发病率明显高于男性,女性发病率约为男性的 2～3 倍。美国男女胆囊癌的发病率之比为 1∶1.67,而印度胆囊癌男女发病率比为 1∶4.3。胆管癌的发病率男性略多于女性,约为 1.5∶1。我国男女胆囊癌发病率之比为 1∶1.98。2005 年我国上海市胆囊恶性肿瘤的男性、女性发病率分别为 2.46/10 万、3.77/10 万。胆囊癌患者女性显著较多(男∶女=1∶3),胆管癌男性多见(男∶女=1.5∶1)。

第 2 节　胆囊、胆管恶性肿瘤可能的发病因素

目前人们对胆囊癌的发病机制尚未完全了解,多认为与环境、遗传因素相关。流行病学调查结果、临床大样本研究结果及专家经验显示,胆囊癌的发生与以下危险因素相关。

1) 胆囊癌和胆管癌的共同因素

(1) 结石

多数学者认为结石对胆囊和胆管黏膜的刺激及胆汁中存在的致癌物使胆囊和胆管黏膜上皮异型化,进而不典型增生,导致癌变。结石刺激胆囊和胆管黏膜能导致黏膜炎性增生、不典型增生进而发展为原位癌;同时结石可压迫黏膜,造成黏膜缺血、坏死、脱落、增生,反复发作,可造成癌变。75% 的胆囊癌患者合并胆囊结石,当结石直径超过 2.0 cm 时,可增加胆囊癌相对危险度。慢性胆囊炎可导致胆囊壁增厚或变薄,使其失去正常弹性,黏膜层有不同程度的破坏,囊壁纤维化或者囊壁点片样钙化,进一步可扩散至整个囊壁,使其增厚、变硬,即形成所谓的"瓷样胆囊",导致肥厚型腺癌。胆囊癌并发结石患者多有慢性胆囊炎长期反复发病史。

(2) 异常胆胰管连接

异常胆胰管连接是主胰管和胆总管在十二指肠肠壁外汇合,缺乏 Oddi 括约肌控制的一种先天性疾病。异常胆胰管连接患者肿瘤发生率是其他人群的 10 倍。由于整个共同通道缺乏 Oddi 括约肌控制,致胰液和胆汁混合,胰液中的磷酸酯酶 A2 水解胆汁中的卵磷脂产生溶血卵磷脂,后者与胰液中的化学物质共同刺激胆囊、胆管黏膜上皮,造成其

反复感染,引起胆囊炎、上皮损伤及不典型增生,进而导致胆囊黏膜癌变。同时,高浓度的次级胆酸和自由胆酸使致癌风险增加。

(3) 饮食、生活习惯

流行病学研究发现造纸、炼油、化工以及纺织等行业的人群中胆囊癌和胆管癌患病率明显高于其他职业。总热量及碳水化合物摄入过多与胆囊癌的发病率升高有直接关系,而纤维素、维生素 C、维生素 B_6、维生素 E 及蔬菜水果摄入量增多能减少胆囊癌发病。有研究发现多摄入大蒜头、洋葱等葱属类蔬菜以及根茎类蔬菜可能对胆囊癌有一定的保护作用,腌制品摄入,尤其是乳腐,可能会增加胆囊癌的发病风险。

(4) 细菌感染

胆道系统慢性感染会增加胆囊癌的发生风险。常见致病菌有沙门菌和幽门螺杆菌,发病机制可能与细菌导致的持续炎症诱导胆汁酸和代谢物降解有关。

2) 胆囊癌的影响因素

(1) 年龄与性别

胆囊癌发病率随年龄增长呈上升趋势。女性胆囊癌发病率是男性的 2～6 倍。有研究认为,女性绝经年龄晚、行经时间长,可以导致内源性雌、孕激素的累计分泌增加。生育次数多,则导致体内雌、孕激素水平反复升高。在高雌、孕激素作用下,这些女性发生胆囊癌的危险性也随之增加。女性及年龄>50 岁是胆囊癌的独立危险因素。随着年龄的增加,患胆囊癌的风险也随之增加。大部分胆囊癌患者的年龄在 60～70 岁,女性的患病率比男性要高,原因不明,可能与激素水平相关。

(2) Mirizzi 综合征

Mirizzi 综合征多指由于胆囊颈部或胆囊管结石嵌顿和(或)其他良性疾病压迫或炎症引起肝总管或胆总管不同程度梗阻,导致胆管炎、梗阻性黄疸为特征的一系列症候群。胆囊结石持续性刺激损害胆囊黏膜,导致胆囊壁发生溃疡和纤维化增生,上皮细胞对致癌物质的防御能力降低,加上胆汁长期淤积,有利胆囊壁纤维性增厚,进而导致胆囊癌病率明显升高。

(3) 胆囊息肉样病变

具有恶变倾向的胆囊息肉有以下特征:①直径≥10 mm;②合并胆囊结石、胆囊炎;③单发息肉或无蒂息肉,息肉生长速度快(生长速度>3 mm/6 个月);④腺瘤样息肉。因此一般认为,单发、无蒂、直径>1 cm 的胆囊腺瘤性息肉,应积极行胆囊切除术。

(4) 胆囊慢性炎症

胆囊慢性炎症伴有黏膜腺体内的不均匀钙化或点状钙化被认为是癌前病变。胆囊壁钙化可形成瓷性胆囊,约 25% 的瓷性胆囊与胆囊癌发生高度相关。

(5) 胆囊腺肌症

胆囊腺肌症是以胆囊腺体和平滑肌增生为特点的一种非炎症性胆囊疾患,目前多数学者认为,胆囊腺肌症尤其是节段型胆囊腺肌症为胆囊癌的癌前病变。约 6% 的胆囊腺肌症患者合并胆囊癌。

(6) 原发性硬化性胆管炎

原发性硬化性胆管炎合并胆囊结石、胆囊炎、胆囊息肉的患者,胆囊癌的发生风险增加。

(7) Ⅱ 型糖尿病和肥胖

糖尿病是形成胆囊结石的危险因素,糖尿病与结石协同作用会促进胆囊癌的发生。肥胖症引起的代谢综合征可增加胆囊癌的发生风险,总热量及碳水化合物摄入过多,与胆囊癌的发病率升高有直接关系。

(8) 吸烟

有研究者报道,吸烟者胆囊息肉样病变的发病率较不吸烟者显著增高。吸烟是胆囊癌的独立危险因素,与剂量、吸烟时间呈线性正相关。

(9) 化学暴露

流行病学研究还发现,造纸、炼油、化工以及纺织等行业的人群中,胆囊癌患病率明显高于其他职业。胆囊癌患者外周血中黄曲霉毒素、重金属(镍、镉、铬等)水平高于健康人群,可能与细菌释放 β-葡糖醛酸酶或化学性游离毒素直接接触胆囊黏膜,诱导癌变发生有关。

(10) 遗传学和基因突变

有胆囊癌家族史者,其发病风险增加;有胆囊结石家族史者,胆囊癌发病风险亦增加。

3) 胆管癌的影响因素

(1) 肝吸虫病

肝吸虫病是胆管癌的一个比较明确的危险因子,麝猫后睾吸虫感染的地区胆管癌的发生率高。肝吸虫的致癌机制可能与成虫在胆管内蠕动的机械性刺激、虫体代谢产物和胆汁成分的化学刺激有关。

(2) 肝炎病毒

大量的流行病学和分子生物学研究已证实乙型肝炎病毒是肝细胞癌和肝内胆管癌的重要致病因素。近来有研究在胆管癌组织中识别出丙型肝炎病毒(HCV)的 RNA。普遍认为 HBV/HCV 感染和肝硬化是胆管癌的重要危险因素。

(3) 胆胰管系统先天性畸形和胆管囊性疾病

相关发现认为这类患者的胆胰管汇合处异常,从而诱发胰液反流进入胆管,造成慢性炎症和细菌污染。

(4) 原发性硬化性胆管炎(primary sclerosing cholangitis, PSC)

西方国家的大多数胆管癌病例都是散发的,而且没有明显的危险因素。然而,某些特定病理条件导致的病例在不断增加,其中最常见的是原发性硬化性胆管炎。

(5) 肝胆管结石

与 ICC 的发病关系密切,7%～10%的肝内胆管结石患者可发展为 ICC。

(6) 胆肠内引流

可引起肠道细菌胆管定植并发生感染,同样也是胆管癌的危险因素。

(7) 化学暴露

目前已证实接触印刷使用的二氯丙烷、放射性造影剂二氧化钍等与胆管癌有关。

《第 3 节　胆囊、胆管恶性肿瘤的临床表现及诊断依据》

1) 胆囊、胆管癌的临床表现

(1) 肝内胆管癌

肝内胆管癌(ICC)发病部位以肝左叶多见,与结石多发于肝左叶一致,多为单发。累及双叶者占 20%～25.8%。男性稍多于女性,多发生于 50～70 岁。ICC 患者可有下列临床表现。

① 肿瘤占位性病变临床表现

肿瘤位于肝脏左外叶时,可对胃造成压迫,患者可能有纳差、食欲不振等症状。肿瘤位于膈顶时,可对膈肌造成持续性的刺激,造成右侧肩背部的放射痛。肿瘤与周围组织有粘连时,可有局部的隐痛表现,隐痛可因深呼吸或咳嗽加重。患者偶有因扪及上腹肿物就诊。

② 黄疸

ICC 患者出现的黄疸多为阻塞性黄疸,ICC 患者出现黄疸多表明肿瘤已侵犯至对侧胆管,对整个肝脏的胆汁引流已造成影响。

③ 肝功能失代偿或肿瘤消耗恶病质的临床表现

晚期就诊的 ICC 患者常有肝功能失代偿或肿瘤消耗造成的恶病质的表现。

④ 肝内胆管结石胆管炎表现

对于有长期肝内胆管结石病史的患者,原有上腹部不适腹痛、胆管炎等表现,近期出现症状加重或规律发生变化或原来没有症状的患者近期出现上述表现,应当高度怀疑发生恶变的可能。

(2) 肝门部胆管癌

肝门部胆管癌又被称为 Klatskin 瘤,其来源于一侧肝管癌,早期诊断非常重要,常见的临床表现为进行性加重的梗阻性黄疸。开始时,肿瘤位于一侧肝管引起肝管的阻塞,阻塞以上肝内胆管扩张,肝组织萎缩,对侧肝脏发生代偿性增大,即所谓的"肝脏萎缩肥大复合征",临床上并不出现黄疸或其他明显的临床症状,直至肿瘤向肝门处侵犯阻塞肝总管及对侧肝管时,才出现黄疸并引起临床上的注意,此时病情往往已达晚期。少数患者伴有较典型的胆道感染,这往往会明显加速病情的发展。大多数情况都扪及不到肿大的胆囊,而且粪便相应地渐呈灰白色。以上的表现都可以在肝功能检测、血细胞分析、凝血功能检测以及 B 超、CT、内窥镜逆行胰胆管造影术(endoscopic retrograde cholangiopancreatography,ERCP),尤其是磁共振胰胆管造影(magnetic resonance cholangiopancreatography,MRCP)的检查中得到验证。具体的症状和体征如下:黄疸、腹痛、肝脏肿大,合并胆道感染时出现右上腹痛、寒战高热、黄疸。晚期表现:可有消瘦、贫血、腹腔积液、大便隐血阳性等,甚至呈恶病质,有的患者可扪及腹部包块。

(3) 远端胆管癌

远端胆管癌是一种少见但侵袭性强的恶性肿瘤,其发病率逐年上升。目前远端胆管癌病死率仍较高,且因其早期诊断较为困难,晚期治疗效果欠佳,其诊断与治疗仍是临床研究的热点。主要症状和体征有:疼痛、黄疸、肝胆肿大及腹部肿块、消化道出血、胆道感染及胆道出血。患者可出现典型的急性胆管炎表现:上腹痛、寒战高热、黄疸,甚至出现精神症状和休克,部分患者肿瘤坏死后形成局部溃疡,可引起胆道出血。部分患者可出现不明原因的发热,晚期患者可出现厌食贫血及体重减轻等恶病质症状。

(4) 胆囊癌

胆囊癌是胆系中常见的恶性肿瘤,近年来有逐渐增加的趋势。胆囊癌早期无特异表现,术前诊断率较低,因此提高对胆囊癌的早期诊断是治疗关键。临床表现按出现频率由高至低依次为腹痛、恶心呕吐、黄疸、右上腹肿块和体重减轻等。晚期胆囊癌可出现消瘦、腹腔积液、贫血等症状。

2) 临床分期

目前国内通常使用美国癌症联合委员会(AJCC)和国际抗癌联盟(UICC)于 2017 年公布的第 8 版的 TNM 分期系统,见表 11-1～表 11-4。

表 11-1　胆囊癌 TNM 分期 AJCC/UICC,2017(第 8 版)

原发肿瘤(T)	TNM 临床分期			
TX:原发肿瘤无法评估	分期	T	N	M
T0:无原发肿瘤的证据	0 期:	Tis	N0	M0
Tis:原位癌	ⅠA 期:	T1a	N0	M0
T1a:肿瘤侵及固有层	ⅠB 期:	T1b	N0	M0
T1b:肿瘤侵及肌层	ⅡA 期:	T2a	N0	M0
T2a:肿瘤侵及腹膜面的肌周结缔组织,但未穿透浆膜	ⅡB 期:	T2b	N0	M0
T2b:肿瘤侵及肝脏面的肌周结缔组织,但未进入肝脏	ⅢA 期:	T3	N0	M0
T3:穿透浆膜和/或直接侵入肝脏和/或一个邻近器官或结构,如胃、十二指肠、结肠、胰腺、网膜或肝外胆管	ⅢB 期:	T1-3	N1	M0
	ⅣA 期:	T4	N0-1	M0
T4:侵及门静脉主干或肝动脉,或两个以上肝外器官或结构	ⅣB 期:	任何 T	N2	M0
	ⅣB 期:	任何 T	任何 N	M1

续　表

区域淋巴结(N)	
NX:区域淋巴结转移不能评价	
N0:无区域淋巴结转移	
N1:1～3 个区域淋巴结转移	
N2:4 个或以上区域淋巴结转移	
远处转移(M)	
M0:无远处转移	
M1:有远处转移	

表 11-2　肝内胆管癌 TNM 分期 AJCC/UICC,2017(第 8 版)

原发肿瘤(T)	TNM 临床分期		
TX:原发肿瘤无法评估	分期　　　T	N	M
T0:无原发肿瘤的证据	0 期: Tis	N0	M0
Tis:原位癌	Ⅰ A 期: T1a	N0	M0
T1a:孤立的肿瘤最大径≤50 mm,无血管侵犯	Ⅰ B 期: T1b	N0	M0
T1b:孤立的肿瘤最大径>50 mm,无血管侵犯	Ⅱ 期: T2	N0	M0
T2:孤立的肿瘤,有血管侵犯;或者多发的肿瘤,有/无血管侵犯	Ⅲ A 期: T3	N0	M0
	Ⅲ B 期: T4	N0	M0
T3:肿瘤穿透脏层腹膜	Ⅲ B 期: 任何 T	N1	M0
T4:直接侵犯局部肝外结构	Ⅳ 期: 任何 T	任何 N	M1
局部淋巴结(N)			
NX:区域淋巴结转移不能评价			
N0:无区域淋巴结转移			
N1:有区域淋巴结转移			
远处转移(M)			
M0:无远处转移			
M1:有远处转移			

表 11-3　肝门部胆管癌 TNM 分期 AJCC/UICC,2017(第 8 版)

原发肿瘤(T)	TNM 临床分期		
TX:原发肿瘤无法评估	分期　　　T	N	M
T0:无原发肿瘤的证据	0 期: Tis	N0	M0
Tis:原位癌	Ⅰ 期: T1	N0	M0
T1:肿瘤局限于胆管,可达肌层或者纤维组织	Ⅱ 期: T2a-b	N0	M0
T2a:超出胆管壁到达周围脂肪组织	Ⅲ A 期: T3	N0	M0
T2b:浸润邻近肝脏实质	Ⅲ B 期: T4	N0	M0
T3:侵及门静脉或肝动脉的一侧分支	Ⅲ C 期: 任何 T	N1	M0
T4:侵及门静脉主干或门静脉的两侧属支、肝总动脉、双侧的二级胆管、一侧的二级胆管和对侧的门静脉或肝动脉	Ⅳ A 期: 任何 T	N2	M0
	Ⅳ B 期: 任何 T	任何 N	M1
区域淋巴结(N)			
包括沿胆囊管、胆总管和肝动脉、门静脉分布的淋巴结、胰十二指肠前、胰十二指肠后及右肠系膜上动脉周围淋巴结			
NX:区域淋巴结转移不能评价			
N0:无区域淋巴结转移			
N1:1～3 个区域淋巴结转移			

续 表

N2:4 个以上区域(N1 中描述的)淋巴结转移	
远处转移(M) M0:无远处转移 M1:有远处转移	

表 11-4 肝外胆管癌 TNM 分期 AJCC/UICC,2017(第 8 版)

原发肿瘤(T)	TNM 临床分期			
TX:原发肿瘤无法评估	分期	T	N	M
T0:无原发肿瘤的证据	0 期:	Tis	N0	M0
Tis:原位癌	Ⅰ 期:	T1	N0	M0
T1:肿瘤浸润胆管壁,深度<5 mm	Ⅱ A 期:	T1	N1	M0
T2:肿瘤浸润胆管壁,深度 5～12 mm		T2	N0	M0
T3:肿瘤浸润胆管壁,深度>12 mm	Ⅱ B 期:	T2	N1	M0
T4:肿瘤侵及腹腔静脉、肠系膜上动脉和(或)肝总动脉		T3	N0-1	M0
	Ⅲ A 期:	T1-3	N2	M0
局部淋巴结(N)	Ⅲ B 期:	T4	N0-2	M0
NX:区域淋巴结转移不能评价	Ⅳ 期:	任何 T	任何 N	M1
N0:无区域淋巴结转移				
N1:1～3 个区域淋巴结转移				
N2:4 个及以上区域淋巴结转移				
远处转移(M) M0:无远处转移 M1:有远处转移				

3) 病理类型

(1) 胆囊癌(CCA)

胆囊癌大体类型可分为三种:浸润型、腔内生长型、混合型。

组织学类型:最常见的病理学类型为腺癌,其他还包括腺鳞癌、鳞状细胞癌、未分化癌、神经内分泌来源肿瘤及间叶组织来源肿瘤等。

(2) 肝内胆管癌(ICC)

肝内胆管癌大体类型:包括肿块形成型、管周浸润型、管内生长型和混合生长型 4 种类型。

组织学类型:肝内胆管癌的组织病理学表现包括高分化、中分化或低分化腺癌,以及罕见的变异型。

(3) 肝外胆管癌(ECC)(包括肝门部胆管癌)

肝外胆管癌大体类型:包括硬化型、结节型、息肉型和弥漫浸润型。

组织学类型:腺癌最常见,组织学亚型包括胆管型、胃小凹型、肠型。少见类型有黏液腺癌、透明细胞腺癌、印戒细胞癌、腺鳞癌、未分化癌和神经内分泌肿瘤等。

4）诊断依据

（1）胆囊癌的诊断依据

① 影像学诊断

ⅰ. 超声检查：超声检查因其使用便捷，是临床常用的第一线的早期筛查手段。超声检查能够发现息肉样的以及侵入邻近结构的胆囊占位，也能经常发现合并有胆囊壁细小钙化以及瓷化胆囊的恶性肿瘤。不连续、不规则的黏膜、浆膜壁增厚（＞6 mm）及增强的血管分布提示潜在的恶性可能。经腹高分辨率超声能够区分良性胆囊腺肌症和胆囊癌。超声内镜可以通过细针抽吸获得胆囊癌活检，完成细胞学诊断，具有良好的敏感性及特异性，能够为胆囊癌提供可靠的分期依据。

ⅱ. 计算机体层成像（CT）：CT平扫及增强扫描在临床应用较为成熟，良好的密度、分辨率、对扫描层面的全面显示、直观清晰的后处理以及其能够以冠状面和矢状面成像的特点亦使其成为胆囊癌的重要检查手段之一。其早期诊断要点有：a. 胆囊壁局限或整体增厚，多超过0.5 cm，不规则，厚薄不一，增强扫描有明显强化；b. 胆囊腔内有软组织块，基底多较宽，增强扫描有强化，密度较肝实质低而较胆汁高；c. 合并慢性胆囊炎和胆囊结石时有相应征象。厚壁型胆囊癌需与慢性胆囊炎鉴别，后者多为均匀性增厚；腔内肿块型需与胆囊息肉和腺瘤等鉴别，后者基底部多较窄。随着螺旋技术的发展，三维螺旋CT胆管成像及CT仿真内镜成像（CTVE）成为胆囊疾病诊断的两种先进技术。Li等针对CT评估胆囊癌的可切除性做了荟萃分析，评估指标包括远处转移、对周围组织的侵犯、对血管的侵犯及胆管梗阻程度等。汇总的敏感度和特异度分别为99％和76％（95％CI）。所以CT是诊断胆囊癌及评估其可切除性的有效手段。但在早期诊断中仍无法取代B超。

ⅲ. 磁共振（MRI）：磁共振弥散加权（diffusion weighted imaging，DWI）通过观察活体水分子微观运动，可以检出与组织含水量改变有关的形态学和生理学的早期改变。胆囊癌由于细胞密度大、细胞外间隙小、水分子运动受限，在DWI上呈实质性高信号，而胆囊炎、胆囊腺肌症等在DWI上显示不清，可作为鉴别诊断的重要依据。近年出现的磁共振胰胆管造像是根据胆汁含有大量水分且有较长的T_2弛豫时间，利用MR的重T_2加权技术效果突出长T_2组织信号，使含有水分的胆道、胰管结构显影，产生水造影结果的方法。胆汁和胰液作为天然的造影剂，使得磁共振造影在胆道胰管检查中具有独特的优势。胆囊癌表现为胆囊壁的不规则缺损僵硬，或胆囊腔内软组织肿块。MRCP在胆胰管梗阻时有很高价值，但对无胆道梗阻的早期胆囊癌效果仍不如超声检查。

ⅳ. 血管造影：需通过超声选择性插管，显示胆囊动脉。本法对胆囊癌的定性诊断及浸润深度判断的正确性比B超、CT和胆道造影高。Kockerling等报道腹腔动脉造影对胆囊癌的诊断率达72％。胆囊癌常见的血管造影异常为胆囊动脉扩张、胆囊壁不规则和中断、胆囊壁呈高低不平的增厚以及肿瘤区有新生血管形成动脉包绕。尽管选择血管造影可成功发现早期病变，但毕竟是创伤性检查，加之技术要求较高，有一定的并发症，目前尚难以在临床上普遍应用。

ⅴ. 胆囊双重造影：由ERCP发展而来的胆囊双重造影采用十二指肠镜经乳头胆囊

内插管(ETCG)注入二氧化氮和造影剂,显示细微的胆囊黏膜结构。该方法对胆囊癌的诊断意义重大,尤其对于早期胆囊癌,显示出其他检查不能替代的优越性,是诊断Ⅱ期 b 型早期胆囊癌的有效手段。

ⅵ. 经皮肝穿刺胆道造影(percutaneous transhepatic cholangiography,PTC):常用于胆囊癌已侵犯胆管的病人,在黄疸病人中可以帮助确定梗阻部位,引导置入支架解除梗阻。经皮肝穿刺细针活检可以较准确地诊断胆囊疾病,但是由于耗时长,操作难度大,难以被病人接受,目前较少用于临床。而且 PTC 属于侵袭性的检查,术后出血、胆漏是较常见的并发症。

ⅶ. 内镜逆行胆胰管造影(ERCP):对胆囊癌常规影像学诊断意义不大,仅有一半左右的病例可显示胆囊,早期诊断价值不高。适用于鉴别肝总管或胆总管的占位性病变或采集胆汁行细胞学检查。

ⅷ. 氟代脱氧葡萄糖正电子发射体层 X 线摄影(FDG-PET):PET 技术已应用于胆囊癌早期诊断,FDG-PET 对胆囊癌的鉴别诊断能起到重要的辅助作用,FDG-PET 诊断胆囊癌的敏感性和特异性分别为 75% 和 87.5%,并且在隆起型胆囊癌患者中 FDG 聚集更加明显。

综上所述,各种影像学手段在胆囊癌的诊断及分期中各有优缺点,在日常临床工作中,根据患者情况适当选用影像学检查手段可以准确地评估病变状况,为治疗方式的选择提供可靠依据。

② 胆囊癌的细胞学检查

术前行细胞学检查的途径有 ERCP 收集胆汁、B 超引导下经皮肝胆囊穿刺抽取胆汁或肿块穿刺抽吸组织细胞活检。通常患者到较晚期诊断相对容易,故细胞学检查应用较少,但早期诊断确有困难时可采用,脱落细胞检查有癌细胞可达到定性诊断的目的。

③ 肿瘤标记物检查

目前常用的肿瘤标记物对胆囊癌的诊断可提供一定提示。肿瘤相关糖链抗原 CA19-9 和癌胚抗原(CEA)在胆囊癌患者中有一定的阳性率,升高程度与病期相关,对诊断有一定帮助,在术前良恶性病变鉴别困难时可采用。检测胆汁内的肿瘤标志物较血液中更为敏感,联合检测能显著提高术前确诊率。近年来有报道通过血清中的游离 DNA 检测,可发现某些肿瘤基因的异常改变,这一检测已经在临床用于其他肿瘤。随着现代分子生物学的发展,深入研究开发适于胆囊癌临床诊断的新指标是今后研究的方向。

④ 胆囊癌的分子生物学诊断

K-ras 的活化突变直接导致细胞内出现持续过度的生长信号,而这一变化是肿瘤发生过程中的标志性事件。β-catenin 是一个多功能蛋白,其介导的 Wnt 信号是调控细胞生长、发育和分化的重要通路。正常成熟细胞中没有 Wnt 信号,其异常激活与肿瘤的发生密切相关。c-myc 基因的激活表达与胆囊癌的形成、发展和淋巴结转移有关,可反映胆囊癌侵袭性,并为早期诊断和治疗提供参考。c-erbB-2 的表达与胆囊癌的分化程度和预后有关。Bcl-2 基因是一种细胞程序性死亡抑制基因,其表达蛋白可以干预细胞程序性死亡,当其过度表达时,抑制细胞正常的程序性死亡。p53 的突变与胆囊癌的发生密切相关,胆汁标本 p53 基因检测可充分利用所获得的胆汁材料,取得更可靠的诊断结果。p16 基因可提高胆囊癌早期诊断率,对估计胆囊癌患者的生存时间有十分重要的意义。p27kip1 为胆囊癌预后不良的标志。CDX2 是一个新发现的特异性核转录因子,对正常和肿瘤性的肠上皮均有相对特异性和敏感性。

⑤ 胆囊癌的术中冰冻诊断

术前怀疑而不能确诊的原发性胆囊癌,术中应对切除标本仔细观察,必要时结合术中冰冻病理检查,条件许可时可应用免疫组织化学等方法检查一些肿瘤相关基因的突变表达,对发现胆囊癌、及时调整手术方式有很大帮助。

(2) 胆管癌的诊断依据

① 影像学检查

合理应用影像学检查有助于胆管癌的定位、定性诊断及肿瘤分期。

ⅰ. 超声显像

超声是诊断胆管癌的首选方法。超声的优势在于能可靠地鉴别肿块与结石,并可根据肝内外胆管是否扩张初步确定梗阻的部位。超声可以显示胆管内及胆管周围的病变,评价门静脉受侵程度。

ⅱ. 高分辨率螺旋 CT

动态螺旋 CT 能显示肝内胆管细胞癌的特有征象、扩张的胆管和肿大的淋巴结。但通常不能判断胆管癌的范围,腹部淋巴结肿大并不一定是转移性病变。增强 CT 扫描有助于较好地显示肝门部肿瘤与肝动脉或门静脉的关系。胸部 CT 有助于评价远处转移。动脉期图像有助于评价肝动脉解剖以及病变与肝动脉的关系,薄层小视野图像有助于评价胆系受累程度。

ⅲ. 磁共振成像(MRI)

MRI 是诊断胆管癌的最佳方法。MRI 能显示肝和胆管的解剖和肿瘤范围、是否有肝脏转移。磁共振胰胆管造影(MRCP)可较好地显示胆道分支,可反映胆管的受累范围,对判断胆道梗阻有较高的敏感性(80%～95%),超声初步确定梗阻的部位后,应选用 MRCP 对胆管癌的受累范围进行全面评估。磁共振血管成像可显示肝门部血管受累的情况。

ⅳ. 正电子发射计算机断层扫描(PET-CT)

PET-CT 可用于对肿块的良恶性以及是否存在远处转移进行评估,但胆管黏液腺癌可表现假阴性。由于胆管癌的生物学特性及病理特点,正常大小的淋巴结可能已有转移,而增大的淋巴结可能是炎性增生,故 PET-CT 对于诊断肿瘤淋巴结转移或远隔器官转移具有价值。

② 内镜和穿刺活组织检查

ⅰ. 超声内镜活检

超声内镜检查可以更好地观察远端肝外胆道、局部淋巴结和血管,对鉴别诊断远端胆管癌与胰头癌、壶腹癌价值大,对明确肿瘤是否合并胆道结石、胆管囊状扩张等具有诊断价值。对远端胆管肿瘤所致的胆道梗阻,若其他影像学检查不能明确诊断,可选用超声内镜检查,并可引导细针对病灶和淋巴结穿刺行活组织检查。

ⅱ. 经内镜逆行性胰胆管造影(ERCP)和经皮肝穿刺胆管造影(PTC)

ERCP 和 PTC 对胆管癌的诊断各有其优点。通常,ERCP 适用于了解梗阻部位以下胆道情况,而 PTC 则适用于了解梗阻部位以上的胆道情况,必要时二者结合应用,有利于了解全部胆道的病变情况。

ⅲ. 十二指肠镜

十二指肠镜对诊断壶腹部的远端胆管癌具有一定价值。

ⅳ. 胆道母子镜

与 ERCP 相比,胆道母子镜检查在鉴别胆道良性或恶性狭窄方面更具有价值。借助胆道母子镜,可进行准确的活组织检查。

③ 细胞学和组织学诊断

胆管癌的病理学诊断对规划临床治疗十分重要。但对肿瘤可根治性切除的患者,因肿瘤种植的风险,一般不推荐穿刺活组织检查。不同组织学类型的胆管癌其发生机制和生物学行为有所不同,因此,病理诊断应做到正确诊断组织学分型,对影响预后的病理学因素,如淋巴结转移、神经组织和微血管侵犯、肝内卫星灶或转移灶、手术切缘、组织学类型和分级以及合并胆管癌癌前病变(特别是胆管上皮内瘤变的程度)等重要信息应在病理诊断报告中详细描述,有助于制定个体化治疗方案和判断预后。胆管癌以腺癌为主,诊断时还应注意与假腺管型肝细胞癌和胃肠道腺癌肝转移等病变相鉴别,必要时可借助免疫组化诊断。

第 4 节　胆道恶性肿瘤预防的全程干预

在世界范围内,包括在我国,近年来胆管癌的发生率在逐年升高,其发病率约占所有消化道肿瘤的 3%。胆道癌是一组临床特征、生物学行为、生长方式、基因表型以及组织分化高度异质性疾病。根治性手术切除是胆道恶性肿瘤唯一可能的治愈方式。由于胆道恶性肿瘤早期缺乏特异性症状,恶性程度高,其诊断时多已处于晚期,失去了手术时机,对人类的健康和生命是极大的威胁。因此,胆管癌的预防干预就显得尤为重要。胆管癌四级预防是改善胆管癌预后的关键。

1) 胆囊、胆管癌的一级预防

早期胆囊、胆管癌的患者大多无症状,经常出现皮肤、巩膜黄染时才就诊。由于胆管仅剩针尖大小隧道也不会出现黄疸,当出现黄疸时胆道已几乎完全阻塞,此时的病程已属于中晚期,预后差。因此胆囊、胆管癌的预防干预应把一级预防放在首位。一级预防即病因学预防,消除或减少可能的致癌因素,防止癌症的发生,减少癌症的发生率。胆管癌的发病因素包括先天性胆道疾病、其他消化道的疾病、胆肠手术等,以及致癌物,如钍、化学物品(石棉、亚硝胺)、药物(异烟肼、甲基多巴肼、避孕药等)等。另外 EB 病毒感染、慢性伤寒带菌者以及直肠癌术后、胆管错构瘤等均与胆管癌发生有一定关系。对胆囊、胆管癌高危因素的病因积极防治，必要时进行预防性切除，可有助于降低胆囊、胆管癌的发生率。

大量的流行病学调查发现，胆管癌与胆总管囊肿、先天性肝内胆管多发节段性囊性扩张病(Caroli 病)有关。胆总管囊肿的恶变率为 2.5%～28%，胆总管囊肿并发胆管癌的年龄多在 40 岁左右，较不伴有胆总管囊肿的胆管癌平均年轻 20～30 岁。Caroli 病多见于女性，其恶变率约为 7%，较正常人群高 100 多倍。胆管癌还见于先天性肝纤维化、肝纤维化性多囊病、先天性胆道闭锁及胆汁淤积等，其终身癌变率为 8%～15%。对先天性胆道疾病的早期干预治疗、仔细的随访可降低胆管癌的发生率。

消化道的疾病，包括胆管结石、肝吸虫病、原发性硬化性胆管炎、慢性胆管炎、慢性炎症性肠病等也是胆管癌的重要发病因素。对原发性硬化性胆管炎患者通过十二指肠镜（包括子母镜）细胞刷刷取脱落细胞学检查或组织活检，定期观察胆管上皮细胞的异型性程度。对胆管癌高发区的人群应积极早期治疗如胆石症、肝吸虫病等可能导致胆管癌的疾病。

避免或减少暴露职业场所或环境中的致癌物，对长期服用可能引起肿瘤发生的药物的患者需定期随访胆囊癌相关指标，及早发现可能导致胆管癌的疾病。

养成良好的饮食习惯，尽量减少脂肪，特别是动物脂肪的摄入；胆石症、慢性胆囊炎与体内胆固醇含量过高及代谢障碍密切相关，因此应限制鱼子、蛋黄及动物肝、肾、心、脑等胆固醇含量高的食物；戒烟、戒酒及少食辛辣刺激性食物；增加纤维素、维生素 C、维生素 B_6、维生素 E 及蔬菜水果的摄入量。适当参加一些力所能及的体育锻炼，提高机体免疫力，保持愉快的心理状态。

2) 胆囊、胆管癌的二级预防

胆管癌的二级预防即"早发现、早诊断、早治疗"，这是该病防治的重点。对于存在高度危险因素的患者，建议定期随访 B 超、CT 以及 CEA、CA199 等相关指标。一旦确诊，根据病情具体情况制定具体治疗方案。目前认为手术切除是最有效的手段。

对有胆管癌发病高危因素的人群，尤其是来自胆管癌高发区的人群，加强随访，发现病情变化及早治疗。

目前的研究显示，胆道的癌前病变可分为两种：平坦的异型增生和有恶性潜能的良性肿瘤。多篇文献已证实，胆管上皮内瘤变、胆管内乳头状瘤及黏液囊性肿瘤均为胆道恶性肿瘤的癌前病变。胆管的癌前病变的首选治疗方式为手术。因此，对存在癌前病变的病例应予以积极的手术治疗。

目前临床广泛应用的肿瘤标记物，如 CA199、CA125 以及 CEA 等，由于缺乏组织学特异性，使其存在一定的临床局限性。研究结果显示，其诊断胆管癌的灵敏性分别为 65.71%、59%和 68%。对胆管癌实现早诊断，需要特异性和敏感性均高的肿瘤标记物。肿瘤相关抗原 RCAS1、血清 MUC5AC、DNA 非整倍体等显示了巨大的潜力。K-ras 基因突变广泛存在于 BTCs 中。30%的原发性硬化性胆管炎患者同样存在 K-ras 基因突变，而原发性硬化性胆管炎是胆管癌的重要危险因素。胆道肿瘤主要为 K-ras 基因第 12

密码子的点突变,突变率高达 77.4%。因此 K-ras 基因可能参与胆管癌的发生过程。抑癌基因 p53 的突变是肿瘤细胞中最常见的点突变,其他与胆管癌关系密切的基因还有 CDKN2(9p21)、Bcl-2、c-myc 和 COX-2。研究者还发现多种癌基因(c-erbB-2、c-myc、c-met 等)的表达异常也与胆管癌的发生有关。多种标记物相结合,以及基因型标记物联合胆管癌危险因素的综合指导可在一定程度上提高胆管癌的早期诊断率。

早治疗的目的在于提高患者的生存率,降低死亡率。胆管癌对放疗、化疗不敏感,手术切除仍是目前唯一有效的治疗方法。

3) 胆囊、胆管癌的三级预防

(1) 肝内胆管癌的手术切除

① 根治性手术切除

目前可能治愈 ICC 的最重要的方法是根治性手术切除。根治性手术切除后,ICC 的 5 年生存率可达 60%,其他非根治性的治疗措施均无满意的疗效。尽管根治切除率不高,但仍应积极争取,以提高 ICC 患者的总体疗效。ICC 根据 TNM 分期决定手术适应证及手术原则。

0～Ⅰ期,肝肿瘤切除,至少保持 1～2 cm 的肝脏无瘤切缘。

Ⅱ期,规则性肝切除联合受侵血管一并切除。

Ⅲ期,规则性肝切除联合受侵脏器切除。

ⅣA 期,规则性肝切除联合淋巴结清扫。

ⅣB 期,非手术治疗。

即使临床分期不超过Ⅲ期,对疑有淋巴结转移者,应根据术中淋巴结快速冰冻病理检查的结果决定是否行淋巴结清扫。

对于拟行根治性切除病例,如预计残留肝脏体积较小,可采用门静脉栓塞(portal vein embolization,PVE)的方法诱导病侧肝脏萎缩,对侧肝脏代偿性增生,PVE 2～4 周后行患侧肝叶的切除。采用 PVE 的方法,扩大了肝切除术的指征,保证了 ICC 患者的根治性,对于提高 ICC 患者的整体疗效有重要的作用。

② 经动脉化疗栓塞(transarterial chemoembolization,TACE)

TACE 是不可根治切除 ICC 的主要治疗手段。TACE 对于 ICC 有一定的疗效,与肝癌相比,ICC 瘤内富含纤维组织而少含血供,因而对化疗不如肝癌敏感。其疗效与肿瘤的肝动脉供血丰富程度直接相关,在 TACE 治疗的同时给予缓释药物如多柔比星丝裂霉素,疗效可能进一步提高,但治疗 ICC 至今缺乏随机对照研究。

③ 局部毁损、消融肿瘤

射频消融及无水酒精注射在 ICC 治疗中的地位已经明确,对于某些肿瘤的疗效与手术切除相近。对特殊选择的 ICC 病例,射频消融可能也有一定的治疗作用。

④ 多学科综合治疗

提高 ICC 的总体疗效需要非手术疗法的进步,同时 ICC 术后复发率高,提高 ICC 的外科疗效也需要其他治疗方法的辅助,所以 ICC 的治疗原则必然是综合治疗。目前来说,顺铂联合吉西他滨治疗晚期 ICC 疗效显著,这一化疗方案为目前临床一线用药方法。放射疗法则更多地与其他治疗相结合,比如化疗、光动力疗法、TACE 等,来控制并发症在患者耐受范围内,配合胆道支架,延长胆道的通畅时间和患者生存期。

(2) 肝门部胆管癌的手术切除

① 手术切除

手术切除肿瘤作为肝门部胆管癌唯一可能的治愈性手段,其方式包括局部切除和联合肝切除两类。围绕着根治性切除的目标,手术内容包含以下几种。a. 肝十二指肠韧带的骨骼化处理,即切除肝动脉、门静脉以外的肝门或(和)肝外胆道、神经、淋巴、脂肪、纤维组织等可能被肿瘤侵犯的软组织结构。b. 侵犯左或右肝一侧肝管的肿瘤,常需配合进行同侧半肝加肝尾叶Ⅰ段的切除、胆管整形术。c. 完成以 RouxY 襻(Y 襻)的肝管空肠吻合的胆肠通路的重建术和肝管支撑引流术。d. 肝门胆管癌的切除术,联合应用肝外科技术的机会是很多的。有些时候是用以对肝门的显露,尤其当肝左内叶增大时的肝方叶切除术、肝正中裂劈开术。更多的是为了根治肝管的癌浸润而不得不联合相应的半肝切除术,肝尾状叶(Ⅰ段)的切除有利于减少肿瘤的复发。

② 放射治疗

肝门部胆管癌的放射治疗主要包括两种方式,第一种是外放射治疗,第二种是近距离内放射治疗。对于肝门部胆管癌,最常用的方法是三维适形放疗技术,可在有效定位肿瘤的同时,减少周围脏器的放射副损伤。

ⅰ. 外照射:术中对残留的癌组织边缘可留置银夹作为放射范围的标志,放射源多为 ^{60}Co,一般剂量为 40~50 Gy。外照射常常是近距离放疗后的辅助治疗,由于癌肿直径太大,近距离放疗的半径有效距离仅为 0.5 cm。

ⅱ. 近距离放疗(后装放疗):放射源为 ^{192}Ir,每次剂量为 7~8 Gy,每 5~7 天一次,一般 4 次,总剂量为 28~36 Gy。后装放疗在术后 2 周病情稳定后即可进行。后装放疗弥补了外照射放疗照射剂量的不足,而外照射放疗又解决了后装放疗照射范围的受限。

对于肝门部胆管癌根治性切除术后是否行辅助放射治疗,文献研究结果尚未得出一致结论。

(3) 远端胆管癌的三级预防

① 根治性手术治疗

目前根治性手术切除是唯一可能治愈远端胆管癌的方法,根据 TNM 分期决定手术适应证及手术的基本原则。

0~ⅠB 期,对胆总管上中段的肿瘤,行单纯胆管切除;对胆总管远端肿瘤,行胰十二指肠切除术。

ⅡA 期,胆管癌联合邻近受侵脏器切除或胰十二指肠切除术。

ⅡB 期,对胆总管上中段的肿瘤,行胆管癌切除+淋巴结清扫术;对胆总管远端肿瘤,行胰十二指肠切除术+淋巴结清扫。

Ⅲ~Ⅳ 期,非手术治疗。

② 介入治疗

通过介入方法胆道引流,包括经皮肝穿刺胆道引流术(PTBD)、经内镜逆行胰胆管造影(ERCP)胆道支架置入术等,主要适用于远端胆管癌晚期胆道梗阻时间长、黄疸严重、高龄、一般状态差而难以耐受手术打击的患者。

③ 药物治疗

对不能手术切除或伴有转移的进展期胆管癌,主要推荐吉西他滨联合铂类抗肿瘤药(顺铂、奥沙利铂等)和(或)替吉奥的化疗方案,加用厄罗替尼可增强抗肿瘤效果。对不能切除的胆管癌应用基于上述方案的新辅助化疗,可能使肿瘤降期,获得手术切除的机会。目前,数种靶向阻断胆管癌发病机制主要信号通路的药物已批准用于临床试验,包括 EGFR 抑制剂(西妥昔单抗、厄洛替尼和吉非替尼)、Raf 激酶抑制剂(索拉非尼)、Her-2 抑制剂(曲妥珠单抗和拉帕替尼),以及血管内皮生长因子抑制剂(索拉非尼和贝伐珠单抗)。这些靶向药物的临床疗效还有待于在大样本前瞻性随机临床研究中进一步证实。

④ 放射治疗

对不能手术切除或伴有转移的胆管癌病人,植入胆管支架＋外照射放疗的疗效非常有限,但外照射放疗对局限性转移灶及控制病灶出血有益。目前尚无证据表明术中放疗及导管内短距放疗对进展期胆管癌的疗效优于标准化疗、放化疗联合或者仅放置胆管支架。

⑤ 免疫治疗

随着医学技术的发展,近年出现应用于临床的免疫治疗包括被动免疫、主动免疫、细胞因子和免疫调节剂等。临床免疫治疗尚处于起步阶段,未来与放化疗、手术治疗相结合势必会有良好的应用前景。

(4) 胆囊癌的三级预防

多年来,人们对胆囊癌临床病理分期与预后关系的认识逐渐加深,影像学检查日益普及使得胆囊癌术前诊断率有所提高,根治性手术是原发性胆囊癌患者获得治愈可能的唯一方法。

① 手术治疗

手术切除是胆囊癌最有效的治疗方式,手术的目标是完整切除肿瘤和获得病理阴性切缘(R0 切除),然而,仅有少数患者在疾病早期确诊并通过手术得以根治。通常,按照肿瘤的分期决定手术方案。

Ⅰ期胆囊癌:行单纯胆囊切除术可达到根治,术后 5 年生存率可达 100%。

Ⅱ期胆囊癌:应予胆囊切除联合肝 S4b＋S5 切除术及淋巴结清扫,若术中 13a 组淋巴结活检呈阳性,则进行扩大淋巴结清扫术,争取达到 R0 切除。腹腔侧胆囊癌的 5 年生存率(76%)也优于肝脏侧(<50%)。

Ⅲ期胆囊癌:此期属于进展期胆囊癌,侵袭性极强,但若能达到 R0 切除,仍可延长患者生存期。

Ⅳ期胆囊癌:此期患者已属晚期,全身状况差,多伴有肝脏多发转移、远处脏器及淋巴结转移。如不能实现 R0 切除,应尽量避免手术。多数患者行姑息性治疗,配合辅助治疗,预后仍较差。

② 非手术治疗

胆囊癌目前尚无统一标准的化、放疗方案。基于目前现有的大样本回顾性研究及随机对照临床实验结果,常用的治疗方法有:

ⅰ. 放射治疗

胆囊癌的放疗包括外照射、术中放疗和近距放疗。为防止和减少局部复发,可将放疗作为胆囊癌手术的辅助治疗。a. 外照射是胆囊癌放疗中最常用的方法。常在术后 13～39 d 进行。照射范围为肿瘤周围 2～3 cm 的区域,包括胆囊床、肝门至十二指肠乳头胆管、肝十二指肠乳韧带、胰腺后、腹腔干和肠系膜上动脉周围淋巴结。常用总剂量为 40～50 Gy,20～25 次,每周 5 次。b. 术中放疗:由于外照射治疗剂量有所限制,Todoroki 等于 1980 年首次报道对 6 例患者行术中放疗。有证据表明术中放疗可以提高患者的 5 年生存率。c. 近距放疗是术中留置或经术后穿刺放置的引流管将放射源(如铱、铯、镭)放置在肿瘤残留部位(如胆囊床等),总剂量为 10～25 Gy,射线照射 0.5～1.0 cm 区域。

ⅱ. 全身化疗

多年来,国际范围内广泛认可化疗对于胆囊癌的作用,并应用顺铂和吉西他滨作为晚期胆囊癌患者的一线化疗方案。奥沙利铂联合 5-氟尿嘧啶(FOLFOX)最近被确定为一种新的二线治疗策略。然而,也有Ⅲ期随机对照研究结果表明,胆囊癌术后辅助药物吉西他滨单用或者联合奥沙利铂并没有明显改善患者预后。基于 BILCAP 的Ⅲ期随机对照试验中,卡培他滨化疗有助于改善胆囊癌患者的总体生存率,《美国临床肿瘤学会(AS-CO)临床实践指南》建议胆囊癌患者术后行 6 个月卡培他滨化疗,R1 切除患者可予化疗加放疗。

ⅲ. 靶向治疗及免疫治疗

随着分子生物学的发展和我们对胆道肿瘤的分子途径了解的逐渐加深,靶向治疗及免疫治疗在新的治疗组合中处于前沿。了解胆道恶性肿瘤的基因表达谱和突变,有助于更好地认识其发病机制,并确定有希望的新的治疗靶点。近年来的研究表明,非编码 RNA 包括 lncRNA、microRNA 在胆囊癌的发生、发展中起着重要作用。针对肿瘤的分子生物学研究为其分子靶向治疗奠定了基础,这种新的药物治疗模式将会引领肿瘤治疗的彻底变革。近年来的研究发现,K-ras、c-erbB-2、c-myc、p53、p15、p16 和 nm23 基因与胆囊癌的发生、发展和转归有密切关系。但由于肿瘤是多基因异常的产物,单一靶点的阻断很难完全奏效。

因此,对肿瘤进行分子靶点分析与预测,对肿瘤病人实施个体化多分子联合靶向治疗应是未来发展的方向,这一思路也已在实验和临床研究中展现了良好的前景。在目前胆囊癌疗效较差的情况下,积极探索各种综合治疗的措施是合理的,有望减轻患者的症状和改善预后。

ⅳ. 选择性动脉插管灌注化疗药物

这种方式可减少全身毒性反应。腹腔内灌注顺铂和 5-FU 对预防和治疗胆囊癌的腹腔种植转移有一定的疗效。近年来应用化疗与热疗或免疫治疗相结合,在提高化疗疗效、减轻毒副作用等方面具有重要意义。

4）胆囊、胆管癌的四级预防

晚期胆囊、胆管癌多已失去根治性的手术机会。因此，以重建胆汁引流为中心的姑息性治疗成了胆囊、胆管癌四级预防的重点，其目的是减少胆道感染，缓解疼痛，解除黄疸、瘙痒，促进脂肪吸收等。胆囊、胆管癌的四级预防还包括并发症的对症处理及临终关怀。胆囊、胆管癌常见的并发症包括黄疸，腹腔出血，胆瘘，胆道感染，肝功能衰竭，继发于重度黄疸后的急性肾衰以及恶性肿瘤共有的疼痛、恶病质等。对于并发症的对症处理，包括减黄、保肝保肾、营养支持、镇痛等治疗能改善患者的营养状况和生活质量，最大限度延长患者的生命。

（1）胆汁引流与减黄

胆管癌侵犯、闭塞胆管而引起恶性梗阻性黄疸，手术切除为首选治疗方法，但大多数患者确诊时肿瘤多已侵犯周围组织，失去了手术切除机会。因此恶性梗阻性黄疸以减黄以及提高生活质量为姑息治疗的主要内容。

施行经皮金属胆道支架置入术，能建立有效的内引流，明显延长患者带瘤生存期。最近研究提示，经皮金属胆道支架联合^{125}I 粒子腔内照射治疗在具有相同减黄效果的同时，亦可有效抑制胆管肿瘤生长，延长患者生存期及支架通畅时间。另外，利用 ERCP 技术对肝门部及以下部位的恶性梗阻进行胆道内引流或外引流，是目前胆管癌患者姑息性治疗主要的微创手段，可与外科手术在减黄效果及生存时间上起到相近的疗效。对晚期胆管癌患者，姑息性减黄首选经内镜胆道支架置入术。对内镜下治疗不成功者，再考虑经皮途径治疗，行 PTCD 手术来引流胆汁，缓解患者的黄疸症状，延长其生存时间。

体部伽玛刀治疗恶性梗阻性黄疸可明显改善症状，提高患者生存质量，不良反应小，近期和远期疗效均较满意，对晚期恶性梗阻性黄疸是一种较好的姑息治疗手段。

（2）腹腔出血

腹腔出血多见于合并肝叶切除及术中门静脉损伤，亦见于胆肠吻合口出血。治疗包括非手术治疗与手术治疗。非手术治疗方法是补充血容，以防休克，积极控制感染，适当选用止血药物止血。在出血量较少时，可以先给予输血，静脉给予 Vit K、止血敏、立止血等止血药物进行止血。要密切观察引流量和患者的心率、血压和血红蛋白变化，大多可以非手术治疗成功。手术止血的适应证为：①经非手术保守治疗后无效者；②出血灶明确，伴有出血性休克者；③经非手术治疗仍继续出血者。

（3）胆瘘

胆瘘是最为常见的并发症，多发生于肝叶切除肝创面胆管处理不当或肝内胆管分别与空肠吻合，因肠内胆管开口众多，有时难以处理妥善，改用胆管成型后与空肠吻合，胆瘘发生可减少，亦可发生于经肝引流管穿出肝表面处。一旦疑为胆漏，明确诊断后经十二指肠镜放置内支撑管使 Oddi 括约肌不能完全关闭，从而使胆管下端持续开放，大多数患者的腹腔胆汁引流量可以在 2～3 天内从每日数百毫升减少至 20～30 mL 或以下，多数可以免除再手术。如果内支撑管治疗无效或缺少此技术，继发急性弥漫性腹膜炎、腹腔引流效果不佳，则要及时手术探查（经腹腔镜或开腹），尽可能稳妥地修复漏液。

对长时间引流胆瘘不能愈合的患者可考虑手术治疗。

(4) 疼痛

疼痛为所有晚期癌症的常见症状,疼痛治疗的目标是实现镇痛最佳效果的同时副作用最小。WHO三阶梯止痛原则仍是目前癌痛治疗的最基本原则,是为全世界广泛接受的癌痛治疗方法,根据疼痛程度按阶梯选择止痛药物。轻度疼痛选择对乙酰氨基酚或非甾体类抗炎镇痛药;中度疼痛选择弱阿片类药物(如可待因、曲马多)或低剂量强阿片类药物;重度疼痛选择强阿片类药物,如吗啡、羟考酮、芬太尼等。同时注意个体化治疗,全面评估患者基础情况及疾病程度,选择适宜的药物及剂量。

(5) 抗恶病质

晚期胆道恶性肿瘤患者伴有消瘦、全身乏力、营养不良,给予相应的营养支持治疗,对延长生存时间和改善生命质量同样重要。

《第5节 祖国医学在胆囊、胆管癌预防中的作用》

1) 祖国医学对胆囊、胆管癌的认识

在中医古籍记载中,并没有胆囊、胆管癌病名,但类似该病临床表现的相关论述则很多。《难经·五十五难》记载:"故积者,五脏所生……阴气也,其始发有常处,其痛不离其部,上下有所始终,左右有所穷处。"所描述的"积"证的临床症状与胆道癌肿的发病特征颇为一致。《诸病源候论·症瘕》谓:"症瘕者,皆由寒温不调,饮食不化,与脏气相搏结所生也。"《景岳全书·积聚》言:"积聚之病,凡饮食、血气、风寒之属皆能致之。"指出感受外邪与饮食不节加之脏腑虚损为发生于腹部各种恶性肿瘤(积聚)的病因病机。《景岳全书·黄疸》篇言:"盖胆伤则胆气败,而胆液泄,故为此证。"并指出:"阳黄证多以脾湿不流、郁热所致,必须清火邪,利小水,火清则溺自清,溺清则黄自退。"《圣济总录·黄疸门》说:"大率多因酒食过度,水谷相并,积于脾胃,复为风湿所搏,热气郁蒸,所以发黄为疸。"《类证治裁·黄疸》篇谓:"阴黄系脾脏寒湿不运,与胆液浸淫,外渍肌肉,则发而为黄。"《张氏医通·杂门》指出:"有瘀血发黄,大便必黑,腹胁有块或胀,脉沉或弦,大便不利,脉稍实而不甚弱者,桃核承气汤,下尽黑物则退。"说明湿热、寒湿以及瘀血等为导致黄疸证的主要病因病机。《灵枢·五邪》篇说:"邪在肝,则两胁中痛……恶血在内。"《景岳全书·胁痛》说:"胁痛之病本属肝胆二经,以二经之脉皆循胁肋故也。"《丹溪心法·胁痛》谓:"胁痛,肝火盛,木气实,有死血,有痰流注。"《张氏医通·胁痛》言:"饮食劳动之伤,皆足以致痰凝气聚,……然必因脾气衰而致。"这里所指的"胁痛"非一般的胁痛病证,属于有"恶血""死血""痰流注",疾病的性质多危重。《诸病源候论·腹痛病诸候》谓:"腹痛者,因府藏虚,寒冷之气,客于肠胃暮原之间,结聚不散,正气与邪气交争相击故痛。"提示胆囊、胆管癌亦可表现为"腹痛"证。以上这些描述与胆囊、胆管癌的临床表现颇为类似。

七情内伤日久、肝气郁结不解、饮食不节乃引发胆囊、胆管癌的主要病因。与胆囊、胆管癌发病密切相关的主要脏腑为肝、胆、脾、胃。《金匮翼·积聚统论》篇谓:"凡忧思郁怒,久不得解者,多成此疾。"《景岳全书·痢疾·论积垢》篇指出:"饮食之滞,留蓄于中,或结聚成块,或胀满硬痛,不化不行,有所阻隔者,乃为之积。"《诸病源候论·黄病诸候》记载:"脾胃有热,谷气郁蒸,因为热毒所加,故卒然发黄,心满气喘,命在顷刻,故云急黄也。"肝主疏泄,胆为中清之府,肝胆互为表里,胆汁源于肝、贮于胆囊,排出后可助消化,以通为顺。气滞日久则发生血瘀,积结于胆而发生癌肿。若肝气郁结日久化火,或饮食失节,脾胃受损,寒湿不化,日久则湿热蕴结肝胆,多以黄疸症多见。湿热阻滞中焦,脾胃失和则有食欲减退,恶心呕吐等。脾主升清、运化;胃主降、受纳。脾喜燥恶湿,胃喜润恶燥。若饮食不节,寒湿不适,损伤脾胃。同时肝气郁滞乘脾,日久亦将导致脾胃虚弱,则寒湿内阻于中焦,胆汁通降势必受阻。胆汁郁积日久,不通则痛,右胁下胀痛或绞痛。故胆囊癌病虽在胆囊,病机则与肝、脾、胃关系极为密切,临床诊治,每以疏肝利胆、健脾和胃为治法。

2) 胆囊、胆管癌的辨证论治

(1) 气滞血瘀型

平素情志抑郁或易怒右胁胀痛、刺痛或绞痛、牵及肩背,肝区可触及肿块,拒按,口苦食少,大便秘结,舌质暗红有瘀点或舌下静脉迂曲,舌苔薄黄,脉弦。治法:疏肝利胆,理气活血。方药:大柴胡汤(《金匮要略》)加减。方义:本方以柴胡、黄芩、郁金疏肝利胆,为君药;枳实、木香、八月札行气止痛,赤芍、丹参活血止痛,共为臣药;佐以白花蛇舌草、半枝莲、石见穿清热解毒抗肿瘤。

(2) 湿热蕴结型

皮肤巩膜黄疸,口干口苦食少,恶心欲吐,尿黄,大便秘结,右胁下胀痛或胃脘胀闷,舌质红,舌苔黄腻,脉滑数。治法:清化湿热,利胆退黄。方药:龙胆泻肝汤(《医方集解》),合茵陈蒿汤(《伤寒论》)加减。方义:本方以柴胡、龙胆草、黄芩、茵陈、山栀直泄肝胆湿热、利胆退黄,为君药;金银花、蒲公英清热解毒,为臣药;大黄通腑泄热退黄,配以白花蛇舌草、苡仁米抗肿瘤,共为佐药。

(3) 脾虚湿阻型

黄疸晦暗,脘腹闷胀,食少恶心,畏寒形瘦,右胁下可及肿块,大便溏薄,舌淡红边齿痕,苔白腻,脉濡细或细滑。治法:益气健脾,温阳化湿。方药:茵陈术附汤《伤寒论》加减。方义:本方以制附子、干姜、党参、白术益气健脾、温肾助阳以除湿,共为主药;茵陈、木香退黄行气,为臣药;三棱、莪术、炮山甲、白花蛇舌草破瘀抑瘤,共为佐药。

参考文献

[1] Ahn D H, Bekaii-Saab T. Biliary tract cancer and genomic alterations in homologous recombinant deficiency: Exploiting synthetic lethality with PARP inhibitors[J]. Chinese Clinical Oncology,

2020, 9(1): 6.

[2] Bridgewater J A, Goodman K A, Kalyan A, et al. Biliary tract cancer: Epidemiology, radiotherapy, and molecular profiling[J]. American Society of Clinical Oncology Educational Book, 2016 (36): e194-e203.

[3] Chai Y. Immunotherapy of biliary tract cancer[J]. Tumor Biology, 2016, 37(3): 2817-2821.

[4] Jakubowski C D, Azad N S. Immune checkpoint inhibitor therapy in biliary tract cancer (cholangiocarcinoma)[J]. Chinese Clinical Oncology, 2020, 9(1): 2.

[5] Lamarca A, Barriuso J, McNamara M G, et al. Molecular targeted therapies: Ready for "prime time" in biliary tract cancer[J]. Journal of Hepatology, 2020, 73(1): 170-185.

[6] Lamarca A, Edeline J, Goyal L. How I treat biliary tract cancer[J]. ESMO Open, 2022, 7(1): 100378.

[7] Mayr C, Ocker M, Ritter M, et al. Biliary tract cancer stem cells - translational options and challenges[J]. World Journal of Gastroenterology, 2017, 23(14): 2470-2482.

[8] McNamara M G, de Liguori Carino N, Kapacee Z A, et al. Outcomes in older patients with biliary tract cancer[J]. European Journal of Surgical Oncology, 2021, 47(3): 569-575.

[9] Mizrahi J D, Shroff R T. New treatment options for advanced biliary tract cancer[J]. Current Treatment Options in Oncology, 2020, 21(8): 1-8.

[10] Mondaca S, Nervi B, Pinto M, et al. Biliary tract cancer prognostic and predictive genomics[J]. Chinese Clinical Oncology, 2019, 8(4): 42.

[11] Nara S, Esaki M, Ban D, et al. Adjuvant and neoadjuvant therapy for biliary tract cancer: A review of clinical trials[J]. Japanese Journal of Clinical Oncology, 2020, 50(12): 1353-1363.

[12] Perego G, Burgio V, Nozza R, et al. Is there any place for novel agents in treating biliary tract cancer? [J]. Medical Oncology (Northwood, London, England), 2021, 38(2): 19.

[13] Persano M, Puzzoni M, Ziranu P, et al. Molecular-driven treatment for biliary tract cancer: The promising turning point[J]. Expert Review of Anticancer Therapy, 2021, 21(11): 1253-1264.

[14] Primrose J N. Adjuvant chemotherapy in resected biliary tract cancer[J]. Annals of Surgical Oncology, 2020, 27(7): 2127-2129.

[15] Rimini M, Casadei-Gardini A. Angiogenesis in biliary tract cancer: Targeting and therapeutic potential[J]. Expert Opinion on Investigational Drugs, 2021, 30(4): 411-418.

[16] Rizzo A, Federico A D, Ricci A D, et al. Targeting BRAF-mutant biliary tract cancer: Recent advances and future challenges[J]. Cancer Control: Journal of the Moffitt Cancer Center, 2020, 27 (1): 57-65.

[17] Rizzo A, Ricci A D, Brandi G. Recent advances of immunotherapy for biliary tract cancer[J]. Expert Review of Gastroenterology & Hepatology, 2021, 15(5): 527-536.

[18] Rizzo A, Ricci A D, Tavolari S, et al. Circulating tumor DNA in biliary tract cancer: Current evidence and future perspectives[J]. Cancer Genomics & Proteomics, 2020, 17(5): 441-452.

[19] Valle J W, Kelley R K, Nervi B, et al. Biliary tract cancer[J]. Lancet (London, England), 2021, 397(10272): 428-444.

[20] Wang Y, Rosen F, Agrawal R. Biliary tract cancer in a patient with a virchow's node[J]. Clinical Gastroenterology and Hepatology, 2020, 18(11): A30.

第 12 章

胰腺癌的预防

《第 1 节　胰腺癌的流行病学》

胰腺癌(cancer of pancreas,pancreatic cancer)是常见的消化道恶性肿瘤之一,约占全部恶性肿瘤的 2%。近年来,胰腺癌的发病率和死亡率仍处在上升阶段,尤其是在我国并呈现出年轻化趋势。约 95% 的胰腺癌为导管细胞腺癌(pancreatic ductal adenocarcinoma cancer,PDAC),特殊类型的导管起源的癌、腺泡细胞癌及小腺体癌、大嗜酸性颗粒细胞性癌及小细胞癌等其他病理类型的胰腺癌约占 5%。胰腺癌恶性程度很高,诊断和治疗都很困难,约 90% 的病人在诊断后一年内死亡,5 年生存率仅有 1%～3%,是愈后最差的恶性肿瘤之一。

1) 胰腺癌的地区分布特征

胰腺癌发病率和死亡率有明显的地理差异,高发国家或地区的发病率可以是低发国家或地区的 5～7 倍。总体上西方发达国家和地区如北美、新西兰、欧洲、日本、澳大利亚等地胰腺癌的发病率较高,东南亚、南亚、非洲一些国家胰腺癌发病率较低。就全球而言,20 世纪胰腺癌发病率最高的地区为新西兰、美国夏威夷、北欧、日本及北美一带,最低的地区为印度、北非、西非及太平洋地区的亚美尼西亚等地。随纬度增高,胰腺癌的发病率有增高趋势。

中国胰腺癌发病率呈上升趋势,其中农村地区上升明显,城市地区上升速度略缓,到 2015 年总体上升趋势有所减缓,但短期内胰腺癌仍然是主要癌症之一。

2) 胰腺癌的种族分布特征

美国黑人男性中胰腺癌发病率为 12.50/10 万,而匈牙利人、尼日利亚人和印度人发病率最低,仅为 1.50/10 万,相差近 10 倍。波利尼西亚男性,包括夏威夷本地人和新西兰毛利人的发病率也很高。日本人的发病率在 1960 年为 1.80/10 万,到 1985 年上升为 5.20/10 万。

3）胰腺癌的性别分布特征

胰腺癌无论发病率和死亡率,成年人中男性都高于女性,并随年龄的增加差别愈加明显。胰腺癌男性死亡率明显高于女性。全球每年约有 12 万名男性死于胰腺癌,而每年死于胰腺癌的女性人数为 10.7 万,比例为 1.12∶1,但死亡构成比女性却明显高于男性,年龄死亡率变化趋势男女基本相同。性别差异结果提示男性胰腺癌发病率明显高于女性。

4）胰腺癌的年龄分布特征

任何年龄都可发生胰腺癌,但不同年龄组死亡率差异很大,40 岁以前胰腺癌发病率很低,几乎不发生,然后随年龄增长而迅速、不间断、有规则地上升,在 0～64 岁这个年龄段,男性每增加 1 岁,因患胰腺癌而死亡的风险增加 0.2%。而女性年龄每增加 1 岁,因患胰腺癌而死亡的风险增加 0.1%。到 80～84 岁年龄组死亡率达到最高峰。

《第 2 节　胰腺癌可能的发病因素》

进行胰腺癌的病因学探索从而对相关危险因素进行干预控制对预防胰腺癌非常重要。胰腺癌发病危险因素和保护因子包括生活方式和环境因素、个体因素、疾病与药物史等。

1）生活方式和环境因素

（1）吸烟

在环境因素中,吸烟是目前唯一被公认的对胰腺癌发病有确定作用的危险因素,因此,吸烟与胰腺癌发生相关已经成为共识。据有关调查,吸烟者胰腺癌发病率比不吸烟者高 2～3 倍,而且吸烟者胰腺癌的发病年龄提前,也就是吸烟可以使人更容易且更早患胰腺癌。

（2）饮酒

饮酒对胰腺癌的作用结论不一。酒精是否可使胰腺癌的发病率升高至今仍具争议。研究饮酒与胰腺癌之间相关性时存在的问题之一是难以区别吸烟与饮酒、慢性胰腺炎各自所起的作用。长期饮酒者合并慢性胰腺炎较多,而慢性胰腺炎是胰腺癌发病的一个重要危险因素。所以,有些日本学者认为"饮酒与胰腺癌的关系可能是间接的",是经过慢性胰腺炎致病的。

（3）职业暴露

一定的职业环境暴露因素促使基因癌(基因或抑癌基因)突变,加快或促进了胰腺癌的发生,多种动物实验研究支持这种看法。可能包含危险因素的职业有橡胶和塑料制品工业、化学加工业、医药加工业、重金属工业、采矿、水泥建筑、纺织、药品制造与销售等。

相应的可能致癌物有农药杀虫剂类、金属镉类、亚硫酸盐、放射剂、石棉、铬酸盐、蜡类、磨光剂、清洗剂、合成树脂等，但研究结果不一致，证据不足。

2) 个体因素

(1) 家族遗传性及个体基因易感性

遗传性基因变化可能是胰腺癌重要的危险因素。流行病学研究证实了胰腺癌有家族聚集的特点。胰腺癌与几种高度特征性遗传性综合征相关，其中包括遗传性胰腺炎、家族性多发性非典型丘状黑色素瘤(FAMM)、Peutz-Jeghers 综合征(PJS)、遗传性乳腺-卵巢癌和遗传性非息肉性结肠癌(HNPCC)等。这些综合征常伴有生殖细胞的某些基因突变。存在 CDKN2A(细胞周期蛋白依赖性激酶)(p16)、PALB2、BRCA-2(乳腺癌易感基因-2)、STK11/LKB1 及错配修复基因突变的家族有可能会增加胰腺癌的易感性。吸烟与家族史、基因突变的交互作用也受到关注。

(2) 肥胖

发表在 *Clin Gastroenterol Hepatol* 的荟萃分析结果表明，患胰腺癌前的肥胖，即身体质量指数(Body Mass Index，BMI)与死亡率存在正相关关系，这种关系与糖尿病治疗与否无关。

3) 疾病因素

(1) 糖尿病

胰腺癌与糖尿病的关联性非常复杂。最近的研究显示，胰腺癌与糖尿病有确切的相关性，问题是糖尿病是胰腺癌的一个真实病因还是仅为胰腺癌的早期临床表现，而增高的危险性只发生在非胰岛素依赖型糖尿病患者或诊断时年龄>40 岁的糖尿病患者中，这一联系的机制仍不清楚。

(2) 慢性胰腺炎

慢性胰腺炎是胰腺癌发生的重要危险因素，现在认为可能是慢性胰腺炎所导致的长期炎症会启动或促进胰腺癌的发生和发展。但一般人群中慢性胰腺炎发生很少。估计只有 3%～4% 的胰腺癌可归因于慢性胰腺炎。慢性胰腺炎与胰腺癌的关系则又是一个研究热点。与糖尿病相似的是，慢性胰腺炎的病程越长，其胰腺癌发病的危险度反而降低。

(3) 感染因素

① 幽门螺杆菌感染

世界卫生组织国际癌症研究中心已将幽门螺杆菌(helicobacter pylori，H. pylori)感染列为人类已证实致癌因素之一，并确认幽门螺杆菌是胃癌的致病原。Meta 分析表明 H. pylori 感染与胰腺癌有关系，且 H. pylori 感染是胰腺癌的危险因素。

② 沙门氏菌感染

有报道称沙门氏菌能将胆汁降解成潜在的致癌物，而胆汁可逆流入胰腺导管系统，推测胆汁内携沙门氏菌的带菌者胰腺癌危险性升高,然而对于大多数人来说,沙门氏菌暴露比较少见。

③ 乙型肝炎病毒(HBV)感染

Meta 分析结论认为,乙肝病毒感染特别是乙肝表面抗原阳性可以增加胰腺癌的发病风险。

④ 丙型肝炎病毒(HCV)感染

回顾性多变量回归分析研究结论认为 HCV 阳性增加胰腺癌的发生风险。

⑤ 戊型肝炎病毒(HEV)感染

HEV 感染与胰腺癌发病存在相关性。

(4) 癌前期病变

导管内乳头状黏液瘤是一种癌前病变。

4) 医源性因素

胰腺癌发病与胆囊切除术可能有关,良性消化性溃疡胃大部切除术后患者(尤其是术后 20 年以上)为胰腺癌的高危人群,阑尾切除术是独立的危险因素。

《 第 3 节　胰腺癌的临床表现及诊断依据 》

胰腺癌初期症状与其他消化道疾病症状难以区分,同时由于位置深在,往往难以由病人自己发现胰腺肿物。胰头部肿物由于邻近胆总管末端壶腹部,在其受到压迫时可出现黄疸,症状出现较胰体尾癌早;而胰体尾癌往往发展到侵犯周围脏器或腹腔神经丛时方出现疼痛及相应的症状。

自不典型症状开始至确诊一般病程 1~6 个月,平均 3 个月;临床出现典型症状如黄疸、疼痛的病程平均不超过 10~20 天。胰腺癌的恶性程度很高,一般不治生存期 6~12 个月,而胰头癌甚至更短,往往由于梗阻性黄疸造成肝脏损害而死亡。

1) 临床症状

(1) 初期非特异性症状

① 上腹部不适或腹部隐痛

以往一般认为胰头癌的典型症状为"无痛性黄疸"。实际上,无论胰头癌或胰体尾癌,其初期均有上腹部不适或隐痛,往往为其首发症状,一般认为约占 90%。患者主要临床表现为上腹部"粗糙感"或隐痛,往往自认为胃痛或饮食不适,可忍受。反复发生,持续时间长,不易缓解。

② 腹部胀闷、食欲减退

腹部胀闷、食欲减退为胰腺癌的常见症状,占 80%左右。病人表现为进食后不消化,且食欲有所改变,厌食油腻及动物蛋白饮食。排便习惯改变,如便秘、腹泻、吸收不良、胃胀气或肠胀气等。由于胃、幽门或十二指肠直接受到侵害,或是由于胃功能的紊乱,可并发胃排空障碍的症状。

③ 消瘦乏力

胰腺癌病人多有消瘦乏力,经休息常难以完全缓解。在胰腺癌存在的情况下,胰管阻塞,使癌肿周围及胰管受阻远端的胰腺组织呈炎症状态,局部胰腺组织水肿,胰液分泌减少及(或)胰液排泄受阻,导致消化功能障碍,甚至食物吸收不良或病人害怕进食而出现消瘦、体重减轻。

④ 焦虑、忧郁

在胰腺癌病人中偶尔也可见以抑郁为主的精神症状,可出现焦虑、忧郁症、疑虑病和癔症,这种有精神症状的病人半数以上其精神症状比生理体征和症状的出现早 6 个月。

⑤ 糖尿病可伴随发作

胰腺癌与糖尿病的关联性非常复杂。糖尿病或者糖耐量异常作为胰腺癌的病因尚有争论,争论的焦点主要是糖尿病究竟是胰腺癌的一个早期症状或并发症,还是致病因素。多数结果支持糖尿病是胰腺癌危险因素的观点,但增高的危险性只发生在非胰岛素依赖型糖尿病患者或诊断时年龄>40 岁的糖尿病患者中,这一联系性的机制仍不清楚。

(2) 胰腺癌的典型症状

① 黄疸

皮肤巩膜黄染、皮肤瘙痒、大便颜色变白为梗阻性黄疸的典型表现,是胰头癌的重要症状,约 90％的胰头癌具有此症状。

黄疸通常是进行性加重的,但也有呈自然波动状态的。对邻近胆总管的小的胰腺癌的病人,黄疸可为唯一的临床表现。黄疸常伴有上臂、小腿和腹部烦人的瘙痒,特别在夜间加重。瘙痒与皮肤胆盐潴留有关。胆盐促进了周围细胞中蛋白酶的释放,而这些蛋白酶可以引起瘙痒,然而不是所有的病人都主诉瘙痒。偶尔可能见到瘙痒出现在临床上黄疸发生之前。

② 疼痛

65％～80％的病人有腹痛,而且疼痛常常模糊不清,难以言明,这种情况往往延误诊断。无论胰头癌或胰体尾癌,疼痛均是其重要症状,常常预示为晚期。

③ 消瘦、体重减轻

体重减轻是一种非特异性的症状,通常是渐进性的,在确认胰腺癌数月前即开始发生。90％的病人在疾病的初期即有消瘦、体重减轻。

④ 胃肠道症状

进展期胰腺癌病人均有严重的腹部胀闷、纳差。对于有消化道梗阻的病人,甚至出现恶心及严重呕吐。部分病人有腹泻等。

⑤ 发热

胰腺肿块造成胆道梗阻并继发感染的情况下,病人往往具有严重的高热,体温可达

40℃。此外,晚期胰腺癌病人,胰腺肿块增大,肿瘤中央坏死,坏死组织吸收亦可导致吸收热。

2）体征

胰腺癌病人在病变初期常无明确体征,表现为明确体征时常为进展期或晚期。主要为病人全身皮肤和巩膜黄染,重度消瘦,严重时表现为恶病质,形成梗阻性时,伴有肝、脾、胆囊肿大。

由于胰腺在腹部位置深处,在上腹部触及肿块时,一般病期较晚;当肿块侵及腹膜后器官时,肿块可有固定或活动欠佳,并伴有触痛。胰腺癌侵及胰腺被膜或肿瘤转移至腹膜形成腹膜癌性结节或肿瘤造成门静脉阻塞时可出现腹水,腹水可为清亮或血性。少数胰体尾癌可引起周围静脉血栓形成或血栓性静脉炎。胰腺癌远处淋巴结转移最常见的部位是左锁骨上淋巴结。胰腺癌如出现血行转移,如肝、肺、胸膜、骨或脊椎等,则出现相应的症状体征。胰腺癌转移相关的血栓性静脉炎(Trousseau 体征)也可能是胰腺癌的早期体征。

3）临床分期

目前分期主要使用美国癌症联合委员会(AJCC)和国际抗癌联盟(UICC)于 2017 年公布的第 8 版 TNM 分期系统,见表 12-1。

表 12-1　胰腺癌 TNM 分期 AJCC/UICC,2017 年(第 8 版)

原发肿瘤(T)	TNM 临床分期		
TX:原发肿瘤无法评估	分期	T	N	M
T0:无原发肿瘤证据	0 期:	Tis	N0	M0
Tis:原位癌(包括高级别导管上皮内瘤变,导管内乳头状黏液性肿瘤伴高度异型增生,导管内管状乳头状肿瘤伴高度异型增生,黏液性囊性肿瘤伴有高度异型增生)	ⅠA 期:	T1	N0	M0
	ⅠB 期:	T2	N0	M0
	ⅡA 期:	T3	N0	M0
T1:肿瘤最大径≤20 mm	ⅡB 期:	T1-3	N1	M0
T1a:肿瘤最大径≤5 mm	Ⅲ 期:	T1-3	N2	M0
T1b:肿瘤最大径>5 mm,但≤10 mm		T4	任何 N	M0
T1c:肿瘤最大径>10 mm,但≤20 mm	Ⅳ 期:	任何 T	任何 N	M1
T2:肿瘤最大径>20 mm,但≤40 mm				
T3:肿瘤最大径>40 mm				
T4:不论肿瘤大小,侵及腹腔动脉,肠系膜上动脉,和/或肝总动脉				
区域淋巴结(N)				
NX:区域淋巴结转移不能评价				
N0:无区域淋巴结转移				
N1:1～3 个区域淋巴结转移				
N2:4 个以上区域淋巴结转移				
远处转移(M)				
M0:无远处转移				
M1:有远处转移				

4）病理分型

胰腺癌包括胰头癌、胰体尾部癌。90％的胰腺癌为导管细胞腺癌，特殊类型的导管起源的癌有多形性癌、腺鳞癌、黏液癌、黏液表皮样癌和印戒细胞癌、纤毛细胞癌。少见黏液性囊腺癌、腺泡细胞癌、小腺体癌、大嗜酸性颗粒细胞性癌、小细胞癌。

5）诊断要点

胰腺癌早期缺乏特异性的临床表现，对早期出现的可疑症状应进行仔细分析和有关检查。在检查顺序上首先应进行超声波检查。在条件许可时，可做 CT、核磁共振检查，如果发现有相当大的胰腺肿块时，可在超声或 CT 导引下进行细针吸引活检。对有各种症状、体征，而经各种检查仍无法确诊的疑似者，主张及早剖腹探查，了解癌肿大小和扩散转移情况。

（1）胰腺癌血清肿瘤标志物

癌胚抗原（CEA）和糖类抗原 19-9 对胰腺癌的临床意义已得到肯定。另外，其他血清分子标志物具有无创性及花费低的优点，有望成为检测早期胰腺癌的理想标志物。

① CEA、CA19-9

癌胚抗原 CEA 是临床上用于诊断胰腺癌的第一个肿瘤标志物。此外，在其他消化道肿瘤如胃癌、结直肠癌等消化道肿瘤中也有 CEA 表达，使得 CEA 的特异性下降。因此，CEA 被诊断胰腺癌性能更好的 CA19-9 逐渐取代。CA19-9 是一种比 CEA 诊断胰腺癌更为特异的肿瘤标志物。

② CA242

CA242 是胰腺癌的一种新标志物，是胰腺癌和结肠癌较好的肿瘤标志物。Kawa 报告其诊断胰腺癌的敏感性和特异性分别为 79％和 93％，具有较高的特异性。

③ CA195

CA195 对胰腺癌的敏感性为 64％～100％。CA195 水平反映胰腺癌的病期，在癌肿可否切除间显示显著区别。

④ CA125

CA125 的表达与胰腺肿物部位密切相关，胰头癌高表达最常见。

胰腺癌肿瘤标记物的研究已取得很大进展，但尚未有高度特异的诊断标记物出现。因此，寻找胰腺癌较好的标志物，对胰腺癌的早期诊断、预后评估及治疗具有重大意义。

（2）胰腺癌的影像学诊断

胰腺癌的影像学诊断手段包括超声、CT、MRI、PET/CT、ERCP 与 EUS 等。

① 超声检查（ultrasonography，US）

超声检查费用低，可见到肝脏、肝内和肝外胆管肿瘤，其敏感性和特异性超过 90％。

ⅰ．B 超（B-scan ultrasonography）

腹部超声是胰腺癌普查和诊断的首选方法。其特点是操作简便、无损伤、无放射性、可多轴面观察,并能较好地显示胰腺内部结构、胆道有无梗阻及梗阻部位。但超声波诊断的准确性受到操作者的技术、病人肥大的体形和胃肠道气体的限制。通常,超声检查作为CT的补充检查。

ⅱ. 彩色多普勒血流显像(color doppler flow imaging,CDFI)

直径 4 cm 以内的胰腺癌内部很少能测到血流信号,肿瘤增大时部分可于周边检出低速血流,但远比肝癌、壶腹癌、肾癌和胰腺其他类型的癌血流稀少。CDFI 检查的重点是肿瘤对周围大血管有无压迫和侵犯,可从不同的切面显示肿瘤周围动脉和静脉管腔及管壁的改变,判定血管的受侵情况。

ⅲ. 超声内镜(endoscopic ultrasonography,EUS)

在所有影像检查中超声内镜是目前胰腺癌最敏感的诊断手段。主要优点是没有盲区,能均匀显示整个胰腺、胰腺被膜、胰管壁。EUS 下 1 cm 以上的肿瘤可以清晰显示,2 cm 以内的肿瘤检出率达 80%~95%,血管浸润的诊断准确率为 85%~92%,对于早期诊断和判定进展程度起着非常重要的作用。超声内镜为侵入性检查方法,一般不列为常规方法。

ⅳ. 胰管内超声检查(intraductal ultrasonography,IDUS)

使用管内超声探头,频率 20~30 MHz,内径 2.0~2.4 mm,聚焦半径范围 0.3~1.0 cm,内镜逆行胰胆管造影(ERCP)结合胰胆管腔内超声(IDUS)通过十二指肠乳头或术中插入,是观察胰管早期病变的敏感检查方法。正常胰管为高、低、高三层结构,胰管癌时管壁层次消失。

② 电子计算机断层扫描(computed tomography,CT)

最初应选择的诊断性检查是 CT 扫描。这种扫描器不依赖手术,不受病人体形和胃肠道气体的限制,可确定肝脏转移灶、淋巴病变和周围血管侵犯,但对小于 2 cm 的损害或腹膜小结节的诊断不可靠。CT 可判断病人所处的病期,并为不能进行手术的病例提供信息。如发现有远处转移、邻近器官的侵犯、血管被包裹或侵犯,以及淋巴病变则不能手术切除肿瘤。然而,CT 对可以切除的肿瘤的诊断却不够精确。可在 CT 引导下进行经皮细针穿刺活检,因为需确定组织学诊断,这对不能手术的病人更为重要。

③ 核磁共振扫描(magnetic resonance imaging,MRI)和核磁共振胆道成像(magnetic resonance cholangiopancreatography,MRCP)

MRI 常规胰腺扫描序列、MRCP、二乙烯三胺五乙酸钆-靶向造影(Gadopentetic acid,Gd-DTPA)动态增强扫描对胰腺癌、胰胆管扩张、周围血管侵犯及小胰腺癌诊断有价值,联合应用多种 MRI 检查技术可提高胰腺癌的诊断准确性。

④ 正电子发射型计算机断层显像(positron emission tomography-computed tomography,PET/CT)

全身 PET/CT 对于肿瘤的淋巴结和远处转移的判断及分期具有优势。

⑤ 经内镜逆行胰胆管造影(endoscopic retrograde colangio-pancreatography,ERCP)

ERCP 在确定胆管结石、对胆管损害进行诊断以及获取十二指肠和壶腹部癌的组织活检方面均特别有用。如发现有压缩或堵塞的情况(称为双管症),可诊断小的胰头损害。胰腺恶性肿瘤存在时,胰腺的图像很少有正常的,不能切除的胰腺癌一般有胆管扩张,ERCP 为十二指肠乳头切除术的可能性提供依据,并为内修复术定位,这样可避免手术减压。在超声的帮助下插入内窥镜,为诊断胰腺肿瘤提供了新的方法,这一技术为早期诊断提供了可能性。

ERCP 获得的胰液及细胞刷检标本可进行细胞学、肿瘤标志物或基因检测,为提高早期胰腺癌的诊断提供了依据。

(3) 经口胰管镜(peroral pancreatoscopy, PPS)

经口胰管镜是结合 ERCP 将超细胰管镜通过十二指肠镜的活检孔道插入胰管内,直接观察胰管的病变,是一种直接、微创的检查方法,对判断胰管病变的性质有较大的参考价值,并能协助内镜下的治疗。

(4) 在 CT 或超声引导下的细针抽吸(fine needle aspiration, FNA)

FNA 细胞学检查对胰腺癌诊断的准确性可达 76%～90%,其特异性几乎可达100%。当没有手术指征或不愿意接受手术时,无论对胰尾、胰体损害或转移病灶,FNA都可能特别有用。

(5) 超声内镜引导下细针穿刺活检(endoscopic ultrasound guided fine needle aspiration/biopsy, EUS-FNA/B)

内镜超声检查术(EUS)是近 10 年来开展的新技术,目前已广泛应用于上消化道及邻近脏器疾病的诊断。EUS 引导下穿刺活检是 EUS 的重大进展,对胰腺疾病,尤其是胰腺肿瘤的诊断具有很高的价值。

第 4 节　胰腺癌预防的全程干预

近几十年来,国内外学者进行了大量的胰腺癌流行病学调查并取得了一些进展,胰腺癌被发现时绝大多数已处于晚期,使得对流行病学和早期诊断的研究受到了限制。确定胰腺癌的高危人群,查明危险因素,仍需进行大量的调查工作。

1) 一级预防

胰腺癌的"一级预防"也就是病因预防,致力于消除可能产生胰腺癌的诱因。

(1) 改变不良生活习惯

80%以上的癌症发生与人们的生活方式有关,胰腺癌也不例外。因此,建立健康的生活方式,从日常生活做起,把预防工作做在前面是十分重要的。

① 不吸烟和戒烟

吸烟与胰腺癌危险性的联系在国际上已被公认,危险性随每日吸烟量、吸烟年限和累积年包数而显著升高,危险性随戒烟年限增长而降低,戒烟 10 年以上者其危险性已和非吸烟者相仿。

② 少饮酒

酗酒可以引发胰腺炎,尤其饮酒、吸烟和摄入高脂肪、高蛋白质饮食的综合作用,长期酗酒可使胰腺炎症反复发作,最终导致慢性胰腺炎,增加胰腺癌的发病风险。另外,长期酗酒导致慢性酒精中毒,进行性损害胰腺实质,增加胰腺癌的发病概率。

③ 膳食结构合理均衡

美国饮食、营养及癌症委员会(Diet,Nutrition and Cancer,DNC)的调查表明,胰腺癌是有可能通过改变饮食习惯而加以预防的。事实上,合理的膳食可能对大部分癌都有预防作用,特别是植物类型的食品中存在各种各样的防癌成分,这些成分几乎对所有癌的预防均有效果。

采用炖、熬、蒸等烹调方法,不要用油煎、炸等方法,尽量少吃熏烤煎炸、腌制多盐的食品,以尽量减少胰腺的过度分泌。

④ 减肥

肥胖与胰腺癌的关系密切,我们应重视生活方式,关注体重指数和腰围,预防肥胖发生比治疗更重要,应避免超重和肥胖。

⑤ 保持良好的心态,学会劳逸结合

心理压力是重要的癌症诱因,压力导致过劳体虚,从而引起免疫功能下降、内分泌失调、体内代谢紊乱。

⑥ 加强体育锻炼

胰腺癌的发生与身体热量过高有关,运动最直接的作用就是消耗热量,因而对胰腺癌的预防最直接。

(2) 远离环境与职业危害因素

国际癌症研究机构将 107 种物质、合剂及暴露环境定为人类致癌物。其中包括石棉、苯、砷、镉、环氧乙烷、苯并芘、二氧化硅、紫外线辐射(包括人工日光浴设备的紫外线辐射)、氡、铝和焦炭生产、钢铁铸造和橡胶制造业。生活和工作中要尽量远离这些物质。

(3) 预防感染

预防和及时治疗幽门螺杆菌、沙门氏菌、乙型肝炎病毒、丙型肝炎病毒、戊型肝炎病毒等与胰腺癌发生相关的感染。

(4) 消除胰腺慢性炎症因素

慢性胰腺炎的治疗原则是去除病因,控制症状,纠正改善胰腺内外分泌功能不全及防治并发症。一般治疗包括戒烟戒酒,调整饮食结构,避免高脂饮食,可补充脂溶性维生素及微量元素,营养不良者可给予肠内或肠外营养支持。积极治疗者可缓解症状,但不易根治。

(5) 糖尿病病人应警惕胰腺癌

采用结合体育锻炼的低胰岛素饮食、控制体重和不吸烟等手段,可显著降低胰腺癌的发病率与病死率。

对于胰腺癌高危人群的新发糖尿病,必须慎重选择降糖药,以预防胰腺癌的发生。二甲双胍被证实可以通过胰岛素依赖或非胰岛素依赖途径抑制肿瘤形成。噻唑烷二酮类被认为具有抑制细胞生长、促进细胞凋亡、阻止肿瘤细胞侵袭转移的作用。磺胺类药物的降糖机制为刺激胰岛素分泌或增强胰岛素功能,因此具有刺激细胞增殖及肿瘤形成的作用,应该避免使用。

2) 二级预防

利用已知的肿瘤标志物与影像学检查手段对胰腺癌的高危人群的癌前病变或早期胰腺癌实现早发现、早诊断、早治疗(简称"三早"预防),降低胰腺癌的死亡率至关重要。

(1) 发现高危人群

所谓高危人群筛查策略,首先需要检出高危个体,然后采取有针对性的预防措施,进而纠正其高危险因素。

① 遗传因素——基因多态性

胰腺癌的家族史对胰腺癌的发生有很大影响,约 7%～10% 的胰腺癌患者有家族史。家族性胰腺癌在大多数研究中被定义为家族中有两个或以上的一级亲属被诊断为胰腺癌。

科学家们在遗传易感性标志物的研究方面也取得了一定的成绩,伴随着罕见的遗传性疾病与胰腺癌的关联研究结果,一些高外显性的胚系突变被确定。约 7% 的散发性胰腺癌存在 BRCA2 基因的胚系突变,携带 BRCA2 基因胚系突变体的个体终身患胰腺癌的风险约为 5%。BRCA1 与家族性胰腺癌(familial pancreatic cancer,FPC)的关系不如 BRCA2 密切,BRCA1 基因突变的携带者胰腺癌发病风险比一般人群高 2～3 倍。约 80% 的黑斑息肉综合征(Peutz-Jeghers syndrome)患者存在着 STK2/LKB1 基因的胚系突变,而黑斑息肉综合征的患者发展为胰腺癌的风险是一般人群的 132 倍,终身胰癌发病风险为 36%。PRSS1 基因位于染色体 7p35 区域,在保护胰腺组织避免被自身消化中起重要作用,该基因的胚系突变与遗传性胰腺炎的发病相关。目前已发现超过 25 个 PRSS1 基因的突变位点,最常见的是 R122H 和 N29I,外显率接近 80%。遗传性非息肉性大肠癌综合征(HNPCC)又称 Lynch 综合征,与 DNA 错配修复基因家族的胚系突变相关,其中最常见的突变在 hMLH1(3p21.3)和 hMSH2(2p21)两个基因上,大约能解释 90% 的 HNPCC 家系基因突变。在有错配修复基因突变的家族中,累积发展为胰腺癌的风险在 50 岁时为 1.31%,70 岁时增加至 3.68%,是一般人群的 8.6 倍,而该家族 20～49 岁患者的患病风险是一般人群的 30.5 倍。家族性非典型多痣黑色素瘤(FAMMM)是常染色体显性遗传性疾病,CDKN2A 为其抑癌基因,它的胚系突变是 FAMMM 遗传基础的一部分。FAMMM 家族成员患胰腺癌的风险较一般人群增加 13～22 倍,而 CDKN2A 突变体携带者患胰腺癌的风险更是较普通人群增加了 38 倍。家族性腺瘤性息肉(FAP)是一种常染色显性遗传性疾病,APC 基因的胚系突变是 FAP 的遗传基础,APC 的胚系突变也被报道与胰腺癌的发病风险增加相关,携带 APC 基因突变体的个体与 FAP 患者较一般人群患胰腺癌的风险增加 4 倍,终生患胰腺癌的发病风险为 1%。

② 体细胞突变

大量研究表明胰腺癌的发生、发展是一个多步骤、多阶段、多基因参与的过程,与各种原癌基因与抑癌基因的异常等多种因素有关。从正常的胰腺导管上皮细胞到胰腺上皮内肿瘤(pancreatic intraepithelial neoplasia,PanIN),直至浸润癌的发生、发展过程,是多种基因异常改变的累积结果,其中最主要的是 K-ras、p53、p16、DPC4 等基因。在胰腺癌的发生过程中,这些基因改变有先后的时间顺序,而非随机出现。HER-2/neu 基因过表达与 K-ras 基因点突变属早期事件,类似的,K-ras 基因的点突变在 PanIN-1 A、PanIN-1 B 和 PanIN-2/3 期分别为 36%、44%和 87%。

由于胰腺癌患者的 K-ras 基因突变率极高,越来越多的学者开始强调依靠检测 K-ras 基因突变来达到早期诊断胰腺癌的目的。目前,可通过细针穿刺活检,收集胰液和十二指肠液、粪便等检测脱落细胞及 ERCP 刷检和细针穿刺检测组织 K-ras 基因突变诊断胰腺癌。

③ 临床高危人群

临床高危人群有中老年糖尿病病人,慢性胰腺炎病人,幽门螺杆菌、沙门氏菌、乙型肝炎病毒、丙型肝炎病毒、戊型肝炎病毒等感染病人,胆囊切除 20 年以上的患者。

(2)"三早"预防

① 对胰腺癌高危人群进行筛查

针对前文提及的胰腺癌的高危因素,对高危人群进行彩超和胰腺癌诊断血清标志物 CEA、CA19-9、CA242、CA195 以及大便 K-ras 和 p53 突变进行评价,以此为基础建立筛查方案,如果发现高危患者,可以立即进行影像学、内窥镜等检查,尽早检测出癌前病变与早期胰腺癌,可能有助于提高胰腺癌的早期诊治水平。

② 重视胰腺癌的非特异性的早期症状

单纯临床表现很难明确或排除胰腺癌,如年龄超过 45 岁,出现以下症状:黄疸,不能解释的消瘦且体重减轻超过 10%;不能解释的上腹部或腰背部疼痛;不能解释的消化不良;突然出现的糖尿病;一次或几次"先天性"胰腺炎史;不能解释的脂肪泻等;同时没有阳性体征、常规影像学检查阴性,应考虑胰腺癌的可能,进一步追踪检查,以免漏诊。

③ 合理应用影像检查手段

目前常用超声、CT、核磁共振等检查手段,因其敏感性差、分辨率低,在高危人群筛查方面的应用受到限制。内窥镜超声、管内超声和经口胰管镜检查等是发现早期胰腺癌较好的方法,灵敏度高,对高危人群最好 2 年检查 1 次。其缺陷在于费用较高,为有创检查,操作技术要求高,需要特殊的设备。

3) 三级预防

胰腺癌由于恶性程度高,手术切除率低,预后不良。尽管手术仍然是首要的治疗方法,但由于胰腺癌常常发现较晚而丧失根治的机会,因此需要对胰腺癌进行综合治疗。同大多数肿瘤一样,迄今为止还没有一种高效和可完全应用的综合治疗方案。现在的综合治疗仍然是以外科治疗为主,放疗、化疗、分子靶向治疗为辅。

（1）外科治疗

手术是唯一可能根治的方法。胰腺癌由于自身的生物学特性,目前以手术为主的综合治疗依然是提高疗效的主要手段,对于胰腺癌患者不应轻言放弃手术治疗,即使是姑息手术治疗亦能显著提高患者生存质量。胰腺癌的治疗手术方式的选择有赖于肿瘤的部位、有无远处转移及胆道消化道的梗阻、全身状况及并发症、综合医疗条件及手术者的经验和能力。胰腺癌早期缺乏明显症状,大多数病例确诊时已是晚期,手术切除率低,术后5年生存率也低。

① 可切除胰腺癌

可切除和可能切除胰腺癌仅占20%,报道的术后最好5年生存率在25%～30%之间。手术包括胰十二指肠切除术、保留幽门的胰十二指肠切除术、合并血管切除的胰腺癌手术、胰体尾部切除术、全胰切除术。

② 不能切除的胰腺癌的手术疗法

姑息性手术包括胆道引流术,胃空肠吻合术,胆肠、胃肠吻合术。

（2）介入治疗

① 经动脉介入化疗（transarterial interventional therapy，TAIT)

介入化疗通过将导管插至肿瘤供血动脉提高肿瘤局部的药物浓度。胰腺癌区域性化疗可大大提高化疗疗效。

② 腔道介入

对于梗阻性黄疸又不能切除的胰腺癌,可选择经皮肝胆道支架植入术、胆管外引流术、内镜下胆道支架植入术,以解除梗阻,减轻黄疸,改善症状,提高患者的生存质量。

（3）放射治疗

放疗及放化疗同步是局部晚期和远处转移胰腺癌患者的主要治疗手段。

早期的临床研究表明,单纯放疗对局部进展期胰腺癌（locally advanced pancreatic cancer，LAPC)患者的疼痛和梗阻症状有较好的姑息治疗作用,与最佳支持对症治疗相比,单纯放疗也可延长局部晚期不能手术切除胰腺癌患者的生存期,但单纯放疗的疗效不尽如人意。目前以吉西他滨为基础的同步放化疗已作为局部晚期不能手术切除胰腺癌的推荐治疗手段之一。但即便如此,目前放疗在此类胰腺癌中的治疗价值仍有争议。

伽玛刀治疗中晚期胰腺癌的原理,主要是提高了病灶区的吸收剂量。伽玛刀治疗胰腺癌提高了患者的生存率,不良反应小,对肿瘤进展有较好的控制和疗效等。

（4）化疗

对不能手术切除、姑息切除或术后复发的胰腺癌,或者为预防根治性切除术后复发,均可进行化学治疗。吉西他滨、替吉奥、奥沙利铂、白蛋白结合型紫杉醇、伊立替康、卡培他滨等化疗药物有一定的疗效,可单用或联合。对胰腺癌的术后辅助化疗可期望降低术后复发与转移的发生率。专家组推荐术后接受6个月吉西他滨或氟尿嘧啶辅助治疗,前者毒性更低。

不可切除的胰腺癌、术后复发的胰腺癌、姑息切除的胰腺癌,可予以姑息性化疗。

① 一线化疗

ⅰ. 良好机能状态患者可接受的化疗联合方案包括 FOLFIRINOX(类别 1),吉西他滨＋白蛋白结合型紫杉醇(类别 1),吉西他滨、多西他赛、卡培他滨固定剂量比例(类别 2B),氟尿嘧啶＋奥沙利铂(类别 2B)。

ⅱ. 较差机能状态患者可接受的化疗联合方案包括吉西他滨(类别 1)、卡培他滨或者持续输注 5-FU(类别 2B)。

目前为止,吉西他滨是治疗胰腺癌的标准药物,但需要注意的是,吉西他滨可改善患者的生活质量,客观有效率不高。寻求更具疗效的新药仍是今后胰腺癌治疗努力的方向。

② 二、三线化疗

二、三线治疗中,绝大多数的单药或联合方案仅能对体能状况较好(KPS≥70、PS0-1)的患者有一定的临床获益。但对于一线治疗失败后的晚期胰腺癌,大部分二线治疗方案尚未显示出明显的生存获益,因此,难治患者的二、三线治疗尚无标准方案。

(5) 分子靶向治疗

近年来,基因检测作为精准治疗的基础,在胰腺癌中的应用也出现了曙光。除了 KRAS、CDKN2A、TP53 和 SMAD4 这四个最为常见的突变。有证据表明有足够多的胰腺癌患者携带高渗透性乳腺癌和卵巢癌易感基因突变,因此,以下基因也是值得检测的,包括 BRCA1、BRCA2、CDH1、PALB2、PTEN 和 TP53 等。此外,一部分基因如 hENT、SPARC、PDX1、BRAF、dMMR、Her-2 也被证实在胰腺癌的治疗中发挥着重要作用。所以建议所有胰腺癌患者均应接受基因检测,因为近两年胰腺癌的靶向治疗取得了突破性的进展,这些检测的结果可以帮助确定最有效的治疗方法(例如 PARP 抑制剂),以及是否有机会参与新药的临床研究。

(6) 免疫治疗

胰腺癌免疫疗法成为近年来研究的热点,一部分免疫治疗方法进入了临床试验,但免疫治疗在胰腺癌中收效甚微,这可能与胰腺癌独特的生物学行为及肿瘤微环境有关。

(7) 热疗

胰腺癌属于对放化疗敏感性低的乏氧性肿瘤,但对热的敏感性高。近年来由于技术上的改进,使得温热疗法得到了应用,常用的温度是 44 ℃。

(8) 其他局部治疗

目前用于胰腺癌局部治疗的方法还有射频消融、高能聚焦超声、冷冻治疗、微波固化治疗、纳米刀(不可逆电穿孔)技术治疗等。

4) 四级预防

(1) 镇痛

晚期胰腺癌患者最常见的症状就是疼痛,而且常人难以忍受,可通过以下方法缓解:

① 药物镇痛

胰腺癌疼痛的药物治疗原则是尽量口服给药,有规律地按时给药,按阶梯给药,用药应该个体化,精准止痛,可联合使用抗焦虑、抗抑郁和激素等辅助药物提高镇痛治疗效果。

② 手术镇痛

对于由肿瘤压迫、刺激所致的梗阻性疼痛,外科手术是必要而有效的治疗方法。

③ 化疗镇痛

对于肿瘤侵及内脏及腹腔神经丛引起的疼痛可采用化疗的手段,从而减轻或消除肿瘤对神经的压迫,缓解和消除神经痛。

④ 放疗镇痛

放疗对癌症压迫或浸润神经引起的疼痛缓解率达 $70\% \sim 85\%$,若原发灶对放疗敏感,则效果更佳。

⑤ 腹腔神经丛阻滞

对不能根治切除的胰腺癌患者行术中腹腔神经丛阻滞,操作方法简便,定位准确且安全,对晚期胰腺癌所致疼痛镇痛效果明显。

胰腺癌晚期患者的疼痛不是单一的疼痛,而是各种疼痛掺杂在一起,因此临床治疗上会采用多种方式共同镇痛,这也需要患者家属对病人进行心理疏导,增强治疗信心。

(2) 营养支持治疗

胰腺癌患者中 85% 伴有营养不良和体重下降。临床上营养支持包括肠内和肠外营养支持,其中肠内营养是最佳的方式。具体选用原则应根据病情、肠外营养支持的时间等多方面的因素来考虑,肠内、肠外两种营养途径不是对立的,而是互补的。

(3) 并发症的治疗

① 体重减轻

体重下降明显是常见的胰腺癌晚期症状,90% 的患者有消瘦。考虑与胰液胆汁缺乏、消化吸收功能差、食欲不佳、睡眠差、精神负担重以及癌细胞直接作用等相关。同时还会伴随体质衰弱、全身乏力的现象。可通过肠内、肠外两种营养途径加强营养支持。

② 血栓性静脉炎

在胰腺癌晚期患者当中,有部分患者会出现游走性血栓性静脉炎,也有的患者会伴随动脉血栓的形成,这些都是胰腺癌晚期患者最常出现的并发症。可应用阿司匹林和低分子肝素治疗。

③ 精神症状

当患者的疾病发展到晚期,一部分患者会逐渐出现焦虑、暴躁、忧郁、失眠、性格改变。这些精神症状也是胰腺癌晚期患者较常出现的症状,可应用抗抑郁、镇静、催眠等药物进行治疗。

④ 胆道梗阻

胆道梗阻现象是胰腺癌最常见的并发症,可行经皮胆道引流(PTCD)或胆总管空肠吻合术。胆囊空肠或胆总管空肠吻合的死亡率分别为 16% 和 20%,其生存期分别为 5.3

月和 6.5 月,但胆囊空肠吻合者常有黄疸复发和胆管炎的发生。

⑤ 十二指肠梗阻

胰腺癌十二指肠梗阻也是导致胰腺癌死亡的又一重要因素,治疗十二指肠梗阻可以通过胃空肠吻合术,加强营养同样重要。

⑥ 发热

至少有 10% 的患者在病程中有发热出现。胰腺癌晚期临床可表现为低热、高热、间歇热或不规则热等。原因可能与癌细胞本身释放的致热源或继发性胆道感染有关。可应用抗生素及激素等治疗。

(4) 胰腺癌患者的临终关怀

① 临终关怀的目的

临终关怀的目的是使生命有价值、有尊严地存在,直至自然结束,不是为延长生命,而是为改善生命质量。临终关怀服务不只是在生命的最后几天才进行,而应贯穿于疾病的全过程,而且要与其他相关专业良好配合。因此,临终关怀是一门关怀和支持的学科,一般需要采用合作式治疗模式,即从疾病的确诊开始直到死亡,历经疾病治疗逐渐过渡到姑息治疗的全过程。

② 临终关怀的基本特点与核心内容

临终关怀的最基本特点是让患者舒适,其核心内容是尽量控制疼痛和身体的其他不适,在疾病的终末期最常见的是疼痛、呕吐和便秘,有些患者还可能不限于这些症状,其最痛苦的症状是虚弱、口干、食欲丧失、焦虑、吞咽困难、褥疮、瘙痒等,临终关怀的医务人员对任何细小的症状都应给予高度的重视,不能视为微不足道。有时并没有特异有效的治疗措施,也应采取一些简单而常用的治疗与护理,目的在于让患者感到自己备受关怀,这样同样会收到很好的效果。

③ 临终关怀的原则

ⅰ. 以舒缓疗护为主的原则。对晚期癌症患者的治疗与护理本着舒缓疗护的原则,不以延长患者的生存时间为主,而以对患者的全面照顾为主,以提高患者临终阶段的生命质量,维护患者临终时的尊严与价值。

ⅱ. 全方位照护原则。主要包括对临终患者生理、心理、社会等方面的全面照顾与关心,为患者家属提供全天候服务。

ⅲ. 人道主义原则。为临终患者提供更多的爱心、同情与理解,尊重他们做人的权利与尊严,这就包括尊重他们选择安乐活的权利,也包括他们选择死亡时安乐状态的权利。

④ 患者的基本需求

晚期胰腺癌患者基本需求包括维持生命,解除痛苦,直至无痛苦地逝去。临终关怀要在满足患者基本生活需要的基础上满足他们的心理需要。

ⅰ. 心理治疗与护理

a. 支持求生心理。晚期癌症患者有强烈的求生希望,因此要尽量维持患者心中的希望,因为希望是晚期肿瘤患者病程中让患者生存下来的一个重要的基本条件。医护人员应抓住患者这种特有的心理特点,细心观察他们的表情、神态等非语言行为,探求、了解其心理状态及其变化,做好心理诱导,多关心患者,尊重患者意愿,做好生活护理,使其以最佳心态对待死亡。

b. 消除自卑心理,确立生活信念。晚期癌症患者受尽病痛的折磨,渴望社会关爱,希望得到亲人尤其是配偶的关怀和爱抚。他们害怕孤独,在生命的最后时光,不希望亲人离开。因此,我们可以为患者安排单人病房,允许家属或朋友陪护和探视,满足他们在生命最后时刻与亲人朋友一起度过的心愿。医务人员和家属应协助患者树立一个明确的有意义的生活目标,并帮助使之实现。

c. 积极开展死亡教育。死亡教育是临终关怀的一项重要内容,对临终患者运用临终心理“安乐”的心理护理方法,能在一定程度上缓解患者的焦虑、悲观、恐惧等情绪,使患者能安静地接受死亡。死亡教育在国外一些国家已较为普及,甚至为大、中、小学生开设死亡课程。死亡已被他们普遍接纳,认为死亡是生命循环中有意义的连贯性,是人类作为一个整体存在所必然的事情。死亡教育目的在于帮助临终患者树立正确的死亡观,突破对死亡的恐惧和不安,学习“准备死亡、面对死亡、接受死亡”,达到让生命“活得庄严,死得尊严”“生如春之灿烂,死如秋之静美”。只有让患者认识到死亡是人生无法抗拒的必然结果,与其痛苦挣扎,不如顺其自然,才会使患者安心,从而消除焦躁、恐惧心理,“安乐”接受死亡。

ⅱ. 美化环境

应当看到,让临终患者在最后的人生旅途中过得更幸福,更有尊严和价值,不仅需要细心的关怀护理,美好的环境也可唤起患者对生命的留恋。因此,临终患者的房间要光线充足、温暖、整洁和安静,并摆放一些患者平时喜爱的鲜花和物品,让患者最喜爱的人陪伴,使患者多享受一份人间情谊,安详度过余生。

ⅲ. 生活关怀

临终患者已失去生活自理能力,护士应协助患者料理日常生活。例如,尽量使患者保持舒适的体位,及时更换衣物、床单,保持患者皮肤清洁干燥,及时擦净皮肤上的血迹,把患者床头上的物品摆放整齐。还要根据患者的病情,协助患者翻身,按摩受压部位,促进血液循环,并保持床单清洁干燥、平整、无皱折,以防褥疮发生。

ⅳ. 补充营养

由于癌症患者长期慢性消耗,营养不良,胃纳不佳,故应给予高营养、高维生素、易消化饮食,例如可让营养师烹调适合患者口味的饮食,每天进食前认真做好患者的口腔护理,以增强患者食欲,同时鼓励患者进食,必要时采用胃肠外静脉高营养输入,以补充营养和维持体内水电解质平衡。

第 5 节　祖国医学在胰腺癌预防中的作用

1) 祖国医学对胰腺癌的认识

中医学对胰腺病变的认识丰富而深刻,大体分成三个阶段:第一阶段的许多论述包括了胰的功能及其病变,论点较广泛。如《难经·五十六难》谓:"心之积名曰伏梁,起脐上,大如臂,上至心下。"即是指心下至脐有肿物,犹梁之横架于胸膈,甚则可以呕血。《外台秘要》描述:"心腹积聚,日久症癖,块大如杯碗,黄疸,宿食朝起呕变,支满上气,时时腹胀,心下坚结,上来抢心,傍攻两胁,彻背连胸。""腹中疰气癖硬,二胁脐下硬如石,按之痛,腹满不下食。"《伤寒论》里的"结胸""膈痛""心痛"之类的疾病,都可能包括胰腺癌的病变。第二阶段为宋金元时期,论述了胰腺的形态与位置,但是以脾脏代替或概括了胰腺,认为本病预后不佳。如李东垣著的《脾胃论》:"脾长一尺掩太仓。"《十四经发挥》:"脾广三寸,长五寸,掩手太仓,附着于脊之第十一椎。"《医学入门》:"脾居中脘一寸二分,上去心三寸六分,下去肾三寸六分。"但上述描述都不够确切。《圣济总录》记载:"积气在腹中,久不瘥,牢固推之不移,有症也……按之其壮如杯盘牢结,久不已,令人瘦而腹大……至死不治。"第三个阶段为清代,中医解剖学有了新的发展,胰腺的概念也较前清晰。例如在王清任所著《医林改错》一书记载:"津管一物,最难查看,因上有总提遮盖,总提俗名胰子,其体长于贲门之右,幽门之左,正盖津门,总提下前连气府,接小肠。""胃外津门左名总提,肝连于其上。""肚腹有块必有形之血。"提示王清任观察了胰腺的解剖位置及其邻近器官,认为肿块与肝脏、脾脏和胰腺在生理功能与病机方面互相关联。气机不畅,脾虚肝郁,运化失司,水湿困滞,郁久化热,湿热蕴结,日久成毒,脾胃湿热熏蒸肝胆而一身面目俱黄;情志郁怒,肝气郁结,或饮食不节,或过食厚味,而至脾失运化,结胸膈痛,形成肝脾瘀结;或素有宿毒郁热,耗阴伤血,阴虚内热,热毒迫血妄行。这与现代医学对胰腺癌的认识有颇多相似之处。

2)胰腺癌的辨证论治

(1)脾虚气滞型

上腹部不适或疼痛,按之舒适,面浮色白,纳呆,消瘦,便溏,恶风自汗,口干不多饮,舌质淡,苔薄或薄腻,脉细或细弦。治则:健脾理气。方药:香砂六君子汤(《和剂局方》)加减。

(2)湿热蕴结型

上腹部胀满不适或胀痛,发热缠绵,口渴而不喜饮,或见黄疸,小便黄赤,口苦口臭,便溏味重,心中懊苦,舌红苔黄或腻,脉数。治则:清热化湿。方药:三仁汤(《温病条辨》)合茵陈五苓散(《金匮要略》)加减。

(3)气滞湿阻型

上腹部胀满不适或胀痛,腹部肿块明显,胸闷气短,纳食减少,或大便溏薄,肢体乏力,甚至面浮足肿,舌淡苔白腻,脉濡细或细弦。治则:理气化湿。方药:二陈汤(《和剂局方》)合平胃散(《和剂局方》)加减。

(4)阴津不足型

上腹部胀满不适或胀痛,低热,午后颧红,盗汗,口干喜饮,便燥行艰,舌质红苔燥或少苔,脉细数。治则:养阴清热。方药:青蒿鳖甲汤(《温病条辨》)合增液汤(《温病条辨》)加减。

参考文献

［1］Fan X Z，Alekseyenko A V，Wu J，et al. Human oral microbiome and prospective risk for pancreatic cancer：A population-based nested case-control study［J］. Gut，2018，67(1)：120-127.

［2］Gordon-Dseagu V L，Devesa S S，Goggins M，et al. Pancreatic cancer incidence trends：Evidence from the Surveillance，Epidemiology and End Results (SEER) population-based data［J］. International Journal of Epidemiology，2018，47(2)：427-439.

［3］Li S，Xu H X，Wu C T，et al. Angiogenesis in pancreatic cancer：Current research status and clinical implications［J］. Angiogenesis，2019，22(1)：15-36.

［4］Mizrahi J D，Surana R，Valle J W，et al. Pancreatic cancer［J］. Lancet，2020，395(10242)：2008-2020.

［5］Adams F D，Baue W，et al. Carcinoma of body of pancreas［J］. New England Journal of Medicine，1947，237(23)：875-878.

［6］Antoniou E A，Damaskos C，Garmpis N，et al. Solid pseudopapillary tumor of the pancreas：A single-center experience and review of the literature［J］. In Vivo (Athens，Greece)，2017，31(4)：501-510.

［7］Esposito I，Häberle L，Yavas A，et al. Intraductal neoplasms of the pancreas［J］. Der Pathologe，2021，42(5)：472-483.

［8］Hughes E S R，Brown G. Carcinoma of the pancreas［J］. Medical Journal of Australia，1960，2(1)：7-10.

［9］Imazu N，Oe S，Tsuda Y，et al. Rapidly progressing anaplastic carcinoma of the pancreas with mucoepidermoid carcinoma：An autopsy case report［J］. Internal Medicine (Tokyo，Japan)，2021，60(14)：2235-2240.

［10］Kawaida H，Kono H，Watanabe M，et al. Pancreaticoduodenectomy for pancreas carcinoma occurring in the annular pancreas：Report of a case［J］. Clinical Journal of Gastroenterology，2015，8(4)：223-227.

［11］Kiernan P C. Carcinoma of the pancreas［J］. The Medical Annals of the District of Columbia，1951，20(2)：71-75.

［12］Luchini C，Grillo F，Fassan M，et al. Malignant epithelial/exocrine tumors of the pancreas［J］. Pathologica，2020，112(3)：210-226.

［13］Makiyama K，Takuma K，Zea-Iriarte W L，et al. Adenosquamous carcinoma of the pancreas［J］. Journal of Gastroenterology，1995，30(6)：798-802.

［14］Oka K，Inoue K，Sugino S，et al. Anaplastic carcinoma of the pancreas diagnosed by endoscopic ultrasound-guided fine-needle aspiration：A case report and review of the literature［J］. Journal of Medical Case Reports，2018，12：152.

［15］Pelner L. Carcinoma of the pancreas：A disease that may closely mimic a psychosomatic illness［J］. Gastroenterology，1947，8(1)：92-94.

［16］Reske S N. PET und PET-CT maligner tumoren des exokrinen pankreas［J］. Der Radiologe，2009，49(2)：131-136.

[17] Rooney S L，Shi J Q. Intraductal tubulopapillary neoplasm of the pancreas：An update from a pathologist's perspective[J]. Archives of Pathology & Laboratory Medicine，2016，140(10)：1068-1073.

[18] Shen Q，Jiang Q F，Tian Y W，et al. Appleby operation for carcinoma of the body and tail of the pancreas[J]. Journal of Cancer Research and Therapeutics，2018，14：S1019-S1023.

[19] Shiihara M，Higuchi R，Izumo W，et al. A comparison of the pathological types of undifferentiated carcinoma of the pancreas[J]. Pancreas，2020，49(2)：230-235.

[20] Warren K W，Christophi C，Armendariz R，et al. Current trends in the diagnosis and treatment of carcinoma of the pancreas[J]. The American Journal of Surgery，1983，145(6)：813-818.

[21] Wilentz R E，Goggins M，Redston M，et al. Genetic，immunohistochemical，and clinical features of medullary carcinoma of the pancreas：A newly described and characterized entity[J]. The American Journal of Pathology，2000，156(5)：1641-1651.

[22] Xie Y，Xiang Y，Zhang D，et al. Sarcomatoid carcinoma of the pancreas：A case report and review of the literature[J]. Molecular Medicine Reports，2018，18(5)：4716-4724.

[23] Yu R，Jih L，Zhai J，et al. Mixed acinar-endocrine carcinoma of the pancreas：New clinical and pathological features in a contemporary series[J]. Pancreas，2013，42(3)：429-435.

[24] Zong Y，Qi C，Peng Z，et al. Patients with acinar cell carcinoma of the pancreas after 2005：A large population study[J]. Pancreas，2020，49(6)：781-787.

第13章

肾癌的预防

《第1节　肾癌的流行病学》

肾细胞癌(renal cell carcinoma，RCC)是起源于肾实质泌尿小管上皮系统的恶性肿瘤，又称肾腺癌，简称为肾癌，占肾脏恶性肿瘤的 80%～90%。包括起源于泌尿小管不同部位的各种肾细胞癌亚型，但不包括来源于肾间质以及肾盂上皮系统的各种肿瘤。2018年 GLOBOCAN 数据显示，每年约有 403 000 人被诊断患有肾癌，占成人恶性肿瘤的 2%～3%，在泌尿系统肿瘤中仅次于前列腺癌和膀胱癌，但却是泌尿系统致死率最高的恶性肿瘤。

1) 肾癌的地区分布特征

发达国家的肾癌发病率最高，其中北美为 10.9/10 万，西欧(9.7/10 万)、澳大利亚和新西兰(9.6/10 万)紧随其后。北美、北欧和东欧的发病率是非洲和东南亚的 15 倍。肾细胞癌的发病率在世界范围内呈上升趋势，近 10 年每年递增 0.7%～2%，并与人均国内生产总值呈正相关，但死亡率在发达国家趋于稳定或下降。在欧洲，西欧的发病率最高(9.8/10 万)，中欧和东欧次之(8.7/10 万)，北欧和南欧稍低(8.3/10 万)。在过去的 10 年里，英国肾细胞癌的发病率增加了 47%。斯堪的纳维亚国家、法国、德国、奥地利、荷兰和意大利的死亡率有所下降，在一些欧洲国家(如爱尔兰、克罗地亚、希腊、爱沙尼亚和斯洛伐克)，死亡率正在上升。其中立陶宛(4.9/10 万)、捷克共和国(4.8/10 万)、拉脱维亚(4.7/10 万)和爱沙尼亚(4.6/10 万)的死亡率最高。在美洲，北美有世界最高的发病率，南美洲和中美洲的肾细胞癌发病率显著降低(男性分别为 0.6% 和 0.5%，女性为 0.3%)。死亡率最高的是乌拉圭(4.4/10 万)、阿根廷(3.6/10 万)、智利(3.1/10 万)和美国(2.6/10 万)。来自美国的数据显示发病率在增加。具体来说，美国的发病率从 2001年的 10.6/10 万人增加到 2010 年的 12.4/10 万人，并随着年龄的增长而增加。在亚洲，以色列的发病率估计最高(10.0/10 万)。死亡率最高的是土耳其(4.7/10 万)、巴勒斯坦(3.4/10 万)、韩国(3.4/10 万)和新加坡(3.3/10 万)。非洲发病率和死亡率最低，男女均低于 0.2/10 万，其中毛里求斯在非洲的发病率最高(4.2/10 万)。死亡率最高的是埃及

（2.4/10万）、利比亚（2.3/10万）、马里（1.8/10万）和突尼斯（1.7/10万）。在大洋洲，澳大利亚和新西兰观察到最高的发病率，分别为9.5/10万和8.2/10万，总体累积风险为1%。估计死亡率最高的是澳大利亚（3.5/10万）和新西兰（3.0/10万）。

全国肿瘤防治研究办公室的全国肿瘤登记中心对全国肾癌的发病率和死亡率等情况进行了长期的调查，结果发现，中国肾癌发病率接近世界平均水平，高于发展中国家，但低于全球发达国家水平。近年来我国肾恶性肿瘤呈现上升趋势，与1998—2002年相比，2014年全国肾癌发病率上升了62.7%。该年的城市地区肾癌发病率为6.60/10万，农村地区发病率为3.05/10万。

2）肾癌的种族分布特征

种族与肾癌的发病率和生存率相关。一项文献针对1998—2004年加利福尼亚癌症登记处39 434例肾癌患者的种族、性别、年龄、分期、生存期和死亡原因进行分析，黑种人相对于白种人、西班牙人和亚洲人的发病率更高、生存率更低，但是局限性肾癌更多，且黑种人比其他种族患者的平均诊断年龄低。同时，亚洲人较其他种族的发病率更低、生存率更高。

3）胃癌的年龄分布特征

人口结构老龄化、生活方式西方化及早期筛查的推广可能是发病率增高的原因之一。年龄和性别与肾细胞癌的风险密切相关，在老年人群中发病率增加。发病率高峰在60～70岁之间。2013—2015年，英国超过三分之一（36%）的新病例发生在75岁的人群中。发病率从40岁左右到44岁左右稳步上升。肾癌的发病高峰在60～70岁，中位诊断年龄为64岁，男女发病率约为2∶1。

我国肾癌的发病情况在年龄上也有一些特点。5岁前发病与儿童肾母细胞瘤相关；35岁前肾癌罕见，男性与女性，城市与农村差异不大；35岁以后，随年龄增长肾癌发病率快速升高，男、女、城、乡差异逐渐增大；肾癌发病率在75～80岁年龄组达到高峰，此后逐渐下降。

4）胃癌的性别分布特征

2018年GLOBOCAN数据显示，男性约254 500例、女性约148 800例被诊断为肾癌。从1998年到2009年，以全国肿瘤登记地区的数据代表全国肿瘤流行病学情况可以看出，中国男性肾癌发病率由1998年的2.99/10万，至2008年达到6.54/10万的高峰后，2009年回落至5.72/10万，年均增长6.1%。女性肾癌发病率由1998年的1.74/10万，至2008年达到3.58/10万的高峰后，2009年回落至3.24/10万，年均增长5.8%。男女肾癌发病率比例在（1.7～2.0）∶1。此外，城市的发病率和死亡率高于农村，城市发病率是农村的3.9～6.7倍。国家癌症中心最新数据显示，2014年中国肾癌发病率为4.99/10万，其中男性肾癌发病率为6.09/10万，女性肾癌发病率为3.84/10万。

《第 2 节　肾癌可能的发病因素》

肾肿瘤病因至今尚不清楚,与遗传、吸烟、肥胖、高血压及降压药等有关。大部分肾细胞癌是散发性的非遗传性肾癌,遗传性肾癌占 2%～4%。吸烟和肥胖是目前公认的肾癌危险因素,因此减少吸烟及控制体重是预防肾癌发生的重要措施。目前尚未发现与肾癌具有明确关系的致癌物质,需要进一步研究遗传因素与环境暴露之间相互作用的潜在影响。

1) 肾癌的一般危险因素

(1) 吸烟

吸烟与许多常见的癌症有关,包括肾细胞癌。在 VITAL 研究中,吸烟是肾细胞癌的独立相关因素。同样,在 PLCO 试验中,吸烟强度被证实与发生肾细胞癌的高风险和高级别肾细胞癌显著相关。此外,相对风险与吸烟持续时间直接相关,并在戒烟后随着时间的推移而减少。最近一项对超过 24 篇论文的荟萃分析显示,所有吸烟者的肾细胞癌发病率的合并 RR 为 1.31(1.22～1.40),当前吸烟者为 1.36(1.19～1.56),戒烟者为 1.16(1.08～1.25)。相应的肾细胞癌癌症特异性死亡风险分别为 1.23(1.08～1.40)、1.37(1.19～1.59)和 1.02(0.90～1.15)。

(2) 肥胖

肥胖通常与多种癌症有关,包括肾细胞癌。有研究表明,长期摄入高脂肪饮食可诱导肾细胞癌。一项依赖于华盛顿 77 260 名 50～76 岁居民的前瞻性队列完成了一份关于人口统计学、生活方式和健康数据的问卷,以验证肾细胞癌事件的确定和假定的危险因素。该研究证实,肥胖与肾细胞癌显著相关。体重增加约 5 kg 可使男性肾细胞癌相对风险增加 25%,女性增加 35%。这种关联背后的生物学机制尚不清楚,最近的证据表明胰岛素样生长因子和脂肪因子可能发挥了作用。其他可能涉及的生物学机制与类固醇激素和慢性炎症相关。在肾细胞癌患者中使用他汀类药物可显著改善癌症特异性生存和总生存期。然而,最近的一项荟萃分析显示,他汀类药物的使用与携带肾细胞癌的风险之间没有关联。

体育活动可以通过减少肥胖、降低血压、胰岛素抵抗和脂质过氧化来降低肾细胞癌的风险。最近的一项 Meta 分析报道,体育活动与肾细胞癌风险之间呈负相关。

(3) 环境

在职业暴露方面,肾细胞癌通常不被认为是一种职业病,但风险的升高与特定的职业和特定的工业制剂有关。尽管证据有限,但暴露于 X 辐射和伽马辐射制剂,包括砷、无机砷化合物、镉、全氟辛酸、焊接烟雾、硝酸盐和氡,并不被视为肾细胞癌的潜在危险因素。然而,这还需要更有力的研究来证实。

(4) 饮食

在一些报告中,食用水果和蔬菜(特别是十字花科蔬菜)与降低肾细胞癌的风险有关。尽管如此,在欧洲一项前瞻性的关于癌症与营养的调查研究中研究了水果、蔬菜与肾细胞癌风险之间的关系,获得了 375 851 名参与者饮食摄入量数据和完整的癌症发病率随访信息。在平均 6 年的随访中,发现了 306 例肾细胞癌患者(0.1%),但未观察到水果和蔬菜摄入量与肾细胞癌风险之间的显著相关性。同样,在维生素的摄入和生活方式上,也没有观察到水果或蔬菜摄入量与肾细胞癌之间的关联性。当汇集所有现有研究的数据时,观察到食用十字花科蔬菜的患者风险显著降低。

(5) 饮酒

相对于戒酒,适度饮酒对肾细胞癌发生率有保护作用。一项研究发现酒精摄入与肾细胞癌风险呈负相关。在男性患者中,喝啤酒与肾细胞癌风险呈负相关;在女性中,喝葡萄酒和烈酒与肾细胞癌风险呈负相关,但喝啤酒与之没有相关性。一项研究评估了来自意大利多中心病例对照研究的数据,包括 1 115 例偶然的、经组织学证实的肾细胞癌病例和 2 582 例因急性、非肿瘤性疾病住院的对照组。与不饮酒者相比,适量饮酒有一定的保护作用。在 PLCO 试验中,与不饮酒者相比,增加饮酒量与肾细胞癌风险降低相关。相反,在 VITAL 研究中,酒精摄入与肾细胞癌之间没有关联性。

(6) 药物

有数据表明,止痛药的使用会增加肾细胞癌的风险。一项随访研究中研究了止痛剂的使用与肾细胞癌风险之间的关系,经常使用除阿司匹林外的非甾体抗炎药(NSAIDs)与肾细胞癌风险增加相关。一项荟萃分析评估了镇痛药使用与肾细胞癌风险之间的关系。使用对乙酰氨基酚和除阿司匹林外的非甾体抗炎药与肾细胞癌风险增加相关。对于阿司匹林的使用,没有发现相关性。镇痛药摄入量也有类似的风险增加。

(7) 生殖与激素

在几项队列研究中,肾细胞癌风险的增加与女性的胎次有关,尽管这种关联还不是决定性的。与其他生殖因素的关联包括使用口服避孕药和激素替代疗法,也并没有一致的结论。

(8) 并发症

有证据表明,高血压是肾细胞癌的独立危险因素。许多前瞻性研究调查了血压和肾细胞癌风险之间的关系,在 VITAL 研究中,高血压是肾细胞癌风险的独立危险因素。最近一项对 18 项前瞻性研究的荟萃分析进一步支持了高血压和肾细胞癌风险之间的正相关。在考虑了异质性和发表偏倚后,高血压病史使肾细胞癌风险增加 67%,血压每升高 10 mmHg,肾细胞癌风险增加 10%～22%。这种关系背后的生物学机制尚不清楚,但一些研究者假设慢性肾脏缺氧和脂质过氧化参与活性氧的形成,高血压患者可能遭受由促进肿瘤细胞增殖和血管生成的缺氧诱导因子的转录引起的慢性肾缺氧。重要的是,高血压患者也可能更有机会获得 CT 检查,从而识别偶发的肾肿瘤。

最近的一项荟萃分析评估了肾结石病史与肾细胞癌之间的关系。肾结石患者合并肾细胞癌的相关危险度为 1.76(95%CI 1.24～2.49)。亚组分析显示,肾结石病史仅与男性的肾细胞癌风险增加显著相关,而与女性无显著相关。

2 型糖尿病与几种癌症的风险增加有关。然而,它与肾细胞癌的关系尚不清楚。在 VITAL 研究中,在考虑了多种混杂因素后,没有观察到糖尿病和肾细胞癌之间的关系。相反,在另一项研究中,根据大约 12 万名妇女中 330 例病理确诊的肾细胞癌,2 型糖尿病与肾细胞癌风险增加显著相关。此外,肾细胞癌的风险随着并发症数量的增加而增加,包括肥胖、高血压和 2 型糖尿病。具体来说,所有患有这三种疾病的女性发生肾细胞癌的概率比没有这些并发症的女性高 4 倍。

囊性退行性改变(获得性囊性肾病)和较高的肾细胞癌发病率是终末期肾病的典型特征。约 4% 的患者在终末期发生肾细胞癌。他们发生肾细胞癌的风险至少是普通人群的 10 倍。在 VITAL 研究中,肾病或病毒性肝炎是肾细胞癌独立的相关因素。丙型肝炎病毒(HCV)感染可导致肝硬化和肝细胞癌,同样也与肾脏疾病和恶性肿瘤相关。

2) 肾癌的遗传因素

目前发现的家族遗传性肾癌综合征及相应的易感基因包括 VHL 综合征(VHL 基因)、结节性硬化综合征(TSC1/TSC2 基因)、遗传性乳头状肾癌(MET 基因)、遗传性平滑肌瘤和肾细胞癌综合征(FH 基因)、Birt-Hogg-Dubé 综合征(FLCN 基因)、染色体 3 易位所致的家族透明细胞癌、BAP1 癌症综合征(BAP1 基因)、Cowden 综合征(PTEN 基因)、琥珀酸脱氢酶缺乏型肾癌(SDH 基因)等。

(1) VHL 综合征

VHL 综合征发病率约为 1/36 000,主要临床表现有中枢神经系统(脑、脊髓)血管母细胞瘤、视网膜血管母细胞瘤、肾癌或肾囊肿、胰腺肿瘤或囊肿、肾上腺嗜铬细胞瘤、内淋巴囊肿瘤和生殖系统囊肿等,其中肾细胞癌是 VHL 综合征患者重要的临床表现之一,也是患者死亡的主要原因之一。据国内外报道,VHL 综合征患者 RCC 发生率为 25%～60%,平均发病年龄为 40～45 岁,比散发性肾癌平均发病年龄约早 20 年,且随着患者年龄的增长患者双侧肾脏会不断有新的 RCC 发生,呈双肾多发。VHL 综合征患者 RCC 的病理类型几乎全部为透明细胞癌,组织学分级大多为 I 级。与散发性肾癌相似,VHL 综合征相关 RCC 早期通常不引起特殊症状,患者肾功能和尿常规检查多为正常,多数通过影像学检查被发现。晚期患者可出现血尿、疼痛、腹部肿块等症状体征。VHL 综合征相关肾囊肿多为双肾多发,病理学上分为单纯性肾囊肿、不典型增生性肾囊肿以及囊性肾透明细胞癌。

(2) 遗传性乳头状肾细胞癌

与其他遗传性肾癌综合征不同,遗传性乳头状肾细胞癌(hereditary papillary renal carcinoma,HPRC)不会出现肾以外的器官受累,肾脏是该疾病唯一的受累器官。同其他遗传性肾癌一样，HPRC通常表现为双侧、多发病灶，甚至有上百个微小病灶的报道。晚期患者常合并慢性肾功能衰竭，从而可出现尿毒症相关的一系列临床表现。此类患者由于缺乏肾外表现，因此临床表现与一般肾癌相似。

(3) 遗传性平滑肌瘤病及肾细胞癌综合征

遗传性平滑肌瘤病和肾细胞癌（hereditary leiomyomatosis and renal cell carcinoma，HLRCC）多发于年轻女性，肾肿瘤多为早发、单侧、单发病灶。临床上这类肿瘤具有早期广泛转移倾向，即使小的肿瘤也可发生转移，预后较差。同时此类患者易发生皮肤平滑肌瘤、多发性和早发性的子宫肌瘤。

第3节　肾癌的临床表现及诊断依据

1）肾癌的临床表现

早期肾癌多无临床症状，晚期肾癌可出现血尿、腰痛、腹部肿块"肾癌三联征"，但仅占6%～10%。无症状肾癌的发病率逐年升高，目前约占60%。有症状的肾癌患者中10%～40%出现副瘤综合征，即肾癌患者出现一系列由肿瘤引起的全身性症状、体征和实验室检查异常，与远处转移、感染、营养不良和治疗无关，包括贫血、高血压、发热、肝功能异常、高钙血症、红细胞增多症等。有症状的患者中约30%肾癌患者表现转移灶症状，如骨痛和持续性咳嗽等。

2）肾癌的临床分期

目前国内通常使用美国癌症联合委员会和国际抗癌联盟（UICC）于2017年公布的第8版TNM分期系统，见表13-1。

表13-1　肾癌TNM分期AJCC/UICC,2017年（第8版）

原发肿瘤（T）：	远处转移（M）：		
TX:原发肿瘤无法评估	M0:无远处转移		
T0:无原发肿瘤的证据	M1:有远处转移		
T1:肿瘤局限于肾脏，最大径≤70 mm			
T1a:肿瘤最大径≤40 mm	TNM临床分期		
T1b:肿瘤最大径＞40 mm,但是≤70 mm	分期　　T	N	M
T2:肿瘤局限于肾脏，最大径＞70 mm	Ⅰ期：　　T1	N0	M0
T2a:肿瘤最大径＞70 mm,但是≤100 mm	Ⅱ期：　　T2	N0	M0
T2b:肿瘤最大径＞100 mm	Ⅲ期：　　T3	N0	M0
T3:肿瘤侵及大静脉或除同侧肾上腺外的肾周组织，但未超过肾周筋膜	T1-3	N1	M0
	Ⅳ期：　　T4	任何N	M0
T3a:肿瘤侵及肾静脉或肾静脉分支，或肿瘤侵入肾盂肾盏系统或侵犯肾周脂肪和（或）肾窦脂肪（肾盂旁脂肪），但未超过肾周筋膜	任何T	任何N	M1
T3b:肿瘤侵及膈肌下的下腔静脉			

续　表

T3c:肿瘤侵及膈肌上的下腔静脉或侵及下腔静脉壁 T4:肿瘤侵透肾周筋膜,包括侵及邻近肿瘤的同侧肾上腺 区域淋巴结(N): NX:区域淋巴结无法评估 N0:无区域淋巴结转移 N1:有区域淋巴结转移	

3) 病理分型

2012 年 ISUP 共识会议对 2004 版肾脏肿瘤分类进行了修订,并形成最新的 2016 年版 WHO 肾脏肿瘤分类标准,具体详见表 13-2。

表 13-2　2016 年新版 WHO 肾脏肿瘤分类标准

肾细胞肿瘤 　肾透明细胞癌 　低度恶性潜能的多房囊性肾肿瘤 　乳头状肾细胞癌 　遗传性平滑肌瘤病肾细胞癌综合征相关性肾细胞癌 　嫌色性肾细胞癌 　集合管癌 　肾髓质癌 　MiT 家族易位性肾细胞癌 　琥珀酸脱氢酶缺陷相关的肾细胞癌 　黏液样小管状和梭形细胞癌 　管状囊性肾细胞癌 　获得性囊性疾病相关性肾细胞癌 　透明细胞乳头状肾细胞癌 　未分类的肾细胞癌 　乳头状腺瘤 　嗜酸细胞瘤 后肾肿瘤 　后肾腺瘤 　后肾腺纤维瘤 　后肾间质瘤	主要发生于儿童的肾母细胞性肿瘤和囊性细胞肿瘤 　肾源性残余 　肾母细胞瘤 　部分囊性分化的肾母细胞瘤 　儿童囊性肾瘤 间叶性肿瘤 　主要发生于儿童的间叶肿瘤 　　透明细胞肉瘤 　　横纹肌样瘤 　　先天性中胚层肾瘤 　　儿童期骨化性肾肿瘤 　主要发生于成人的间叶肿瘤 　　平滑肌肉瘤 　　血管肉瘤 　　横纹肌肉瘤 　　骨肉瘤 　　滑膜肉瘤 　　尤因肉瘤 　　血管平滑肌脂肪瘤 　　上皮样血管平滑肌脂肪瘤 　　平滑肌瘤

自 1982 年开始 Fuhrman 分级系统一直被长期应用。2011 年 Brett Delahunt 等采用以核仁为主要参数的肾细胞癌分级,主要以单个参数(核仁变化)为判别标准,对肾细胞癌临床预后判断有良好的一致性,明显优于 Fuhrman 分级系统。2012 年国际泌尿病理学会温哥华共识对其进行总结,并被 WHO 采纳而形成 WHO/ISUP 分级系统。需要指出的是,无论何种分级系统,只适用于肾透明细胞癌和乳头状肾细胞癌,其他类型的肾细胞癌并不适用。具体见表 13-3。

表 13-3　WHO/ISUP 分级系统

分级	定义
Ⅰ级	400×镜下核仁缺如或不明显,呈嗜酸性
Ⅱ级	400×镜下核仁明显,嗜酸性;100×镜下可见但不突出
Ⅲ级	100×镜下核仁明显,嗜酸性
Ⅳ级	极端核多形性,多核巨细胞,和(或)横纹肌样和(或)肉瘤样分化

4) 诊断

肾癌的诊断包括临床诊断和病理诊断。临床诊断主要依靠影像学检查,结合临床表现和实验室检查确定临床分期 cTNM。肾癌确诊需依靠病理学检查,依据术后组织学确定的侵袭范围进行病理分期 pTNM 诊断。

(1) 实验室检查

必须包括的实验室检查项目:尿素氮、肌酐、肝功能、全血细胞计数、血红蛋白、血钙、血糖、血沉、碱性磷酸酶和乳酸脱氢酶。

(2) 影像学检查

通过超声、CT、MRI 等影像学检查可以将肾脏肿块划分为囊性和实质性肿块。肿块是否具有强化效应是鉴别囊实性肿块的一个重要标准。

① 超声

彩色多普勒超声能够提供肿块的血供信息,在检测下腔静脉癌栓方面具有一定优势,敏感性和特异性分别为 75% 和 96%。

② CT

必须包括平扫和增强 CT。肾脏肿块的强化效应是指增强后 CT 值较平扫增加 20 HU 以上,具有强化效应的肿块考虑为恶性的可能性大。此外 CT 还能够明确对侧肾脏的形态,评估对侧肾功能、肿瘤浸润程度、静脉是否受累、区域淋巴结是否增大以及肾上腺和其他实质器官情况。腹部 CT 平扫和增强扫描及胸部平扫 CT 是术前临床分期的主要依据。

③ MRI

对于造影剂过敏、妊娠以及年轻患者担心辐射者等情况,可选择增强 MRI 替代增强 CT。MRI 能够对静脉是否受累及其程度进行评价,对下腔静脉癌栓的敏感性为 86%～94%,特异性为 75%～100%。CT 对于复杂性肾囊肿(Bosniak Ⅱ～Ⅲ)的诊断准确性不高,敏感性和特异性仅为 36% 和 76%;MRI 的敏感性和特异性高于 CT,分别为 92% 和 91%,而超声造影对复杂性肾囊肿的敏感性较高,可达 95%,但特异性为 84%,不及 MRI。

④ 其他检查

核素肾图或 IVU 检查指征:未行 CT 增强扫描,无法评价对侧肾功能者。核素骨显像检查指征：① 有相应骨症状；② 碱性磷酸酶高；③ 临床分期≥Ⅲ期的患者。正电子发射断层扫描（positron emission tomography，PET）或 PET-CT 检查：费用昂贵，不推荐常规应用 PET-CT，主要用于发现远处转移病灶以及对化疗、细胞因子治疗、分子靶向治疗或放疗的疗效进行评定。

⑤ 肾穿刺活检与肾血管造影检查

肾穿刺活检和肾血管造影对肾癌的诊断价值有限。对影像学诊断难以判定性质的小肿瘤患者，可以选择行保留肾单位手术或定期（1~3 个月）随诊检查。对年老体弱或有手术禁忌证的肾癌患者或不能手术的晚期肾癌患者需进行化疗或其他治疗（如射频消融、冷冻消融等）时，治疗前为明确诊断，可选择肾穿刺活检获取病理诊断。

❰❰第 4 节　肾癌预防的全程干预❱❱

1）肾癌的一级预防

肿瘤一级预防是对恶性肿瘤的病因学和发病学预防。针对各种癌症病因和危险因素，如化学、物理、生物等具体致癌、促癌因子和体内外致癌条件，采用预防措施，如加强环境保护、改变不良生活方式、改善饮食营养、适当体育锻炼，以增进身心健康，提高人群抗癌能力，防止癌症发生。

(1) 饮食因素

多吃根类蔬菜如胡萝卜、洋白菜、莴苣、甜菜等可降低患肾癌的风险。有文献报道，由于香蕉富含钾，可以有效减少患肾癌的概率，每天吃 6 到 8 根香蕉的人比完全不吃香蕉的人患肾癌的风险要降低一半。爱喝咖啡和茶的人患肾癌的风险可能略低。每天喝 3 杯或 3 杯以上咖啡的人比平均每天喝咖啡不足 1 杯的人患肾癌的风险降低 16％，每天只喝一杯茶的人比不喝茶的人患肾癌的风险低 15％。

(2) 注意戒烟，不酗酒，养成良好的生活习惯

吸烟增加致癌风险。酗酒对肾脏伤害很大。良好的习惯能提高免疫能力，降低肿瘤的发生概率。经常参加体育锻炼，多活动，不久坐，多饮水，不憋尿，增强身体素质，增强机体免疫力。

2）肾癌的二级预防

肾癌的二级预防应做到早期发现、早期诊断、早期治疗。通过筛检普查、监测高危人群，对癌症症状出现前潜在或隐匿的病患及时采取措施，阻止其发展，或进行根治，恢复健康。目前肾癌多为散发性肾癌，临床多无特殊症状。建议定期或不定期地进行全面的身体检查，对于 40 岁以上，尤其有吸烟等不良生活方式和家族肾癌病史的男性，每年应定期体检。

3) 肾癌的三级预防

肾癌三级预防是对恶性肿瘤的临床预防或康复预防。采取多学科综合诊断和综合治疗,正确选择合理治疗方案,尽早消除癌症,提高治愈率、生存率和生存质量,恢复功能,促进患者康复。

(1) 局限性肾癌的治疗

局限性肾癌(localized renal cell carcinoma)是指 2017 年版美国癌症联合委员会(AJCC)TNM 分期中的 T1~2N0M0 期肾癌,临床分期为Ⅰ、Ⅱ期。

① 手术治疗

外科手术是局限性肾癌首选的治疗方式,目前局限性肾癌的手术治疗主要包括根治性肾切除术(radical nephrectomy,RN)和肾部分切除术(partial nephectomy,PN)。

ⅰ. 根治性肾切除术

根治性肾切除术是治愈肾癌的方法之一,对于不适合行肾部分切除术的 T1a 肾癌患者,以及临床分期 T1b 期、T2 期的肾癌患者,根治性肾切除术仍是首选的治疗方式。目前可选择的手术方式包括腹腔镜手术、机器人辅助腹腔镜手术在内的微创手术,以及传统的开放性手术。开放性及微创根治性肾切除术两种手术方式的治疗效果无明显区别,微创手术在术中出血、住院时间、镇痛需求等方面均优于开放性手术。但是如果微创手术不能确保完整地切除肿瘤、不利于肾功能保护、不利于围手术期安全,则不推荐进行微创手术。开放性与微创根治性肾切除术均可选择经腹或经腹膜后(经腰)入路,没有明确证据表明哪种手术入路更具有优势。经典的根治性肾切除范围包括肾周筋膜、肾周脂肪、患肾、同侧肾上腺、从膈肌脚至腹主动脉分叉处腹主动脉或下腔静脉旁淋巴结以及髂血管分叉以上输尿管。40 多年来,采用经典根治性肾切术治疗肾癌的观念已经发生了部分变化,特别是在手术切除范围的变化(如选择适当病例实施保留同侧肾上腺根治性肾切除术、保留肾单位手术)方面已经达成共识。由于没有明确的证据显示肾癌患者行区域或广泛性淋巴结清扫术能提高患者的总生存时间,因此不推荐对局限性肾癌患者行区域或扩大淋巴结清扫术。若术中可触及明显肿大的淋巴结或术前 CT 等影像学检查发现增大的淋巴结时,为了明确病理分期可行肿大淋巴结切除术。

ⅱ. 肾部分切除术

适用于 T1a 期、位于肾脏表面、便于操作的肾癌。对于完全内生性或特殊部位(肾门、肾窦)的 T1a 期肾癌,以及经过筛选的 T1b 期肾癌,根据术者的技术水平和经验、所在医院的医疗条件以及患者的体能状态等综合评估,可选择肾部分切除术。

PN 的绝对适应证:发生于解剖性或功能性孤立肾的肾癌、对侧肾功能不全或无功能者、家族性 RCC、双肾同时性肾癌等。

PN 的相对适应证:肾癌对侧肾存在某些良性疾病,如肾结石、慢性肾盂肾炎,或其他可能导致肾功能恶化的疾病(如高血压、糖尿病、肾动脉狭窄等)。

目前普遍认为 PN 能更好地保存患者肾功能,降低肾功能不全及相关心血管事件的发生风险,提高生活质量(QOL)。与 RN 相比,PN 可能会增加肿瘤局部复发风险,但这并不影响肿瘤特异性生存率(CSS)及总生存率(OS)。对于有经验的医师,PN 并不明显增加围手术期出血等并发症的风险。实施 PN 的理想目标是达成三连胜(Trifecta),即完整切除肿瘤保证切缘阴性、最大限度保留正常肾单位的功能以及避免近期和远期并发症,其中最重要的是要保证肿瘤切缘阴性。既往要求手术中需要切除肿瘤周围 $0.5\sim1.0$ cm 的正常肾实质,但近年来的研究显示切除肿瘤周围肾实质厚度对疗效并无影响。对于肉眼观察切缘有完整肾组织包绕的病例,术中不需要进行切缘组织冷冻病检。更短的热缺血时间及术中更多地保留正常肾组织意味着更大限度地保护肾功能。高选择性分支动脉阻断或不阻断动脉可能更好地保护肾功能,但同时会增加术中出血等并发症风险。目前研究认为,不同的动脉阻断技术包括热缺血、冷缺血及零缺血等在 PN 肾功能保护方面,相互间均无明显差异。对于经过选择的 T2 期肾癌病例,PN 与 RN 治疗效果并无明显差异,是否选择 PN 主要取决于手术者的经验以及肿瘤的位置和深度。内生型或位置过深会增加热缺血时间,而且出血和尿漏等并发症风险也随之增加。术前 RENAL 评分有助于评估手术的难度,肾脏 CTA 有助于了解肿瘤的血供,术中超声定位有助于内生型肿瘤的切除。

PN 可经开放性手术或腹腔镜手术进行,在围手术期并发症方面,开放手术与腹腔镜手术相当。而开放手术在缩短热缺血时间及减轻术后短期肾功能损害方面有优势,但长期随访中两者在肾功能损害、肿瘤无进展生存率及总生存率方面并无差别。机器人辅助腹腔镜手术与普通腹腔镜手术相比,可以缩短热缺血时间,对近期 eGFR 的影响也更小,机器人辅助腹腔镜手术更具优势。

② 其他保留肾单位治疗

其他保留肾单位治疗主要包括各种消融治疗,适用于不适合手术的小肾癌患者,但需要按适应证慎重选择。适应证包括不适合外科手术、需尽可能保留肾单位、有全身麻醉禁忌、有严重并发症、肾功能不全、遗传性肾癌、双肾肾癌、肿瘤最大直径<4 cm 且位于肾脏周边者。肾癌患者消融前需穿刺活检明确病理诊断,为后续治疗及随访提供支持。

射频消融与冷冻消融是最常用的消融方式。消融治疗可经腹腔镜或经皮穿刺完成,两种方式在并发症发生率、肿瘤复发率、肿瘤特异性生存率、总生存率等方面均没有差异。射频消融与冷冻消融相比,二者在总生存率(OS)、肿瘤特异性生存率(CSS)、无复发生存率(RFS)、并发症发生率方面均没有差异。与标准治疗肾部分切除相比,对于肾癌消融的疗效还存在争议。

(2) 局部进展期肾细胞癌的治疗

局部进展性肾细胞癌既往称为局部晚期肾细胞癌,也是 2017 版 AJCC 肾癌 TNM 分期系统的Ⅲ期病变,具体包括 T1N1M0、T2N1M0、T3N0M0 和 T3N1M0 期。

局部进展性肾癌首选治疗方法为根治性肾切除术,而对转移的淋巴结或血管瘤栓需根据病变程度、患者的身体状况等因素选择是否切除。

① 淋巴结清扫

对于局部进展性肾细胞癌,目前尚无证据表明在根治性肾切除术时进行区域或扩大淋巴结清扫能够使患者生存获益。一般而言,肾细胞癌患者发生血行转移更为常见,而发生区域淋巴结转移的病例绝大多数已同时发生远处器官转移,单独发生淋巴结转移者仅占肾细胞癌转移病例的 2% ~ 5%。目前普遍共识为只有在术前影像学检查或术中发现有淋巴结转移时可考虑进行淋巴结清扫术,并且淋巴结清扫的意义主要在于精确地进行临床分期。

② 同时性同侧肾上腺切除术

有文献报道,局部进展性肾癌根治性肾切除术的同时常规切除同侧肾上腺并不能带来肿瘤学的获益,且不能防止术后对侧肾上腺转移,术后发生同侧和对侧肾上腺转移的风险相当。除非术前影像学检查发现肾上腺异常或术中发现同侧肾上腺异常考虑肾上腺转移或直接受侵,否则不建议在局部进展性肾癌根治性肾切除术的同时常规切除同侧肾上腺。

③ 肾癌合并静脉癌栓的手术治疗

静脉瘤栓尚无统一的分类方法。推荐采用美国梅约医学中心(Mayo Clinic)的五级分类法:0 级:瘤栓局限在肾静脉内;Ⅰ级:瘤栓侵入下腔静脉内,瘤栓顶端距肾静脉开口处≤2 cm;Ⅱ级:瘤栓侵入肝静脉水平以下的下腔静脉内,瘤栓顶端距肾静脉开口处>2 cm;Ⅲ级:瘤栓生长达肝内下腔静脉水平,膈肌以下;Ⅳ级:瘤栓侵入膈肌以上下腔静脉内。

积极手术切除作为治疗肾癌伴静脉癌栓患者的标准策略已被广泛接受。伴有静脉癌栓的肾癌患者接受手术切除肾脏和癌栓能够取得生存获益。开放根治性肾切除联合静脉癌栓取出术是传统而有效的治疗方法,目前仍然是常用的术式之一。目前有的中心可以开展腹腔镜下或机器人辅助根治性肾切除术联合静脉癌栓去除术。为了减少术中癌栓脱落风险,总体原则是先处理静脉癌栓再切除患侧肾脏及肿瘤。

④ 辅助治疗

局部进展性肾癌根治性肾切除术后尚无标准辅助治疗方案。不推荐术后对瘤床区域进行常规放化疗。现有的数据提示辅助白介素-2/干扰素、化疗或者激素治疗高复发风险肾癌均未能延长患者总生存期。在靶向治疗时代,已经有四项随机对照研究报道了高复发风险肾癌术后靶向治疗的结果,ASRURE 和 SORCE 研究均为阴性结果,S-TRAC研究证实舒尼替尼辅助治疗可改善无病生存,但总体生存的数据未达统计学差异。PRO-TECT 研究显示术后辅助培唑帕尼的靶向治疗仍可能带来生存获益。目前实施 CN 较适用于一般状态良好如 ECOG<2、无或轻微相关症状、转移负荷低、手术能显著降低肿瘤负荷的转移性肾细胞癌患者。此外,对肾肿瘤引起严重血尿或疼痛的患者,可行姑息性肾切除术或肾动脉栓塞,以缓解症状、提高患者的生存质量。转移性肾细胞癌选择性行 CN及转移灶切除,患者能否获得生存获益还需要前瞻性研究证实。虽然 CARMENA 已经证实对于 MSKCC 中高危的转移性肾细胞癌患者,单独用舒尼替尼治疗的生存并不劣于减瘤性肾切除后再应用舒尼替尼,不建议全身治疗前接受 CN。但该试验存在一定设计缺陷,因此对于研究结论需慎重考量。对于经过适当筛选的、一般状态良好的转移性肾细胞癌患者,CN 联合靶向药物仍是可选择的治疗方案。

(3) 晚期/转移性肾细胞癌的治疗

肿瘤已突破 Gerota 筋膜,出现区域淋巴结转移或出现远处转移,即 TNM 分期为 T4N0～1M0/T1～4N0～1M1 期(临床分期Ⅳ期)者,称为晚期/转移性肾细胞癌。转移性肾细胞癌以全身药物治疗为主,辅以原发灶或转移灶的姑息手术或放疗。

转移性肾细胞癌的全身治疗包括靶向治疗、免疫治疗等。2006 年起 NCCN、EAU 等将分子靶向治疗药物如索拉非尼、舒尼替尼、贝伐珠单抗、培唑帕尼、依维莫司、阿昔替尼等作为转移性肾细胞癌的一、二线治疗药物。自 2015 年起,进入免疫治疗的时代,免疫检查点抑制剂单药治疗或联合治疗,可使转移性肾细胞癌患者得到明显生存获益,并因此列入国内外各个指南的一、二线治疗用药名单。对于初治的晚期肾细胞癌患者,应根据 IM-DC 风险分层选择药物(表 13-4)。

表 13-4　IMDC 风险分层

危险因素	标准值
Karnofsky 身体状态	＜80％
从诊断到治疗时间	＜12 个月
血红蛋白	＜实验室参考值下限
血钙	＞10.0 mg/dl(2.4 mmol/L)
血小板计数	＞正常上限

说明:低危:无危险因素
　　　中危:1～2 个危险因素
　　　高危:3～6 个危险因素

对于中高危患者采用纳武利尤单抗和伊匹木单抗联合治疗。在无法获得上述药物或对免疫治疗不耐受时可选择舒尼替尼、培唑帕尼和卡博替尼。对于 IMDC 低危患者可首选舒尼替尼或培唑帕尼。在此基础上,晚期肾透明细胞癌的药物治疗应遵循序贯治疗策略。

① 转移性肾透明癌的一线治疗用药

ⅰ. 靶向治疗药物

a. 索拉非尼:索拉非尼是一种多效激酶抑制剂,具有拮抗丝氨酸/苏氨酸激酶的作用,如 Raf,VEGFR-2、3,PDGFR,FLT-3,c-KIT 和 RET 的活性。推荐索拉非尼用量 400 mg,每日 2 次。3～4 级不良反应包括手足皮肤反应(16.1％)、高血压(12.9％)、腹泻(6.45％)、白细胞减少(3.2％)、高尿酸血症(9.7％)。国内研究显示,62 例晚期肾细胞癌患者接受索拉非尼 400 mg,每日 2 次治疗至少 2 个月后,完全缓解(CR)1 例(1.75％),部分缓解(PR)11 例(19.3％),疾病稳定(SD)36 例(63.16％),疾病控制率(CR＋PR＋PD)达 84.21％,中位 PFS 时间为 9.6 个月。

b. 舒尼替尼:舒尼替尼是一种羟吲哚络氨酸激酶抑制剂,选择性抑制 PDGFR-α、β,VEGFR1、2、3,KIT,FLT-3,CSF-1R 和 RET,具有抗肿瘤和抗血管生成的作用。推荐舒尼替尼用量 50 mg,每日 1 次,4/2 方案,即治疗 4 周停 2 周为 1 周期。常见不良反应为疲劳乏力、高血压、白细胞减少、血小板减少、口腔不良反应、腹泻等。研究发现舒尼替尼与IFN-α相比，患者的 PFS 显著延长（11.0 个月 vs 5 个月，HR＝0.539，$P<0.001$），OS 显著延长（26.4 个月 vs 21.8 个月，HR＝0.818，$P=0.049$），客观缓解率也显著提高（47% vs 12%，$P<0.001$）。

c. 培唑帕尼：培唑帕尼是一种羟吲哚络氨酸激酶抑制剂，选择性抑制 PDGFR-α、β，VEGFR1、2、3、c-KIT，具有抗肿瘤和抗血管生成的作用。推荐培唑帕尼用量 800 mg，每日 1 次。常见的不良反应为腹泻、高血压、乏力等。培唑帕尼与舒尼替尼疗效比较的COMPARZ 研究显示，培唑帕尼组 PFS 为 8.4 个月，舒尼替尼组为 9.5 个月，PFS 与客观缓解率无明显差异（30% vs 25%），两组患者的 OS 也无明显差异。

d. 卡博替尼：卡博替尼是一种小分子的络氨酸激酶抑制剂，主要作用靶点为 VEGF受体、EMT 和 AXL。推荐剂量为 60 mg，每日 1 次。常见的不良反应为高血压、腹泻、乏力、血液学异常。CABOSUN 研究显示卡博替尼组明显改善 PFS，优于舒尼替尼（8.2 个月 vs 5.6 个月），客观缓解率 ORR，卡博替尼亦明显优于舒尼替尼（46% vs 18%）。

ⅱ. 免疫治疗药物

a. 帕博利珠单抗＋阿昔替尼：帕博利珠单抗是一种可与 PD-1 受体结合的单克隆抗体，可阻断 PD-1 与 PD-L1、PD-L2 之间的相互作用，解除 PD-1 通路介导的免疫应答抑制，包括抗肿瘤免疫应答。推荐用药剂量为帕博利珠单抗 200 mg，每 3 周 1 次＋阿昔替尼 5 mg，每日 2 次。主要的不良反应有腹泻、高血压、乏力、甲状腺功能减低、食欲缺乏、皮疹等。在 KEYNOTE-426 临床研究中，帕博利珠单抗与阿昔替尼联合治疗组与舒尼替尼相比，患者的 PFS 明显延长（15.1 个月 vs 11.1 个月），客观缓解率也显著提高（59.3% vs 35.7%）。且无论患者 PD-1 的表达情况如何，联合治疗组均可获益。联合治疗组毒副反应发生率略高于舒尼替尼组。

b. 纳武利尤单抗＋伊匹木单抗：纳武利尤单抗是一种选择性阻断 PD-1 和其受体的抗体。伊匹木单抗为一种阻断 CTLA-4 和其受体 CD80/CD86 的抗体。剂量为纳武利尤单抗 3 mg/kg＋伊匹木单抗 1 mg/kg，每 3 周 1 次，共 4 次，而后使用纳武利尤单抗 3 mg/kg，每 2 周 1 次。治疗的不良反应主要有乏力、皮疹、腹泻、瘙痒、恶心、脂肪酶升高等。在中高危患者中，纳武利尤单抗联合伊匹木单抗具有更高的 ORR 和 CR 率（42% vs 27%），OS也有明显获益，12 个月、18 个月生存率联合组明显优于舒尼替尼组（80% vs 72%，75% vs 60%）。因此推荐中高危患者使用纳武利尤单抗联合伊匹木单抗治疗。

c. 阿维鲁单抗＋阿昔替尼：阿维鲁单抗是一种 PD-1 抗体。推荐使用剂量为阿维鲁单抗 10 mg/kg，2 周 1 次＋阿昔替尼 5 mg，每日 2 次。主要不良反应与帕博利珠单抗联合阿昔替尼相似。在 JAVELIN Renal 101 临床研究中，阿维鲁单抗联合阿昔替尼与舒尼替尼相比，两组 PFS 分别为 13.8 个月和 8.4 个月，在 PD-1 阳性患者中，效果更佳。

② 转移性肾透明癌的二线治疗用药

a. 阿昔替尼：是第二代抗血管生成靶向药物，是 VEGFR-1、2 和 3 的一种强效和选择性的络氨酸激酶抑制剂。同第一代 VEGFR 抑制剂相比，其在低于纳摩尔水平抑制VEGFR，因此本质上不抑制 PDGFR、b-RAF、KIT 和 FLT-3。推荐使用剂量为 5 mg，每日 2 次。常见不良反应有高血压、疲劳、发声困难和甲状腺功能减退。AXIS 研究中，阿昔替尼治疗组的 PFS 为 6.7 个月，客观缓解率为 19%。在既往接受细胞因子治疗的患者中($n=101$)，阿昔替尼组的 PFS 为 10.1 个月；在既往接受舒尼替尼治疗的患者中($n=101$)，阿昔替尼组的 PFS 为 4.7 个月。对细胞因子或索拉非尼和舒尼替尼等激酶抑制剂治疗失败的转移性肾细胞癌患者，可酌情使用阿昔替尼。

b. 依维莫司：是一种口服 mTOR 抑制剂。依维莫司推荐剂量为 10 mg，每日 1 次，常见不良反应包括贫血、感染、疲劳、高血糖、高胆固醇血症、淋巴细胞减少和口腔炎等。少见但严重的不良反应包括间质性肺炎等。RECORD-1 研究证实二线应用依维莫司和安慰剂的中位 PFS 分别为 4.9 个月和 1.9 个月。临床获益率达 69%，中位 OS 为 14.8 个月。中国大陆的一项多中心注册临床和研究(L2101)证实：二线使用依维莫司的中位 PFS 是 6.9 个月，临床获益率为 66%，1 年生存率为 56%，1 年无进展生存率为 36%。对索拉非尼和舒尼替尼等激酶抑制剂治疗失败的转移性肾细胞癌患者，可酌情使用依维莫司。

c. 卡博替尼：METEOR 研究中，卡博替尼与依维莫司相比，PFS 及 OS 均有显著延长(7.4 个月 vs 3.8 个月，21.4 个月 vs 6.5 个月)。

d. 纳武利尤单抗：CheckMate 025 研究显示，二线应用纳武利尤单抗的 OS 较依维莫司延长 5.4 个月(25 个月 vs 19.6 个月，HR=0.73)，客观缓解率明显优于依维莫司(25% vs 5%)。

e. 乐伐替尼+依维莫司：乐伐替尼是一个多靶点 TKI 药物，已成为多种肿瘤治疗的标准方案。推荐剂量为乐伐替尼 18 mg+依维莫司 5 mg，每日 1 次。一项 Ⅱ 期研究显示二者联合治疗的 PFS 和 OS 相对于依维莫司明显延长(14.6 个月 vs 5.5 个月；25.5 个月 vs 15.4 个月)，可作为转移性肾细胞癌的二线治疗的标准方案。

f. 一线药物的二线应用：索拉非尼、舒尼替尼、培唑帕尼这三种药物，在转移性肾细胞癌的一线治疗中，均取得了不错的治疗效果。大量研究证实了它们在序贯治疗中作为二线治疗药物的良好效果。所以，这三种药物也成为转移性肾细胞癌二线治疗的标准方案。

4) 四级预防

四级预防即临终关怀，包括临终前的姑息和对症治疗，又称为晚期肾癌的最佳支持治疗。

(1) 晚期肾癌的临床表现

① 血尿

间歇性血尿，间歇期随病变发展而缩短。肾癌出血多时可能伴肾绞痛，常因血块通过输尿管引起。肾癌血尿的血块可能因通过输尿管形成条状。血尿的程度与肾癌体积大小无关。肾癌有时可表现为持久的镜下血尿。

② 疼痛

疼痛约见于 50% 的病例，亦是晚期症状，系肾包膜或肾盂为逐渐长大的肿瘤所牵扯，或由于肿瘤侵犯压迫腹后壁结缔组织、肌肉、腰椎或腰神经所致的患侧腰部持久性疼痛。

③ 肿块

肿块亦为常见症状,大约 1/3～1/4 肾癌患者就诊时可发现肿大的肾脏。肾脏位置较隐蔽,肾癌在达到相当大体积以前肿块很难被发现。一般腹部摸到肿块已是晚期症状。

④ 腰痛

腰痛为肾癌另一常见症状,多数为钝痛,局限在腰部,疼痛常因肿块增长充胀肾包膜引起,血块通过输尿管亦可引起腰痛,已如前述。肿瘤侵犯周围脏器和腰肌时疼痛较重且为持续性。

⑤ 其他症状

不明原因的发热,或刚发觉时已转移,有乏力、体重减轻、食欲不振、贫血、咳嗽和咳血等肺部症状。主要是由肿瘤内分泌活动而引起的,包括红细胞增多症、高血压、低血压、高钙血症、发热综合征。虽然这些全身性、中毒性和内分泌的作用是非特殊性的,但约 30% 的病人有混合的表现。

(2) 晚期肾癌的姑息治疗

① 姑息性肾动脉栓塞术

对于不愿意手术或失去手术机会的患者可采用肾动脉栓塞术,用以抑制肿瘤、终止血尿、缓解疼痛、提高生存质量。肾癌是血供丰富的肿瘤,通过栓塞阻断血供,使肿瘤发生缺血性坏死。同时可以通过超选插入导管,使化疗药物直接注入肿瘤组织内,首过效应能使化疗药物的疗效提高 4～10 倍,可显著提高抗癌药物的作用。

② 姑息性肾切除术

在细胞因子时代到来之前,转移性肾癌(mRCC)是否有必要行减瘤性肾切除术一直存在较大的争议。自靶向药物治疗运用于临床以来,减瘤性肾切除术在治疗中所占比例呈现下降趋势。但是对于体能状态良好(PS 0～1)、原发灶较大且转移负荷低的患者或者伴有肉瘤样分化的患者,仍然推荐进行减瘤性手术。减瘤性手术可减轻肿瘤负荷,缓解疼痛,解除血尿症状,减少因肿瘤所致的副瘤综合征的发生,提高患者的生活质量。

第 5 节　祖国医学在肾癌预防中的作用

1) 祖国医学对肾癌的认识

在祖国医学里,可以参考的与肾癌相对应的病名为"尿血""肾积""腰痛""癥积"等。这里需要说明的是,中医学里所说的"肾岩"并不是指肾癌,而是对应西医的阴茎癌,临床需要注意区分,不要混淆。早在两千多年前的《黄帝内经·灵枢·百病始生》里就有"其着于膂筋,在肠后者饥则积见,饱则积不见,按之不得"的记载,这里描述的就是肾癌的病状,隋朝巢元方的《诸病源候论》对"积"的论述大致符合肾癌的发生发展过程:"癥者,由寒温失节,致脏腑之气虚弱,而食饮不消,聚结在内,染渐生长块段,盘牢不移者是癥也,言其形状可证验也。若积引岁月,人皆柴瘦,腹转大,随致死。"再如《疡医大全》所载:"石疽生腰胯之间,肉色不变,坚硬如石,经月不溃者……若黑陷不起,麻木不痛,呕哕不食,精神昏乱,脉散或代者死。"说明古人已经认识到,此病容易死亡,需引起高度重视。汉代张仲景的《金匮要略》、唐代王焘的《外台秘要》里也都有溺血和腰腹深部的肿块是肾癌重要的特征的记载,如"热在下焦者,则尿血,亦令淋秘不通"。在后来的发展中,历代医家对溺血与血淋又做了进一步的区分,如清代林珮琴的《类证治裁》更明确地提出了"溺血与血淋异,痛为血淋,出精窍;不痛为溺血,出溺窍。痛属火盛,不痛属虚"。《丹溪心法》记载:"腰痛主湿热,肾虚、瘀血、挫闪,有痰积。"奠定了对腰痛辨证论治的基础。

肾癌的病位在肾,但与膀胱、脾、胃和肝关系密切。肾主水,与膀胱相表里,脾胃属土,肝属木。土能制水,肝肾同源。若脾胃病,则土不制水,导致水湿泛滥;若肝失疏泄,阴浊积滞,容易凝滞成块,化生肾癌。肾癌从根本上来说,总体属本虚标实之证。因虚致实,虚实相兼,整体虚与局部实互见。《宣明论方》中论述到"湿气先伤人之阳气,阳气伤不能通调水道,如水道下流淤塞",表明肾阳亏虚以及脾阳不足是导致病情进展的原因之一。本虚由于饮食失调,脾失健运,久病及肾,或年老体弱,肾气衰退,或房劳太过损伤肾气,导致肾气不足,脾肾两伤,水湿不化,湿毒内生,气化不利,瘀积成毒,积于腰府而成癌肿。标实则主要由外感六淫邪气引起,或因起居不慎,身形受寒,寒邪外侵入里;或外受湿热邪毒,入里蓄积,下注膀胱,烁灼经络。内外合邪,结留于腰府,久而气滞血瘀,凝聚成结块。肾气亏虚是发生肾癌的主要病因,明代张景岳认为:"腰痛之虚十居八九。"也强调了肾虚在腰痛中的发病作用。肝、脾、肾三脏功能失调是重要发病因素,痰瘀毒互结是疾病发生发展的核心内因,外受湿邪、湿热下注是肾癌发病的决定外因,劳累过度是肾癌发生发展的基本因素。本病的主要病机为内有肾虚毒蕴,肝肾阴虚,气血双亏,外有湿热蕴困,邪凝毒聚日久成积所致。

2) 肾癌的辨证论治

(1) 湿热蕴结证

本型多为肾癌初起,以实证为主,可见血尿尿色鲜红,腰部坠胀不适,伴有发热、口渴等热象,或有尿频、尿急、尿灼热感,纳少,舌质暗红,苔黄腻,脉滑数或弦,舌脉均为湿热之象。治以清热利湿为法,予龙蛇羊泉汤加减。龙葵、蛇莓、白英、半枝莲、黄柏、土茯苓均有清热解毒、利湿消肿之效,瞿麦、竹叶清热通淋,大蓟、小蓟清热凉血止血,延胡索活血止痛。尿血不止者可加侧柏叶、地榆凉血止血,食少纳呆者加山楂、神曲健胃消食。

(2) 瘀血内阻证

本型患者瘀血内阻于肾,肉眼血尿,尿中可夹有血丝或血块,尿时有涩痛或刺痛,腰腹部可及肿块,腰痛加剧,多呈刺痛或钝痛,痛处固定不移。面色晦暗,舌质紫暗,可见瘀斑,苔薄白,脉弦涩或沉细无力。治以活血化瘀为法,予桃红四物汤加减治疗。当归、白芍、熟地黄滋阴养血,川芎、桃仁、红花活血化瘀,清热解毒加土茯苓、白英,疼痛甚加乳香、没药行气止痛,出血多者可加三七、大蓟、小蓟以化瘀止血。

（3）肝肾阴虚证

患者长期血尿致阴血亏虚，血虚进一步发展导致肝肾阴虚，而呈阴虚内热之象。此类无痛性血尿、尿频，可见头晕耳鸣，腰膝酸软，口燥咽干，五心烦热，神疲乏力，形体消瘦。舌红，苔薄或少苔或无苔，脉沉细无力。治以滋补肝肾为法，予左归丸加减。药用熟地黄、枸杞、山萸肉、菟丝子滋补肝肾，龟鹿二胶一阴一阳，填精益髓。疼痛明显可加白芍、延胡索；五心烦热加黄柏、知母、地骨皮，以养阴清热。

（4）气血亏虚证

此型多见于肾癌晚期，由于长期失血，血损及气可导致心悸气短，神疲乏力，面色苍白，此时患者持续无痛性血尿，病久则气血不荣，可见腰腹部肿块日渐增大，疼痛感加剧，形体消瘦，纳呆食少，舌质淡，可见瘀点，苔薄白，脉沉细数或虚大无力。治以补气养血为法，予八珍汤加减以气血双补。常用黄芪、人参以补气，当归、白芍、地黄以养血，白术、茯苓及姜枣健脾益气。纳差者可加用焦三仙、鸡内金以消食开胃；气虚明显可重用黄芪。

在肾癌的不同时期，其主要的治法也有所不同，对于早期肾癌而言，术后仍有大部分患者预后不佳，约有一半患者术后仍会出现远处转移。中医认为主要原因在于肾气受损，所谓"正虚则邪盛"，固护肾气对于早期术后患者的预后具有很大意义。肾癌早期或因劳累或因疾病所致，肾气已虚，肾阳受累，加之外邪耗伤正气，故多以虚为主，而见本虚标实或虚实夹杂，宜补益肝肾，清热养阴，治以六味地黄丸加减，湿毒夹杂者可选黄连温胆汤加减清热利湿。肾癌病情发展，癌毒流窜进一步侵袭人体，进展期则以"正气亏虚，瘤毒日盛"为主，易导致气血两虚，气虚则无力抗邪，血虚则脏器失养。气虚重于血虚者可用香砂六君子汤加减，血虚重于气虚者可予圣愈汤加减，气血俱虚予八珍汤化裁。扶正祛邪、固护脾胃仍然是治疗的重点。此外，大多肾癌中晚期患者气血两虚，已无力血行，故气血运行不畅，血瘀闭阻经脉为常见症状，气滞血瘀者可运用桃红四物汤加减以活血化瘀，结合桂枝茯苓丸温阳通脉利湿祛痰。

参考文献

[1] Bray F, Ferlay J, Soerjomataram I, et al. Global cancer statistics 2018: GLOBOCAN estimates of incidence and mortality worldwide for 36 cancers in 185 countries[J]. Acta Bio-Medica, 2018, 68 (6): 394-424.

[2] Robert J M, et al. NCCN Clinical practice guidelines in oncology kidney cancer: Version 1[Z]. 2019.

[3] Siegel R L, Miller K D, Jemal A. Cancer statistics, 2018[J]. CA: A Cancer Journal for Clinicians, 2018, 68(1): 7-30.

[4] Macleod L C, Hotaling J M, Wright J L, et al. Risk factors for renal cell carcinoma in the VITAL study[J]. The Journal of Urology, 2013, 190(5): 1657-1661.

[5] Lotan Y, Karam J A, Shariat S F, et al. Renal-cell carcinoma risk estimates based on participants

in the prostate, lung, colorectal, and ovarian cancer screening trial and national lung screening trial [J]. Urologic Oncology: Seminars and Original Investigations, 2016, 34(4): 167. e9-167. e16.

[6] Cumberbatch M G, Rota M, Catto J W F, et al. The role of tobacco smoke in bladder and kidney carcinogenesis: A comparison of exposures and meta-analysis of incidence and mortality risks[J]. European Urology, 2016, 70(3): 458-466.

[7] Levi F, Ferlay J, Galeone C, et al. The changing pattern of kidney cancer incidence and mortality in Europe[J]. BJU International, 2008, 101(8): 949-958.

[8] Behrens G, Leitzmann M F. The association between physical activity and renal cancer: Systematic review and meta-analysis[J]. British Journal of Cancer, 2013, 108(4): 798-811.

[9] Weikert S, Boeing H, Pischon T, et al. Fruits and vegetables and renal cell carcinoma: Findings from the European prospective investigation into cancer and nutrition (EPIC)[J]. International Journal of Cancer, 2006, 118(12): 3133-3139.

[10] Lew J Q, Chow W H, Hollenbeck A R, et al. Alcohol consumption and risk of renal cell cancer: The NIH-AARP diet and health study[J]. British Journal of Cancer, 2011, 104(3): 537-541.

[11] Pelucchi C, Galeone C, Montella M, et al. Alcohol consumption and renal cell cancer risk in two Italian case-control studies[J]. Annals of Oncology, 2008, 19(5): 1003-1008.

[12] Hidayat K, Du X, Zou S Y, et al. Blood pressure and kidney cancer risk[J]. Journal of Hypertension, 2017, 35(7): 1333-1344.

[13] Cheungpasitporn W, Thongprayoon C, O'Corragain O A, et al. The risk of kidney cancer in patients with kidney stones: A systematic review and meta-analysis[J]. QJM: An International Journal of Medicine, 2014, 108(3): 205-212.

[14] 周爱萍, 何志嵩, 于世英, 等. 索拉非尼治疗转移性肾癌的临床研究[J]. 中华泌尿外科杂志, 2009, 30(1): 10-14.

[15] Motzer R J, Hutson T E, Cella D, et al. Pazopanib versus sunitinib in metastatic renal-cell carcinoma[J]. The New England Journal of Medicine, 2013, 369(8): 722-731.

[16] Choueiri T K, Halabi S, Sanford B L, et al. Cabozantinib versus sunitinib as initial targeted therapy for patients with metastatic renal cell carcinoma of poor or intermediate risk: The alliance A031203 CABOSUN trial[J]. Journal of Clinical Oncology, 2017, 35(6): 591-597.

[17] Rini B I, Plimack E R, Stus V, et al. Pembrolizumab plus Axitinib versus Sunitinib for Advanced Renal-Cell Carcinoma[J]. New England Journal of Medicine, 2019, 380(12): 1116-1127.

[18] Motzer R J, Tannir N M, McDermott D F, et al. Nivolumab plus ipilimumab versus sunitinib in advanced renal-cell Carcinoma[J]. Journal of the American Academy of Dermatology, 2018, 378 (14): 1277-1290.

[19] Motzer R J, Penkov K, Haanen J, et al. Avelumab plus axitinib versus sunitinib for advanced renal-cell carcinoma[J]. New England Journal of Medicine, 2019, 380(12): 1103-1115.

[20] Guo J, Huang Y R, Zhang X, et al. Safety and efficacy of everolimus in Chinese patients with metastatic renal cell carcinoma resistant to vascular endothelial growth factor receptor-tyrosine kinase inhibitor therapy: An open-label phase 1b study[J]. BMC Cancer, 2013, 13: 136.

[21] Choueiri T K, Escudier B, Powles T, et al. Cabozantinib versus everolimus in advanced renal cell carcinoma (METEOR): Final results from a randomised, open-label, phase 3 trial[J]. The Lancet

Oncology，2016，17(7)：917-927.

[22] Motzer R J，Escudier B，McDermott D F. Nivolumab versus everolimus in advanced renal-cell carcinoma[J]. New England Journal of Medicine，2015，373(19)：1803-1813.

[23] Motzer R J，Hutson T E，Ren M，et al. Independent assessment of lenvatinib plus everolimus in patients with metastatic renal cell carcinoma[J]. The Lancet Oncology，2016，17(1)：e4-e5.

第 14 章

尿路上皮癌的预防

《第 1 节　尿路上皮癌的流行病学》

尿路上皮癌（urothelial carcinoma，UC）是泌尿外科排名第 4 的常见肿瘤，主要包括膀胱癌（bladder cancer，BC）和上尿路尿路上皮癌（upper tract urothelial carcinoma，UTUC），由于 UTUC 特殊的生物学行为和诊疗措施，部分章节中将二者分开介绍。UTUC 包括肾盂癌和输尿管癌，在肾盂输尿管的恶性肿瘤中最常见的病理类型为尿路上皮癌（即移行细胞癌）。西方国家尿路上皮癌中膀胱癌所占比例高达 90%～95%，UTUC 仅占全部尿路上皮癌的 5%～10%，人群发病率约为 2/10 万。2018 年中国 UTUC 诊疗及专家共识表明，UTUC 占全部尿路上皮癌的 9.3%～29.9%，平均为 17.9%，显著高于西方国家。这种比例分布的差异可能与发病机制和临床特点不同相关。UTUC 多为单侧起病，据报道，双侧同时发病的概率为 1.6%～4.37%，此外 7%～17% 的 UTUC 可合并 BC 发病。

1）尿路上皮癌的性别分布特征

世界范围内，BC 发病率居恶性肿瘤的第 9 位，在男性中排第 7 位，在女性中排在第 10 位之后，死亡率居恶性肿瘤的第 13 位。在欧美，BC 的发病率位居男性恶性肿瘤的第 4 位，位列前列腺癌、肺癌和结肠癌之后，在女性恶性肿瘤中也排在第 10 位之后。

2019 年发布的数据显示，我国 BC 发病率为 5.8/10 万，位居全身恶性肿瘤的第 13 位。其中 BC 男性发病率 8.83/10 万，位居第 7 位；女性发病率 2.61/10 万，位居第 17 位。我国 BC 死亡率为 2.37/10 万，位居全身恶性肿瘤的第 13 位。其中 BC 男性死亡率 3.56/10 万，位居第 11 位；女性 BC 死亡率 1.11/10 万，位居第 16 位。而对于分期相同的 BC，女性的预后比男性差。男性 BC 的发病率高于女性可能与吸烟习惯和职业因素有关，此外，性激素也可能是导致该结果的重要原因。目前有研究表明，女性分娩对 BC 可能存在一定的保护作用。

UTUC 的性别分布在国外报道中以男性为主，在我国由于特殊的发病因素，可能在部分人群中女性患者比例相对较高。

2）尿路上皮癌的地区分布特征

BC 的年龄标准化发病率和死亡率具有地区差异,发病率高的地区由高到低依次是北美、欧洲和西亚地区,然而发展中地区的死亡率较发达地区高。中国相对于其他国家而言,BC 的发病率处于中等水平。此外,无论性别,各年龄 BC 发病率及死亡率均为城市高于农村,2015 年城市地区 BC 发病率 6.77/10 万(男性 10.36/10 万,女性 3.04/10 万),农村地区发病率 4.55/10 万(男性 6.89/10 万,女性 2.06/10 万);城市地区 BC 死亡率2.69/10 万(男性 4.01/10 万,女性 1.31/10 万),农村地区死亡率 1.93%(男性 3.00/10万,女性 0.85/10 万)。

由于对低级别肿瘤的认识不同,不同国家报道的 BC 发病率存在一定的差异,使得不同地域之间的对比分析比较困难。不同人群的 BC 组织类型不同,在美国及大多数国家中,以尿路上皮癌为主,占 BC 的 90%以上,而非洲和西亚国家则以埃及血吸虫感染所致的鳞状细胞癌为主,例如在埃及,鳞状细胞癌约占膀胱癌的 75%。

3）尿路上皮癌的种族分布特征

种族对 BC 发病的影响至今尚无定论。美国黑种人 BC 的发病危险率为美国白种人的 50%,但其总体生存率更差。美国白种人发病率高于美国黑种人,但差异仅限于非肌层浸润性肿瘤,而肌层浸润性 BC 的发病危险率相似。

4）尿路上皮癌的年龄分布特征

BC 可发生在任何年龄,甚至儿童也有可能。据报道,BC 的发病率在 45 岁前处于较低水平,一般自 45 岁开始逐渐升高。男性在 55 岁之后明显上升,而女性增长较为缓慢,发病高峰均出现在 85 岁以后。BC 的死亡率在 60 岁前处于较低水平,自 60 岁开始逐渐增高,85 岁以上者死亡率最高。老年人群以尿路上皮癌为主,而年轻人群则缺乏典型临床表现,侵袭性较弱且预后较好。UTUC 一般高发于 70～90 岁人群。

第 2 节　尿路上皮癌可能的发病因素

尿路上皮肿瘤具有时间和空间的多中心性,BC 的发生是复杂、多因素、多步骤的病理变化过程,一方面会受到内在的遗传因素等影响,另一方面又受到外在的环境等因素影响。流行病学证据表明化学致癌物质是 BC 的主要致病因素,尤其是芳香类化合物,如 2-萘胺、4-氨基联苯等,广泛存在于烟草和各种化学工业中。此外,UTUC 的病史是 BC 的重要危险因素,研究表明 UTUC 治疗后出现 BC 的风险累计达 15%～50%。

1）环境(职业)因素

BC 一个重要的致病危险因素为长期接触工业化学产品,职业因素是最早获知的 BC

致病危险因素,约 20% 的 BC 是由职业因素引起的,包括从事纺织、染料制造、橡胶化学、药物制剂和杀虫剂生产、油漆、皮革及铝和钢生产等。除此之外,烟囱清扫、印刷等行业工人也是 BC 高发人群。

研究报道,UTUC 的发生概率与化学接触也密切相关,这与工人长期暴露于致癌性芳香胺,例如苯胺、β-萘胺和联苯胺等有直接关系。部分工人因常接触染料,也是 UTUC 疾病高发人群。引起这种职业性 UTUC 暴露的时间平均为 7 年,终止暴露后仍有 20 年的潜伏期。

2) 生活习惯

吸烟是目前最为确切的 BC 致病危险因素,约 50% 的 BC 由吸烟引起。吸烟可使 BC 的危险率增加 2～3 倍,其危险率与吸烟强度和时间成正比。烟草代谢产物经尿液排出体外,尿液中的致癌物质诱导尿路上皮细胞恶变。每日吸烟量达到 15 支(或每年 270 包)时,继续增加吸烟强度不再明显提升 BC 的发病风险,可能由于吸烟者血液中多环芳烃和4-ABP 含量在此时达到稳定水平。同时,戒烟后发病风险不会立刻降低,距诊断超过 20 年前戒烟者风险明显降低,但即使超过 20 年风险仍然增加了 50%。饮酒情况和 BC 的发病率没有统计学上的显著关联。大量摄入脂肪、胆固醇、油煎食物、红肉和抗氧化剂补充剂等可能增加 BC 的发病危险。大量食用果蔬可能降低 BC 的风险,但效果不明显。

吸烟也是影响 UTUC 发展的重要因素之一,UTUC 的发生与吸烟时间、吸烟总量等呈剂量反应正相关。研究表明,非吸烟者发生 UTUC 的相对风险度为 2.5,而吸烟者则高达 7,控制烟后,风险度可降低。

3) 遗传基因因素

正常膀胱细胞的恶变开始于细胞 DNA 的改变。BC 与遗传及基因有关,有家族史者发生 BC 的危险性增加至 2 倍。

(1) 癌基因突变

目前大多数 BC 病因学研究集中在癌基因改变,比较明确的与 BC 相关的癌基因包括HER-2、HRAS、Bcl-2、FGFR3、c-myc、MDM2＋MDM4、MSH2、APE1、GTSE1 等。其他相关基因还在探索研究中,有待进一步研究报道证实。

(2) 马兜铃酸导致突变

马兜铃酸是一类广泛存在于马兜铃属和细辛属植物中的有机化合物。研究表明,马兜铃属有一定致癌能力,可以与 DNA 片段特异性结合后形成马兜铃酸-DNA 加合物,引起 p53 基因的 139 号密码子的突变,进而导致肿瘤发生。BC 的一个致癌因素为马兜铃酸,其可能与肾皮质或尿路上皮细胞 DNA 结合,诱使 TP53、FGFR3、HRAS 等基因错位或者移码突变。国内有大量 UTUC 患者的发病与服用含有马兜铃酸类中草药相关,并且病理检查发现,急性马兜铃酸肾病患者中,可广泛出现轻到中度肾盂输尿管上皮非典型变性和化生,提示其为 UTUC 的重要病因。

（3）重要蛋白抑制基因失活

BC 发生的一个重要分子机制是编码调节细胞生长、DNA 修复或凋亡的蛋白抑制基因失活，使 DNA 受损的细胞不发生凋亡，导致细胞生长失控。研究发现，含有 p53、Rb、p21 抑癌基因的 17、13、9 号染色体的缺失或杂合性丢失与 BC 的发生发展密切相关。此外，p53、Rb 的突变或失活也与 BC 的侵袭力及预后密切相关。近年来，SYK、CAGE-1 等基因的超甲基化被认为与 BC 的进展相关，WDR5、hnRNPK 及部分 miRNA 的上调可能增强 BC 细胞对顺铂的化学抗性。

（4）正常基因的扩增或过表达

BC 的发生还包括编码生长因子或其受体的正常基因的扩增或过表达，如 EGFR、MMP-9 或 FN1 过表达可增加 BC 的侵袭力并促进转移。部分基因参与体内致癌物质的活化和解毒，如 NAT2、GSTM 和 SL14A 等，这些基因活化变异后可能导致与尿路上皮细胞接触的尿液汇总致癌物质浓度发生变化，进而导致 BC 的发生发展。

（5）Lynch 综合征

Lynch 综合征是与 UTUC 最具相关性的家族性综合征，是 DNA 错配修复基因胚系突变所致的常染色体显性遗传病，又称遗传性非息肉病性结直肠癌综合征。研究发现 Lynch 综合征相关泌尿系统肿瘤中 UTUC 的发病率最高可达 21.3%。Lynch 综合征以早期发生结肠肿瘤（不包括息肉）和肠外肿瘤为特征，患者通常较年轻（平均 55 岁），女性更常见。

4）其他因素

BC 其他可能的致病因素还包括慢性感染（细菌血吸虫及 HPV 感染等）、应用化学药物环磷酰胺、治疗 2 型糖尿病药物吡格列酮、盆腔放疗史、长期饮用砷含量高的水或砷污染、染发等。此外，镇痛药被证实是 UTUC 的致病因素。

第3节 尿路上皮癌的临床表现及诊断依据

1）尿路上皮癌的临床表现

（1）早期尿路上皮癌的临床表现

对于 BC，血尿往往是最常见的临床症状，80%～90% 的患者以间歇性、无痛性全程肉眼血尿为首发症状。血尿程度可由淡红色至深褐色不等，多为洗肉水色，可形成血凝块。有些也可表现为初始血尿或者终末血尿，前者常提示膀胱颈部病变，后者提示病变位于膀胱三角区、膀胱颈部或者后尿道。少数患者仅表现为镜下血尿。血尿持续的时间、严重程度和肿瘤恶性程度、分期、大小、数目和形态并不一致。

UTUC 早期可能没有任何症状，其最常见的局部症状为肉眼或镜下血尿（70%～

80％)。近年来,由于抗凝和抗血小板药物使用的增多,血尿的发生率可能更高。腰痛可见于 20％～40％的患者,多由于肿块引起的梗阻导致肾盂积水牵张肾被膜所致,血凝块通过输尿管引起急性梗阻时可能出现急性肾绞痛。少数患者可能出现腰部肿块或因下尿路症状就诊。

(2) 进展期尿路上皮癌临床表现

BC 患者另一类常见的症状可以为尿频、尿急、排尿困难和盆腔疼痛等,并作为首发表现。以上症状常与弥漫性原位癌或浸润性膀胱癌有关,而 Ta、T1 期肿瘤一般无此类症状。其他症状还可以包括输尿管梗阻所致腰胁部疼痛、下肢水肿、盆腔包块、尿潴留。有的患者就诊时即表现为体重减轻、肾功能不全、腹痛或骨痛,均为晚期症状。BC 患者一般无临床体征,体检触及盆腔包块是局部进展性肿瘤的证据。

部分 UTUC 晚期患者可能出现全身症状,如食欲缺乏、体重减轻、盗汗、咳嗽和骨痛,以及呕吐、水肿、高血压等肾功能不全表现。出现全身症状需要更加密切关注疾病进展,该类患者往往预后不佳。大多数患者在查体中常无明显异常,极少数病例可能会触及腰腹部的肿块,肿块可能来源于肿瘤本身或梗阻继发的肾积水。如果存在 UTUC 肿瘤转移可能会出现相关体征,一般不具有特异性。

2) 尿路上皮癌的临床分期

(1) TNM 分期

BC 目前普遍采用美国癌症联合委员会(AJCC)和国际抗癌联盟(UICC)在 2017 年发布的第 8 版 TNM 分期法。见表 14-1、表 14-2。

表 14-1　膀胱尿路上皮癌的 TNM 分期系统(UICC 第 8 版)

原发肿瘤(T):	远处转移(M):		
TX:原发肿瘤无法评估	M0:无远处转移		
T0:无原发肿瘤证据	M1:有远处转移		
Ta:非浸润性乳头状癌	M1a:区域淋巴结以外(超过髂总动脉)		
Tis:原位癌,尿路上皮"扁平肿瘤",不伴间质浸润	淋巴结转移		
T1:肿瘤侵及固有层(上皮下结缔组织)	M1b:非淋巴结的远处转移		
T2:肿瘤侵及肌层			
T2a:肿瘤侵犯表浅肌层(内 1/2)	TNM 临床分期		
T2b:肿瘤侵犯深肌层(外 1/2)	分期　　　T	N	M
T3:肿瘤侵及膀胱周围软组织	Ⅰ期:　　　T1	N0	M0
T3a:显微镜下侵犯	Ⅱ期:　　　T2	N0	M0
T3b:大体侵犯(在膀胱外形成肿物)	ⅢA 期:　　T3a-4a	N0	M0
T4:肿瘤直接侵犯如下任一结构:前列腺间质、精囊腺、子宫、阴道、盆壁、腹壁	T1-4a	N1	M0
	ⅢB 期:　　T1-4a	N2-3	M0
T4a:直接侵犯前列腺间质、精囊腺、子宫及阴道	Ⅲc 期:　　T4b	N1-3	M0
T4b:直接侵犯盆壁、腹壁			
	ⅣA 期:　　任何 T	任何 N	M1a
	ⅣB 期:　　任何 T	任何 N	M1b

续　表

区域淋巴结(N)： NX：区域淋巴结转移无法确定 N0：无区域淋巴结转移 N1：单一域淋巴结转移(膀胱周围、闭孔、髂内、髂外或骶前淋巴结) N2：多个区域淋巴结转移(膀胱周围、闭孔、髂内、髂外或骶前淋巴结) N3：髂总动脉淋巴结转移	

表 14-2　上尿路尿路上皮癌的 TNM 分期系统(UICC 第 8 版)

| 原发肿瘤(T)：
TX：原发肿瘤无法评估
T0：无原发肿瘤证据
Ta：非浸润性乳头状癌
Tis：原位癌
T1：肿瘤侵及上皮下结缔组织
T2：肿瘤侵及肌层
T3：肾盂：肿瘤侵犯肾盂周围脂肪组织或肾实质
　　　输尿管：肿瘤穿透输尿管肌层，浸润输尿管周围脂肪组织
T4：肿瘤浸润邻近器官或穿透肾脏浸润肾周脂肪组织
区域淋巴结(N)：
NX：区域淋巴结转移无法确定
N0：无区域淋巴结转移
N1：单个淋巴结转移，最大直径≤20 mm
N2：单个淋巴结转移，最大直径 20—50 mm；或多个淋巴结转移 | 远处转移(M)：
M0：无远处转移
M1：有远处转移

TNM 临床分期
分期　　　T　　　　N　　　　M
Ⅰ 期：　　T1　　　N0　　　M0
Ⅱ 期：　　T2-3　　N0　　　M0
Ⅲ 期：　　T4　　　N0　　　M0
Ⅳ 期：　　任何 T　任何 N　M1 |

其中 Tis、Ta、T1 期的 BC 统称为非肌层浸润性膀胱癌，而 T2 期以上的 BC 称为肌层浸润性膀胱癌。原位癌(Tis)虽然也属于非肌层浸润性 BC，但一般分化差，发生基层浸润的风险高，属于高度恶性的肿瘤。

UTUC 目前也普遍采用 2017 年发布的第 8 版 TNM 分期法。

(2) 组织学分级

BC 的分级与膀胱癌的复发和侵袭行为密切相关。膀胱肿瘤的恶性程度以分级(grade)表示。关于膀胱癌的分级，目前普遍采用 WHO 分级法(WHO 1973，WHO/ISUP 1998，WHO 2004)。

① WHO 1973 分级法。1973 年的 BC 组织学分级法根据癌细胞的分化程度分为高分化、中分化和低分化 3 级，分别用 grade 1、grade 2、grade 3 或 G1、G2、G3 表示。

② WHO/ISUP 分级法：1998 年 WHO 和国际泌尿病理协会 (International Society of Urological Pathology，ISUP) 提出了非浸润性尿路上皮(移行细胞)癌新分类法，2004 年 WHO 正式公布了这一新的分级法。此分级法将尿路上皮肿瘤分为低度恶性倾向尿路上皮乳头状肿瘤、低分级和高分级尿路上皮癌。BC 建议使用 WHO 2004 分级法，以便

用统一的标准诊断膀胱肿瘤,更好地反映肿瘤的危险倾向。但是,需要更多的临床试验验证新的 WHO 分级法优于 WHO 1973 分级法。目前应该同时使用 WHO 1973 和 WHO 2004 分级标准。

UTUC 的肿瘤病理分级与 BC 分级系统相似。最早均采用 WHO 1973 分级方法,分别以 G1、G2、G3 来表示高分化、中分化、低分化肿瘤。WHO/ISUP 于 1998 年改良了尿路上皮癌分类法,2004 年由 WHO 正式公布。新的分类方法将尿路上皮肿瘤分为低度恶性倾向尿路上皮乳头状肿瘤、低级别肿瘤和高级别肿瘤。目前国内外多数中心倾向于采用 WHO 2004 分级法。

(3) 分子分型

随着分子生物学和生物检测技术的不断发展进步,新的热点不断涌现,其中包括通过基因分析技术对 BC 进行分子分型。目前分型方案有多种,主要包括癌症基因组图谱(TCGA)四分法、北卡罗来纳大学(UNC)二分法、MD 安德森癌症中心(MDA)三分法和隆德大学(Lund)五分法。

3) 诊断

诊断主要依靠患者症状与体征、影像学检查、内镜检查、尿细胞学及肿瘤标志物检查等。

(1) 影像学检查

① 超声检查

BC 诊断最常用超声检查,超声检查也是最基本的检查项目。临床常通过 3 种途径(经腹、经直肠、经尿道)进行超声检查。彩色多普勒超声检查还能够显示肿瘤基底部血流信号,但 BC 血流征象对术前肿瘤分期、分级帮助不大。超声造影及联合三维超声可提供更丰富、更准确的诊断信息。总之,超声检查不仅可以发现 BC,还有助于膀胱癌初步分期。

对于 UTUC 可以通过超声进行肾积水筛查,也可对病灶进行初步评估,因其对肿瘤的定性难以令人满意,所以超声检查单独应用的临床价值有限,多用于疾病的早期诊断。超声造影技术可能改善其诊断的准确性。

② 计算机断层成像(CT)

传统 CT(平扫＋增强扫描)对诊断 BC 有一定价值,主要用于发现较大肿瘤,还可与血块等异物进行鉴别。近年来,随着多排(64～128 排)螺旋 CT 分辨率大大提高,可以发现较小肿瘤(1～5 mm)。如果膀胱镜发现肿瘤为实质性(无蒂)、有浸润到肌层的可能或了解肝脏有无病变时可进行 CT 检查。研究显示,浸润性 BC 患者行 CT 检查,诊断准确率只有 54.9％,39％分期偏低,6.1％分期偏高。但患者若存在尿道狭窄或膀胱有活动性出血不能进行膀胱镜检查,CT 仍有其优越性。近些年,CT 仿真膀胱镜得到很大进步,可取得与膀胱镜相似的图像信息,可以作为膀胱镜较好的替代和补充方法。

CT 尿路造影(CTU)即在静脉注射造影剂后,用 CT 检测肾、输尿管和膀胱。检测过程中快速获取薄层扫描(小于 2 mm),可以提供高分辨率的图像,便于进行多平面重建以辅助诊断。CTU 能提供更多的泌尿系统信息,可以代替传统的静脉尿路造影检查。并且,CTU 是目前临床价值最高、诊断 UTUC 准确性最高的检查,它可以判断肿瘤位置、浸润深度及与周围器官的关系等,而且增强扫描有助于了解肿瘤血供情况,并有助于鉴别肿瘤性质。

③ 多参数磁共振成像(mpMRI)

mpMRI 具有出色的软组织分辨率,能够诊断并进行肿瘤分期。动态 MRI 在显示是否有尿路上皮癌存在以及肌层侵犯程度方面准确性高于 CT 或非增强 MRI。由于 BC 的平均表观弥散系数(ADC)较周围组织低,弥散加权成像(DWI)能更好地对肿瘤的 T 分期进行术前评估,且在评估肿瘤侵犯周围组织中有价值。MRI 仿真膀胱镜诊断 BC 效果较好,仿真膀胱镜重建与多维重建的敏感性和特异性较高,并且在分期方面也有一定优势。此外,磁共振水成像(MRU)适用于对造影剂过敏、肾功能不全、静脉尿路造影检测肾不显影及伴有肾盂输尿管积水的患者。

mpMRI 也是诊断 UTUC 常用的检查方法,MRU 可提示尿路内肿瘤及侵袭情况,特别是对于无法行增强 CT 检查的患者,其可作为较好的替代手段。

④ 泌尿系统平片和静脉尿路造影(KUB+IVU)

KUB 和 IVU 检查同样是 BC 患者的常规检查,并且能够发现并存的上尿路肿瘤。但因其获得的重要信息量少,初步诊断时是否有必要进行该项检查尚无一致意见。泌尿系统 CT 成像(CTU)可替代传统 IVU 检查,提供更多信息,有更高的准确率,但缺点是射线暴露量较多。有报道称,一组 793 例膀胱肿瘤患者上尿路肿瘤发生率仅有 1.1%(9例),而 IVU 只对 6 例做出诊断。但如果怀疑有 T1G3 肿瘤、浸润性 BC 或 BC 并发UTUC 或者有肾积水征象时仍有其应用价值。此外,MRU 检查也逐步替代了传统 IVU检查。

KUB 和 IVU 检查用于 UTUC 检查的价值有限,虽然其可发现肾盂或输尿管内的充盈缺损,但受肠气、局部梗阻等因素影响大,诊断准确性一般,并且难以提供与周围器官关系、血管情况等信息,并且同样受到患者肾功能的限制。在膀胱镜下进行逆行插管造影,可通过发现充盈缺损而判断肿瘤位置和形态,且适用于肾功能不全的患者,也可以选择使用于诊断不明确的患者。

⑤ 胸部 X 线/CT 检查

胸部正、侧位 X 线摄片是 BC 患者手术前的常规检查项目,可用于了解肺部转移情况,是判定临床分期的主要依据之一,也是术后随访的常规检查项目。肺转移瘤在胸部 X线上可表现为单个、多发或大量弥漫分布的圆形结节性病灶。胸部 CT 检查肺转移瘤更敏感。因此,对于肺部有结节或肌层浸润性 BC 拟行根治性膀胱切除的患者推荐术前行胸部 CT 检查以明确有无转移。

⑥ 全身骨显像

全身骨显像是目前临床上检测骨转移最常用的方法,其敏感度高,可比 X 线提前 3～6 个月发现骨转移病灶。主要用于检查有无骨转移病灶以明确肿瘤分期,在浸润性肿瘤患者出现骨痛或者碱性磷酸酶增高时，或拟行根治性膀胱切除的患者怀疑有骨转移时，可选择使用。

⑦ 正电子发射-计算机断层扫描显像（PET-CT）

PET-CT 一般不用于初步诊断，因示踪剂 FDG（氟脱氧葡萄糖）经肾脏排泌入膀胱会影响对较小肿瘤的诊断，且费用较高，也限制了其广泛应用。目前，PET-CT 主要应用于肌层浸润性 BC 术前分期，但目前有关肿瘤分期的研究和临床病例数较少。

（2）内镜检查

① 膀胱镜检查和活检

膀胱镜检查（活检）是诊断 BC 最可靠的方法。通过膀胱镜检查可以明确膀胱肿瘤的数目、大小、形态（乳头状的或广基的）、部位以及周围膀胱黏膜的异常情况，同时可以对肿瘤和可疑病变进行活检以明确病理诊断。与硬性膀胱镜相比，软性膀胱镜检查具有损伤小、视野无盲区、相对舒适等优点。非肌层浸润性膀胱癌的正常膀胱黏膜由于发现原位癌的可能性很低（小于 2％），不建议进行随机活检或选择性活检，尤其对于低风险的 BC。但当尿脱落细胞学检查阳性或膀胱黏膜表现异常时，建议行选择性活检，以明确诊断和了解肿瘤范围。在尿细胞学检查阳性而膀胱黏膜表现为正常、怀疑有原位癌存在时，应考虑行随机活检。

荧光膀胱镜检查是通过向膀胱内灌注光敏剂，如 5-氨基酮戊酸（5-ALA）、蓝光膀胱镜光敏剂（Hexylaminolaevulinate，HAL），产生的荧光物质能高选择地积累在新生的膀胱黏膜组织中，在激光激发下病灶部位显示为红色荧光，与正常膀胱黏膜的蓝色荧光形成鲜明对比，能够发现普通膀胱镜难以发现的小肿瘤、发育不良或原位癌。

此外，因超过 10％的 UTUC 患者常合并 BC，因此推荐所有 UTUC 患者在开展手术治疗前均需进行膀胱尿道镜检查以排除合并的 BC。必要时还可以通过膀胱镜下进行输尿管逆行插管造影检查。

② 诊断性经尿道电切术（TUR）

如影像学检查明确膀胱内有非肌层浸润的肿瘤占位病变，可以省略膀胱镜检查，直接行 TUR，这样既可以切除肿瘤，又可以明确肿瘤的病理诊断和分级、分期，为进一步诊疗及预后评估提供更全面的信息。TUR 具体方法：如果肿瘤较小（小于 1 cm），可以将肿瘤及基底部分膀胱壁一起切除送病理；如果肿瘤较大，则行分步骤切除，先将肿瘤的突起部分切除，然后切除肿瘤的基底部分，基底部分应包含膀胱壁肌层，最后切除肿瘤的周边区域，将这三部分标本分别送病理检查。

③ 二次经尿道电切术（ReTUR）

非肌层浸润性膀胱癌电切术后，相当多的肿瘤复发是由于肿瘤残余造成的，特别是中、高分级的 T1 期膀胱癌，首次电切术后肿瘤残余率可以达到 33.8％～36％。此外，由于电切技术和送检肿瘤标本质量问题，首次电切还可以造成一部分肿瘤的病理分期偏差。多数证据建议在首次电切术后 2～6 周内进行 ReTUR。

④ 输尿管镜检查

对于 BC 伴随可疑上尿路病变，行 CTU 或 MRU 仍不能明确诊断者，可行诊断性输尿管镜检查(含硬镜和软镜)和活检。此外,输尿管镜可以观察输尿管、肾盂及集合系统的形态并取活检。无论活检组织大小,输尿管镜活检结果可以明确大多数患者的诊断。

孤立肾或考虑行保肾治疗的患者在诊断不确定时,通过输尿管镜检查可以提供更多信息。综合考虑输尿管活检分级、影像学表现(如肾积水)及尿细胞学检查,可以帮助医师决定是选择根治性肾输尿管切除术(RUN)还是内镜下治疗。

(3) 尿细胞学及肿瘤标志物检查

① 尿细胞学检查

尿细胞学检查是 BC 诊断和术后随诊的主要方法之一。尿标本的采集一般是通过自然排尿,也可以通过膀胱冲洗,这样可能得到更多的癌细胞,利于提高诊断率。尿细胞学阳性表明癌细胞可能来自泌尿道的任何部分。根据文献报道,尿细胞学检测膀胱癌的敏感性为 $13\%\sim75\%$,特异性为 $85\%\sim100\%$。尿细胞学阳性是术后膀胱肿瘤复发的危险因素。

对于 UTUC,目前尿细胞学检查是推荐的常规检查方法。单纯尿细胞学检查虽然简单而且无创,但它的诊断敏感性较低($35\%\sim65\%$),尿细胞学的阴性结果不能排除外尿路上皮癌的可能。除了患者自身排尿收集尿液外,推荐有条件的单位可以在膀胱镜下行逆行插管留取肾盂尿液。

② 尿液肿瘤标记物检查

尿液 BC 标记物有利于提高无创检测膀胱癌的水平,目前美国 FDA 已经批准将 BT-Astat、BTAtrak、NMP22、FDP、ImmunoCyt 和 FISH 等用于 BC 的检测。但到目前为止,仍然没有一种理想的标记物能够取代膀胱镜和尿细胞学检查而对膀胱癌的诊断、治疗、术后随诊和预后等方面做出判断。多项研究显示,FISH 技术具有较高的敏感性和特异性。

对于 UTUC,NMP22、BTA 等检查可视具体情况开展,并且对于 UTUC 采用 FISH 检查可以检测尿脱落细胞的染色体异常,与尿细胞学检查结合可以大大提高诊断敏感性。目前已经证明其在 UTUC 中具有较高的诊断准确性,敏感性可达 87.8%,特异性可达 85.7%。

(4) UTUC 的其他检查

① 核素检查

肾动态显像是检测泌尿系统疾病的常规核素检查方法,包括肾血流灌注显像和肾动态显像。主要功能是可以分别估测双侧肾小球滤过率,因此对于判断 UTUC 患者肾功能有较大意义。全身骨扫描可协助明确是否存在骨转移病灶,必要时也可以作为补充检查。对于性质不明的肿瘤必要时可以进行 PET-CT 检查,但如前所述,价格比较昂贵。

② 介入肾血管造影

介入肾血管造影 UTUC 非常规性检查,造影可发现肾脏及肿瘤血管和血供情况。必要时可用于复杂病例术前肾动脉栓塞。

③ 穿刺活检

穿刺活检 UTUC 不常规使用,主要用于难以切除、诊断不明或已经明显转移的肿瘤,以获取病理信息来指导系统治疗。可以采取超声引导或 CT 引导的方式开展,穿刺后肿瘤种植转移、气胸、严重出血等并发症相对少见。

《第 4 节　尿路上皮癌预防的全程干预》

随着社会经济的快速发展和饮食生活结构的改变,尿路上皮癌发病率逐年增高,但通过多种预防手段可以将尿路上皮癌的发病率有效降低。尿路上皮癌的病因覆盖较多致病因素,病因学研究可以为临床诊治提供依据。防患于未然,预防是关键,建议早发现、早诊断、早治疗,并且加强肿瘤全程管理。总的来说,尿路上皮癌的预防措施分为三个等级,下面分别从三个方面来谈谈预防尿路上皮癌的措施。

1) 尿路上皮癌的一级预防

一级预防即病因学预防,肿瘤的一级预防是对恶性肿瘤的病因学和发病学预防。针对各种癌症病因和危险因素,如物理、化学、生物等致癌因素和体内外致癌条件,采用预防措施,如加强环境保护、改变不良生活方式、改善饮食营养、适当体育锻炼等,以增进身心健康,提高抗癌能力,从而降低癌症发生率。

(1) 戒烟

烟草是已经较明确的为人们所熟知的致癌因素,与约 30% 的癌症有关。同时烟草是导致尿路上皮癌的第一危险因素,吸烟可使尿路上皮癌的危险率增加 2~3 倍,其危险率与吸烟强度和时间成正比。烟草包含众多有害化学物质,烟焦油中含有多种致癌物质和促癌物质,如多环芳香烃、酚类、亚硝胺等,当烟草燃烧的烟雾被吸入时,焦油颗粒便附着在支气管黏膜上,经长期慢性刺激,可诱发癌变。吸烟主要引起肺、咽、喉及食管部癌肿,在许多其他部位也可增高发生肿瘤的危险性,并且会损害呼吸系统、心血管系统等。

(2) 优化饮食习惯和生活方式

合理的膳食可能对大部分癌都有预防作用,特别是部分植物类型的食品中存在一定的防癌成分,可能对多种肿瘤的预防均有效。因此需要注意合理饮食,多吃新鲜的蔬菜水果可能有助于降低尿路上皮癌的发病或复发风险,但统计学上效果不明显。而日常大量摄入脂肪、胆固醇、油煎食物、红肉和抗氧化剂补充剂可能增加 BC 的发病危险,还需注意减少腌制、熏制食品的摄入。有报道称,多饮水通过稀释致癌物与尿路上皮的接触并促进更频繁的排尿来降低发病率,同时可以减少有害物质的浓度,降低尿路刺激,改善尿路上皮癌症状。此外,充足的睡眠是降低尿路上皮癌复发率和增加治疗效果的必需条件。还要进行适度的运动,运动不仅可以锻炼身体,增强体质,还起到预防作用。

(3) 注意职业防护,减少毒物接触

尿路上皮癌一个重要的致病危险因素为长期接触工业化学产品,包括从事石油化工、纺织、染料制造及使用、橡胶化学、药物制剂、印刷行业及杀虫剂、油漆、皮革生产等,这与工人长期暴露于致癌性芳香胺,例如苯胺、β-萘胺和联苯胺等有直接关系。因此以上种种高风险行业的从业人员需要做好职业防护,如穿防护服、戴口罩、帽子等,并且工作场所要

通风排除毒物。

（4）慎重使用药物

马兜铃酸为硝基菲类有机酸类化合物。这类有机化合物天然存在于诸如马兜铃属及细辛属等马兜铃科植物中，而这些植物曾广泛地被中医经炮制解毒作为原生药材入药。此外，依靠吸食这类植物生存的蝴蝶体内也有马兜铃酸。马兜铃酸Ⅰ是最常见的一种马兜铃酸类化合物，它可在几乎所有马兜铃属植物中被发现，并常与马兜铃内酰胺共存。马兜铃酸类化合物中，主要的毒性成分为马兜铃酸Ⅰ和马兜铃酸Ⅱ，其在硝基还原酶的催化下，一部分被还原为马兜铃内酰胺，另一部分在还原过程中进一步与 DNA 作用，形成加合物。需要慎重使用中药或者中成药，或者在专业中药师指导下用药，避免含有马兜铃酸等有毒性物质。此外，化学药物环磷酰胺、治疗 2 型糖尿病药物吡格列酮、部分镇痛药等均被证实是尿路上皮癌的致病因素。

（5）情绪

很多研究表明，情绪影响癌症的发生发展。如乳腺癌与无法排解的悲伤有关，配偶一方患有癌症或死于癌症可引起另一方患癌症的概率增大，青少年时期或早期的精神创伤会增加胃癌的发生率等。2010 年《细胞》杂志发表的研究报道中，将患同样肿瘤的两组小鼠分别放在不同的环境下，一组有吃有喝有玩有同伴，称为"快乐小鼠"。随后发现，快乐小鼠与对照组相比，肿瘤明显减少并减小了。因此，保持心情愉悦和豁达，有助于预防尿路上皮癌，并且能够促进尿路上皮癌患者康复。

2）尿路上皮癌的二级预防

二级预防又称为临床前预防，即在疾病的临床前期做好早期发现、早期诊断、早期治疗的"三早"预防措施，同样通过筛检普查、监测高危人群，对癌症症状出现前潜在或隐匿的病患及时采取措施，阻止其发展，或尽早进行根治，从而恢复健康。

因此，二级预防需要做到对高危人群的密切关注及定期检查。对于尿路上皮癌，以下情况人群需要高度关注：

（1）不良的饮食及生活习惯

①长期饮食习惯不健康。如日常高盐饮食，过量摄入脂肪、胆固醇、油煎食物、红肉和抗氧化剂补充剂；过量摄入腌制、熏制、烧烤食品；少吃不吃蔬菜、长期素食等偏食导致营养缺乏；作息不规律或者特殊工作（如长期上夜班）导致饮食不规律、饮食不健康等。②长期吸烟饮酒史。此外，饮酒也是多种肿瘤的高危因素，虽然对于尿路上皮癌发病影响有限，但仍具有潜在危害。③喝水少。据报道，多饮水可以从多种途径减少尿路上皮癌发病率，利于体内致癌物质排出，因此在方便的条件下，尽可能多饮水，勤排尿。④长期尿路感染者。不良生活习惯导致长期存在尿路感染，这也是尿路上皮癌的潜在危险因素。

（2）高危行业人员

如前所述，从事石油化工、纺织、染料制造及使用、橡胶化学、药物制剂、印刷行业和杀虫剂、油漆、皮革生产等行业人员，容易长期暴露于致癌性芳香胺，例如苯胺、β-萘胺和联苯胺等有害物质。多数人员工作环境恶劣,防护措施不足,保护意识较差,因此这些人员均为尿路上皮癌易患人群。

(3) 特殊用药人员

目前发现一些药物成分明确与尿路上皮癌发病风险显著相关。马兜铃酸作为增加尿路上皮癌风险的有毒性物质,曾广泛地被中医经炮制解毒作为原生药材入药,目前尚有部分中药材含有马兜铃酸。因此,相关用药患者一定要在专业医师或中医师指导下用药。同时,一些药物如化学药物环磷酰胺、治疗 2 型糖尿病药物吡格列酮、部分镇痛药等均被证实是尿路上皮癌的致病因素,因此服用这些药物的患者需要注意患尿路上皮癌的风险,并且尽可能替换成其他同疗效药物。

(4) 肿瘤家族史

有肿瘤家族史或者肿瘤遗传易感性的人群是肿瘤易感人群,尿路上皮癌发生率也会大大提升。因此对于这类人群,必须定期对其进行监测,必要时可进行基因检测,结合基因检测结果,筛查是否存在致病基因或者其他高危因素。

(5) 注意早期症状及体征

对于尿路上皮癌患者,血尿一般是最常见的临床症状。因此对于有镜下血尿或者肉眼血尿的患者,一定要规范检查,不要忽视早期的症状。一般早期患者能够达到根治效果,而一旦进入进展期或者晚期阶段,则疗效不佳,大大影响患者生存期和生存质量。

3) 尿路上皮癌的三级预防

三级预防又称临床预防或康复性预防。其目标是防止病情恶化,防止残疾。一般采取多学科综合诊断和综合治疗,正确选择最合适治疗方案,尽早、尽可能消除癌症,提高治愈率、生存率和生存质量,恢复功能,促进患者康复。

(1) 非肌层浸润性膀胱癌的治疗

非肌层浸润性膀胱癌(non muscle-invasive bladder cancer,NMIBC)或表浅性膀胱癌(superficial bladder cancer)占初发膀胱肿瘤的 70%,其中 Ta 占 70%、T1 占 20%、Tis 占 10%。Ta 和 T1 虽然都属于非肌层浸润性膀胱癌,但两者的生物学特性有显著不同,由于固有层内血管和淋巴管丰富,故 T1 容易发生肿瘤扩散。

与肿瘤进展最相关的因素包括肿瘤的病理分级和肿瘤分期。膀胱颈处的肿瘤预后较差。根据复发风险及预后的不同,非肌层浸润性膀胱癌可分为以下三组:①低危非肌层浸润性膀胱尿路上皮癌:单发、Ta、G1(低级别尿路上皮癌)、直径<3 cm(注:必须同时具备以上条件才是低危非肌层浸润性膀胱癌);②高危非肌层浸润性膀胱尿路上皮癌:多发或高复发、T1、G3(高级别尿路上皮癌)、Tis;③中危非肌层浸润性膀胱尿路上皮癌:除以上两类的其他情况,包括肿瘤多发、Ta~T1、G1~G2(低级别尿路上皮癌)、直径>3 cm 等。

① 手术治疗

ⅰ. 经尿道膀胱肿瘤切除术

经尿道膀胱肿瘤切除术(TUR-BT)既是非肌层浸润性膀胱癌的重要诊断方法,同时也是主要的治疗手段。膀胱肿瘤的确切病理分级、分期都需要借助首次 TUR-BT 后的病理结果获得。经尿道膀胱肿瘤切除术有两个目的：一是切除肉眼可见的全部肿瘤，二是切除组织进行病理分级和分期。对于肿瘤切除不完全、标本内无肌层、高级别肿瘤和 T1 期肿瘤，建议术后 2～6 周再次行 TUR-BT，可以降低术后复发概率。

ⅱ. 经尿道激光手术

激光手术可以凝固，也可以汽化，其疗效及复发率与经尿道手术相近。但术前需进行肿瘤活检以便进行病理诊断。激光手术对于肿瘤分期有困难，一般适合于乳头状低级别尿路上皮癌，以及病史为低级别、低分期的尿路上皮癌。

ⅲ. 光动力学治疗

光动力学治疗（photodynamic therapy，PDT）是利用膀胱镜将激光与光敏剂相结合的治疗方法。肿瘤细胞摄取光敏剂后，在激光作用下产生单态氧，使肿瘤细胞变性坏死。膀胱原位癌，控制膀胱肿瘤出血，肿瘤多次复发，不能耐受手术治疗等情况可以选择此疗法。

ⅳ. 膀胱部分切除术

可选择应用于憩室内 BC 患者，降低因电切造成的膀胱穿孔风险。对于高级别 T1 期肿瘤，建议同时行淋巴结清扫术以及术后膀胱免疫灌注或全身辅助化疗。

ⅴ. 根治性膀胱切除术

对于部分高危 NMIBC 亚组或极高危 NMIBC 亚组患者，推荐行根治性膀胱切除术。诊断为高危 NMIBC 后立即行根治性膀胱切除术的患者，其 5 年无病生存率超过 80%，延期手术降低疾病特异性生存率。对高危患者选择即刻根治性膀胱切除或者 TUR-BT＋卡介苗膀胱灌注。

② 术后辅助治疗

ⅰ. 术后膀胱灌注化疗

TUR-BT 术后有 10%～67% 的患者会在 12 个月内复发，术后 5 年内有 24%～84% 的患者复发。尽管在理论上 TUR-BT 可以完全切除非肌层浸润的膀胱癌，但在临床治疗中仍有很高的复发概率，而且有些病例会发展为肌层浸润性膀胱癌。单纯 TUR-BT 不能解决术后高复发和进展问题，因此建议所有的非肌层浸润性膀胱癌患者术后均进行辅助性膀胱灌注治疗。

a. TUR-BT 术后即刻行膀胱灌注化疗：TUR-BT 术后 24 小时内完成表柔比星（epirubicin）、吡柔比星（THP）或丝裂霉素（mitomycin）等膀胱灌注化疗可以使肿瘤复发率降低 39%，因此推荐所有的非肌层浸润性膀胱癌患者 TUR-BT 术后 24 小时内均进行膀胱灌注化疗，但术中有膀胱穿孔或术后明显血尿时不宜采用。TUR-BT 术后即刻行膀胱灌注化疗对单发和多发膀胱癌均有效。低危非肌层浸润性膀胱癌术后即刻灌注后，肿瘤复发的概率很低，因此即刻灌注后可以不再继续进行膀胱灌注治疗。

b. 术后早期膀胱灌注化疗及维持膀胱灌注化疗：对于中危和高危的非肌层浸润性膀胱癌，术后 24 小时内即刻行膀胱灌注治疗后，建议继续膀胱灌注化疗，每周 1 次，共 4～8 周，随后进行膀胱维持灌注化疗，每月 1 次，共 6～12 个月。研究显示，非肌层浸润性膀胱癌维持灌注治疗 6 个月以上不能继续降低肿瘤的复发概率，因此建议术后维持膀胱灌注治疗 6 个月。

c. 膀胱灌注化疗的药物：膀胱灌注化疗常用药物包括表柔比星、丝裂霉素、吡柔比星、阿霉素、羟基喜树碱等。尿液的 pH、化疗药的浓度与膀胱灌注化疗效果有关，并且药物浓度比药量更重要。化疗药物应通过导尿管灌入膀胱，并保留 0.5～2 小时（保留时间需依据药物说明书）。灌注前不要大量饮水，避免尿液将药物稀释。表柔比星的常用剂量为 50～80 mg，丝裂霉素为 20～60 mg，吡柔比星为 30 mg，羟基喜树碱为 10～20 mg。其他的化疗药物还包括吉西他滨等。

ⅱ．术后膀胱灌注免疫治疗

a. 卡介苗（BCG）：多数研究认为 BCG 是通过免疫反应介导的，但其确切作用机制目前尚不清楚。BCG 适合于高危非肌层浸润性膀胱癌的治疗，可以预防 BC 的进展。BCG 不能改变低危非肌层浸润性膀胱癌的病程，而且由于 BCG 灌注的副作用发生率较高，对于低危非肌层浸润性膀胱尿路上皮癌不建议行 BCG 灌注治疗。对于中危非肌层浸润性膀胱尿路上皮癌而言，其术后 5 年肿瘤复发概率为 42％～65％，而进展概率为 5％～8％。因此，中危非肌层浸润膀胱尿路上皮癌膀胱灌注的主要目的是防止肿瘤复发，一般建议采用膀胱灌注化疗，某些情况也可以采用 BCG 灌注治疗。由于术后膀胱有创面，因此术后即刻灌注治疗应避免采用 BCG，以免引起严重的副作用。BCG 膀胱灌注的主要副作用为膀胱刺激症状和全身流感样症状，少见的副作用包括结核败血症、前列腺炎、附睾炎、肝炎等。

b. 免疫调节剂：一些免疫调节剂与化疗药物一样可以预防膀胱肿瘤的复发，包括干扰素、钥孔戚血蓝素（keyhole limpet hemocyanin，KLH）等。

ⅲ．复发肿瘤的灌注治疗

膀胱肿瘤复发后，一般建议再次行 TUR-BT 治疗。依照 TUR-BT 术后分级及分期，按上述方案重新进行膀胱灌注治疗。对频繁复发和多发者，建议行 BCG 灌注治疗。

ⅳ．膀胱原位癌的治疗

膀胱原位癌的治疗方案是行彻底的 TUR-BT 治疗，术后行 BCG 膀胱灌注治疗。BCG 灌注每周 1 次，每 6 周为 1 个周期，1 个周期后有 70％完全缓解。休息 6 周后，进行膀胱镜检和尿脱落细胞学检查，结果阳性者再进行 1 个周期共 6 周的灌注治疗。另有 15％的病例获得缓解。休息 6 周后，重复膀胱镜检和尿脱落细胞学检查，若结果仍为阳性，建议行膀胱根治性切除术及尿道根治性切除术。

ⅴ．T1G3 膀胱癌的治疗

T1G3 期 BC 通过 BCG 灌注治疗或膀胱灌注化疗，有 50％可以保留膀胱。建议先行 TUR-BT 术，术后 2～6 周后再次行 TUR-BT 术。无肌层浸润者，术后行 BCG 灌注治疗或膀胱灌注化疗。对于 2 周期 BCG 灌注治疗或 6 个月膀胱灌注化疗无效或复发的病例，建议行根治性膀胱切除术。

（2）肌层浸润性膀胱癌的治疗

① 根治性膀胱切除术

根治性膀胱切除术同时行盆腔淋巴结清扫术，是肌层浸润性膀胱癌的标准治疗，是提高浸润性膀胱癌患者生存率、避免局部复发和远处转移的有效治疗方法。该手术需要根据肿瘤的病理类型、分期、分级、肿瘤发生部位、有无累及邻近器官等情况,结合患者的全身状况进行选择。

ⅰ. 根治性膀胱切除术的指征

根治性膀胱切除术的基本手术指征为 T2~T4a,N0~X,M0 浸润性膀胱癌,其他指征还包括高危非肌层浸润性膀胱癌 T1G3 肿瘤,BCG 治疗无效的 Tis,反复复发的非肌层浸润性膀胱癌、单靠 TUR 或腔内手术无法控制的广泛乳头状病变等。挽救性膀胱全切除术的指征包括非手术治疗无效、保留膀胱治疗后肿瘤复发和膀胱非尿路上皮癌。

ⅱ. 根治性膀胱切除术的相关事项

根治性膀胱切除术的手术范围包括膀胱及周围脂肪组织、输尿管远端,并行盆腔淋巴结清扫术,男性应包括前列腺、精囊,女性应包括子宫、附件。如果手术尿道切缘阳性,原发肿瘤侵犯尿道、女性膀胱颈部或男性前列腺部,则需考虑施行全尿道切除。目前根治性膀胱切除术的方式可以分为开放手术和腹腔镜手术两种。近来机器人辅助的腹腔镜根治性膀胱切除术可以使手术更精确和迅速,并减少出血量。

淋巴结清扫是一种治疗手段,并且提供重要的信息以判断预后。目前主要有局部淋巴结清扫、常规淋巴结清扫和扩大淋巴结清扫三种。局部淋巴结清扫仅切除闭孔内淋巴结及脂肪组织。扩大淋巴结清扫的范围是主动脉分叉和髂总血管(近端)、股生殖神经(外侧)、旋髂静脉和 Cloquet 淋巴结(远端)、髂内血管(后侧),包括腹主动脉远端周围、下腔静脉周围、闭孔、两侧坐骨前和骶骨前淋巴结,清扫范围向上甚至可以扩展至肠系膜下动脉水平。常规淋巴结清扫的范围达髂总血管分叉水平,其余与扩大清扫范围相同。淋巴结清扫术应清除 15 个以上淋巴结。

ⅲ. 根治性膀胱切除术的生存率

随着手术技术和随访方式的改进,浸润性膀胱癌患者的生存率有了较大的提高。根治性膀胱切除术围手术期的死亡率为 1.8%~3.0%,主要死亡原因有心血管并发症、败血症、肺栓塞、肝功能衰竭和大出血。患者的总体 5 年生存率为 54.5%~68%,10 年生存率为 66%。若淋巴结阴性,T2 期的 5 年和 10 年生存率分别为 89% 和 78%,T3a 期为 87% 和 76%,T3b 期为 62% 和 61%,T4 期为 50% 和 45%。而淋巴结阳性患者的 5 年和 10 年生存率只有 35% 和 34%。

② 保留膀胱治疗

对于身体条件不能耐受根治性膀胱切除术,或不愿接受根治性膀胱切除术的浸润性膀胱癌患者,可以考虑行保留膀胱的综合治疗。需要对肿瘤性质、浸润深度进行综合评估,正确选择保留膀胱的手术方式,并辅以术后放射治疗和化学治疗,且术后需进行密切随访。

浸润性膀胱癌保留膀胱的手术方式有两种,即 TUR-BT 和膀胱部分切除术。对于多数保留膀胱的浸润性膀胱癌患者,可经尿道途径切除肿瘤。但对于部分以下情况的患者应考虑行膀胱部分切除术:肿瘤位于膀胱憩室内、输尿管开口周围或肿瘤位于经尿道手术操作盲区的患者,有严重尿道狭窄和无法承受截石位的患者。由于单一的治疗无法达到理想的保留膀胱的效果,所以目前保留膀胱的综合治疗多采取手术、化疗(免疫治疗)和放疗相结合。该治疗方案的选择指征必须严格控制,且患者必须具有良好的依从性,才能得到较好的治疗效果。

（3）UTUC 的治疗

① 根治性手术治疗

根治性肾输尿管切除术是 UTUC 治疗的金标准，手术切除范围应该包括肾、全段输尿管及输尿管开口周围的部分膀胱。术中应该注意完成输尿管膀胱壁内段和输尿管开口的切除，并尽量保证尿路的完整性和密闭性。若出现尿液外渗（如输尿管断开），则可能出现肿瘤细胞外溢的风险。标本应该完整取出，避免在体内切开肿瘤。

② 保留肾脏手术

根治性肾输尿管切除术可能导致患者肾功能不全，对于低风险 UTUC 患者而言，开展保留肾脏手术不仅可以避免根治性手术带来的并发症，而且术后 5 年肿瘤特异性生存率与根治性肾输尿管切除术无明显差异。一般同时具备以下条件为低风险 UTUC：病灶单发，肿瘤<2 cm，细胞学和活检提示低级别，影像学显示无肌层浸润。保留肾脏手术也可用于孤立肾或严重肾功能不全的患者。

ⅰ. 输尿管镜手术

输尿管镜手术创伤相对较小，术后并发症少，恢复快，术中同样可以达到完整切除肿瘤的目的。低风险的 UTUC 患者可考虑输尿管硬镜或软镜手术。

ⅱ. 输尿管部分切除术

输尿管部分切除术可保留同侧肾脏，并能同时进行淋巴结切除。采用输尿管部分切除术治疗 UTUC 时必须保证足够长的阴性切缘。根据 UTUC 病灶所处位置，需要选择不同的输尿管部分切除术式，并且均可以通过开放、腹腔镜及机器人辅助手术方式完成。

ⅲ. 经皮肾镜手术

对发生在肾盂、肾盏的低风险 UTUC，可采用经皮肾镜技术进行处理。随着输尿管软镜末端偏转与成像技术的改进，经皮肾镜在 UTUC 治疗中的应用日渐减少。此外，经皮肾穿刺还存在肿瘤种植播散的风险。

ⅳ. 其他保留肾脏手术

输尿管全长切除-回肠输尿管替代手术理论上可行，但仅针对低风险输尿管尿路上皮癌并且有明确保护肾功能需求时。肾盂部分切除术或肾脏部分切除术在临床上极少应用。目前，临床上几乎不用开放肾盂或肾盏肿瘤切除术。

③ 非手术治疗

ⅰ. 灌注化疗

UTUC 术后可行预防性膀胱灌注化疗，据报道可有效降低膀胱癌的发生率。一般如果没有特殊禁忌或者其他原因，推荐在根治性切除术后行单次膀胱灌注化疗。灌注药物可选用吡柔比星、丝裂霉素、表柔比星等常见灌注药物，用法和用量类似于非肌层浸润性膀胱癌的术后灌注化疗。常规多在术后一周左右进行，也可以更早进行。

ⅱ. 系统性化疗

针对新辅助化疗和辅助化疗的临床研究较少，有研究显示以铂类为基础的辅助化疗可以改善患者总生存率和无病生存率，并且新辅助化疗可能会降低分期并且改善特异性生存率。

UTUC 的化疗方案推荐以铂类为基础的方案,而对于晚期 UTUC,目前综合治疗主要为联合化疗,与 BC 类似。一线化疗方案为 GC(吉西他滨+顺铂),或者 MVAC(甲氨蝶呤+长春碱+阿霉素+顺铂),临床上常用前者,并且耐受性更好。对于肾功能不全患者,考虑用紫杉醇或吉西他滨化疗。

ⅲ．放疗

目前 UTUC 放疗多为小样本回顾性研究,主要指征为术后病理 T3/T4 期,或者存在残存病灶的患者。

ⅳ．其他治疗

近年来,以 PD1/PD-L1 通路为主的免疫检查点抑制剂在尿路上皮癌的治疗中取得巨大突破,目前多种药物已在临床使用,期待在晚期尿路上皮癌改善患者总生存率。此外,抗体偶联药物(ADC)也在尿路上皮癌中逐渐得到应用。

4) 尿路上皮癌的四级预防

四级预防主要为临终关怀,由于尿路上皮癌患者晚期疗效难以令人满意,并且出现治疗耐药性或者毒副反应,因此该阶段主要是患者临终前姑息治疗和对症治疗。

(1) 晚期尿路上皮癌的姑息性手术

晚期尿路上皮癌已不具备根治性手术条件,一般选择以化疗、免疫治疗等为主的综合治疗。大多数晚期尿路上皮癌转移导致的症状可以通过药物控制或其他非手术方法解决,如疼痛、排尿不畅等。但存在一些可能需要手术治疗的情况,如无法通过保守治疗的肿瘤转移所致的肠梗阻,如不通过手术处理,可能快速导致患者状态恶化。此外,部分患者存在无法通过保守途径解决的顽固性出血,此时可能需要经尿道膀胱肿瘤电切等方式进行姑息性手术来止血。

(2) 疼痛

疼痛是晚期肿瘤患者常见的并发症,由于晚期尿路上皮癌患者出现转移症状,因此容易导致相应部分疼痛。因此,解除尿路上皮癌患者疼痛是四级预防的重要环节。

引起癌痛的原因主要有以下几点:①因为肿瘤侵犯压迫到周围组织引起剧痛,在所有存在疼痛的恶性肿瘤患者中占 70%;②在治疗恶性肿瘤过程中出现并发症导致疼痛,如因抗肿瘤药物引起静脉炎症、皮肤破溃等;③恶性肿瘤相关的疾病引起的,比如恶性肿瘤患者免疫力低下,患带状疱疹导致疼痛;④患有恶性肿瘤后,患者的疼痛阈值会降低,对于疼痛更加敏感,若合并有其他疾病如痛风、椎间盘突出、关节炎等,疼痛就会变得更加强烈。癌症疼痛评估分级是控制癌痛的关键,目前临床上根据标准的不同将疼痛分为不同的级别。

(3) 心理治疗

近年来,随着越来越多的研究深入进展,生存质量和心理因素成为医学研究的热点。癌症会对患者产生严重的心理冲击,尤其晚期尿路上皮癌患者,在经历各种治疗措施甚至得知生存期有限的情况下,会产生众多痛苦的心理问题,例如焦虑、抑郁等,继而可能引起各种躯体症状。目前,心理治疗方法各异,常见的报道有一般性心理支持治疗、疾病知识教育、个别心理治疗、患者互助治疗、家庭和社会支持治疗、音乐结合肌肉放松训练及内心意念引导等。但报道差别较大,可见影响效果因素多。因此需要针对不同文化程度和不同风俗习惯的病人采用易操作和行之有效的心理治疗方法,这有待进一步研究探索。

第 5 节　祖国医学在尿路上皮癌预防中的作用

1) 祖国医学对尿路上皮癌的认识

尿路上皮癌依据其临床表现属中医"癃闭""溺血""血淋"等范畴。古代中医虽然对尿路上皮癌没有专门研究,但古籍中对尿路上皮癌的症状却早有描述,如《素问·宣明五气论》说:"膀胱不利为癃。"《素问·气厥论篇》曰:"胞移热于膀胱,则癃溺血。"《素问·至真要大论篇》曰:"岁少阳在泉,火淫所胜……民病注泄赤白,少腹痛溺赤。"《四时刺逆从论》说"少阳……涩则病积溲血"等等。隋代巢元方《诸病源候论》中提到"血淋者,是热淋之甚者,即尿血,谓之血淋"。朱丹溪在《丹溪心法》中指出,"大抵小便出血……痛者谓之淋,不痛者谓之溺血"。可见古代中医对尿路上皮癌认识久远,病名不同,散在分布于"癃闭""溺血""血淋"等著作篇章中,并提出"热结癃闭"的病机,若膀胱热结癃闭,可致机体代谢之毒物积聚,久而成癌,对其相应临床症状有较多治疗经验。根据文献,众医家对该病的认识主要集中在湿、热、瘀、毒等方面。当代医家分析尿路上皮癌病因病机,多认为膀胱为州都之官,水液潴汇之所,外感六淫,过食肥甘酒热,情志劳倦所伤,致脾胃运化失常,积湿生热,蕴积下焦膀胱,日久化毒成癌,毒火灼伤阴络,迫血妄行,血随尿出。也有认为本病可能为素体禀赋不足,外感毒邪客于经络,毒邪多为环境污染导致气味之毒,如苯类化学物质等,以及长期皮肤接触化学品导致,如漆料、染发剂等。情志忧郁气结,导致脏腑气血失调,形成痰结、湿聚、气阻、血瘀,湿、痰、气、瘀搏结,瘀积成毒,下注膀胱而成。

2) 尿路上皮癌的辨证论治

尿路上皮癌的预防总体来说还是早发现、早诊断、早治疗。中医防治尿路上皮癌的基本原则为扶正、祛邪,通过增强免疫力和抑制癌基因表达以减少癌肿的发生或复发。《医宗必读·积聚》云:"积之成者,正气不足,而后邪气踞之。"尿路上皮癌正是由于禀赋不足或各种原因导致正气亏虚,毒邪腐肉瘀积膀胱,湿热毒邪内蕴,毒瘀胶结,水道阻塞而成。因此治疗应以补肾健脾益肺为主,兼以利湿止血、清热止血、解毒化瘀。若疾病已发生,要根据疾病不同阶段及全身体质状况辨证论治,达到治疗和预防复发的目的。

(1) 湿毒下注证

多见于尿路上皮癌初发患者,患者往往因小便短赤伴尿痛、尿频或排尿不畅、尿血就诊,同时可能伴有少腹胀痛、发热、下肢浮肿、腰酸等症状,舌苔黄腻,脉弦数。治以清热解毒、祛湿利尿。方选八正散合萆薢分清饮加减,药用瞿麦、萹蓄、车前子(包煎)、滑石、山栀、制军、甘草梢、灯心草、萆薢、台乌药、蒲公英、龙葵、白花蛇舌草、蛇莓、土茯苓、威灵仙，尿血可加大蓟、小蓟、仙鹤草、白茅根等。

（2）瘀血阻滞证

患者可出现小便尿血时多时少，排尿不畅伴小便涩痛，小腹疼痛，舌苔薄白，舌质紫暗，脉细弦涩。治以活血祛瘀、理气止痛。方选少腹逐瘀汤合失笑散加减，药用当归、赤芍、生蒲黄、炒五灵脂、延胡索、没药、小茴香、川芎、台乌药、莪术、猪苓，小便血多加大蓟、小蓟、仙鹤草、血余炭、藕节炭、参三七等。

（3）阴虚火旺证

多见于中后期或者放化疗后，患者症见小便不爽，尿血色鲜红，腰部酸痛，形体消瘦，舌苔薄黄，舌质红绛，脉细数。治以滋阴降火、凉血解毒。方选知柏地黄丸加减，药用知母、黄檗、生地黄、丹皮、大蓟、小蓟、炙龟板、牛膝、菟丝子、土茯苓、半枝莲、木馒头、蒲黄炭、七叶一枝花、大蓟、小蓟、车前子等。

（4）脾肾气虚证

多见于尿路上皮癌的后期，患者症见无痛血尿，小溲无力，腰酸膝软，小腹下坠，面色㿠白，倦怠无力，头晕耳鸣，大便溏薄，舌质淡，舌苔薄白腻，脉沉细。治以补中益气、温补肾阳。方选补中益气汤合附桂八味丸加减。药用黄芪、党参、白术、茯苓、升麻、柴胡、当归、炙甘草、菟丝子、补骨脂、熟附块、生地黄、熟地黄、山药、沙苑子、山慈菇、桑寄生、猪苓、白花蛇舌草等，若下肢浮肿加泽泻、夏枯草、牛膝、车前子，若虚羸体弱加人参或野山参。

参考文献

［1］Siegel R L，Miller K D，Fuchs H E，et al．Cancer statistics，2021[J]．CA：A Cancer Journal for Clinicians，2021，71(1)：7-33．

［2］方冬，李学松.《上尿路尿路上皮癌诊断与治疗中国专家共识》解读[J].西部医学，2019，31(7)：990-993.

［3］Chen W，Zheng R，Baade P D，et al．Cancer statistics in China，2015[J]．CA：A Cancer Journal for Clinicians，2016,66(2):115-132.

［4］Cantor K P，Lynch C F，Johnson D．Bladder cancer，parity，and age at first birth[J]．Cancer Causes & Control：CCC，1992，3(1)：57-62.

［5］Weibull C E，Eloranta S，Altman D，et al．Childbearing and the risk of bladder cancer：A nationwide population-based cohort study[J]．European Urology，2013，63(4)：733-738.

［6］Antoni S，Ferlay J，Soerjomataram I，et al．Bladder cancer incidence and mortality：A global overview and recent trends[J]．European Urology，2017，71(1)：96-108.

［7］黄海超，张鹏，邢金春，等.儿童及青少年膀胱癌临床特点与发病机制研究(附1例罕见17岁女性膀胱癌报告)[J].临床泌尿外科杂志，2017，32(5)：386-388.

［8］杜灵彬，毛伟敏，李辉章，等.浙江省肿瘤登记膀胱癌发病及死亡特征分析[J].浙江预防医学，

2014，26(5)：473-476.

［9］李新新，毕建斌. 年轻膀胱癌患者 50 例临床及病理特征分析［J］. 现代泌尿外科杂志，2019，24 (4)：291-295.

［10］Zhao L M，Tian X Q，Duan X Y，et al. Association of body mass index with bladder cancer risk：A dose-response meta-analysis of prospective cohort studies［J］. Oncotarget，2017，8(20)：33990-34000.

［11］Liu A W，Zeng S X，Lu X，et al. Overexpression of G2 and S phase-expressed-1 contributes to cell proliferation，migration，and invasion via regulating p53/FoxM1/CCNB₁ pathway and predicts poor prognosis in bladder cancer［J］. International Journal of Biological Macromolecules，2019，123：322-334.

［12］Du Y Q，Li R Y，Chen Z H，et al. Mutagenic factors and complex clonal relationship of multifocal urothelial cell carcinoma［J］. European Urology，2017，71(5)：841-843.

［13］Chen X，Gu P，Xie R，et al. Heterogeneous nuclear ribonucleoprotein K is associated with poor prognosis and regulates proliferation and apoptosis in bladder cancer［J］. Journal of Cellular and Molecular Medicine，2017，21(7)：1266-1279.

［14］Huang L，Kong Q C，Liu Z Z，et al. The diagnostic value of MR imaging in differentiating T staging of bladder cancer：A meta-analysis［J］. Radiology，2018，286(2)：502-511.

［15］柳家园，彭翔，宁向辉，等. 尿脱落细胞荧光原位杂交检查阳性在尿路上皮癌中的临床价值［J］. 北京大学学报(医学版)，2017，49(4)：585-589.

［16］Dudley J C，Schroers-Martin J，Lazzareschi D V，et al. Detection and surveillance of bladder cancer using urine tumor DNA［J］. Cancer Discovery，2019，9(4)：500-509.

［17］Springer S U，Chen C H，del Carmen Rodriguez Pena M，et al. Non-invasive detection of urothelial cancer through the analysis of driver gene mutations and aneuploidy［J］. eLife，2018，7：e32143.

［18］Wu S，Ou T，Xing N Z，et al. Whole-genome sequencing identifies ADGRG6 enhancer mutations and FRS2 duplications as angiogenesis-related drivers in bladder cancer［J］. Nature Communications，2019，10：720.

［19］简伟明，雷云震，吴利平，等. 糖尿病与膀胱癌相关性研究进展［J］. 中华老年多器官疾病杂志，2019，18(2)：152-156.

［20］董礼明，邢绍强，张学峰，等. 经尿道等离子切除和钬激光切除治疗膀胱侧壁肿瘤的疗效分析［J］. 现代泌尿外科杂志，2017，22(9)：690-692.

［21］李功成，潘铁军，文瀚东，等. 1470nm 激光前列腺剜除术与经尿道等离子电切术的比较研究［J］. 临床泌尿外科杂志，2018，33(9)：707-710.

［22］孙卫兵，刘志宇，李泉林，等. 卡介苗膀胱灌注预防中、高危非肌层浸润性膀胱癌复发的疗效及并发症分析［J］. 中华泌尿外科杂志，2019(1)：14-19.

［23］于顺利，顾朝辉，罗彬杰，等. 红色诺卡菌细胞壁骨架膀胱灌注预防非肌层浸润性膀胱癌术后复发的疗效和安全性［J］. 中华泌尿外科杂志，2019(7)：521-525.

［24］Williams S B，Huo J H，Chamie K，et al. Discerning the survival advantage among patients with prostate cancer who undergo radical prostatectomy or radiotherapy：The limitations of cancer registry data［J］. Cancer，2017，123(9)：1617-1624.

［25］Leow J J，Bedke J，Chamie K，et al. SIU-ICUD consultation on bladder cancer：Treatment of muscle-invasive bladder cancer［J］. World Journal of Urology，2019，37(1)：61-83.

第 15 章

前列腺癌的预防

《第 1 节　前列腺癌的流行病学》

前列腺癌是老年男性泌尿生殖系统常见的恶性肿瘤之一,其发病率和死亡率分别位列全球男性恶性肿瘤发病和死亡谱的第 2 位和第 5 位,在欧美国家男性中分别居首位和第 3 位,在中国男性中分别居第 6 位和第 7 位。近年来,随着中国人口老龄化加剧,前列腺癌的发病和死亡呈明显上升趋势,疾病负担日益加重。GLOBOCAN 2020 数据显示,中国前列腺癌发病数和死亡数分别占全球前列腺癌发病数和死亡数的 8.2% 和 13.6%。当前,我国前列腺癌发病率仍处于较低水平,但近些年已呈显著上升趋势。随着人口老龄化、饮食及生活方式的改变,我国前列腺癌的发病率及死亡率仍呈逐年增加趋势。据相关网站预计,2040 年中国新发前列腺癌可达 20 万例,死亡 12 万,可见前列腺癌的防控形势不容乐观。

1）前列腺癌的地区分布特征

城市地区的前列腺癌发病率高于农村,2015 年我国城市新发男性前列腺癌粗发病率为 13.44/10 万,为农村(6.17/10 万)的 2.2 倍,调整年龄构成后,城市地区发病率(8.40/10 万)约为农村地区发病率(4.16/10 万)的 2.0 倍;死亡率也同样呈现城市高于农村的现象。浙江省报道 2010—2014 年前列腺癌发病率城市高于农村,但死亡率农村却高于城市,上海市 2015 年市区前列腺癌标化发病率高于郊区,但标化死亡率市区与郊区基本持平,这些情况可能是农村地区诊疗水平的不足以及患者诊疗不及时所致。孙可欣等研究显示 2015 年东部、中部、西部地区的前列腺癌发病率都位列男性恶性肿瘤发病第 6 位,东部地区发病率明显高于中西部地区,以世界标准人口计算的年龄标化发病率(age standardized incidence rate by world standard population,ASIRW)分别为 8.36/10 万、5.24/10 万、5.2/10 万;前列腺癌死亡率东部地区也高于中西部地区,世界标准人口计算的年龄标准化死亡率(age standardized mortality rate by world standard population,ASMRW)分别为 3.04/10 万、2.36/10 万、2.4/10 万。可见,东部地区前列腺发病及死亡高于中西部地区,但各地区发病率、死亡率趋势相似。

2）前列腺癌的种族分布特征

美国黑人的前列腺癌发病率最高,达到 185.7/10 万,是美国白人发病率的 1.7 倍,比中国上海居民高出几十倍。中国前列腺癌的研究报道多集中于汉族人群,针对我国少数民族人群的研究较少。有文献报道新疆地区维吾尔族人群前列腺癌发病同汉族人群有显著差异,由于不同民族间遗传背景、饮食、生活习俗存在差异,危险因素的暴露不同可能会影响前列腺癌的发生发展,这或许可以解释新疆地区前列腺癌的发病率及死亡率水平都高于国内平均水平这一情况,当然,还需进一步的流行病学研究来阐明这一问题。

3）前列腺癌的年龄分布特征

前列腺癌的发病率随年龄的增加而上升,2017 年全球 70％以上前列腺癌患者年龄大于 64 岁,小于 55 岁患者多发生于有家族遗传背景者,80％的前列腺癌死亡病例大于 65岁。Liu 等研究认为前列腺癌的发病和死亡风险受年龄效应影响显著,从 15～19 岁年龄段到 75～79 岁年龄段,发病风险和死亡风险分别增加了 178.1 倍和 365.52 倍。顾秀瑛等分析全国肿瘤登记区的数据显示,我国前列腺癌平均发病年龄约为 72.35 岁,50 岁以下人群中前列腺癌发病率处于极低水平,50 岁以后开始快速升高,患者主要集中在 65 岁以上,到 80 岁及以上年龄组达到高峰。目前我国前列腺癌发病年龄呈前移趋势,55～65岁年龄组发病有上升趋势,这表明危险因素的暴露可能发生转变。局部地区的研究结果也呈现类似趋势,2009—2018 年贵州省黔南州调查结果显示,前列腺癌平均发病年龄为75.6 岁,65～69 岁发病率迅速升高,80～84 岁发病率达峰值,70～74 岁的死亡率明显升高,大于 85 岁者死亡率达峰值;2009—2014 年浙江绍兴市调查结果显示,50 岁后发病率及死亡率快速上升,85 岁以上男性的发病率和死亡率均达峰值;而 2002—2013 年上海浦东新区统计资料则发现,前列腺癌中位发病年龄 75 岁,45～59 岁发病率和死亡率上升迅速,85 岁发病率和死亡率达高峰,其发病及死亡年龄都较前移,可能是经济发达地区人群的危险因素暴露增多以及早期诊断水平较高有关。我国 65 岁及以上人口比重从 1990 年的 5.6％上升到 2020 年的 12.0％,且这一比例正在不断升高,预计 2040 年 65 岁及以上人口比重将达到 23.7％。2019 年中国男性平均预期寿命为 72.38 岁,随着未来预期寿命的继续提高,年龄相关的癌症的发病率也将进一步上升。与之相应,我国男性前列腺癌疾病负担将持续升高,需做好相应防治工作。

《第 2 节　前列腺癌可能的发病因素》

前列腺癌的发生与年龄有关,40 岁以下发病率较低,40～59 岁发病率开始上升,60 岁后发病率快速上升;前列腺癌家族史和乳腺癌家族史是前列腺癌的危险因素,林奇综合征遗传病家族人群和携带乳腺癌易感基因（breast cancer susceptibility gene,

BRCA)突变者发生前列腺癌的风险高于普通人群;吸烟和肥胖是前列腺癌的危险因素;前列腺炎和良性前列腺增生可能会增加前列腺癌发病风险;过多摄入牛奶或相关乳制品、钙、锌可能与前列腺癌的发病风险有关,摄入绿茶、大豆类食品可能降低前列腺癌发病风险。

1) 年龄

2020 年世界卫生组织国际癌症研究署发布数据显示,我国 40 岁以下、40～49 岁、50～59 岁、60～69 岁和 70 岁及以上前列腺癌粗发病率分别为 0.02/10 万、0.78/10 万、6.3/10 万、51.8/10 万和 152.2/10 万。2000—2014 年我国 22 个连续监测的肿瘤登记点数据显示,男性 40 岁以下年龄组前列腺癌发病率较低(<0.1/10 万),从 40 岁开始,年龄别发病率随着年龄的增加而增加,50 岁后发病率上升趋势明显,80 岁及以上达到高峰,且城市地区各年龄组发病率变化趋势与总体一致。2016 年全国肿瘤登记数据显示,前列腺癌发病率和死亡率在 55 岁前处于较低水平,之后呈上升趋势,60 岁之后快速上升并于 85 岁及以上年龄组达到峰值。北京市、重庆市和浙江省肿瘤登记点近年报告显示,55 岁以下前列腺癌发病率很低,55～60 岁之后发病率明显上升,75 岁之后发病率达到高峰。全球恶性肿瘤负担数据也显示,在控制时间和队列效应后,我国前列腺癌发病风险随着年龄的增加而增高,相比于全人群平均发病水平,75～79 岁相对发病风险最高为 16.77[相对危险度(relative risk,RR)为 16.77,95% CI:10.95～25.68],其次分别是 70～74 岁(RR=14.31,95% CI:10.26～19.94)、65～69 岁(RR=9.84,95% CI:7.39～13.09)、60～64 岁(RR=6.05,95% CI:4.44～8.26)、55～59 岁(RR=2.99,95% CI:2.00～4.49)和 50～54 岁(RR=1.37,95% CI:0.80～2.36),而 50 岁以下各年龄段发病风险均小于 1。

2) 家族史和携带 BRCA 基因突变

2015 年一项回顾性研究结果表明,433 652 名有前列腺癌家族史的男性中,15 180 例(3.50%)最终被诊断为前列腺癌,201 791 名无前列腺癌家族史的男性中,2 925 例(1.45%)最终被诊断为前列腺癌,差异有统计学意义。美国犹他州的一项大型人口跟踪结果显示,有遗传性前列腺癌家族史人群发生前列腺癌的风险比为 2.30(RR=2.30,95% CI:2.22～2.40),有遗传性乳腺癌和卵巢癌家族史人群发生前列腺癌的风险比为 1.47(RR=1.47,95% CI:1.43～1.50)。2018 年一项关于 254 626 名白人的调查显示,最终 4 208 例患前列腺癌,有前列腺癌家族史者前列腺癌发病风险比无家族史者高 68%(95% CI:1.53～1.83)。2016 年一项对瑞典前列腺癌数据库的分析表明,无前列腺癌家族史男性 65 岁时患前列腺癌概率为 7.3%(95% CI:6.7%～7.9%),75 岁时患前列腺癌概率为 18.8%(95% CI:17.9%～19.6%),80 岁时患前列腺癌概率为 12.7%(95% CI:11.5%～13.8%);有 1 个兄弟患前列腺癌的男性 65 岁时患前列腺癌概率为 14.9%(95% CI:14.1%～15.8%),75 岁时患前列腺癌概率为 30.3%(95% CI:29.3%～31.3%),80 岁时患前列腺癌概率为 36.1%(95% CI:34.8%～37.4%);有 2 个兄弟患前列腺癌的男性 65 岁时患前列腺癌概率为 34.4%(95% CI:28.1%～40.1%),75 岁时患前列腺癌概率为 55.1%(95% CI:49.8%～59.9%);有 1 个兄弟加父亲患前列腺癌的男性 65 岁时患前列腺癌概率为 29.8%(95% CI:27.0%～32.5%),75 岁时患前列腺癌概率为 47.8%(95% CI:45.1%～50.3%);有 2 个兄弟加父亲患前列腺癌的男性 65 岁时患前列腺癌概率为 43.9%(95% CI:33.7%～52.5%),75 岁时患前列腺癌概率为 63.6%(95% CI:54.9%～70.6%)。2016 年一项在北欧国家(丹麦、芬兰、挪威和瑞典)开展的研究显示,同卵双胞胎发生前列腺癌家族性风险为 38.0%(95% CI:33.9%～42.2%),异卵双胞胎为 22.0%(95% CI:18.8%～25.7%),前列腺癌具有显著的遗传性。目前国内尚缺乏前列腺癌家族史对前列腺癌患病影响的大型研究数据,但从国外数据推测,前列腺癌家族史是前列腺癌发生的危险因素。2014 年一项 Meta 分析结果表明,携带 MMR 基因的人群前列腺癌发病风险是一般人群的 2.13 倍(RR=2.13,95% CI:1.45～2.80)。在美国两个家族癌症登记处开展的研究表明,林奇综合征患者一生中前列腺癌的累计发病风险是普通人群的两倍(HR=1.99,95% CI:1.31～3.03)。2019 年一项 Meta 分析(AMSTAR=6)结果表明,携带 BRCA 基因突变者发生前列腺癌的风险是未携带者的 1.90 倍(RR=1.90,95% CI:1.58～2.29),仅携带 BRCA1 基因突变者发生前列腺癌的风险是未携带者的 1.35 倍(RR=1.35,95% CI:1.03～1.76),仅携带 BRCA2 基因突变者发生前列腺癌的风险是未携带者的 2.64 倍(RR=2.64,95% CI:2.03～3.41)。一项队列研究结果表明,BRCA1 基因突变者的前列腺癌发病风险是一般人群的 2.35 倍[标化发病率比(standardized incidence ratio,SIR)为 2.35,95% CI:1.43～3.88],BRCA2 基因突变者前列腺癌发病风险是一般人群的 4.45 倍(SIR=4.45,95% CI:2.99～6.61)。

3) 吸烟和肥胖

2014 年发表的一项 Meta 分析(AMSTAR=6)显示,1995 年前列腺特异性抗原(prostate-specific antigen,PSA)检测时代之前,吸烟与前列腺癌的发生风险呈正相关(RR=1.06,95% CI:1.00～1.12),GRADE 分级极低。同年美国卫生部门报告指出,吸烟与晚期及低分化前列腺癌的风险增加有关。但 PSA 检测时代之前与之后患者群的巨大变化、吸烟是否会导致前列腺癌发生风险的上升尚不明确,需要更多高质量的研究证据。同时,吸烟所处生命时期及戒烟情况对前列腺癌发生的影响也需要进一步深入探究。对于肥胖与前列腺癌发生风险的关联报告结果并不一致。2014 年一篇 Meta 分析(AM-STAR=6)结果表明,体质指数(body mass index,BMI)每增加 5 kg/m^2,患前列腺癌的风险增加 15%[比值比(odds ratio,OR)为 1.15,95% CI:0.98～1.34],而一些研究中未观察到成年早期至中年的体重增加与前列腺癌发生的关联。两者的关联也可能因疾病阶段不同而存在差异。2013 年发表的一篇系统评价表明,肥胖可能与侵袭性前列腺癌的发生有关。2012 年发表的一篇 Meta 分析(AMSTAR=5)结果表明,BMI 每增加 5 kg/m^2,局限性前列腺癌发病风险降低 6%(RR=0.94,95% CI:0.91～0.97),而晚期前列腺癌发病风险增加 9%(RR=1.09,95% CI:1.02～1.16)。因此,肥胖可能会增加前列腺癌的发生风险,但需要更高级别的证据阐明两者之间的关联,目前尚缺乏亚洲人群的大型研究数据。

4）前列腺炎和良性前列腺增生

2019 年发表的一项 Meta 分析（AMSTAR=7）表明，有前列腺炎病史的男性患前列腺癌的风险是无前列腺炎病史者的 2.05 倍（OR=2.05,95% CI:1.64~2.57）。2017 年纳入 15 篇原始研究的一项 Meta 分析（AMSTAR=6）探索了前列腺炎对前列腺癌发病的影响，前列腺炎组患者发生前列腺癌的风险是正常组的 1.83 倍（OR=1.83,95% CI:1.43~2.35）。来自中国台湾地区的一项病例对照研究表明，与不患前列腺炎或良性前列腺增生的人群比较，仅患前列腺炎的患者发生前列腺癌的比值为 10.5（OR=10.5,95% CI:3.36~32.7），仅患良性前列腺增生的患者发生前列腺癌的比值为 26.2（OR=26.2,95% CI:20.8~33.0），同时患前列腺炎与良性前列腺增生的患者发生前列腺癌的比值为 49.2（OR=49.2,95% CI:34.7~69.9）。来自韩国的一项纳入 5 580 495 名参与者的队列研究在随访 9 年后显示，与不患前列腺炎及良性前列腺增生的人群比较，患有良性前列腺增生人群发生前列腺癌的风险为 1.63 倍[风险比（hazard ratio, HR）为 1.63,95% CI:1.57~1.69]，患有前列腺炎人群发生前列腺癌的风险为 1.56 倍（HR=1.56,95% CI:1.50~1.62），同时患有前列腺炎及良性前列腺增生人群发生前列腺癌的风险为 1.86（HR=1.86,95% CI:1.74~1.98）。

5）膳食相关因素

2015 年一项 Meta 分析（AMSTAR=6）对纳入的 15 个队列研究 38 107 例（总人数 848 395 人）前列腺癌患者总奶制品的摄入分析显示，高总奶制品摄入者发生前列腺癌的风险是低摄入者的 1.09 倍（RR=1.09,95% CI:1.02~1.17），剂量-反应关系分析显示，每天摄入 400 g 总乳制品，前列腺癌发生风险增加 7%。对纳入 11 个队列研究 22 950 例（总人数 887 759 人）前列腺癌患者奶酪的摄入分析显示，最高奶酪摄入者发生前列腺癌的风险是最低摄入者的 1.07 倍（RR=1.07,95% CI:1.01~1.13），剂量-反应关系显示，每天摄入 50 g 奶酪，前列腺癌发生风险升高 9%。2016 年开展的一项 Meta 分析中，学者对纳入的 11 个队列研究 778 929 人乳制品摄入分析发现，男性摄入全脂牛奶会增加前列腺癌死亡风险，剂量-反应分析显示，与未摄入全脂牛奶相比，摄入全脂牛奶的男性患前列腺癌的风险为 1.43（RR=1.43,95% CI:1.13~1.81），而脱脂或低脂牛奶摄入量与前列腺死亡风险无关（RR=1.00,95% CI:0.75~1.33）。以上证据提示乳制品摄入会增加前列腺癌发病风险，但 López-Plaza 等对现有证据再分析后认为尚不能得出明确结论，且牛奶及乳制品摄入的总体获益与风险关系尚不明确。2018 年的一项 Meta 分析对纳入的 11 个队列研究和 1 组病例对照研究共 905 046 例前列腺癌患者的钙摄入量分析显示，全钙与全类型前列腺癌、局限性前列腺癌和晚期前列腺癌的相对危险度分别为 1.15（RR=1.15,95% CI:1.04~3.46）、1.05（RR=1.05,95% CI:0.96~1.14）和 1.15（RR=1.15,95% CI:0.89~1.50），高钙摄入量可被视为前列腺癌的危险因素。一项基于 24 年的随访研究，队列中共有 47 885 名男性，24 年间确诊了 5 861 例前列腺癌，其中包括 789 例高致死性恶性肿瘤，研究显示，钙摄入量≥2 000 mg/d 与前列腺癌和高致死性恶性肿瘤的风险增加有关。每天摄入 2 000 mg 钙的男性前列腺癌患病风险是每天摄入 500~749 mg 钙的 1.24 倍(RR＝1.24,95％ CI:1.02~1.51)。2016 年一项 Meta 分析(AMSTAR＝7)显示,每天多摄入 100 mg 锌患前列腺癌的风险增加 7％。2003 年来自美国的一项大型调查结果显示,每天补充 100 mg 锌的男性发生前列腺癌的风险是未补充锌的男性的 2.29 倍(RR＝2.29,95％ CI:1.06~4.95),每天补充 100 mg 锌 10 年或以上的男性发生前列腺癌的风险是未补充锌的男性的 2.37 倍(RR＝2.37,95％ CI:1.42~3.95)。2015 年,一项对纳入 26 项研究 17 571 例(总人数 563 299 人)前列腺癌患者的番茄红素摄入的 Meta 分析显示,番茄红素对前列腺癌具有预防作用,最高与最低的总番茄红素摄入量的相对危险度为 0.91(RR＝0.91,95％ CI:0.82~1.01),剂量-反应分析进一步表明,番茄红素摄入量每增加 5 mg/d,前列腺癌的风险降低 2.0％(RR＝0.98,95％ CI:0.94~1.01)。2016 年,一项基于 7 项队列研究和 17 项病例对照研究的 Meta 分析评估了番茄摄入量与前列腺癌风险之间的关系,结果显示,番茄摄入与前列腺癌风险降低相关(RR＝0.86,95％ CI:0.75~0.98)。另一项 Meta 分析显示,番茄摄入量较高组的前列腺癌发病风险较低(RR＝0.81,95％ CI:0.71~0.92)。一项对纳入的 10 项研究中 1 435 例(总人数 96 332 人)前列腺癌患者的绿茶摄入的 Meta 分析显示,绿茶摄入量最高组患前列腺癌的风险为最低组的 75％(RR＝0.75,95％ CI:0.53~1.07),绿茶的摄入对前列腺癌具有保护作用,剂量-反应分析表明,每增加 1 杯/d 的绿茶摄入量,前列腺癌风险降低 4.5％(P＝0.08)。在高级别前列腺上皮内瘤变患者中开展的随机对照试验结果显示,绿茶儿茶素可降低前列腺癌的发病风险。2018 年更新并纳入 30 个原始研究的 Meta 分析(AMSTAR＝7)中,学者对其中 16 个原始研究的分析发现,与未摄入大豆类食品人群相比,摄入大豆类食品组发生前列腺癌的风险降低了 29％(RR＝0.71,95％ CI:0.58~0.85)。

第 3 节 前列腺癌的临床表现及诊断依据

1) 前列腺癌的临床表现

前列腺癌早期常无症状,随着肿瘤的发展,前列腺癌引起的症状可概括为两大类:

(1) 压迫症状

逐渐增大的前列腺腺体压迫尿道可引起进行性排尿困难,表现为尿线细、射程短、尿流缓慢、尿流中断、尿后滴沥、排尿不尽、排尿费力,此外,还有尿频、尿急、夜尿增多,甚至尿失禁。肿瘤压迫直肠可引起大便困难或肠梗阻,也可压迫输精管引起射精缺乏,压迫神经引起会阴部疼痛,并可向坐骨神经放射。

(2) 转移症状

前列腺癌可侵及膀胱、精囊、血管神经束,引起血尿、血精、阳痿。盆腔淋巴结转移可引起双下肢水肿。前列腺癌常易发生骨转移,引起骨痛或病理性骨折、截瘫。前列腺癌也可侵及骨髓引起贫血或全血象减少。

2) 临床分期

(1) TNM 分期

目前国内通常使用美国癌症联合委员会(AJCC)和国际抗癌联盟(UICC)于 2017 年公布的第 8 版的 TNM 分期系统,前列腺癌 TNM 分期系统见表 15-1,TNM 分期和预后分组对应表见表 15-2。

表 15-1　前列腺癌 TNM 分期系统(AJCC/UICC 第 8 版)

原发肿瘤(T): 临床 TX:原发肿瘤无法评估 T0:没有原发肿瘤证据 T1:临床前列腺隐匿性肿瘤(不能被扪及和影像无法发现) T1a:病理检查偶然地在 5% 或更少的切除组织中发现肿瘤 T1b:病理检查偶然地在 5% 以上的切除组织中发现肿瘤 T1c:经穿刺活检证实的肿瘤,累及单侧或者双侧叶,但不可触及 T2:肿瘤可扪及,但局限于前列腺内 T2a:肿瘤限于单侧叶的 1/2 或更少 T2b:肿瘤侵犯超过单侧叶的 1/2,但仅限于一侧叶 T2c:肿瘤侵犯两侧叶 T3:肿瘤侵犯包膜外,但未固定,也未侵犯邻近结构 T3a:包膜外侵犯(单侧或双侧) T3b:肿瘤侵犯精囊(单侧或双侧) T4:肿瘤固定或侵犯除精囊外的其他邻近结构:如外括约肌、直肠、膀胱、肛提肌和/或盆壁	病理 没有病理学 T1 分类 pT2:肿瘤局限于前列腺内 pT3:肿瘤前列腺包膜外受侵 pT3a:肿瘤前列腺外侵犯(单侧或双侧),或显微镜下可见侵及膀胱颈 pT3b:肿瘤侵犯精囊 pT4:肿瘤固定或侵犯除精囊外的其他邻近组织结构(包括:膀胱、外括约肌、直肠、骨盆)或与之紧密固定)
临床区域淋巴结(N): NX:区域淋巴结转移无法确定 N0:无区域淋巴结转移 N1:有区域淋巴结转移	病理 pNx:无区域淋巴结取材标本 pN0:无区域淋巴结转移 pN1:区域淋巴结转移
远处转移(M): M0:无远处转移 M1:有远处转移 　　M1a:非区域淋巴结转移 　　M1b:骨转移 　　M1c:其他部位转移	

表 15-2 美国癌症联合委员会前列腺癌 TNM 分期和预后分组对应表

预后分组	T 分期	N 分期	M 分期	PSA 水平	Gleason 分级分组
I	cT1a~T2a	N0	M0	<10 ng/mL	1
	pT2	N0	M0	<10 ng/mL	1
IIA	cT1a~T2a	N0	M0	≥10 且<20 ng/mL	1
	cT2b~c	N0	M0	<20 ng/mL	1
	pT2	N0	M0	≥10 且<20 ng/mL	1
IIB	T1~2	N0	M0	<20 ng/mL	2
IIC	T1~2	N0	M0	<20 ng/mL	3~4
IIIA	T1~2	N0	M0	≥20 ng/mL	1~4
IIIB	T3~4	N0	M0	任何水平	1~4
IIIC	任何 T	N0	M0	任何水平	5
IVA	任何 T	N1	M0	任何水平	任何等级
IVB	任何 T	任何 N0	M1	任何水平	任何等级

（2）病理分型

前列腺癌的病理分型推荐采用 2016 年 WHO《泌尿系统及男性生殖器官肿瘤病理学和遗传学》。目前应用最广泛的前列腺癌的分级方法是 Gleason 评分系统。该系统把前列腺癌组织分为主要形态分级区和次要形态分级区，每区按 5 级评分，两个分级区的 Gleason 分级值相加得到的总分即为其分化程度。2016 WHO 分类中对 Gleason 分级值的定义如下：

Gleason 1 级是由密集排列但相互分离的腺体构成境界清楚的肿瘤结节；

Gleason 2 级肿瘤结节有向周围正常组织的微浸润，且腺体排列疏松，异型性>Gleason 1 级；

Gleason 3 级肿瘤性腺体大小不等，形态不规则，明显地浸润性生长，但每个腺体均独立不融合，有清楚的管腔；

Gleason 4 级肿瘤性腺体相互融合，形成筛孔状，或细胞环形排列，中间无腺腔形成；

Gleason 5 级呈低分化癌表现，不形成明显的腺管，排列成实性细胞巢或单排及双排的细胞条索。

2016 年 WHO 前列腺癌新的分组是基于 2014 年国际泌尿病理协会共识会议上提出的一种新的分级分组方法，并称之为前列腺癌分级分组系统，该系统根据 Gleason 总评分和疾病危险度的不同将前列腺癌分为 5 个不同的组别。

① 分级分组 1：Gleason 评分≤6 分，仅由单个分离的、形态完好的腺体组成。

② 分级分组 2：Gleason 评分 3+4=7 分，主要由形态完好的腺体组成，伴有较少的形态发育不良腺体/融合腺体/筛状腺体。

③ 分级分组 3：Gleason 评分 4+3=7 分，主要由发育不良的腺体/融合腺体/筛状腺体组成，伴少量形态完好的腺体。

④ 分级分组 4:Gleason 评分 4+4=8 分,3+5=8 分,5+3=8 分,仅由发育不良的腺体/融合腺体/筛状腺体组成,或者以形态完好的腺体为主伴少量缺乏腺体分化的成分组成,或者以缺少腺体分化的成分为主伴少量形态完好的腺体组成。

⑤ 分级分组 5:Gleason 评分 9~10 分,缺乏腺体形成结构(或伴坏死),伴或不伴腺体形态发育不良或融合腺体或筛状腺体。

3) 临床诊断

临床诊断前列腺癌主要依靠直肠指诊、血清 PSA、经直肠前列腺超声和盆腔 MRI 检查,CT 对诊断早期前列腺癌的敏感性低于 MRI。因前列腺癌骨转移率较高,在决定治疗方案前通常还要进行核素骨扫描检查。确诊前列腺癌需要通过前列腺穿刺活检进行病理检查。

(1) 前列腺癌的一般诊断方法

① *血液血清前列腺特异抗原(PSA)检测*

血清前列腺特异抗原(PSA)正常值一般<4 ng/mL,当前列腺癌发生时 PSA>10 ng/mL,具有辅助临床诊断的显著意义。前列腺增生和前列腺癌的 PSA 水平在 4~10 ng/mL 时较大部分重叠,在这个所谓灰色区域难以根据 PSA 水平来区分前列腺增生和前列腺癌。PSA 在血清中可以游离态和结合态的形式存在,游离 PSA 是指游离在血浆中不被结合的那部分 PSA,表示为 fPSA;血清总 PSA 以 tPSA 表示。fPSA 浓度在癌症患者中低于良性增生患者。临床上就是应用这个差异,从良性前列腺增生病人中将早期前列腺癌筛检出来。应用 fPSA/tPSA 比值来辅助鉴别前列腺癌和良性增生获得广泛使用。参考值为 0.16,即其比值<0.16 则患前腺癌的可能性高。fPSA 的百分比低,提示患前列腺癌的可能性较高。

研究表明,fPSA 水平在血清中不稳定,fPSA/tPSA 比值分布较离散,两者相关性不显著,难以根据 fPSA/tPSA 比值来筛查和诊断前列腺癌。而结合 PSA(cPSA)和 tPSA 相关性好。前列腺操作对 cPSA 的影响弱于对 tPSA 的影响。前列腺体积对 cPSA 的影响也弱于对 tPSA 的影响。故 cPSA 是诊断前列腺癌的较理想指标。tPSA<10 ng/mL,cPSA/tPSA≥0.78 时前列腺癌的敏感性为 97.8%,特异性为 95.8%。

PSA 密度(PSAD):PSAD 指血清 PSA 的浓度与前列腺体积的比值,前列腺的体积可用 B 超法测定。若发现一个前列腺体积不大而血清 PSA 水平在正常值高限或轻度增高时,往往有前列腺癌的可能。而同样数值的 PSA 对于一个前列腺体积较大的病人,这可能仅仅是良性前列腺增生。PSAD≤0.15 mg/(mL·cm^2)时一般不会有恶性病变存在,但 PSAD>0.15 mg/(mL·cm^2)时,患前列腺癌的危险性增高。

PSA 速度:从研究看,随着年龄的增加 PSA 每年增长小于 0.75 ng/mL,一般不会患有前列腺癌。大于 0.75 ng/mL 则患前列腺癌的危险性增加。据研究,在前列腺癌患者术前 PSA 增长速度在 1 年内大于 2 ng/mL,以及前列腺癌切除或放疗后提示复发的患者中,其 PSA 倍增时间≤3 个月与死亡风险增高相关。有研究结论认为 0.75 ng/(mL·a)的 PSA 速率界值的确对于 60 岁以下的男性定得过高,将会导致相当一部分前列腺癌漏诊。PSA 速率高于 0.5 ng/(mL·a)的男性患前列腺癌的危险更高,应当密切随访。

② 尿液检测

肌氨酸是能量代谢中的重要物质,在进行尿液检测时能够方便、快捷地将其检测出来,有实验研究显示,在对比前列腺癌患者与正常人的尿液样本时发现,前列腺癌患者尿液中的肌氨酸含量要显著高于正常人,因此通过检测尿液中肌氨酸含量的方式,能够较早地发现患者的前列腺癌。

由于患者发生前列腺癌之后,细胞外基质会发生一定程度的降解,而基质金属蛋白酶9 是细胞外基质降解的重要介质,其产生作用后会进入尿液中,特异性较强,因此可以通过对尿液中的基质金属蛋白酶 9 进行检测,分析患者是否患有前列腺癌。

还可用 PCA3 基因进行分析,诊断患者的前列腺癌情况。由于 PCA3mRNA 是只在前列腺癌组织中存在的数值类型,通过对患者的尿液进行检查,能够发现其中是否有PCA3mRNA 的存在及其含量,以此判断患者是否患有前列腺癌。

③ 精液检查

患者在发生前列腺癌疾病后,其精液中的 GSTP1 基因就会出现甲基化,有研究发现,普通人的精液和前列腺组织中是不存在 GSTP1 基因甲基化情况的,而在前列腺癌和肿瘤的患者中则有极大部分出现 GSTP1 基因甲基化的现象,因此对患者的精液进行检测,通过分析其中是否存在 GSTP1 基因甲基化是诊断患者前列腺癌的有效方式之一。

人体中的循环游离 DNA 在患者发生前列腺癌后会出现甲基化现象,而前列腺会定期分泌循环游离 DNA 到精液之中,因此在对患者的精液进行分析检测的过程中,通过对其中的循环游离 DNA 因子进行检查,观察其是否存在甲基化的现象,就能够对患者是否患有前列腺癌进行较为准确的判断。

④ 前列腺系统穿刺活检

使用前列腺系统穿刺活检的方式是目前医学中确诊患者前列腺癌的重要方式之一,但是穿刺活检的方式对患者的身体伤害较大,所以一般只用于检测高度疑似前列腺癌的患者。在进行穿刺活检的研究过程中,有 6 点、8 点、11 点以及 13 点四种检测方式,其中检测的点数越多,检测的准确性也越大,但是同时对患者身体的伤害也越大。目前一般使用 6 点检测法对患者进行检测,因为其检测准确率虽然有一定程度降低,但是不易于对患者的身体造成伤害,同时对于发生前列腺癌转移等症状的患者,6 点检测也能取得很好的检测结果,避免患者受创后恢复缓慢,造成其他不良反应和并发症。另外,对于患者有其他严重病症,可能生存期比前列腺癌短的患者也不必进行前列腺癌的穿刺活检,避免再次对患者造成损伤而进一步缩短患者的生存期,降低患者的存活率。前列腺活检对前列腺癌的诊断具有重要意义,优化的活检方式可以降低患者感染并发症的风险,抗菌药物的规范应用使患者降低感染风险的同时不会产生耐药性。建议经会阴进行前列腺活检,以降低感染并发症的风险。

(2) 影像学检查

① 经直肠超声检查

经直肠超声检查是通过在患者的前列腺及前列腺周围的组织进行回声判断的方式检查患者是否存在肿瘤,但是因为造成不同区域的低回声或高回声的因素是多样的,比如造成低回声的区域也有可能是因为患者的前列腺炎、前列腺萎缩等情况,所以这种方式检查效果并不精确,而如果只对患者异常的低回声区进行抽样活检,则有极大的可能不能发现前列腺癌的病变,使患者错过早期的检查和治疗的最佳阶段,因此还需要对患者前列腺组织的不同区域进行活检,操作较为烦琐复杂。

② CT 检查

CT 检查的方式对于患者的早期前列腺癌并不能取得良好的效果,但其优势在于能够发现患者的肿瘤情况并对其进行分期判断,分析肿瘤的情况并进行有效的治疗。

③ MRI 检查

对患者进行 MRI 检查能够有效地发现患者的前列腺癌疾病是否发生转移,对于患者的病情状况能够有效地进行分析和研究,同时利用 MRI 的光谱线对患者是否存在前列腺癌也有着一定的判断作用,在一定程度上能够检测出患者的前列腺癌情况。

第 4 节　前列腺癌预防的全程干预

1）前列腺癌的一级预防

一级预防即病因学预防。其目标是防止癌症的发生,任务包括研究前列腺癌的病因和危险因素,针对各种具体的促癌物、促癌因子和体内外致癌因素,采取有效的预防措施,加强环境保护,倡导健康饮食,促进身体健康,是防病于未然的关键时期。WHO 提出的人类健康四大基石"合理膳食、适量运动、戒烟限酒、心理平衡"是一级预防的基本原则。

(1) 避免相关危险因素

前列腺癌的致病因素目前尚未完全明确,年龄是导致这种疾病最重要的危险因素,对于 45 岁以下的男性来说,前列腺癌非常罕见。但随着年龄的增长,发病率会逐渐增加。PSA 是前列腺癌的肿瘤指标,只有前列腺泡上皮分泌,一般不进入血液循环,如果血液检查时 PSA 数值升高则间接提示可能患有前列腺癌,所以随着男性年龄的增加应该注意监测 PSA 数值。通过避免相关危险因素,采取相关预防措施,可以降低前列腺癌的发病率。

(2) 养成良好的饮食习惯

在饮食方面要注意合理搭配。在日常生活中要减少摄入高脂肪的食物,不吃红色的肉类,避免吃辛辣刺激的食物,少食用油炸的食物,同时可以多食用一些豆制品、西红柿、西蓝花,还可以多食用一些富含维生素 D 的食物。

(3) 健康宣教

应加强防癌健康教育,特别对高危人群更应提高患者的自我认识和自我保健能力。适当的锻炼可以让身体越来越强健,从而提高机体免疫力,增强抗肿瘤能力。锻炼需要持之以恒、有规律地进行。另外应养成良好的行为和生活方式、避免有害的环境理化因素、处理好人际关系并且调整好自己的心理状态、合理使用药物等。做好肿瘤知识的宣教活动从而认识相关肿瘤疾病的早期症状,做好早期筛查,实现早发现、早诊断、早治疗肿瘤的目标。

2) 前列腺癌的二级预防

(1) 做好前列腺癌的筛查工作

我国前列腺癌患者一经确诊已为晚期,这就提示我们要做好前列腺癌的筛查工作。前列腺癌的筛查有助于早期发现确诊病例,应做到以下两个方面:(1)确定高危人群:家族史、高龄人群和雄激素分泌旺盛者要定期体检,做好前列腺癌的提早预防。(2)借助可靠的筛查方式:前列腺癌的筛查主要包括前列腺直肠指检、血清 PSA、经直肠前列腺超声和盆腔 MRI 检查。

① 前列腺癌筛查人群风险分类

前列腺癌高风险人群定义:预期寿命 10 年以上且符合下列条件之一的男性,在充分知晓筛查获益和危害后,可结合专科医师建议决定是否进行前列腺癌筛查:

ⅰ. 年龄≥60 岁。

ⅱ. 年龄≥45 岁且有前列腺癌家族史。

ⅲ. 携带 BRCA2 基因突变且年龄≥40 岁。

一般风险人群定义:上述高风险人群以外的所有男性。

② 前列腺癌筛查频率

已接受筛查且预期寿命 10 年以上的男性,推荐每 2 年检测 1 次血清 PSA。

③ 前列腺癌筛查停止时间

ⅰ. 推荐 PSA 检测水平<1.0 ng/mL 的 60 岁及以上男性停止筛查。

ⅱ. 推荐年龄≥75 岁的男性结合个人健康状况选择是否停止筛查。

ⅲ. 推荐预期寿命<10 年者停止筛查。

④ 前列腺癌筛查技术

ⅰ. 推荐首选 PSA 作为前列腺癌筛查手段,PSA 的临界值为 4.0 ng/mL。

ⅱ. 不推荐单独使用正电子发射计算机断层扫描(positron emission tomography/computed tomography,PET-CT)、超声或磁共振成像进行前列腺癌筛查。

ⅲ. 不推荐单独使用直肠指检(digital rectal examination,DRE)进行前列腺癌筛查,推荐 DRE 在 PSA 初检阳性时作为辅助检查。

⑤ 新型生物标志物在前列腺癌筛查中的应用

不推荐将前列腺特异性抗原前体(pro-prostate-specific antigen,p2PSA)、p2PSA 百分比、前列腺健康指数(prostate health index,PHI)作为前列腺癌筛查的常规手段。

(2) 及时治疗癌前病变

癌前病变不是癌,而是一个疾病发生、发展的过程,具有不稳定性,其不稳定性在致癌因素的长期干扰下可能会使一部分癌前病变发展为癌。应尽早治疗前列腺上皮内肿瘤和非典型性腺瘤样增生等癌前病变。

(3) 合理治疗早期前列腺癌

早期前列腺癌通过手术、放疗,可以使患者达到早期治愈的目的。早期前列腺癌的患者通过合理的治疗手段,可以保证5年的生存期。但是我国较多前列腺癌患者一经确诊已为晚期,即使经过治疗也会面临短期内复发、转移,甚或死亡。所以必须加强前列腺癌的早期确诊,合理治疗。

前列腺癌的初始治疗很关键,关系到初始治疗后的病情进展以及持续观察中是否复发。依据不同风险分级人群提出对应的治疗方法:在极低风险和低风险以及中等风险人群中预期寿命<10年首选观察,超过10年采用主动监测。外照射放疗(external beam radiation therapy,EBRT)、近距离放疗或RP进行初始治疗,术后视具体情况,如有不良特征就须行EBRT±雄激素阻断治疗(androgen deprivation therapy,ADT)或者观察等辅助治疗。而预期寿命≤5年的高/极高风险人群除了首选观察之外,还可选择ADT或EBRT。但是预期寿命>5年的高/极高风险人群考虑进行根治术的初始治疗后或可联合盆腔淋巴结清扫术(pelvic lymph node dissection,PLND),预测结果后决定行何种辅助治疗,当预测淋巴结转移率>2%,且无淋巴结转移推荐外照射放疗±ADT或观察作为辅助治疗,而有淋巴结转移时推荐ADT±EBRT或者观察作为辅助治疗方案。

3) 前列腺癌的三级预防

肿瘤转移是指恶性肿瘤细胞从原发部位,经淋巴道、血管或体腔等途径,到达其他部位继续生长的这一过程。这是恶性肿瘤的特性,所以在治疗中应该防止疾病进一步发展。

(1) 局限性、转移性、复发性晚期前列腺癌的分子检测和治疗

对于局部前列腺癌任意T、N1、M0临床分期患者和转移性前列腺癌任意T、N、M1临床分期的患者,都推荐胚系基因的检测。局部前列腺癌考虑同源重组基因突变(HRRm)和微卫星高度不稳定(MSI)或错配修复突变(dMMR)的肿瘤检测。转移性前列腺癌推荐HRRm、MSI、dMMR基因检测,并根据检测诊断结果对局部前列腺癌、转移性前列腺癌包括未去势前列腺癌、去势抵抗性前列腺癌(castration resistant prostate cancer,CRPC)和转移性前列腺癌、M1期CRPC和复发性前列腺癌等分别进行相关的治疗。

局部前列腺癌的治疗按照预期寿命>5年或者患者出现症状进行外照射放疗+ADT±阿比特龙治疗或者进行ADT±阿比特龙,而预期寿命≤5年且没有症状患者,可进行观察或者ADT。对未去势M0期前列腺癌患者进行观察或ADT,并定期进行PSA(3~6个月)及骨扫描(6~12个月)检查。而对M1期患者,首选ADT+阿帕鲁胺、阿比特龙、多西他赛、恩杂鲁胺,或者进行外照射放疗,或者ADT,治疗期间需进行定期监测(同M0期)直至观察到疾病进展。依照是否有转移进行相应的治疗:非转移性M0期患者改变或者维持目前的治疗方案并继续观察;转移性M1期去势抵抗前列腺癌全身治疗。针对M0、M1期CRPC患者,仍推荐全身治疗。M0期患者应继续行ADT,选择促黄体生成激素释放激素激动剂(luteinizing hormone releasinghormone,LHRH)或者地加瑞克,并根据前列腺特异性抗原倍增时间(prostate-specific antigen doubling time,PSADT)进行分层,指南推荐PSADT>10个月者首选观察或其他二线激素治疗,治疗后需继续监测患者PSA水平。指南推荐PSADT≤10个月者行阿帕鲁胺、多拉米胺、恩杂鲁胺治疗或其他二线激素治疗,治疗后也需观察PSA水平。若PSA水平不变则维持现有治疗并注意监测;

若 PSA 上升，需进行影像学检查判断是否发生远处转移。如无转移，可改变也可继续维持目前的治疗方案和继续监测。若发生转移，需进行 M1 期 CRPC 的全身治疗。

通过常规的影像学手段确诊的 CRPC M1 期患者推荐行转移性病变组织活检。如果是首次则需行 MSI-H 或者 dMMR 肿瘤基因的检测和胚系肿瘤的重组基因突变的检测。CRPC M1 期应通过去势治疗维持血清睾酮的水平<50 ng/dl，也可选择其他的治疗；如发现存在骨转移，则可使用地诺单抗或唑来膦酸进行骨抗再吸收治疗，采用姑息性根治治疗疼痛性骨转移序贯最佳支持治疗。之后若确诊为小细胞或神经内分泌前列腺癌，推荐一线治疗方案为化疗(顺铂/依托泊苷、卡铂/依托泊苷和多烯紫杉醇/卡铂)以及最佳支持治疗。

全身治疗的方法根据患者既往治疗情况推荐相应的药物：

① 既往未接受过多西紫杉醇也未接受过新的激素治疗患者：首选阿比特龙、多西他赛、恩杂鲁胺、西普鲁塞-T、^{223}镭(用于骨转移症状)和其他二线激素治疗。

② 既往接受过多烯紫杉醇而未接受过新型激素治疗患者：首选阿比特龙、卡巴他赛、恩杂鲁胺。其次是米托蒽醌，用于无法忍受治疗的患者，仅缓解症状。卡巴他赛/卡铂、帕博利珠单抗是用于 MSI-H 或 dMMR 的患者。骨转移患者使用^{223}镭和西普鲁塞-T 以及二线激素治疗。

③ 既往接受过新型激素治疗但未接受过多烯紫杉醇治疗患者：首选多西他赛和西普鲁塞-T。其次特定条件下选用奥拉帕利治疗同源重组修复基因突变 homologous recombination repair gene mutations(HRRm)患者，卡巴他赛/卡铂、帕博利珠单抗是用于 MSI-H 或 dMMR 的患者，骨转移使用^{223}镭，瑞卡帕布用于 BRCA 突变患者。还有其他推荐的药物，如阿比特龙、阿比特龙和地塞米松联合用药、恩杂鲁胺和二线激素。

④ 既往接受过多烯紫杉醇和新型激素治疗患者：首选卡巴他赛、多西他赛。其次在某些条件下有效的奥拉帕利用于 HRRm 治疗，卡巴他赛/卡铂联合使用，帕博利珠单抗用于 MSI-H 或 dMMR 患者，米托蒽醌用于无法忍受治疗的患者，仅用作缓解症状，^{223}镭用于骨转移症状，瑞卡帕布用于 BRCA 突变患者。其他推荐药物有阿比特龙、恩杂鲁胺、二线激素。

由于接受治疗后的前列腺癌患者有复发的风险，因此术后定期随访十分必要。此次更新的指南依然强调对于根治性前列腺切除术后 PSA 升高或复发的患者，推荐骨扫描、胸部 CT、腹部/盆腔 CT 或 MRI、前列腺活检筛查。若远处转移监测结果为阴性则进行外照射治疗±ADT 或观察；若远处转移检测结果为阳性，则必须参照 M0 和 M1 期进行 CRPC 的全身治疗。

(2) 雄激素剥夺治疗(ADT)原则

ADT 主要用于区域性的或晚期肿瘤的全身治疗及局部晚期肿瘤局部放疗的新辅助/同步/辅助治疗。2021 NCCN 指南提出以下几种 ADT 治疗方案：

① 临床局部性前列腺癌(N0，M0)的去势治疗：指南强烈建议对根治术患者进行新辅助 ADT。除非有明确的局部治疗的禁忌证，如预期寿命≤5 年，有并发症 ADT 不推荐作为单独治疗。明确了在放疗前、放疗期间和(或)放疗后进行 ADT 可以延长生存期，且在既往 ADT 治疗药物基础上增加了新药瑞卢戈利的使用。这是一种口服非肽类 LHRH 拮抗剂。在一项随机、开放标签、平行分组的国内外多中心临床试验中，有 96.7% 的患者

使用后睾酮去势水平可维持在≤50 ng/dl。

② 区域局部性前列腺癌(N1,M0)的去势治疗:初期即诊断为淋巴结转移阳性且预期生命＞5 年的前列腺癌患者可首选 ADT。ADT 包括睾丸切除术＋促黄体激素释放激素激动剂(luteinizing hormone releasing hormone agonist，LHRHa)与第一代抗雄激素药物联合使用，或者 LHRH 拮抗剂，或者睾丸切除术＋LHRHa，或 LHRH 拮抗剂＋阿比特龙。也可通过外照射放疗合并新辅助/同步/辅助 ADT 2~3 年。阿比特龙可以添加到任何一种治疗中，即外照射放疗联合新辅助/同步/±辅助 LHRHa 或者地加瑞克和阿比特龙的使用。

③ 姑息性 ADT:预期寿命≤5 年的高风险、极高风险、区域局部性或者转移性前列腺癌患者均可进行 ADT。ADT 治疗也可用于观察期间发生疾病进展的患者，通常是症状发生进展或者预示症状发生变化的 PSA 水平发生变化时可行 ADT。治疗方式是睾丸切除术、LHRH 激动剂，或者 LHRH 拮抗剂。

④ 未去势前列腺癌的 ADT:往往是针对出现远处转移的未行 ADT 的前列腺癌患者。治疗可通过双侧睾丸切除术、LHRHa 或拮抗剂，或 LHRHa 联合第一代抗雄激素药物来完成。同时阿比特龙或多西他赛也可以添加到睾丸切除术、LHRHa，或 LHRH 拮抗剂，或用于 M1 期前列腺癌的 LHRH 拮抗剂中。但是对于 M0 期前列腺癌患者，原则上先观察后行 ADT。对于未去势前列腺癌转移阳性的患者，ADT 是治疗的金标准。而 ADT 7 个月后的 PSA 值≤4 ng/mL 是一个与转移性前列腺癌患者生存期改善相关的新的预测指标。

⑤ 最佳 ADT:针对最佳 ADT 提出了药物去势概念，包括药物治疗(LHRHa，或者拮抗剂)和手术去势(双侧睾丸切除术)，两者的去势效果目前认为是一致的。目前关于口服瑞卢戈利长期依从性的数据和最佳 ADT 疗效的数据是有限的。可以考虑持续监测睾酮的持续抑制(低于 50 ng/dl)。如果患者依从性不确定，则瑞卢戈利可能不是首选。

4) 四级预防

四级预防即临终关怀，包括临终前的姑息和对症治疗，又称为晚期前列腺癌的最佳支持治疗。对于大多数晚期患者来说，保证生活质量可能比延长生存时间更为重要。许多终末期患者都希望在家庭中进行治疗和护理，家庭治疗逐渐受到重视。家庭治疗主要体现在缓解症状、镇痛和改善营养等方面。终末期患者在家庭中治疗可以有更多的时间和家人团聚，使精神和生理上得到安慰，在一定程度上也减轻了治疗的费用和成本。

《第 5 节　祖国医学在前列腺癌预防中的作用》

1) 祖国医学对前列腺癌的认识

传统中医学理论认为，前列腺癌病变在下焦，病位在精室和肾，涉及肝、脾、膀胱、三焦,病机关键在于精室亏虚,阴阳失调,湿热蕴结,外感毒邪乘虚侵入下焦,致使肾与膀胱气化失司,脏腑功能紊乱,气血津液运化失常,湿热、瘀血、癌毒内生,最终诱发前列腺癌形成。其体虚为本,湿热为标。肾气亏虚,失于封藏,疏于固摄,而致病邪有机可乘;脾失健运,过食五味,升降失常,而使痰湿内生下注,久而成疾;肝气郁结,肝胆火盛,湿热下注,蕴久而化热,结于精室,最终形成癌肿瘀毒。瘀毒内结于精室,而使膀胱气化不利,水湿不化,呈现排尿困难的症状。瘀毒长期耗伤正气,气血生化伐源,致肾脾正气更亏,形成恶性循环,病情迁延难愈。

正虚是前列腺癌发生的内因,《素问·上古天真论》曰:"丈夫五八,肾气衰,形体皆极……八八,则赤发去。"老年男性是前列腺癌的高发人群,而肾精不足、肾气亏虚是老年男性的生理特征。肾为先天之本,藏精生骨髓,主水司二便;脾为后天之本,主运化而生清,为气血生化之源。脾与肾生理上是后天与先天的关系,在病理上两者相互影响、互为因果。从脏腑辨证上看,晚期前列腺癌患者多属于脾肾两虚证。《景岳全书》说:"脾肾不足及虚弱之人,多有积聚之病。"痰、湿、瘀、毒是前列腺癌发生的外因。大部分晚期前列腺癌患者脾肾两虚,脾虚则运化失职,不能为胃行其津液,导致水湿不化、聚而成湿、久停而为痰。肾虚则机体蒸腾气化不利,开合失调,水液输布排泄减慢,水停滞而生湿成痰。湿性重浊,易于趋下而移至下焦,前列腺位于下焦,是水湿代谢必经之路,痰湿之邪易于滞留此处而致癃闭,导致小便不利、大便不爽,日久胶着而成积聚。瘀是指体内血液停滞而不能正常循环,既包括体内正常的血液,又包括脏腑内运行不畅的血液。久病则气虚,无力推动血液正常运行而成瘀。瘀结不通也会产生疼痛,不通则痛,前列腺癌患者也可见局部疼痛感。

毒有内外之分。外毒常指药石之毒。内毒一般指病理产物在治病过程中产生的物质,如痰毒、湿毒、热毒等。毒是肿瘤发生、发展、转移的重要原因。《诸病源候论》指出:"肿之生也,皆由风邪寒热毒气客于经络,使血涩不通,壅结皆成肿也。"《景岳全书》曰:"脾肾不足及虚弱失调之人,多有积聚之病。"前列腺癌的发生、发展有着正气不足的内因,也有痰、湿、瘀、毒等致病因素的影响,内外因共同作用导致机体功能失调、痰浊结聚、邪毒壅积。

2) 前列腺癌的辨证论治

(1) 湿热蕴结

本型多为发病初期,以实证为主,可见尿频、尿急、尿痛,排尿不畅,或小便点滴而出,或尿血、血尿,尿色鲜红,腰部坠胀不适,或疼痛拒按,伴有发热、口渴、口苦口黏等热像,或有尿频、尿急、尿灼热感,纳少,舌质暗红,苔黄腻,脉弱滑,舌脉均为湿热之像。治以清热利湿散结为法,予以八正散加减。方中滑石、木通清热渗湿、利水通淋,为君药;车前子、瞿麦、篇蓄为臣药,三者均为清热利水通淋之常用品。佐以山栀子清泄三焦、通利水道,以增加君、臣清热利水通淋之功,大黄荡涤邪热,三七、藕节止血凉血,白花蛇舌草、半枝莲利湿通淋、抗肿瘤、增强免疫功能,甘草调和诸药。尿痛较甚者,加败酱草、乳香、琥珀粉解毒活血通淋止痛;血尿明显者,可加白茅根、大蓟、小蓟凉血止血;小便难通者,加炮山甲、三棱、莪术祛瘀通闭。

（2）瘀血内阻

本型多为发病中期,频繁出现小便滴沥不爽,或尿细如线,点滴而下,尿血色紫暗有血块,腰骶部疼痛。舌质紫暗或有瘀斑,苔薄,脉弦细涩,是典型的瘀血内阻证,这时宜采用化瘀散结、通利水道的治疗方法。予以膈下逐瘀汤加减。方中五灵脂、当归、川芎、桃仁、丹皮、赤芍、延胡索活血通经、化瘀止痛,香附、乌药、枳壳行气疏肝,白花蛇舌草、半枝莲抗肿瘤。尿频、尿痛明显者,加篇蓄、车前子清热通淋;口苦烦急加龙胆草、柴胡、炒栀子清肝泻火;尿血色暗加三七、蒲黄炭散瘀止血。

（3）肾气亏虚

多为发病晚期,夜尿增多,尿频,尿流稍细,腰膝酸软,体力差,有时怕冷,喜欢温热,口干不想喝,舌质淡红或淡紫,苔少,沉脉或细脉。治疗:滋阴补肾、益气健脾。方药:六味地黄汤和四君子汤加减。方中熟地黄甘温微补、填精益髓,党参健脾生津,黄芪补中益气,共为君药;酒萸肉、女贞子、益智仁酸甘微温、收敛固涩,山药、黄精甘补敛涩、养阴益气又固精,共为臣药;泽泻、白术善泄相火、渗利湿浊,茯苓健脾利水渗湿,丹皮清泄肝火、退虚热,共为佐药,使君臣药填补真阴而不腻,固肾涩精而不滞。补骨脂、淫羊藿、枸杞子补肾,白花蛇舌草抗肿瘤。畏寒甚,加制附片、淫羊藿、巴戟天、菟丝子益肾温阳;大便乏力,加肉苁蓉、火麻仁补阳润肠通便;乏力、盗汗,加龙骨、牡蛎、鳖甲、黄芪益气敛汗。

（4）脾虚肝郁

本型多为发病中、晚期,小便乏力,点滴而下,容易烦躁、焦虑、思虑过度,倦怠乏力,常有闷闷不乐、郁郁寡欢、寐差、夜梦多,胃纳一般或者纳差,舌质淡红或深红,苔薄白或白厚,脉或弦或滑。治疗:疏肝健脾、理气解郁除烦。方药:归脾汤和龙骨牡蛎汤加减。方中白术、党参、黄芪、甘草补脾益气以生血,是为君药;当归、龙眼肉、龙骨、牡蛎甘温养心,为臣药;茯苓、茯神、远志、酸枣仁宁心安神,木香、白芍理气醒脾、疏肝解郁,共为佐药;白花蛇舌草抗肿瘤,姜枣、甘草调和诸药。大便秘结,加郁李仁、柏子仁、火麻仁润肠通便;不寐盗汗,加浮小麦、瘪桃干、麻黄根敛汗;情绪欠佳,加郁金、木香、香附疏肝解郁。

（5）阴虚内热

多为发病中、晚期,常在经过放射治疗后出现,小便量少,小便频,小便黄或有赤热感,烦热,容易口干,喜饮,或伴有夜间出汗,手足心热,睡眠不宁,舌质红或绛红,苔黄腻或无苔,脉细数或弦数。治疗:养阴益精、补虚除热。予以大补阴丸、生脉饮和六味地黄丸加减。由黄檗、鳖甲、知母、生地黄、熟地黄、党参、麦冬、五味子、酒萸肉、山药、茯苓、泽泻、丹皮、白花蛇舌草、炙甘草组成。方中生熟地黄、党参、黄檗、鳖甲填精益髓、健脾生津,为君药;麦冬、五味子、酒萸肉、知母养阴固涩、清虚热,为臣药;山药、茯苓、泽泻、丹皮健脾益精、凉血养阴,白花蛇舌草抗肿瘤、提高免疫力,共为佐药;甘草调和诸药。口腔溃疡、糜烂,加甘草、白及、金银花消炎抗菌、修复口腔黏膜;夜间盗汗,加龙骨、牡蛎、糯稻根收涩敛汗;大便干结如羊粪,酌加大黄、芒硝以通便。

参考文献

［1］ Siegel R L，Miller K D，Fuchs H E，et al. Cancer statistics，2021［J］. CA：A Cancer Journal for Clinicians，2021，71(1)：7-33.

［2］ Sung H，Ferlay J，Siegel R L，et al. Global cancer statistics 2020：GLOBOCAN estimates of incidence and mortality worldwide for 36 cancers in 185 countries［J］. CA：A Cancer Journal for Clinicians，2021，71(3)：209-249.

［3］ 赫捷，陈万青，李霓，等. 中国前列腺癌筛查与早诊早治指南（2022，北京）［J］. 中国肿瘤，2022，31(1)：1-30.

［4］ 罗云，高新. 2021 版欧洲泌尿外科学会前列腺癌诊疗指南更新要点解读［J］. 中华腔镜泌尿外科杂志(电子版)，2022，16(2)：97-100.

［5］ 方友强，周祥福. 2020 版美国国立综合癌症网络前列腺癌临床实践指南要点解读［J］. 中华腔镜泌尿外科杂志(电子版)，2020，14(6)：405-408.

［6］ Guo L H，Wu R，Xu H X，et al. Comparison between ultrasound guided transperineal and transrectal prostate biopsy：A prospective，randomized and controlled trial［J］. Scientific Reports，2015，5：16089.

［7］ Chae Y，Kim Y J，Kim T，et al. The comparison between transperineal and transrectal ultrasound-guided prostate needle biopsy［J］. Korean Journal of Urology，2009，50(2)：119.

［8］ Wegelin O，Exterkate L，van der Leest M，et al. Complications and adverse events of three magnetic resonance imaging-based target biopsy techniques in the diagnosis of prostate cancer among men with prior negative biopsies：Results from the FUTURE trial，a multicentre randomised controlled trial［J］. European Urology Oncology，2019，2(6)：617-624.

［9］ 朱勇，陈强，杨凯，等. 精室理论在慢性前列腺炎临床治疗中的指导意义［J］. 中华中医药杂志，2017，32(3)：1224-1226.

［10］ 陈倩倩，孔凡铭，赵辰辰，等. 贾英杰教授"黜浊培本"理论治疗恶性肿瘤探讨［J］. 天津中医药，2020，37(3)：282-286.

［11］ 张扬，雷博涵，邹青，等. 中西医结合治疗去势抵抗性前列腺癌的疗效观察［J］. 中华男科学杂志，2017，23(10)：922-927.

［12］ Lu X X，Chen D，Yang F Y，et al. Quercetin inhibits epithelial-to-mesenchymal transition（EMT）process and promotes apoptosis in prostate cancer via downregulating lncRNA MALAT1［J］. Cancer Management and Research，2020，12：1741-1750.

第 16 章

子宫颈癌的预防

《第 1 节　子宫颈癌的流行病学》

子宫颈癌(cervical cancer)是全球女性恶性肿瘤中第 4 位高发恶性肿瘤,仅次于乳腺癌、结直肠癌和肺癌。最新的统计数据表明 2020 年全球约有 60.4 万例子宫颈癌新发病例,占所有恶性肿瘤发病例数的 3.1%;死亡患者约 34.1 万例,占全部恶性肿瘤总死亡人数的 3.4%。2019 年国家癌症中心发布的最新的癌症报告指出,全国新发子宫颈癌病例约为 11.1 万,占全部恶性肿瘤的 2.83%;死亡病例约为 3.4 万,占所有恶性肿瘤死亡人数的 1.45%。近 20 年,我国子宫颈癌的发病率和死亡率呈逐年升高的趋势。

1) 子宫颈癌的地区分布特征

子宫颈癌的发病率和死亡率在不同经济状况的国家或地区有着明显的地理差异。发展中国家或地区子宫颈癌的发病率和死亡率与发达国家或地区相比明显较高。城市子宫颈癌发病率和死亡率低于农村。2020 年的全球子宫颈癌统计结果表明子宫颈癌新发和死亡病例绝大多数位于撒哈拉以南非洲、美拉尼西亚、南美和东南亚。其中撒哈拉以南非洲地区的发病率和死亡率最高,北美、澳大利亚/新西兰和西亚的发病率较低。我国各地的子宫颈癌发病率也是相差甚大,主要集中在中西部地区,农村高于城市,山区高于平原。我国 2015 年农村地区子宫颈癌的发病率和死亡率分别为城市地区的 1.10 倍和 1.12 倍。我国华中、西南及西北地区的发病、死亡率较高,华北、华东地区较低。

国内的子宫颈癌大数据筛查结果显示 29 911 例病例按照 2017 中国城市分类,一线(12 198 例)、二线(13 980 例)、三线(1 876 例)、四线(1 857 例)城市患者年龄平均为(46.2±9.6)岁、(49.7±10.4)岁、(46.7± 9.7)岁和(51.8±10.8)岁。发达城市患者初诊的年龄相对较早,四线城市患者初治年龄相对较大,提示欠发达地区的筛查水平尚有限。但由上述各线城市收集病例数可以看出,大数据主要以一、二线城市为主,具有一定的选择性偏倚,但结果依然提示子宫颈癌的地理分布特点,反映了发病率与经济因素有一定的关系。农村地区子宫颈癌发病率与死亡率较高与农村地区医疗卫生资源匮乏、就医晚、诊疗条件差及患者对子宫颈癌、HPV 感染等知识的缺乏等有关。

2) 子宫颈癌的种族分布特征

不同种族之间的子宫颈癌发病率也存在差异。根据美国 SEER(Surveillance,Epide-miology and End Results)数据库结果分析,黑人发病率是白人的 1.5 倍,越南人发病率最高,为日本人的 7.4 倍,其次为阿拉斯加人和美国印第安人,而犹太人发病率较低。分析认为这一差异主要受到社会经济地位的影响。在犹太人聚居的以色列子宫颈癌发病率最低,这可能与男性行割礼后 HPV 感染的风险低有关。此外,生活方式、不同习俗及遗传因素也有一定的作用。研究表明,同一种族或民族移居于不同国家或地区后,子宫颈癌的发生率与原籍或居住地区也不同,日本当地女性的子宫颈癌发病率高达 13.3/10 万,日裔美国女性的子宫颈癌发病率仅为 3.9/10 万,日本当地女性子宫颈癌的发病率较日裔美国女性高近 4 倍。我国子宫颈癌发病率也存在民族差异,居前三位的分别是维吾尔族(17.27/10 万)、蒙古族(15.72/10 万)和回族(12.39/10 万),汉族女性子宫颈癌发病率最低(5.24/10 万)。

3) 子宫颈癌的年龄分布特征

子宫颈癌可发生于任何年龄的妇女。2001 年国际妇产科联盟(The International Federation of Gynecology and Obstetrics,FIGO)流行病学和统计学调查报告称,20 世纪子宫颈癌的发病年龄由 50 年代的平均年龄 60 岁下降到 90 年代末的 50 岁。从全球来看,25～59 岁子宫颈癌发病率最高为 22.6/10 万,70 岁之后的子宫颈癌死亡率高达 28.0/10 万。美国因种族差异,子宫颈癌发病率随年龄增长变化较大,美国南部非西班牙裔白人女性 35～39 岁子宫颈癌发病率最高,而非西班牙裔黑人女性 40～44 岁子宫颈癌发病率较低。日本 2010 年子宫颈癌发病高峰年龄为 30～39 岁。韩国 2008—2012 年发病高峰年龄上升至 75～79 岁。我国最新的大数据结果显示 20 岁以前罕见,40～60 岁为发病高峰,60 岁以后呈下降趋势。年轻女性子宫颈癌(年龄＜35 岁)患者的构成比为 8.0％。年轻患者构成比由 2004 年 13.8％、2005 年 14.3％到 2015 年 6.3％、2016 年 5.9％,并没有呈现文献中报道的出现明显的年轻化趋势。腺癌和其他特殊病理类型在年轻患者中占比更多。子宫颈癌的发病率和死亡率随着年龄的增长而上升,老年女性和绝经后女性是子宫颈癌的高发人群。

第 2 节　子宫颈癌可能的发病因素

子宫颈癌的主要发病因素包括 HPV 感染、多个性伴侣、吸烟、性生活过早(＜16 岁)、口服避孕药、性传播疾病、经济状况低下和免疫抑制等。子宫颈癌的发生是由遗传因素等内因和人乳头瘤病毒感染等多种外因共同作用的结果。

1) 人类乳头瘤病毒(human papillomavirus, HPV)感染

1976 年,德国科学家 Harald zur Hausen 在子宫颈癌组织中找到 HPV DNA 与人类

DNA 整合的证据,证实 HPV 是子宫颈癌病因的假说,因此获得 2008 年诺贝尔医学/生理学奖。有研究显示,全球 4.5% 的恶性肿瘤发病归因于 HPV,其中子宫颈癌占 HPV 可归因恶性肿瘤的 83%。发展中国家的 HPV 感染率基本是发达国家的两倍,从亚洲的感染情况来看,中国和韩国的 HPV 感染率相对更高。我国科研团队基于全国 7 个地理大区的 19 家医院开展横断面多中心子宫颈癌和癌前病变 HPV 基因分型研究,发现子宫颈癌变组织中的优势 HPV 型别分别为 HPV16、18、31、52 和 58。

HPV 在人群中广泛存在。一项对超过 50 岁女性的调查发现,接近 80% 的女性有 HPV 感染史,但在 HPV 感染发生的第一年中,机体免疫系统能够将 70% 的病毒清除,两年内免疫系统能够清除 90% 的病毒,三年后仅有 5% 左右的病毒会向持续性感染转变,进展为子宫颈癌。如果继续存在 HPV 感染,则从子宫颈癌前病变完全进展成子宫颈癌所需的时间在 10~30 年之间。2004 年,国际癌症研究机构(International Agency for Research on Cancer, IARC)发布了一致性声明:HPV 感染是导致子宫颈癌及癌前病变的必要因素。高危型 HPV 的持续感染是子宫颈癌发生的主要危险因素。目前已知 HPV 共有 200 多个型别,40 多种好发于生殖器及肛门部位,其中 10 余种与宫颈上皮内瘤变和子宫颈癌发病密切相关。一项全球性的研究发现,HPV 亚型出现率最高的是 16、18、45、31、33,尤以 16 型最为突出。HPV16 亚型在感染上与宫颈鳞状细胞癌相似度更高,而 HPV18 亚型与宫颈腺癌或者腺鳞癌更为接近。

机体出现 HPV 感染后,负责防御病毒感染的机体免疫系统会受损,机体的局部免疫反应、体液免疫、细胞免疫都会出现变化。研究显示子宫颈癌患者中 HPV16 IgA 反应阳性率、IgG 反应阳性率均较细胞学检查正常者显著升高。HPV 能够躲避机体的宿主免疫监测,特别是细胞免疫监测发生高危型 HPV 感染后,会减少局部朗格罕细胞数量,减弱自然杀伤细胞活性,使得癌变发生的风险明显升高。高危型 HPV 产生 E6 和 E7 癌蛋白,与其他致癌因素共同作用于宿主细胞的抑癌基因 p53 和 Rb 使之失活或降解,导致细胞周期出现紊乱,激活端粒酶的活性,使细胞逃避正常的免疫监视等一系列的分子事件,最终导致癌变。

2) 其他生殖道病原体感染

某些微生物的感染增加了生殖道对 HPV 的易感性,其与高危型 HPV 感染协同作用共同促进了子宫颈癌前病变或子宫颈癌的发生。有学者研究发现,宫颈慢性疾病患者发生 HPV 感染概率是无宫颈疾病者的 1.6 倍,生殖道感染者发生子宫颈癌前病变是无感染者的 17.7 倍。我国人类免疫缺陷病毒(Human Immunodeficiency Virus, HIV)阳性女性的 HPV 感染率显著高于一般女性的 HPV 感染率。单纯疱疹病毒(Herpes Simplex Virus, HSV)感染可增加患子宫颈癌的危险,并与 HPV 有联合作用。

3) 性行为及分娩相关因素

(1) 性行为

子宫颈癌发病率与性生活过早、性生活过频及多个性伴侣、不洁性生活呈正相关。≥ 21 岁有初始性行为的女性患子宫颈癌风险低于 15~16 岁有初始性行为者。初次性生活过早,青春期子宫颈发育尚未成熟,对致癌物较敏感。如有致癌物入侵,容易发生宫颈细胞突变,患子宫颈癌的风险增加。Sebastian 等将 18 岁以下开始性生活的女性列为子宫颈癌高危人群。婚内或婚外多个性伴侣,随着性伴侣数的增加,子宫颈癌的相对危险度也有增高趋势。子宫颈癌患者或配偶结婚的次数增多,性伴侣数的增多,都在一定程度上增加了阴道炎症的风险、HPV 感染的风险,是子宫颈癌的危险因素。与有阴茎癌、前列腺癌或其性伴侣曾患子宫颈癌的高危男子性接触的女性也易患子宫颈癌。

（2）分娩因素

研究表明妊娠妇女的 HPV 感染率明显高于非妊娠健康妇女,且感染率随妊娠进展而逐渐上升,其中高危亚型尤为明显。IARC 的多中心研究发现,HPV 阳性女性如有＞7 次足月分娩史,发生子宫颈癌的危险性是未产女性的 4 倍,是有 1～2 次足月妊娠史女性的 2 倍。可能是妊娠时体内雌孕激素水平升高,局部免疫状态改变等因素增加了 HPV 感染机会;多次分娩刺激和损伤宫颈使得病原微生物入侵和感染概率增加,在宫颈移行带区鳞状上皮化生,不断自行修复过程中导致异常增生,引起宫颈上皮内瘤变及癌变。

4）口服避孕药

目前,对于口服避孕药与子宫颈癌发病的相关性仍存在争议。相关文献曾报道长期口服避孕药可增加子宫颈癌发病风险,特别是在亚洲人群中。而另一项研究表明,服用口服避孕药 5 年者罹患子宫颈癌的风险未显著增加,但是服用 5～9 年的妇女发生子宫颈癌的危险是未服用者的 3 倍。也有学者发现使用口服避孕药避孕者感染 HPV 的风险是未服用者的 2.94 倍,考虑外源性雌激素升高与子宫颈癌有关。但一项基于病例对照研究的 Meta 分析表明,口服避孕药的使用与子宫颈癌发生危险性之间无相关性,需要更进一步的前瞻性队列研究来证实。

5）吸烟与被动吸烟

研究表明,吸烟是子宫颈癌的流行病学高危因素,并可能成为 HPV 的辅助因素,在子宫颈癌的发生、发展以及预后中均发挥着不良作用。一方面,吸烟与文化程度、社会地位、性行为等危险因素相关,使 HPV 感染和传播风险增加;另一方面,在吸烟女性的宫颈黏膜中检测到烟草中的化学物如尼古丁、烟酸可能通过亚硝胺的一系列致癌作用导致宫颈上皮 DNA 损伤、局部免疫力下降,增加感染 HPV 和持续感染的机会,起协同作用,使得致癌风险增加。有研究发现,被动吸烟的时间及强度与浸润性子宫颈癌发病有相关性,接触时间≥10 年及每天被动吸烟时间≥5 小时者发生子宫颈癌的危险性增加。

6）免疫抑制

年轻妇女中,HPV 感染多可自然转阴,仅少数发展为持续感染而引起子宫颈癌变,这表明在大多数 HPV 感染患者中有足够的免疫防御机制对抗病毒。机体免疫功能与 HPV 持续性和重复性感染密切相关,从而增加了发病率。HPV 基因的表达不仅有利于病毒随着宿主上皮细胞分化复制,而且还参与逃避宿主免疫监视的机制,干扰机体免疫反应的途径,使机体检测不到病毒的存在而导致 HPV 持续感染,从而使微小病变可能得以逐步积累,经过多年发展成子宫颈癌。目前,众多学者研究多种免疫调节细胞及免疫蛋白在宫颈病变微环境中的表达,如 FoxP3＋Treg、PD-L1 等,以期为宫颈病变的治疗和预防提供一个新的思路。

7）遗传因素

高危型 HPV 虽是诱发子宫颈癌的重要病原体,但只有少数的 HPV 感染者最终罹患子宫颈癌,说明除了上述的各种外在因素外,还有内在因素即遗传因素。研究认为子宫颈癌具有一定的遗传易感性,子宫颈癌基因型携带者更倾向于 HPV 感染的持续和复发。近年来国内外研究发现子宫颈癌的发生与基因的多态性有关,荟萃分析发现有 14 个位于基因或遗传印迹的相关变异会增加子宫颈癌的患病风险,这些变异主要通过免疫监控、免疫调节、DNA 修复和细胞代谢或其他作用机制增加子宫颈癌、高危 HPV 的易感风险。基因多态性与子宫颈癌易感性的具体机制尚不清楚,更深入地研究每一个基因及其相关性表达是今后研制基因探针来行疾病易感性基因筛查的一个方向。

8）教育与社会经济地位

子宫颈癌的危险性具有明显的社会分层现象。在我国,子宫颈癌主要发生在社会阶层较低的妇女中,与教育程度低、经济收入少、营养饮食状况差、卫生条件差、工作环境差、不重视性卫生等有协同相关性。这在一定程度上反映了子宫颈癌的发生与社会因素密切相关。

《第 3 节　子宫颈癌的临床表现及诊断依据》

子宫颈癌是最常见的妇科恶性肿瘤,高发年龄为 50～55 岁。由于宫颈癌筛查的普及,子宫颈癌前病变及早期子宫颈癌得到早期发现和早期治疗,使得子宫颈癌的发病率和死亡率均有下降。

1）子宫颈癌的临床表现

早期子宫颈癌常无明显症状或体征,甚至少数 2 期以上的较晚期的子宫颈癌患者也可无症状,这可能与此类患者大多处于非性活跃期或因夫妻分居很长时间未有性生活,只是在普查时才被发现。更有甚者是子宫颈癌灶侵蚀到血管出现大出血或宫颈局部癌灶因感染而有臭味、阴道排液多才就诊。宫颈管型癌患者常因子宫颈外观正常而易误诊或漏诊。随着病变的发展,可出现以下临床表现:

（1）症状

① 阴道流血:常表现为接触性出血,即性生活或妇科检查后阴道出血,也可表现为不规则阴道流血或经期延长、经量增多。老年患者常为绝经后不规则阴道流血。出血量根据病灶大小、侵及间质内血管情况而不同,若侵蚀大血管可引起大出血。一般外生型子宫

颈癌出血较早、量多,内生型癌出血较晚。

② 阴道排液:多数患者有白色或血性、稀薄如水样或米泔样、有腥臭味的阴道排液。晚期患者因癌组织坏死伴感染,可有大量米泔样或脓性恶臭白带。

③ 晚期症状:根据癌灶累及范围不同出现不同的继发性症状。如癌灶向前方扩散,膀胱受压而出现尿频、尿急,病情继续进展膀胱受侵犯则会出现血尿、排尿困难、尿瘘;癌灶向后方扩散,直肠出现受压,经常出现便意、大便变细变扁平,进一步发展则会出现大便困难、肛门坠胀、便血及直肠阴道瘘;向下方扩散,阴道内充满肿瘤,阴道大出血,阴道排出腐肉样物,阴道排出恶臭液体,下坠感;向侧方延伸,影响盆壁的组织(神经、骨及淋巴管)受累,初时坠胀感,有的患者诉坐位时不适,进而出现疼痛,进行性加重,致剧痛,严重影响休息,需要镇痛药物控制;侵犯影响淋巴回流障碍而致下肢水肿;压迫或累及输尿管、尿道而引起输尿管梗阻、肾盂积水,严重者致尿毒症。癌细胞还能通过血管和淋巴管系统扩散至远处器官而出现转移器官的症状,常见转移至肝脏、肺部及骨。一些特殊类型的子宫颈癌如神经内分泌肿瘤还会转移至头皮、腋下等等不常见转移部位。有些早期转移至肺部的患者并无任何症状,只是在影像学中如 CT 等中发现。

(2) 体征

微小浸润癌可无明显病灶,子宫颈光滑或糜烂样改变。随病情发展,可出现不同体征。外生型子宫颈癌可见息肉状、菜花样赘生物,常伴感染,质脆易出血;内生型表现为子宫颈肥大、质硬,子宫颈管膨大,晚期癌组织坏死脱落,形成溃疡或空洞伴恶臭。阴道壁受累时,可见赘生物生长或阴道壁变硬;宫旁组织受累时,可扪及子宫颈旁组织增厚、结节状、质硬或形成冰冻骨盆状。

2) 子宫颈癌的临床分期

子宫颈癌分期规则采用国际上统一使用的国际妇产科联盟(The International Federation of Gynecology and Obstetrics,FIGO)2018 年分期(表 16-1),临床分期根据两位及以上高年资妇科肿瘤专科医生的妇科检查决定,有条件时最好在麻醉状态下进行。如分期有分歧时以较早分期作为参考治疗方案的选择。FIGO 2018 年分期规则为临床结合影像学及病理学诊断结果的分期,由于淋巴结受累预后更差,所有伴盆腔和(或)腹主动脉旁淋巴结受累,无论肿瘤的大小与范围均归为 3C 期(影像学评估采用"r"标记),ⅢC1r 表示只有盆腔淋巴结转移,ⅢC2r 表示腹主动脉旁淋巴结转移。对于ⅠB3、ⅡA2~ⅣA 期的子宫颈癌患者,可采用影像学评估分期,根据影像学评估淋巴结是否呈阳性决定下一步治疗方案。已获得病理学结果确诊的标记为"p"。

表 16-1　国际妇产科联盟子宫颈癌临床分期标准(FIGO,2018 年版)

分期	描述
Ⅰ	肿瘤严格局限于宫颈(扩展至宫体将被忽略)
ⅠA	仅能在显微镜下诊断的浸润癌,所测量的最大浸润深度≤5.0 mm 的浸润癌

续 表

分期	描述
ⅠA1	所测量间质浸润深度≤3.0 mm
ⅠA2	所测量间质浸润深度>3.0 mm 而≤5.0 mm
ⅠB	所测量的最大浸润深度>5.0 mm 的浸润癌(病变范围超过ⅠA期),病变局限于宫颈
ⅠB1	间质浸润深度>5.0 mm 而最大径线≤20 mm 的浸润癌
ⅠB2	最大径线>20 mm 而≤40 mm 的浸润癌
ⅠB3	最大径线>40 mm 的浸润癌
Ⅱ	宫颈肿瘤侵犯超出子宫,但未达盆壁且未达阴道下 1/3
ⅡA	肿瘤侵犯限于阴道上 2/3,无宫旁浸润。
ⅡA1	最大径线≤40 mm 的浸润癌
ⅡA2	最大径线>40 mm 的浸润癌
ⅡB	有宫旁浸润,但未扩展至盆壁
Ⅲ	肿瘤扩展到骨盆壁和(或)累及阴道下 1/3 和(或)导致肾盂积水或肾无功能者和(或)侵犯盆腔和(或)腹主动脉旁淋巴结
ⅢA	肿瘤累及阴道下 1/3,没有扩展到骨盆壁
ⅢB	肿瘤扩展到骨盆壁和(或)引起肾盂积水或肾无功能
ⅢC	侵犯盆腔和(或)腹主动脉旁淋巴结(包括微转移),无论肿瘤大小和范围(需标注 r 或 p,r 表示影像诊断,p 表示病理诊断)
ⅢC1	仅有盆腔淋巴结转移
ⅢC2	腹主动脉旁淋巴结转移
Ⅳ	肿瘤侵犯膀胱或直肠黏膜(病理证实)或肿瘤播散超出真骨盆。泡状水肿不能分为Ⅳ期
ⅣA	肿瘤侵犯膀胱或直肠黏膜
ⅣB	肿瘤播散至远处器官

3) 子宫颈癌的诊断依据

早期子宫颈癌的诊断应采用高危型 HPV DNA 的检测和宫颈细胞学检查、阴道镜检查、宫颈活组织检查的"三阶梯"程序,确诊依据为组织学诊断。子宫颈有明显病灶者,诊断并不困难,可直接在癌灶上取材送病理检查明确诊断。对于宫颈活检为 HSIL 但不能除外浸润癌者或活检为可疑微小浸润癌需要测量肿瘤范围或除外进展期浸润癌者,需行子宫颈锥切术。确诊后根据具体情况选择胸部 X 线或 CT 平扫、静脉肾盂造影、膀胱镜检查、直肠镜检查、超声检查及盆腔或腹腔增强 CT 或磁共振、PET-CT 等影像学检查。

(1) 仔细询问病史

除主要症状外,采集既往有无宫颈上皮内瘤变的病史及治疗情况、有无性传播疾病、性伴侣数、性生活开始的年龄、孕产次、有无抽烟、有无服用免疫抑制药物、有无合并先天性或获得性免疫缺陷疾病、有无器官移植等病史。

（2）查体

妇科检查是临床诊断子宫颈癌的主要依据，通过仔细的妇科检查可以初步判断患者的临床期别、肿块的局部生长情况，结合影像学结果决定患者拟采取的治疗方式及预后评估。妇科检查主要包括：

① 外阴检查

要仔细观察外阴各个部位有无异常、有无肿块或其他破溃病灶。如有异常发现一定需要行活组织病理检查以明确诊断，鉴别转移灶或原发灶。

② 阴道检查

对疑有子宫颈癌的患者行阴道检查时放置阴道窥器须小心轻触，缓慢扩张深入，充分暴露宫颈及仔细全面观察宫颈与阴道。注意避免粗暴检查损伤阴道内或子宫颈上病灶引起大出血。阴道指诊时需要仔细检查扪摸全部阴道壁、穹窿部、宫颈表面、颈口和颈管等，注意其质地、大小、形状、范围等，并注意有无接触性出血。

③ 双合诊和三合诊

主要进一步了解宫颈、阴道宫旁及附件情况。尤其是三合诊检查，是判断子宫颈癌分期不可缺少的检查方法。仅凭双合诊检查无法判断子宫颈癌灶浸润范围及宫旁浸润。三合诊检查需仔细检查双侧宫旁及盆骶韧带。

（3）宫颈细胞学检查

① 传统的巴氏涂片法

1941 年，Papanicolaou 首先应用宫颈巴氏涂片筛查宫颈异常细胞，大大降低了子宫颈癌的发病率。Fahey 等关于宫颈细胞学筛查准确性的研究显示，其特异度是 $97\%\sim100\%$，但灵敏度仅为 $29\%\sim56\%$。传统的巴氏分级分为：i. Ⅰ级：正常，未见异常细胞。ii. Ⅱ级：炎症，发现异常细胞，但均为良性。iii. Ⅲ级：可疑，发现可疑恶性细胞。iv. Ⅳ级：高度，发现待证实的癌细胞（高度可疑的恶性细胞），具有恶性特征但欠典型；或更典型但数目太少，需要复核。例如高度可疑的未分化或退化癌细胞或少数低分化癌细胞。ⅴ. Ⅴ级：恶性，发现癌细胞，其恶性特征明显或数目较多，可作互相比较以确定为恶性者。

但传统巴氏涂片法存在 $15\%\sim50\%$ 的假阴性率，原因主要有：i. 取样错误。由于病灶小，脱落的细胞不足以代表真正的病变。ii. 技术错误。脱落细胞涂片制作欠佳，涂片太薄或太厚，被过多的红细胞污染，子宫颈管细胞很少或没有，固定或染色差等影响读片的结果。iii. 读片医生缺乏经验或未经严格训练等均会造成错误。可通过采取足够量的宫颈鳞柱交界处和宫颈管的样品确保提高测试的灵敏度；涂片中没有宫颈管细胞或化生细胞量不足时，必须重复检测。传统的巴氏涂片虽存在自身的缺陷，但对于经济条件差的地区，此法简单易行、经济有效，仍可作为防癌普查的基本方法。

② 液基薄层细胞学检测

液基薄层细胞学检测（thin-prep cytology，TCT）采用液基薄层细胞检测系统检测宫颈细胞并进行细胞学分类诊断，它是国际上较先进的一种子宫颈癌细胞学检查技术，与传统的宫颈刮片巴氏涂片检查相比明显提高了标本的满意度及宫颈异常细胞检出率。它是标本采集和玻片制备的重大改革,极大地弥补了传统巴氏涂片法的不足。TCT 使用专用的取材器,深入宫颈管内取脱落细胞,避免了采样造成的漏诊;先进的标本保存容器,将采集来的细胞几乎全部保存于保存液中;精密的过滤膜技术,确保样本单层分布,避免了细胞重叠而导致的误诊。TCT 与常规巴氏涂片法相比,假阴性率较低。文献报道,液基细胞学技术可使诊断灵敏度提高 60%,尤其是 92.9% 的宫颈上皮高度病变和 100% 的癌瘤。TCT 不仅提高了细胞学诊断率,还能从微生物角度做出诊断,比传统的巴氏涂片法更全面,更好地达到了"早发现、早诊断"的目的。

TCT 采用了新规定的 TBS 描述性诊断系统,废除了传统的巴氏分级,大大提高了上皮细胞内病变 LSIL、HSIL 的检查率,提高了细胞学对癌及癌前病变诊断的准确率,降低了假阴性率,是较为理想的筛查工具。

③ TCT-DNA 检测

DNA 倍体分析采用显微分光光度技术和微电脑自动化控制系统,通过测定细胞 DNA 含量检测异倍体细胞。DNA 倍体定量分析是在液基薄层制片的基础上进行 Feulgen 染色,通过全自动扫描系统,将玻片全部细胞扫描到计算机中,对细胞核 DNA 含量与倍体情况进行测定和分析。DNA 是细胞成长、分化和繁殖的基础,致癌因子引起的突变所导致的 DNA 含量改变,都可以被全自动细胞 DNA 倍体定量分析系统所检出。细胞恶变的过程中,出现 DNA 含量的改变较形态学要更早,因此更能早期诊断癌前病变,敏感性更高。

异倍体细胞的出现往往是细胞恶变的早期特征。癌基因与抑癌基因的变化导致肿瘤细胞在增殖分裂过程中染色体数量和结构发生改变,导致异倍体细胞的出现。因此在进行 TCT 检测的同时检测细胞内 DNA 含量的变化、异倍体细胞的情况,可以早期筛查出子宫颈癌和癌前病变。

TCT-DNA 检测最大的优势是计算机辅助的自动化阅片,对缺乏有经验的细胞病理医师的基层医疗单位和大规模的筛查具有可靠和高效率的独特优势,尤其适合运用于我国落后地区开展大规模子宫颈癌筛查项目,可以降低子宫颈癌及癌前病变的漏诊率,提高筛查效率。

(4) HPV DNA 检测

目前 HPV 检测方法有细胞学法、斑点印迹法、荧光原位杂交法、Southern 杂交法、聚合酶链反应法(polymerase chain reaction,PCR)和杂交捕获法(hybrid capture,HC)。目前临床 HPV DNA 检测中应用最广泛的检查方法是 PCR 技术和 HC-2 检测技术。杂交捕获法是核酸杂交检测法的代表方法,目前使用非常广泛,能够一次性精确地检测出 18 种 HPV,缺点是不能测定具体感染的型别,也不适用于对阳性患者的随访。HC-2 的临床敏感度很高(85%～100%),大多数发表的研究结果显示敏感度超过 95%。PCR 法可以检测出是何种型别的高危亚型感染,可区分单一亚型感染与多重亚型感染、持续性感染与一过性感染,其代表为 cobas 4800 检测法,但 PCR 法对实验室环境要求高,容易出现假阳性。cobas 4800 将最新的全自动样本制备与 PCR 技术结合,可同时检测 HPV16、18 及其他 12 种高危 HPV 病毒株,并具备经临床验证的判定标准 cut-off 值和全自动化检测平台。HPV16、18 分型检测有利于弥补细胞学检查灵敏度较低的不足,尤其适用于细胞学检测准确性不高的发展中国家,还能更好地对子宫颈癌高危人群进行风险分层管理。

（5）阴道镜检查

阴道镜可以观察到宫颈表面形态结构,如血管、上皮组织,是一种简单而有效的诊断宫颈有无病变的方法,主要应用于细胞可疑及阳性的人群。通过阴道镜检查可以对微细的结构进行观察。阴道镜联合细胞学及 HPV 的检测可大大提高筛查率。对发现子宫颈癌前病变、早期子宫颈癌、确定病变部位有重要作用,可提高活检的阳性率。应用 3% 的醋酸溶液,在 10~15 倍的光学放大镜亮光、过滤光下检查宫颈来增强显示醋酸发白现象,显示不典型病变和癌的血管图案特征。主要通过观察醋酸白上皮、病灶的边界形态、大小、血管和碘反应这五个征象来判断宫颈局部的异常,能发现肉眼看不见的微小病变,并能准确定位活检部位,提高子宫颈癌及癌前病变的诊断率。阴道镜检查结果的正确性与是否全面观察到移行带有关。移行带的位置随年龄、性活跃、胎产次等而上移或下移。患者绝经后移行带上移到宫颈管内而难以观察。因此在阴道镜指导下行宫颈活检时同时必须常规刮宫颈管,以便提高诊断的准确性,特别是当阴道镜检查发现鳞状上皮内瘤变白转化区延伸至宫颈管内、细胞学筛查提示有非典型腺细胞及阴道镜下未见鳞柱转化区等情况时。操作者对阴道镜图像的理解有一定的主观性,存在个人判断误差。这直接影响了阴道镜诊断结果的准确率。因此操作者需要经严格培训。

（6）子宫颈活组织检查

用宫颈活检钳从子宫颈上夹取组织送病理检查,是诊断子宫颈癌最可靠的方法,也是检验其他方法检查结果是否准确的主要方法。早期肉眼无异常发现、细胞学检查有异常时可以在阴道镜指导下取宫颈上可疑部位做活组织检查。肉眼可见肿瘤时可直接取肿瘤组织送病理检查。绝经后患者或细胞学检查有异常、阴道镜下宫颈未见异常者,建议行宫颈管搔刮术取组织送病理检查。子宫颈管搔刮术是用以确定宫颈管内有无病变或癌灶有无侵犯宫颈管的方法,可以早期发现宫颈管癌和子宫颈癌。

（7）影像学检查

由于解剖部位表浅,绝大多数子宫颈癌经妇科检查及细胞病理学检查即可被确诊。在子宫颈癌诊断中,影像学检查的价值主要是对肿瘤转移、侵犯范围和程度的了解（包括评价肿瘤局部侵犯的范围、淋巴结转移及远处器官转移等）,以指导临床决策并用于疗效评价。用于子宫颈癌的影像学检查方法包括:

① 电子计算机断层扫描（CT）

CT 可通过多层扫描获得连续薄层图像,再经过三维重建,从不同的角度显示宫颈肿瘤的情况,包括原发肿瘤的大小、浸润深度及其侵犯范围等。CT 软组织分辨率低,平扫病变与正常子宫颈密度相近,尤其对局限于宫颈的早期子宫颈癌观察效果差;增强 CT 扫描对比度优于平扫,但仍有近 1/2 的病变呈等密度而难以明确范围。CT 的优势主要在于显示中晚期病变状况,评价宫颈病变与周围结构（如膀胱、直肠等）的关系,淋巴结转移情况,以及大范围扫描腹盆腔其他器官是否存在转移。对于有核磁禁忌证的患者可选择

CT 检查。做胸部 CT 的目的是排除肺转移和纵隔淋巴结转移。

② 磁共振成像（MRI）

MRI 无辐射，多序列、多参数成像，具有优异的软组织分辨率，是子宫颈癌最佳影像学检查方法，有助于病变的检出和大小、位置的判断，尤其对活检为 CIN3 的患者可用于除外内生性病变；明确病变侵犯范围，提供治疗前分期的重要依据，可显示病变侵犯宫颈基质的深度，判断病变是否局限于宫颈、侵犯宫旁或侵犯盆壁，能够显示阴道内病变的范围，但有时对病变突入阴道腔内贴邻阴道壁与直接侵犯阴道壁难以鉴别；能够提示膀胱、直肠壁的侵犯，但需结合镜检，同时检出盆腔、腹膜后区及腹股沟区的淋巴结转移。对于非手术治疗的患者，可用于放疗靶区勾画、治疗中疗效监测、治疗末疗效评估及治疗后随诊。

③ 正电子发射断层成像术（PET-CT）

PET 是一种通过示踪原理，以显示体内脏器或病变组织生化和代谢信息的影像技术，为功能成像。目前常用的示踪剂为 ^{18}F 标记的脱氧葡萄糖（^{18}F-FDG），其在细胞内的浓聚程度与细胞内糖代谢水平高低呈正相关。恶性肿瘤的糖酵解代谢率明显高于正常组织和良性肿瘤细胞，而且可以发现直径 10 mm 以下的肿瘤，诊断各种实体瘤的准确性达 90% 以上。PET-CT 是将 PET 和 CT 两种不同成像原理的扫描设备同机组合，对于子宫颈癌的诊断、分期具有重要的临床价值。虽然 PET-CT 易于定位转移灶，但 ^{18}F-FDG 代谢异常并非肿瘤的特定成像，子宫内膜异位症、炎症反应及生育期妇女月经末期卵巢亦浓聚 ^{18}F-FDG，且可能因转移淋巴结较小或微转移而出现假阴性。

④ 超声检查

超声是诊断妇科疾病常用的影像学检查。主要用于宫颈局部病变的观察，同时可以观察盆腔及腹膜后区淋巴结转移情况，以及腹盆腔其他脏器的转移情况，另外可发现浅表淋巴结的转移情况。由于分辨率的限制，目前对于宫颈局部病变以及全身转移情况的评估主要还是依靠 MRI 和 CT 检查。

（8）子宫颈邻近器官相关检查

当子宫颈癌晚期可能会出现膀胱转移、直肠转移等时则需进一步行膀胱镜检查、直肠镜检查，必要时需行静脉肾盂造影。大块肿瘤患者，尤其是 CT 或 MRI 提示器官受侵的患者应考虑做膀胱镜检查和直肠镜检查。可疑的膀胱或直肠浸润必须通过活检证实。

（9）肿瘤标志物检测

肿瘤标志物异常升高可以协助诊断、疗效评价、病情监测和治疗后的随访监测，尤其在随访监测中具有重要作用。1977 年 Kato 等发现子宫颈癌患者血清中存在鳞状细胞癌抗原（squamous cell carcinoma antigen，SCCA）。SCCA 对绝大多数鳞状上皮细胞癌均有较高特异性，水平高低与宫颈鳞癌患者的病情进展及临床分期有关，可作为疗效评定的指标之一。对复发癌的敏感性可达 65%～85%。宫颈腺癌可以有癌胚抗原、糖类抗原 125 或糖类抗原 19-9 的升高。

《第 4 节　子宫颈癌预防的全程干预》

子宫颈癌的干预方略包括病因的干预、早诊早治及中晚期患者的治疗。在所有的干预方略中，针对病因的一级预防是最为经济有效的。针对 HPV 感染的一级预防（即 HPV 疫苗）的使用，明显降低了子宫颈癌的发病率与死亡率。早诊早治即二级预防，我国开展的"两癌筛查防治"政策也取得了成效。三级预防也就是中晚期患者的治疗。四级预防则是以减少患者的痛苦、延长患者的生存时间为目标。

1) 子宫颈癌的一级预防

自 1974 年德国科学家 Harald zur Hausen 博士发现 HPV 感染与子宫颈癌密切相关开始至 HPV 疫苗的研制成功，子宫颈癌的病因预防已经成为可能。HPV 疫苗是人类首次尝试通过疫苗来消灭一种癌灶，具有划时代的意义，是世界上第一个可以预防癌症的疫苗。

子宫颈癌的初级预防应始于对 9～13 岁少女在其进入性活跃期之前接种人乳头状瘤病毒疫苗。目前美国食品和药物管理局（Food and Drug Administration，FDA）已经批准了三种 HPV 疫苗，包括针对 HPV-16 和 HPV-18 的二价疫苗，针对 HPV-16、HPV-18、HPV-6 和 HPV-11 的四价疫苗，以及针对除上述四种亚型之外还覆盖另外五种高危亚型（HPV-31、HPV-33、HPV-45、HPV-52、HPV-58）的九价疫苗。预防性 HPV 疫苗其基本成分为病毒样颗粒（VLP），该颗粒由重组 HPV 衣壳蛋白 L1 组装而成，由于缺乏病毒 DNA 而无感染力。用 VLP 疫苗接种可以诱发机体产生中和抗体，它们可以结合天然病毒颗粒并通过阻止靶细胞摄取而中和病毒，从而阻断 HPV 感染。三种疫苗制剂在上市之前均进行了严格的临床试验，并分别进行长期的随访观察，以证实其安全性及有效性。2016 年 7 月进口二价疫苗首次在中国获批上市之后，四价、九价疫苗又分别于 2017 年 5 月和 2018 年 4 月陆续获批上市，中国女性实现了在国内接种子宫颈癌疫苗。

相关报道指出，九价疫苗注射后最常见的局部不良事件为接种部位疼痛（89.9%）、肿胀（40.0%）及红斑（34.0%），全身不良事件最常见的为头痛及发热。接种四价疫苗后最常见的局部不良事件为接种部位疼痛（83.5%）、肿胀（28.8%）及红斑（25.6%）。二价疫苗不良反应主要表现为接种部位疼痛（44.7%）及发热（28.9%）。大多数不良反应为轻到中度，无须干预即可自行恢复。尽管各种经验及数据均证明了 HPV 疫苗的安全性和有效性，但是发展中国家由于资金不足及缺乏对子宫颈癌知识的普及等原因导致 HPV 疫苗接种率较低。同时，对疫苗安全性的担忧使得发达国家的疫苗接种率较前有所降低。通过健康教育和 HPV 疫苗宣传，可提升人群的认知水平。提高女性的知识文化水平、普及 HPV 相关知识，对防治 HPV 感染相关疾病有重要的意义。

2) 子宫颈癌的二级预防

子宫颈癌的二级预防主要指对宫颈疾病的早期检查，以及发现子宫颈癌前病变，其目的是防止子宫颈癌前病变的进一步发展,主要方式是开展子宫颈癌筛查。在我国,由于全国农村子宫颈癌筛查项目的普及,自2009年到2014年底,近43万农村妇女得到子宫颈癌筛查,其中共检测出60 057例子宫颈癌和癌症病例,在诊断出的女性中,有90%为早期子宫颈癌。因此,子宫颈癌筛查在子宫颈癌前病变及早期子宫颈癌的诊治中尤其重要。国际上最常用的子宫颈癌筛查模式是"三阶梯"模式,即HPV检测和(或)细胞学检查、阴道镜检查、子宫颈组织学检查。初筛多数采用HPV初筛、细胞学初筛或HPV及细胞学联合初筛。

(1) 普通人群子宫颈癌筛查方法

美国癌症协会(American Cancer Society,ACS)在2020年更新了宫颈上皮内瘤变及子宫颈癌的筛查指南:①＜25岁的年轻女性无须筛查;②建议女性从25岁时开始子宫颈癌筛查,并至65岁之间每5年首选接受单独HPV检测,在这里需要注意的是,这仅仅是指应采用美国食品和药物管理局(FDA)批准的用于筛查的方法。未经FDA批准的HPV mRNA和HPV DNA检测仅可用于与细胞学联合进行筛查,除非有充分、严格的数据支持其不同方式的使用。如果无法进行FDA批准的HPV检测,25至65岁期间则应每5年进行一次联合筛查(HPV检测结合细胞学检查)或每3年进行一次单独的细胞学筛查(可接受)(强烈推荐)。③ACS建议年龄＞65岁,在过去25年内没有宫颈上皮内瘤样变2级或以上病史,且过去10年中有足够阴性筛查史的患者,停止所有子宫颈癌筛查(推荐)。足够的阴性筛查史目前定义为在过去10年中连续2次HPV检测阴性,或连续2次联合筛查阴性,或连续3次细胞学筛查阴性,末次检测未超出推荐的检测间隔时间。这些标准不适用于当前因异常筛查结果而处于监测的个体。④全子宫切除术后,在过去25年中没有宫颈上皮内瘤变2级及以上病变的女性,无须筛查。⑤接种HPV疫苗后仍然建议按照推荐进行筛查,遵循上述针对不同年龄的筛查建议(与未接种疫苗的个人相同)。⑥对HPV和/或细胞学筛查阳性的个体的随访应遵循2019年美国阴道镜和宫颈病理学协会基于风险的子宫颈癌筛查结果异常和癌前病变管理共识指南(见表16-2)。

表16-2　普通人群的子宫颈癌筛查指南
(美国癌症协会、美国阴道镜和宫颈病理协会及美国临床病理协会联合推荐)

人群	推荐的筛查方法
＜25岁	不筛查
25～65岁	每5年接受FDA批准的HPV检测(首选);如果无法进行FDA批准的HPV检测,每5年进行一次联合筛查(HPV检测结合细胞学检查)或每3年进行一次单独的细胞学筛查(可接受)(强烈推荐)
＞65岁	过去25年内没有宫颈上皮内瘤样变2级或以上病史,且过去10年中有足够阴性筛查史的患者,停止所有子宫颈癌筛查
子宫切除后女性	在过去25年中没有CIN 2及以上病变的女性,无须筛查
接种HPV疫苗的女性	遵循相应年龄的筛查策略(和未接种者一样筛查)

(2) 部分高危人群的子宫颈癌筛查方法

具有子宫颈上皮内瘤变(cervical intraepithelial neoplasia,CIN)2级、3级或原位腺

癌(adenocarcinoma in situ，AIS)历史的个人，根据长期随访研究的数据，2019 年美国阴道镜及子宫颈病理协会(American Society of Colposcopy & Cervical Pathology，ASC-CP)基于风险的管理共识指南建议先前接受过组织学上高度鳞状上皮内病变治疗的个体，CIN2、CIN3 或 AIS 应继续行子宫颈癌筛查至少 25 年。如果此类患者在 65 岁时已经完成了最初的 25 年随访，则以 3 年为间隔的连续随访是可以接受的，只要患者处于良好的健康状态就可以继续。指南建议预期寿命有限的患者应停止筛查。根据美国妇科肿瘤学会(Society of Gynecologic Oncologists，SGO)2020 年的建议，对于最初接受保留生育力手术并已完成生育的 AIS 个体，如果随访期间 HPV 检测结果始终为阴性，则子宫切除术或继续随访都可接受。对于在随访过程中 HPV 检测结果呈阳性的患者，最好在分娩后进行子宫切除术。

(3) 25 岁以下特殊人群的管理

25 岁以下患者存在高 HPV 感染率，但子宫颈癌前病变如 CIN2 的自然消退率亦较高，子宫颈癌发生率显著低于 25 岁以上人群。据报道，美国 21～24 岁女性子宫颈癌的发病率为 12/1 000 000～14/1 000 000。全球针对 16～26 岁接种四价 HPV 疫苗女性的Ⅲ期临床研究数据表明，四价疫苗对 HPV16、18 相关 CIN2＋的保护效力可达 98.2％，在 17 岁之前接种四价疫苗可使浸润性子宫颈癌发生率下降约 88％，九价 HPV 疫苗对 16～26 岁东亚女性 HPV31、33、45、52、58 相关 CIN1＋的保护效力为 100％。因此，随着个体和群体免疫相结合，预计 25 岁以下人群中 CIN3＋的总体发生风险将显著下降。但该人群一旦发生相关病变，未来多有生育需求，对子宫颈病变治疗后带来的产科风险甚为担忧，临床处理较为棘手。因此，对于 25 岁以下人群需要考虑特殊的管理。

(4) 加强普及教育，提高子宫颈癌筛查覆盖率

世界卫生组织建议在全球范围内开展子宫颈癌的筛查及早诊早治，有多种方案可供社会发展水平不同国家或地区使用。我国也有了适合我国国情的子宫颈癌防治计划，并将适龄妇女的子宫颈癌纳入医疗保障。

大量研究发现，绝大多数子宫颈癌发生在完全没有接受子宫颈癌筛查或筛查不充分的人群。子宫颈癌筛查率低可能是发展中国家发病率高的主要原因之一。因此做好子宫颈癌的二级预防工作最重要的就是通过宣传让更多的人了解子宫颈癌筛查的必要性和给予足够的医疗保健措施让更多的女性接受子宫颈癌筛查。

子宫颈癌的筛查可以有效降低子宫颈癌的发病率和死亡率，筛查技术也已很成熟，但我国女性对子宫颈癌的认知程度及接受子宫颈癌筛查情况仍不容乐观。子宫颈癌的防治知识的知晓率高低影响着子宫颈癌筛查率的高低，从而影响子宫颈癌的早发现、早诊断、早治疗。同时子宫颈癌相关知识也能让患者及时就诊，得到及时诊治。在一项子宫颈癌防治知识知晓率调查中发现农村女性子宫颈癌防治知识知晓率仅为 40.40％，一半以上的农村妇女不知晓子宫颈癌疾病，更缺乏子宫颈癌防治知识。从经济状况来看，家庭年收入越高的女性、文化程度越高的女性的子宫颈癌知识得分越高、接受子宫颈癌筛查率也越高。年龄越大，对子宫颈癌的认知程度越低。因此文化程度低、经济条件差的女性尤其应该成为重点教育对象。应加强宣传教育力度,使其了解和掌握有关子宫颈癌的防控知识,定期筛查,达到早筛查、早发现、早治疗的目的,最大限度降低子宫颈癌的发生率。

3) 子宫颈癌的三级预防

三级预防即提高子宫颈癌的五年生存率和生活质量。根据临床分期、患者年龄、生育要求、全身情况、医疗技术水平及设备条件等,综合考虑制定适当的个体化治疗方案。采用手术和放疗为主、化疗为辅的综合治疗。而对于高级别上皮内瘤变给予及时和恰当的治疗可以打断其发生发展的连续过程,避免发生、发展成为子宫颈癌。

(1) 子宫颈高级别上皮内瘤变的治疗

高级别上皮内瘤变(High-grade squamous in-traepithelial lesion,HSIL)首选切除性治疗,包括环形电切术(loop electro-surgical excisional procedure,LEEP)或大环状宫颈移形带切除术(large loop excision of transformation zone-conization,LLETZ)、冷刀锥切、激光锥活检。

(2) 子宫颈癌治疗的基本原则

子宫颈癌治疗方法主要有手术治疗和放疗,化疗广泛应用于与手术、放疗配合的综合治疗和晚期复发性子宫颈癌的治疗。目前靶向治疗、免疫治疗及其联合治疗可用于复发或转移子宫颈癌的全身系统性治疗。子宫颈癌综合治疗不是几种方法的盲目叠加,而应有计划地分步骤实施,治疗中根据手术结果和放疗后肿瘤消退情况予以调整。原则上早期子宫颈癌以手术治疗为主,中晚期子宫颈癌以放疗为主,化疗为辅。放疗适用于各期子宫颈癌,外照射可采用前后对穿野、盆腔四野、三维适形、调强放疗。适形放疗和调强放疗已应用于临床,由于子宫颈癌后装腔内放疗的剂量学特点,具有不可替代性。目前化疗广泛适用于子宫颈癌治疗,采用以铂类药物为基础的单药或联合化疗,化疗中可联合贝伐珠单抗治疗。而对于二线治疗,可以选用靶向治疗或免疫治疗,例如,程序性死亡蛋白配体-1(programmed death ligand-1,PD-L1)阳性或微卫星高度不稳定(microsatellite instability-high,MSI-H)/错配修复缺陷(deficient mismatch repair,dMMR)的患者可选择程序性死亡蛋白-1(programmed death-1,PD-1)抑制剂(如派姆单抗)。NTRK 基因融合阳性的患者可以选用拉罗替尼或恩曲替尼。治疗方式的选择取决于本地区现有的设备、妇科肿瘤医师的技术水平以及患者的一般状况、年龄、愿望、肿瘤分期和肿瘤标志物检测结果,治疗前应进行充分的医患沟通。

(3) 子宫颈癌的手术治疗

子宫颈癌手术治疗方式包括保留生育功能手术、不保留生育功能手术、盆腔廓清术和腹主动脉±盆腔淋巴结切除分期手术。保留生育功能手术包括子宫颈锥切术和经腹或经阴道根治性子宫颈切除术。放疗后盆腔中心性复发或病灶持续存在可选择盆腔廓清术,包括前盆腔廓清术、后盆腔廓清术和全盆腔廓清术。关于盆腔淋巴结的处理,可选择双侧盆腔淋巴结切除或前哨淋巴结显影。

（4）子宫颈癌的放射治疗

对于不具备放疗资质的医疗机构应及时转诊需要放疗的患者到有条件的医疗单位进行治疗；对未装备腔内后装近距离放疗设备的医疗单位，应建议需要腔内后装近距离放疗的子宫颈癌患者在行外照射前到有相应设备的单位会诊咨询，做好双向转诊工作，以避免放疗中断。适用于各期子宫颈癌。放疗包括体外照射和近距离放疗及二者联合应用。子宫颈癌放疗包括远距离体外照射（体外照射）和近距离放疗，两者针对的靶区不同，外照射主要针对子宫颈癌原发灶和盆腔蔓延及淋巴转移区域，近距离放疗主要照射子宫颈癌的原发病灶区域。应有足够的剂量以保证疗效，与此同时也需要最大限度地保护邻近正常组织，提高患者生存质量。需要根据患者一般状况、肿瘤范围以及治疗单位放疗设备条件、患者意愿来选择放疗方式。体外放疗可选择前后二野传统照射技术，或精确放疗技术如三维适形放疗（three-dimensional conformal radiotherapy，3D-CRT）、适型调强放疗（intensity-modulated radio therapy，IMRT）、容积调强放疗（volumetric modulated arc therapy，VMAT）、螺旋断层放疗等。腔内照射可选择二维、三维或四维技术。

（5）子宫颈癌的抗肿瘤药物治疗

子宫颈癌化疗以顺铂为基础的联合化疗或单用顺铂化疗为主。目前主要适用于同步放化疗、新辅助化疗和姑息化疗。同期放化疗一般采用顺铂单药，不能耐受顺铂者可采用卡铂或可选择的含铂联合化疗。

（6）复发性子宫颈癌的治疗

对复发性子宫颈癌进行治疗之前，尽量行复发病灶活检以明确复发或 PET-CT 证实复发。

① 局部复发的治疗：局限于子宫颈或阴道的子宫颈癌局部复发，可针对复发部位进行以临床治愈为目标的治疗。

② 既往无放疗史或复发灶位于既往放疗野外：可手术切除病灶，手术后再行个体化的外照射治疗±含铂药物化疗方案±近距离放疗。不能耐受手术者或不接受手术者，外照射放疗±同步化疗和（或）近距离放疗。对于初始治疗后短期复发的患者，以全身系统性治疗为主，按照复发性子宫颈癌系统治疗选用化疗，鼓励参加临床试验和做相关基因检测。治疗后再复发者，选择化疗、靶向治疗、支持治疗、免疫治疗，鼓励患者参加临床试验和做相关基因检测。

③ 既往有放疗史或复发病灶位于既往放疗野内：ⅰ.中心性复发可选择手术治疗，手术应以临床治愈为目的。最可能从手术中获益的患者：盆腔中央复发，无侧盆壁固定或相关肾积水；无病间期较长；复发肿瘤直径小于 3.0 cm。不适合手术切除的患者，可予全身系统性治疗、免疫治疗或插植放疗等。ⅱ.非中心性复发治疗：针对肿瘤局部放射治疗±化疗；以铂类药物为基础的联合化疗，联合贝伐珠单抗；PD-1/PD-L1 单抗（单用或联合化疗）；鼓励患者参加临床试验。

（7）妊娠期子宫颈癌的处理

总体治疗原则：治疗方案应与产科医师、患者及亲属充分沟通，综合考虑子宫颈癌的恶性程度、孕周及胎儿发育情况,严密监测患者病情发展及产科情况。应充分了解患者及其家属对妊娠的期望等,在决定治疗方案前,患者及其家属享有充分的知情权,结合肿瘤评估结果,选择是否保留胎儿和恰当的治疗方式,获得患者及其家属的知情同意。对各妊娠时期的子宫颈癌尚没有成熟的方案,国际妇科肿瘤协会(International Gynecologic Cancer Society, IGCS)和欧洲妇科肿瘤协会(European Society of Gynaecological Oncology, ESGO)2014年专家共识认为,在不保留胎儿和生育功能时,处理同非妊娠期子宫颈癌。

4) 子宫颈癌的四级预防

四级预防即指晚期癌症的治疗,世界卫生组织定义的四级预防是成功预防晚期癌症患者的痛苦,包括疼痛、治疗所带来的不良反应等后遗症,从而维持生活质量的一种预防,此时的机体对疾病已经失去了调节代偿的作用,将出现伤残和死亡的结局,可以看作是一种临终关怀。

(1) 缓解症状

① 镇痛治疗

疼痛可表现为下腹痛、股臀部和(或)腰骶部疼痛及下肢痛。诱发晚期子宫颈癌患者疼痛的原因很多,比较常见的有以下几种:ⅰ.瘤体扩散引起的病理改变,如癌细胞直接累及骨盆、侵犯内脏神经等引起的疼痛;ⅱ.对瘤体进行手术或其他诊疗方法引起的疼痛;ⅲ.化疗和放疗的毒副作用。不管原因如何,其直接严重影响了患者的生活质量,表现为各种生理功能减退,食欲和睡眠较差、焦虑、抑郁、情绪低下和精神不集中。有学者报道86.6%的复发子宫颈癌患者均有不同程度疼痛,疼痛是他们最强烈的主诉,疼痛发作往往持续不断,夜间比白天重,经常使患者陷入绝望、不安、焦虑、抑郁、愤怒、疲倦和睡眠剥夺状态,这些表现又加重了患者疼痛感受,严重影响了患者的生活质量。轻度疼痛时,选用非阿片类镇痛药;在中度疼痛时,单用非阿片类镇痛药不能控制疼痛,应加用弱阿片类药以提高镇痛效果。中重度癌痛者可选用强阿片类药。对顽固性癌痛或难治性癌痛,或疼痛病因、部位明确者,可选择神经阻滞。

② 阴道流水或流血

子宫颈癌治疗后再出现阴道流水或分泌物增多,伴或不伴臭味,阴道不规则流血,这是肿瘤中心性复发最常见的症状。治疗主要包括局部止血、抗感染治疗及输血纠正贫血等对症治疗。

③ 侵犯其他脏器

发生肺转移时,常出现咳嗽、胸闷、憋气甚至呼吸困难。肿瘤浸润膀胱时,可出现泌尿系统症状;侵犯压迫直肠时,可出现排便困难和肛门下坠等;发生脑转移时,可出现头痛、恶心或喷射性呕吐及视物模糊和语言障碍等中枢神经系统受损的一系列症状。上述症状出现时,只能采用对症治疗的方式。

④ 恶病质

恶病质是晚期癌症患者中最常见的表现之一,多数肿瘤患者的病情进展过程中,往往表现为不可逆的食欲下降、体重丢失、营养状况恶化,直至最后患者死亡。患者进入终末期,需进行全静脉营养支持治疗。欧洲癌症恶病质临床治疗指南明确推荐在难治性恶病质患者中短期使用孕激素类药物或类固醇类药物改善厌食症状。肿瘤患者经常伴有心理焦虑或者紧张、抑郁等心理,导致患者厌食,进一步加重恶病质的状态,所以,家属和医生对患者心理上的疏导十分重要。治疗肿瘤恶病质可能需要多学科联合的方式,包括营养支持、高级护理、抗贫血治疗、抗感染治疗、心理疏导等以及更早开始的干预。

(2) 临终关怀

临终关怀是对无治愈希望患者的积极与整体性的照顾,其目的之一是确保患者及其家属最佳的生活品质,使患者能够有价值、有意义、有尊严地度过人生最后阶段,之二是给予患者家属精神上的支持与慰藉,帮助他们直面死亡的事实,坦然地接受失去亲人的痛苦和所要面临的问题。临终关怀是医学人道主义精神的具体体现,医学人道主义是指认为人具有最高价值,医学界应该尊重、同情、关心,提供救助服务,其实质是让患者享有做人的尊严和自由。所以,临终关怀是对毫无康复希望的晚期肿瘤患者,不依赖于昂贵的卫生资源强行维持其生命,而是把减轻患者的痛苦作为关怀的重点,致力于用科学的心理护理方法。子宫颈癌晚期临终患者处于恐惧、绝望状态,丧失治疗信心,因此需重视对患者的心理安抚及鼓励,引导其排解负面情绪,利用高超精湛的临床护理手段以及姑息支持疗法,尽可能地减轻患者的痛苦,使患者尊严而安适地离开人间。

第 5 节　祖国医学在子宫颈癌预防中的作用

1) 祖国医学对子宫颈癌的认识

子宫颈癌属于中医学中"带下""五色带下""崩漏""癥瘕"等病证。中医对子宫颈癌虽没有明确的名称,但是类似该病变的病因、症状、体征等论述却十分丰富,如汉代张仲景《金匮要略·妇人杂病脉证并治》中曰:"妇人之病,因虚,积冷,结气……血寒冷积结,胞门寒伤,经络凝坚……或有忧惨,悲伤多嗔,此皆带下,非有鬼神。"唐代孙思邈《千金要方·妇人方》中曰:"崩中漏下赤白青黑,腐臭不可近,令人面黑无颜色,皮骨相连……令人偏枯,气息乏少,腰背痛连胁,不能久立,每嗜卧困懒。"张景岳《妇人规》中曰:"凡妇人交接即出血者,多由阴气薄弱,肾元不固,或阴分有火而然。"中医辨证认为胞宫和宫颈为重要的生殖器官,子宫颈癌发病病机主要有以下几方面:

一与肾虚相关:根据天癸学说、养生学说,重视"正气存内""法于阴阳""和于术数",如女子起居无常,吸烟吸毒,性乱无节,败坏肾气,导致肾阴肾阳平秘失衡的病理变化。

二与肝郁有关:肝之经脉"循股阴,入毛中,过阴器,抵少腹,挟胃,属肝,络胆",如肝失疏泄,肝经带脉运行不畅,以致气滞血瘀,再受其他病邪侵袭而成肿瘤。

三与感染外邪相关:如忽视妇科卫生,性乱感染病毒,以及寒、热、湿邪等侵袭胞宫,病邪相搏诱生肿瘤。

2）子宫颈癌的辨证论治

（1）肝郁气滞证

患者症见阴道不规则出血,或挟有瘀块,白带稍多,少腹胀痛,胸部胀满,两胁作痛,情绪郁闷,心烦易怒。舌苔薄,舌质略暗,脉弦。治法以疏肝散结为主。方选逍遥丸、柴胡疏肝散加减。常用中药有醋柴胡、白芍、赤芍、当归、败酱草、香附、陈皮、川芎、半枝莲、泽兰、白术、茯苓、川楝子、郁金等。

（2）湿热瘀毒证

患者症见带下赤白,或为米泔,或黄白兼有,质稠量多,或挟腐块,臭秽难闻,少腹坠痛,腰胁灼痛,小便短赤,大便干。苔黄或腻,舌质暗,脉弦数。治法以清化瘀毒为主。方选血府逐瘀汤、栀子六合汤加减。常用中药有栀子、黄檗、苍术、白术、苦参、黄芩、败酱草、川芎、赤芍、白芍、当归、土茯苓、半枝莲、龙葵、蒲公英、墓头回、草薢、石菖蒲等。

（3）肝肾阴虚证

患者症见阴道不规则出血,带下量多,或黄白兼有,腰骶酸痛,眩晕耳鸣,五心烦热,夜寐不安,尿赤便干。舌苔白或微黄,舌质淡红,脉细数。治法以滋阴清热为主。方选知柏地黄丸加减。常用中药有黄檗、知母、苍术、薏苡仁、生地黄、丹皮、山药、泽泻、山茱萸、猪苓、茯苓、半枝莲、大蓟、小蓟、女贞子、旱莲草、鳖甲、地骨皮等。

（4）肾虚火弱证

患者症见阴道不规则出血,白带清稀量多,神疲消瘦,腰酸冷痛,少腹坠胀,纳呆便溏,面色少华,舌质淡胖,舌苔白润,脉细弱。治法以益肾助火为主。方选右归丸、金匮肾气丸加减。常用中药有熟地黄、山药、萸肉、枸杞子、当归、菟丝子、杜仲、鹿角胶、制附子、肉桂、白术、茯苓、淫羊藿、仙茅、补骨脂、泽泻、丹皮、肉苁蓉等。

（5）临证加减

若白带量多加苍术、黄檗、苦参、土茯苓;黄带增多加椿根皮、墓头回、败酱草;出血显著加人参、阿胶、仙鹤草、地榆炭;肢体水肿加泽泻、车前子、防己、木瓜;放射性直肠炎出血加黄连、阿胶、地榆、仙鹤草等。

参考文献

［1］谢幸,孔北华,段涛. 妇产科学［M］. 9 版. 北京:人民卫生出版社,2018.

［2］连利娟. 林巧稚妇科肿瘤学［M］. 4 版. 北京:人民卫生出版社,2006.

［3］NCCN clinical practice guidelines in oncology（NCCN Guidelines）cervical cancer:Version 1［Z］. 2022.

［4］Siegel R L,Miller K D,Fuchs H E,et al. Cancer statistics,2021［J］. CA:A Cancer Journal for Clinicians,2021,71(1):7-33.

［5］Sung H,Ferlay J,Siegel R L,et al. Global cancer statistics 2020:GLOBOCAN estimates of incidence and mortality worldwide for 36 cancers in 185 countries[J]. CA：A Cancer Journal for Clinicians，2021，71(3)：209-249.

[6] Fontham E T H，Wolf A M D，Church T R，et al. Cervical cancer screening for individuals at average risk：2020 guideline update from the American Cancer Society[J]. CA：A Cancer Journal for Clinicians，2020，70(5)：321-346.

[7] 中国抗癌协会妇科肿瘤专业委员会. 子宫颈癌诊断与治疗指南(2021 年版)[J]. 中国癌症杂志，2021，31(6)：474-489.

[8] Wendel Naumann R，Leath C A. Advances in immunotherapy for cervical cancer[J]. Current Opinion in Oncology，2020，32(5)：481-487.

[9] 谭先杰，郎景和. 郎景和院士谈子宫颈癌的防治策略[J]. 中国实用妇科与产科杂志，2021，37(1)：1-6.

[10] 马晓黎，孟戈，段华. ASCCP《基于风险的子宫颈癌筛查结果异常和癌前病变管理指南(2019 年版)》中关于 25 岁以下特殊人群的相关问题解读[J]. 中国实用妇科与产科杂志，2021，37(6)：660-664.

[11] 李明珠，赵昀，李静然，等. 2019 ASCCP 基于风险的子宫颈癌筛查结果异常的管理共识解读[J]. 中国妇产科临床杂志，2020，21(4)：446-448.

[12] Wang R J，Pan W，Jin L，et al. Human papillomavirus vaccine against cervical cancer：Opportunity and challenge[J]. Cancer Letters，2020，471：88-102.

[13] Bhatla N，Singhal S. Primary HPV screening for cervical cancer[J]. Best Practice & Research Clinical Obstetrics & Gynaecology，2020，65：98-108.

[14] Zhou Z Q，Liu X L，Hu K，et al. The clinical value of PET and PET/CT in the diagnosis and management of suspected cervical cancer recurrence[J]. Nuclear Medicine Communications，2018，39(2)：97-102.

[15] Fu J X，Wang W P，Wang Y D，et al. The role of squamous cell carcinoma antigen (SCC Ag) in outcome prediction after concurrent chemoradiotherapy and treatment decisions for patients with cervical cancer[J]. Radiation Oncology (London，England)，2019，14(1)：146.

[16] Basen-Engquist K，Paskett E D，Buzaglo J，et al. Cervical cancer[J]. Cancer，2003，98(S9)：2009-2014.

[17] Holcomb K，Runowicz C D. Cervical cancer screening[J]. Surgical Oncology Clinics of North America，2005，14(4)：777-797.

[18] Moore D H. Cervical cancer[J]. Obstetrics and Gynecology，2006，107(5)：1152-1161.

[19] Fang J C，Zhang H，Jin S F. Epigenetics and cervical cancer：From pathogenesis to therapy[J]. Tumor Biology，2014，35(6)：5083-5093.

[20] Khan S R，Rockall A G，Barwick T D. Molecular imaging in cervical cancer[J]. The Quarterly Journal of Nuclear Medicine and Molecular Imaging，2016，60(2)：77-92.

[21] Tsikouras P，Zervoudis S，Manav B，et al. Cervical cancer：Screening，diagnosis and staging[J]. Official Journal of the Balkan Union of Oncology，2016，21(2)：320-325.

[22] Wuerthner B A，Avila-Wallace M. Cervical cancer：Screening，management，and prevention[J]. The Nurse Practitioner，2016，41(9)：18-23.

[23] Zhang S，McNamara M，Batur P. Cervical cancer screening：What's new? updates for the busy cli-

nician[J]. The American Journal of Medicine, 2018, 131(6): 702. e1-702. e5.

[24] Buskwofie A, David-West G, Clare C A. A review of cervical cancer: Incidence and disparities[J]. Journal of the National Medical Association, 2020, 112(2): 229-232.

[25] Sharma S, Deep A, Sharma A K. Current treatment for cervical cancer: An update[J]. Anti-Cancer Agents in Medicinal Chemistry, 2020, 20(15): 1768-1779.

第 17 章

妊娠滋养细胞肿瘤的预防

妊娠滋养细胞疾病（gestational trophoblastic disease，GTD）是一组来源于胎盘滋养细胞的疾病，根据组织学可将其分为妊娠滋养细胞肿瘤（gestational trophoblastic neoplasia，GTN）、葡萄胎妊娠（molar pregnancy）、非肿瘤病变（non-neoplastic lesion）、异常（非葡萄胎）绒毛病变［abnormal（nonmolar）villous lesions］。妊娠滋养细胞肿瘤包括绒毛膜癌（choriocarcinoma）、胎盘部位滋养细胞肿瘤（placental site trophoblastic tumor，PSTT）、上皮样滋养细胞肿瘤（epithelial trophoblastic tumor，ETT）。滋养细胞肿瘤是目前国际权威机构包括国际妇产科联盟（The International Federation of Gynecology and Obstetrics，FIGO）、国际妇癌协会（International Gynecologic Cancer Society，IGCS）这两个官方组织认可的唯一可以没有组织病理学诊断就能进行临床诊断的妇科恶性肿瘤，该病没有 0 期，主要靠动态评估。

第 1 节　妊娠滋养细胞肿瘤的流行病学

1）妊娠滋养细胞肿瘤的地域分布特征

(1) 世界卫生组织（World Health Organization，WHO）所做的相关数据统计

绒毛膜癌因其很难与侵蚀性葡萄胎区分，所以至今为止，其发病率尚无很好的统计。1983 年 WHO 曾根据相关文献报道，做了数据统计，具体情况如表 17-1 所示。

表 17-1　一些国家或地区绒癌的发病率

国家（或地区）	年份	比例(‰)		
		活产[a]	妊娠[b]	分娩[c]
人群研究				
拉丁美洲巴拉圭	1960—1969	0.2	—	—
北美洲加拿大	1967—1973	—	—	0.4
牙买加	1958—1973	—	—	1.4

续　表

国家(或地区)	年份	比例(‰)		
		活产[a]	妊娠[b]	分娩[c]
波多黎各	1950—1965	—	0.3	
亚洲日本	1964—1980	0.53	—	0.83
新加坡	1959—1964	—	1.1	
新加坡	1960—1970	—	2.3	
欧洲瑞典	1958—1965	0.2	—	
医院研究				
非洲尼日利亚	1969—1975	—	9.9	
拉丁美洲墨西哥	1961—1965	3.5	—	
北美洲美国	1959—1964	0.5	0.6	
美国	1932—1942	0.3		
亚洲中国台湾	1951—1960	—	20.2	
中国香港	1953—1961	—	7.5	
印度	1955—1964	19.1	—	
印尼	1962—1963	15.3	17.7	
以色列	1950—1965	—	0.5	
日本	1972—1977	1.2	1.7	
菲律宾	1950—1962	8.7	—	
菲律宾	1970—1974	8.7	—	
泰国	1966—1972	6.3	6.5	
大洋洲澳大利亚	1950—1966	0.7	0.8	

a. 活产定义通常不明确　　b. 妊娠包括活产、死胎、流产和宫外孕　　c. 分娩包括活产和死胎
(引自：WHO. Scientific Group，1983)

(2) 我国相关数据统计

浙江大学医学院附属妇产科医院石一复等联合国内 7 省 118 家医院对 1991—2000 年间妊娠滋养细胞疾病的发病情况进行了统计分析，见表 17-2。

表 17-2　7 省 118 所医院 10 年 GTD 数

省份	葡萄胎(HM)		侵葡(IM)		绒癌(CC)		胎盘部位滋养细胞肿瘤(PSTT)		总数
	例数	(%)	例数	(%)	例数	(%)	例数	(%)	
浙江	1 888	67.9	653	23.5	233	8.4	7	0.25	2 781
江苏	1 626	68.4	565	23.8	179	7.5	8	0.3	2 378

续　表

省份	葡萄胎(HM)		侵葡(IM)		绒癌(CC)		胎盘部位滋养细胞肿瘤(PSTT)		总数
	例数	(%)	例数	(%)	例数	(%)	例数	(%)	
福建	229	43.0	202	37.9	101	18.9	1		533
江西	731	49.7	508	34.5	232	15.8	0		533
安徽	1 418	64.3	498	22.6	287	13.0	1		2 204
河南	2 152	65.3	705	21.4	411	12.5	29	0.9	3 297
山西	1 150	73.8	321	20.6	78	5.0	9	0.6	1 558
总计	9 194	64.6	3 452	24.3	1 521	10.7	55	0.4	14 222

每千次妊娠中 HM 数＝9 194/3 674 654×1 000＝2.5‰(1∶400 次妊娠)

每千次妊娠中 IM 数＝3 452/3 674 654×1 000＝0.9‰(1∶1 065 次妊娠)

每千次妊娠中 CC 数＝1 521/3 674 654×1 000＝0.4‰(1∶2 416 次妊娠)

(3) 国内部分城市妊娠滋养细胞疾病/肿瘤的发病数据统计

石一复等收集了 7 所院校附属医院(浙江大学妇产科医院、郑州大学附属三院、河北医大二院、山西医大二院、哈医大一院、内蒙古医大附院、福建医大一院)病案室和门诊人工流产室 2010—2014 年 5 年正常和异常妊娠的数据,再汇集统计分析,资料数据相对准确。

7 所医院 5 年间共有 4 950 例妊娠滋养细胞疾病/肿瘤,其中葡萄胎 1 572 例,占该类疾病的 31.76%,侵蚀性葡萄胎、绒毛膜癌、胎盘部位滋养细胞肿瘤、上皮样滋养细胞肿瘤共 3 878 例,占 68.24%。

绒毛膜癌的精准发生率很难估计,因为它发病率低,大约在 1/40 000 次妊娠到 9/40 000 次妊娠之间,而且因缺乏组织病理学证据,临床上葡萄胎排空后的绒癌与侵蚀性葡萄胎很难区分。

从世界范围来看,绒毛膜癌在各地区发病率有一定的差异。在欧洲和北美,大约每 4 万名孕妇中就有 1 名会患上绒毛膜癌,每 40 名葡萄胎患者中就有 1 名会患上绒毛膜癌。在东南亚和日本,每 4 万名妊娠妇女中有 9.2 例随后会发展成绒毛膜癌,每 40 名葡萄胎患者中有 3.3 例随后会发展成绒毛膜癌。在中国,2 882 名孕妇中就有 1 人会患上绒毛膜癌。

2) 妊娠滋养细胞肿瘤的种族分布特征

种族问题与环境、气候、饮食习惯、水源、传染病动物媒介等因素相关。相关文献报道中有数据表明,夏威夷的不同种族妇女中,妊娠滋养细胞疾病的发病率,东方人(包括日本、中国、菲律宾)占该地居民的 49%,但占该地区妊娠滋养细胞肿瘤(疾病)发病人数的 72%,而占人口 30% 的白种人,发病的占 14%。夏威夷人占人口不到 20%,占发病的 9%。

3）妊娠滋养细胞肿瘤的年龄分布特征

滋养细胞肿瘤一般发生在生育年龄的范围内，文献报道最小的发病年龄为 15 岁，最大的为 57 岁。北京协和医院统计的平均发病年龄为 31.68 岁。北京协和医院总结了 1948—1975 年的资料，年龄大于 39 岁的患者，葡萄胎占 21%，侵蚀性葡萄胎占 16.3%，绒毛膜癌占 25.2%。

4）妊娠滋养细胞肿瘤的发病与孕产次数的关系

国外文献报道，妇女孕产次多的发病率高。北京协和医院统计的滋养细胞肿瘤发生于经产妇多于初产妇，尤其是 6 胎以上者。浙江大学医学院附属妇产科医院的资料也证明，该病发生与孕产次多少有关。如果已有一个小孩者能采取避孕措施，则有 1/2 以上的妇女可以避免妊娠滋养细胞肿瘤（疾病），可以避免大多数滋养细胞疾病发生恶变。

《第 2 节　妊娠滋养细胞肿瘤可能的发病因素》

1）常见的病因学说

（1）营养不良学说

实验动物中缺乏叶酸可导致胚胎死亡，推测母体缺乏叶酸可能和滋养细胞肿瘤的发生有关。特别在胚胎血管形成期（受孕后 13～21 天），如果营养物质中缺乏叶酸和组胺酸，会影响胸腺嘧啶的合成，从而导致胎盘绒毛的血管缺乏以及胚胎坏死。葡萄胎的绒毛基本病理改变也符合此情况。国外学者也证实滋养细胞疾病的患者血清中叶酸活力很低。但此学说无法解释双胎妊娠中一胎发展为滋养细胞肿瘤而另一胎正常发育的情况。

（2）病毒学说

20 世纪 50 年代，Ruyck 曾报道在葡萄胎和绒癌组织中分离出一种滤过性病毒，称为"亲绒毛病毒"，并认为这种病毒是导致滋养细胞肿瘤的原因。

国内学者石一复等对 50 例妊娠滋养细胞肿瘤中人乳头状瘤病毒的 DNA 进行检测，提示葡萄胎和绒癌中检测出 HPV 18 型的 DNA，但需要进一步研究 HPV 在滋养细胞肿瘤中的生物学特性和潜在的致癌作用。

（3）内分泌失调学说

北京协和医院的临床资料表明，20 岁以下和 40 岁以上的妇女妊娠后发生滋养细胞肿瘤的机会相对较高。WHO 综合报告称 15～20 岁组葡萄胎发生率较 20～35 岁组高，40 岁以上发病的危险性增加，50 岁以上妊娠后发生葡萄胎的危险是 20～35 岁女性的 200 倍。这些高危年龄段都有卵巢功能改变（未稳定或逐渐衰退）的特点，这提示滋养细胞肿瘤可能与卵巢功能有关，卵巢功能紊乱可能与产生卵子不健全有关。

（4）孕卵缺损学说

更多学者认为滋养细胞肿瘤(疾病)的发生与孕卵异常有关。国内有关出生缺陷的调研资料证明,小于 20 岁或大于 40 岁妊娠者畸形等发生率高,这结果支持孕卵缺损学说,异常孕卵虽能着床,但其胚胎部分没有旺盛的生活力,而滋养细胞却有过盛的生长力,因而发展为滋养细胞肿瘤(疾病)。

2）绒癌细胞遗传学及分子生物学等基础研究

（1）细胞遗传学异常

研究表明,葡萄胎、侵蚀性葡萄胎、绒癌的染色体变化,反映了癌变的程度,从整倍体到异倍体的变化趋势是侵蚀性葡萄胎一个值得注意的特征,在绒癌中异倍体是常见的,同时染色体的畸变程度随恶变程度的增加而增加。侵蚀性葡萄胎的细胞染色体总数为 52,而绒癌的非整倍体和四倍体明显增多,同时内复制核型较多。

滋养细胞肿瘤遗传学的研究较之前有很大进展。从 20 世纪 50 年代开始研究,80 年代前后越来越多的研究集中在葡萄胎的起源上,主要采用染色体多态性、酶的研究和 DNA 多态分析。多态性主要利用 Q 带和 C 带观察方法;酶的研究主要在染色体多合性基础上观察着丝点或接近着丝点区域的荧光标记,可以对远着丝点的位点上基因产物进行分析,确定葡萄胎的来源;DNA 多态性为采用限制性核酸内切酶以识别人体 DNA 最低程度的多态型。这些遗传学研究发现了葡萄胎的潜在恶性因素,如完全性葡萄胎比部分性葡萄胎恶变倾向大,杂合子葡萄胎比纯合子葡萄胎更易恶变。

（2）原癌基因与抑癌基因

滋养细胞来源于胚胎的胚外层细胞,早期胎盘的滋养细胞具有类似恶性肿瘤的特性,表现为迅速增生并侵蚀子宫内膜。但胎盘形成后滋养细胞即停止侵入,而变成肿瘤的滋养细胞却不断浸润,并发生转移。就单个细胞而言,细胞的增殖受基因控制,细胞周期出现的一系列变化是原癌基因的激活和(或)抑癌基因失活的结果。任何一种原癌基因或抑癌基因的异常表达都会导致滋养细胞增生的失控。

① 原癌基因

c-erbB2 是 1984 年首先从大鼠神经母细胞瘤中分离出来的一种癌基因,也称为 neu(鼠)、HER-2 等,定位于人染色体的 17q11-q22,编码产物为相对分子质量 185KD 的蛋白质。在人类肿瘤中,c-erbB2 基因活化主要表现在基因扩增及其产物的过度表达,激活的 c-erbB2 基因参与细胞生长调控,促进细胞癌变和癌细胞的生长繁殖。有研究表明,侵蚀性葡萄胎和绒癌组织中的 c-erbB2 的表达明显高于妊娠中晚期的正常胎盘和良性葡萄胎,并且随临床分期的增加逐渐增高,表明 c-erbB2 的过度表达与葡萄胎的恶变有关。

CyclinD1 基因是呈周期性变化的细胞周期调节蛋白。CyclinD1 过度表达使 G1 期缩短,导致 DNA 修复障碍及细胞增殖周期加快,还可以引起基因组不稳定及部分癌基因扩增。研究发现 CyclinD1 在滋养细胞疾病中表达有明显的趋势:绒毛膜癌中最高,侵蚀性葡萄胎次之,葡萄胎、正常绒毛组织中依次降低,有显著性差异($P<0.01$)。CyclinD1 可

能参与滋养细胞肿瘤由良性演变为恶性的过程。故连续观测葡萄胎组织中 CyclinD1 的表达，可能对妊娠滋养细胞疾病病变的检测起到一定的作用。研究还发现 CyclinD1 阳性表达随肿瘤临床期别的增高而呈递增趋势，提示有 CyclinD1 表达的妊娠滋养细胞肿瘤可能具有更强的分裂增殖活动及浸润能力。因此，CyclinD1 基因可以作为预测妊娠滋养细胞肿瘤转移的一种参考指标，对判断预后有一定的临床意义，CyclinD1 的过度表达提示肿瘤的预后不良。

② 抑癌基因

研究发现突变的 p53 蛋白不但失去了对细胞增殖和分化的负调节作用，还能正向激活某些促生长基因的表达，促进细胞增殖，导致肿瘤发生。Uznlar 等发现突变型 p53 基因表达依次是绒癌＞侵蚀性葡萄胎＞完全性葡萄胎＞部分性葡萄胎＞自然流产伴绒毛水泡样变。石一复等对 p53 抑癌基因第 5～8 外显子 PCR 扩增后 DNA 测序未发现一例突变，推测带有父源基因的具有部分胚胎干细胞特征的滋养细胞具有抑制基因突变或修复已突变的基因的能力。

多肿瘤抑制基因（MTS1/p16）是 1994 年发现的，有研究发现 p16 基因在恶性程度高的滋养细胞肿瘤中的表达率明显低下，既低于正常绒毛，又低于恶性程度低的葡萄胎。可以说 p16 基因表达低下是滋养细胞癌变或癌变后细胞增生失控的原因之一。

科学家 1988 年分离并证实 nm23H1 基因与肿瘤转移抑制相关的抑癌基因。研究显示，nm23H1 影响肿瘤转移有两方面的作用机理。一方面，影响了肿瘤细胞中微管的聚合状态和细胞中有丝分裂纺锤体的形成，使细胞异常增殖并分化，导致染色体畸变和非整倍体产生，从而促进肿瘤转移；另一方面，可能通过影响 G 蛋白介导对细胞黏合素信号反应的变化，改变了肿瘤细胞对周围组织及基质的附着能力及自身的迁移能力，nm23H1 抑制肿瘤转移的能力减弱或消失，继而发生了转移。

视网膜母细胞瘤基因（Rb）编码 Rb 肿瘤抑制蛋白（pRb）。pRb 在细胞周期中起制动器作用，能与转录因子 E2F 结合并阻断相应基因转录，使细胞处于 G1 期并停止生长。有研究发现 Rb 在滋养细胞肿瘤组织中的阳性表达率明显低于葡萄胎，在恶性滋养细胞肿瘤分期中，Ⅲ期的阳性表达率也明显低于Ⅰ期及Ⅱ期。

(3) 滋养细胞增殖与分化

有研究认为增殖细胞核抗原、细胞周期素、生长因子、端粒与端粒逆转录酶、DNA 合成酶均参与了滋养细胞肿瘤中肿瘤细胞的增殖与分化。

(4) 滋养细胞的浸润和转移

肿瘤细胞的浸润：由肿瘤细胞释放蛋白水解酶，降解细胞外基质和基底膜，从而进入周围组织，再进入血管、淋巴管，通过血液循环及淋巴循环而到达远处，再次穿出血管壁、淋巴管壁，进入远处的组织中，并且增殖成为转移灶。

目前的研究表明，基质金属蛋白酶及其抑制剂之间平衡的失调可能造成滋养细胞失控，无止尽地侵蚀子宫内膜基质而形成恶化、转移。uPA 和 PAI 之间平衡失调也可以直接引起细胞外基质及基底膜的水解，还可以激活无活性的基质金属蛋白酶，直接/间接引起肿瘤细胞的迁移和浸润。对于钙黏附素的研究也提示它的改变与肿瘤细胞的高侵袭能力及低分化关系密切,可以使肿瘤细胞分离并促进肿瘤的浸润与转移。CD44v6 在葡萄胎、侵蚀性葡萄胎、绒毛膜癌中的表达呈上升的趋势,而 miRNA、丝裂原活化蛋白激酶(MAPK)均有研究显示它们在滋养细胞肿瘤的侵袭、转移中起到了一定的作用。

(5) HLA、血型及免疫功能的研究

国外的一些资料提示大多数绒癌发生在 HLA 不相容胎儿,而来自英国的数据调查则提示不同血型的婚配为绒癌的易患因素。滋养细胞肿瘤患者的免疫功能变化研究较少,国内石一复等就滋养细胞肿瘤 PHA 皮试测定进行了一系列的研究,发现绒癌患者的红斑直径明显小于良性肿瘤、葡萄胎,而该皮试与机体的免疫状态是平衡的,可反映机体细胞免疫功能情况,故有可能作为滋养细胞治疗预测疗效和预后的指标之一。

第 3 节　妊娠滋养细胞肿瘤的临床表现及诊断标准

1) 临床表现

(1) 前次妊娠史

妊娠滋养细胞肿瘤(GTN)约 60% 继发于葡萄胎,30% 继发于流产,10% 继发于足月妊娠或异位妊娠。侵蚀性葡萄胎均继发于葡萄胎妊娠,绒毛膜癌可继发于足月妊娠之后,约 25% 发生在葡萄胎妊娠之后。所以绒癌的前次妊娠史可以是足月正常妊娠、葡萄胎,也可以是宫外孕、人工流产、自然流产、稽留流产。末次妊娠至发病的间隔时长并不一定。

(2) 临床症状

常见症状为葡萄胎排空、流产或足月产后,阴道持续性不规则流血,量多少不定。也有经过一定时期的正常月经后再闭经,然后再发生阴道流血。如果绒癌与妊娠同时存在,可表现为妊娠中反复出血,出血量多少不定,但以经常反复大出血为多。绒癌极易出现远处转移,最易转移至肺,其次是肝、脾、肾、胃肠道、脑等。出现远处转移后,则因转移部位不同而出现不同的症状。阴道转移瘤破裂,发生阴道大出血;肺转移者,出现咯血、胸痛、憋气等症状;脑转移者,出现头痛、呕吐、抽搐、偏瘫甚至昏迷等。

(3) 体征

绒癌患者妇科检查时可以发现阴道内有暗红色分泌物,子宫增大、柔软、形状不规则,有时可发现宫旁两侧子宫动脉有明显搏动,并且可以触及猫喘样血流漩涡感,这是因为宫旁组织内有转移瘤或动静脉瘘形成。

2) 辅助检查

(1) 血 HCG 测定

一般足月产或流产后血 HCG 在 1 个月内降为阴性,葡萄胎完全排出后 3 个月 HCG

转阴。如果超出上述时间,血 HCG 仍未正常,或一度正常后又转为阳性,在排除了胎盘残留、不全流产或残余葡萄胎的情况下,应考虑是否有绒癌可能。

(2) X 线检查

在上述临床病史的情况下,胸部 X 线检查发现肺部转移灶或出现其他器官的转移。

(3) 盆腔动脉造影的常见表现

子宫动脉扩张、扭曲,子宫肌壁血管丰富,病灶部位出现多血管区;子宫肌层出现动静脉瘘;造影剂大量溢出血管外,形成边缘整齐均匀的"肿瘤湖"征象;造影剂滞留,呈头发团样充盈。

(4) 彩色多普勒超声显像

滋养细胞肿瘤有极强的亲血管特点,病灶侵蚀子宫肌层,彩超即可发现广泛的肌层内肿瘤血管浸润及低阻型血流频谱。

(5) 腔镜技术的运用

北京协和医院的向阳教授在第二届东方妇产科学论坛上就腔镜技术在绒癌临床诊疗中的运用进行了详细的阐述。向阳教授建议,当临床上遇到一些很难明确诊断的不典型的病例时,为了避免误诊,可以通过宫腹腔镜等手段,获取组织学标本,通过病理检查,从而明确诊断。

3) 诊断标准

(1) 葡萄胎后 GTN 的诊断标准

① 升高的血 HCG 水平呈平台(±10%)达 4 次(第 1、7、14、21 天),持续 3 周或更长。
② 血 HCG 水平持续上升(>10%)达 3 次(第 1、7、14 天),持续 2 周或更长。
③ 组织学诊断为绒癌。显微镜下见在子宫肌层或其他切除的组织中间有大片坏死和出血,在其周围可见大片生长活跃的滋养细胞,肉眼及镜下均找不到绒毛样结构。有学者建议如果在切片中偶见已经退化的绒毛即"绒毛鬼影",仍列入绒毛膜癌。

诊断时需要排除妊娠物残留和再次妊娠。

影像学检查:① X 线胸片适用于肺部转移的诊断,用于预后评分中的肺部转移灶计数,肺部 CT 也可以用于肺转移的诊断;② 超声和 CT 用于诊断肝转移;③ MRI、CT 用于脑转移的诊断。

(2) 非葡萄胎后 GTN 的诊断

流产、足月产、异位妊娠后,如出现异常阴道流血或腹腔、肺、脑等脏器的出血,或者出现肺部相关症状、神经系统症状,此时需考虑 GTN 的可能,立即行 HCG 检测。

(3) 不典型病例

滋养细胞肿瘤可以不依赖于组织病理学诊断,但对于一些不典型或不确定的病例最终仍需要组织病理学诊断。

4) 临床分期及预后评分系统

我国多年来普遍应用的是北京协和医院分期(1962 年)和 FIGO 分期(1991 年),预后评分采用 WHO 预后评分系统(2000 年版),见表 17-3。为了更好地实现分层和个体化治疗,国际妇产科联盟大会于 2000 年审定并于 2002 年颁布了新的临床分期,见表 17-4。

表 17-3　WHO 预后评分系统(2000 年版)

评分	0	1	2	4
年龄(岁)	<40	≥40	—	
前次妊娠	葡萄胎	流产	足月产	
距前次妊娠时间(月)	<4	4～6	7～12	≥13
治疗前 HCG(mIU/mL)	$<10^3$	$>10^3～10^4$	$≥10^4～10^5$	$≥10^5$
最大肿瘤大小(包括子宫)	—	3～4 cm	≥5 cm	
转移部位	肺	脾、肾	肠道	肝、脑
转移病灶数目	—	1～4	5～8	>8
先前失败化疗	—	—	单药	两种或两种以上联合化疗

注:评分≤6 分为低危,≥7 分为高危。

表 17-4　滋养细胞肿瘤解剖学分期(FIGO,2000 年版)

TNM	FIGO	
TX		原发肿瘤无法评估
T0		原发肿瘤无证据
T1	I	妊娠滋养细胞肿瘤严格局限于子宫体
T2	II	妊娠滋养细胞肿瘤扩散到附件或阴道,但仍局限于生殖系统
M0		无远处转移
M1		有远处转移
M1a	III	妊娠滋养细胞肿瘤扩散到肺,伴或不伴生殖道受累
M1b	IV	所有其他部位转移

第 4 节　妊娠滋养细胞肿瘤预防的全程干预

1) 一级预防

绒毛膜癌目前发病因素尚不明确,暂无明确的一级预防方法。

2）二级预防

葡萄胎排空、流产或足月产后，阴道持续性不规则流血，量多少不定的妇女，要密切观察其血 β-HCG 的变化，或查体发现子宫复旧不良，或出现 β-HCG 增高所引起的相应症状和体征，或出现其他部位的转移症状时，要提高警惕，从而做到早期发现、早期诊断。

3）三级预防

以化疗为主，手术及放疗为辅。英国对于出现以下情况的患者，建议开展化疗治疗：子宫排空后，HCG 数值不降或逐渐上升；严重的子宫出血；胃肠道或腹腔出血；绒毛膜癌的组织学证据；有脑、肝、胃肠道转移的证据；肺部阴影大于 2 cm；术后 4 周，HCG 仍大于 20 000 IU/L；子宫排空后，HCG 的升高时间超过 6 个月，即便之后有所下降，均考虑开始化疗治疗。

（1）低危滋养细胞肿瘤的化疗

主要用于 Ⅰ～Ⅲ期的绒毛膜癌和 FIGO 预后评分低风险患者。常用药物有 5-氟尿嘧啶（5-FU）、甲氨蝶呤（MTX）、放线菌素 D（Act-D）。有研究证明放线菌素 D 单药方案优于甲氨蝶呤单药方案。如初治患者经过 2 个疗程的化疗后，血清 β-HCG 没有下降一个数量级，就应考虑为初始化疗方案耐药，可以更换另一种药物或用联合方案化疗。有文献报道低危型患者单一药物化疗的缓解率可以达到 50%～90%。

（2）高危滋养细胞肿瘤的化疗

2015 年 FIGO 妇癌报告提出了评分≥13 分，或伴有肝脑转移或广泛转移的患者为极高危组。对于极高危患者，建议初始治疗选用 EMA/EP 方案（依托泊苷，甲氨蝶呤，放线菌素/依托泊苷，顺铂）；二线方案可选用 BEP（博来霉素，依托泊苷，顺铂），MBE（甲氨蝶呤，博来霉素，依托泊苷），FA（氟脲苷，放线菌素），TE/TP（紫杉醇，依托泊苷/紫杉醇，顺铂），FAEV（氟脲苷，放线菌素，依托泊苷，长春新碱），ICE（异环磷酰胺，顺铂/卡铂，依托泊苷）。EMA-CO 方案，因其容易引起严重的骨髓抑制及相关的并发症，用该方案化疗时，需严密监测，及时处理患者的病情变化。北京协和医院对于极高危患者，初始治疗时，先予 1～2 疗程的 AE 方案化疗，待肿瘤负荷下降后，全身情况好转，再改为标准联合化疗方案。

（3）停药指征

2003 年国际妇产科联盟（FIGO）和国际妇科肿瘤协会（IGCS）推荐停药指征：对于低危型患者，β-HCG 正常后，至少再给予 1 个疗程的化疗；而化疗过程中 β-HCG 下降缓慢或已经出现转移的患者，需给予 2～3 个疗程的化疗；对于高危型患者，β-HCG 正常后，需再化疗 3 个疗程，而且第一个巩固疗程必须是联合化疗。

（4）手术治疗

当原发病灶或转移瘤大出血，如其他措施无效，需立即手术切除出血器官，挽救生命。对于年龄较大并且无生育要求的患者，为了缩短治疗时间，在数程化疗病情稳定后，考虑行子宫切除术;对于子宫或肺部病灶较大,经过多程化疗,血 β-HCG 已经正常,但病灶消退不满意,可考虑手术切除;对于一些耐药病灶,如果病灶局限,可考虑在化疗的同时手术切除,可以提高生存率。

(5) 放射治疗

放射治疗对于顽固性耐药病灶的治疗、预防转移灶出血及减轻疼痛等方面有一定的效果。针对中枢神经系统转移灶的全脑放疗治疗,可以将 3 000 cGy 按每次 200 cGy 的照射量分次给予,但是放疗是否比鞘内注射甲氨蝶呤对脑转移有效仍存在争议。

(6) 选择性动脉插管介入治疗

由动脉注入化疗药物,药物直接进入肿瘤的供血动脉,肿瘤内的药物浓度比周围静脉给药高得多。对于肿瘤细胞增殖周期较快的滋养细胞肿瘤,采用保留动脉插管持续灌注的方法,能有效提高时间依从性抗代谢药物的疗效。

(7) 免疫治疗

有研究发现,在绒癌的组织标本中,PD-L1 免疫组化的阳性率高达 73%～100%。北京协和医院也对滋养细胞肿瘤的免疫学指标做了相关的研究,研究结果显示 PD-L1、B7-H3、细胞活化的 V 区含免疫球蛋白抑制物(VISTA)在绒癌及胎盘部位滋养细胞肿瘤中均呈现高表达。国外有报道,对于化疗耐药的患者,使用了派姆单抗治疗后,部分患者病情得到了完全缓解。但这目前都在探索阶段,选取免疫治疗时,需慎重进行。

(8) 分子靶向治疗

分子靶向治疗是近些年抗肿瘤治疗的热点。一些研究者对滋养细胞肿瘤也进行了一些基因检测,寻找治疗的靶点。但是目前的研究尚未发现理想的靶向治疗,仍需进一步研究及探索。

(9) 耐药、复发 GTN 的治疗

低危患者:当一线单药化疗有反应,但是 HCG 水平不能降至正常水平,可以更换其他单药化疗;当一线单药化疗无反应或两种单药化疗 HCG 不能降至正常水平,考虑联合化疗。

高危患者:当患者治疗后出现耐药时,推荐 EMA/EP、MBE、FA、TE/TP、ICE、BEP、FAEV 等方案化疗。还可以采用动脉灌注化疗、超大剂量化疗＋自体骨髓/干细胞移植。

4) 四级预防

四级预防即为肿瘤的姑息性治疗、临终关怀。WHO 对于姑息性治疗的定义是:帮助无法治愈疾病的患者及家属治疗疾病、改善生活质量的治疗方法。姑息性治疗应及时诊断、评估、预防患者的疼痛和其他躯体、心理、精神问题。姑息性治疗的内涵:缓解疼痛和其他不适症状;尊重生命,将死亡看作是生命的正常环节;不刻意延缓或加速死亡;兼顾社会心理和精神层面的治疗;提供完善体系,帮助患者积极面对生活;提供完善体系,帮助患者家属良好应对亲人的疾病;成立医疗小组,共同应对患者及其家庭的需要,必要时给予行为指导;改善生活质量,给病程带来积极影响。

随着对绒毛膜癌的认识逐渐深入,化疗手段逐渐提升,其死亡率已经明显下降。但绒毛膜癌极易经血行而发生全身各大脏器及组织的转移,而任何转移部位的病灶如果不能及时发现治疗或转移瘤对化疗药物耐药,均有可能危及患者生命。绒毛膜癌终末期的姑息治疗主要是针对临床症状采取对症支持治疗,如使用镇静止痛的药物,预防性止血治疗,降低颅内压,缓解脑水肿,做好护理工作,对患者及家属进行心理疏导。

《第5节　祖国医学在滋养细胞肿瘤预防中的作用》

滋养细胞肿瘤包括良性葡萄胎(良葡)、恶性葡萄胎(恶葡)与绒毛膜癌(绒癌)。滋养细胞肿瘤在中医学无专门记载,但散见"鬼胎病""产后恶露不绝""症瘕"等篇章中。良葡及部分恶葡因有水胞状胎块排出,表现怪异,祖国医学称之为"鬼胎""怪胎""经来下血胞"等,以其余形式表现者,则归入"经闭""症瘕""崩漏""瘕瘕"的范围。

1) 祖国医学对滋养细胞肿瘤的认识

《诸病源候论》中有最早认识本病的记载:"夫人脏腑调和,则血气充实,风邪鬼魅不能干之。若荣卫虚损,则精神衰弱,妖魅鬼精,得入于脏,状若怀娠,故曰'鬼胎也'。"《赤水玄珠》亦谓:"人由脏腑失调,血气不充,营卫虚损,则精神衰弱,而鬼魅之类得以乘之,亦如怀妊之状。"《景岳全书》记载:"凡鬼胎之病,必以气血不足而兼凝滞者多有之。"《傅青主女科》描述其表现为"腹大如孕,血崩下血泡"。明虞抟对隋代以来的迷信观点进行彻底的批判,他说"夫所谓鬼胎者,伪胎也,非实有鬼神交接而成胎也"。现代中医认为形成本病的原因系与正气虚弱及多脏腑功能失调有关,由于脏气虚弱,气血不足,故在胚胎形成之时,即有邪毒入侵与精血相搏。由于湿热秽浊之邪侵犯下焦,蕴结胞宫,阻滞气血运行。同时邪毒蕴肺,肺朝百脉,病延全身,如不及早治疗,必致气阴两虚,毒癖内伏,终致气阻衰竭而亡。

2) 滋养细胞肿瘤的辨证论治

(1) 气血虚弱型

孕期阴道不规则流血,量多,色淡,质稀,腹大异常,无胎动、胎心音;时有腹部隐痛,神疲乏力,头晕眼花,心悸失眠,面色苍白;舌质淡,苔薄,脉细弱。治法:益气养血,活血下胎。方药:救母丹(方见《辨证录》)加枳壳、川牛膝。

(2) 气滞血瘀型

孕期阴道不规则流血,量或多或少,血色紫暗有块,腹大异常,无胎动、胎心音;时有腹部胀痛,拒按,胸胁胀满,烦躁易怒;舌质紫暗或有瘀点,脉涩或沉弦。治法:理气活血,祛瘀下胎。方药:荡鬼汤(《傅青主女科》)。

(3) 寒湿瘀滞型

孕期阴道不规则流血,量少色紫暗,有块,腹大异常,无胎动、胎心音;小腹冷痛,形寒肢冷;舌质淡,苔白腻,脉沉紧。治法:散寒除湿,逐水化瘀下胎。方药:芫花散(《妇科玉尺》)。

(4) 痰湿凝滞型

孕期阴道不规则流血,量少色暗,腹大异常,无胎动、胎心音;形体肥胖,胸胁满闷,呕恶痰多;舌质淡,苔腻,脉滑。治法:化痰除湿,行气下胎。方药:平胃散(《简要济众方》)加芒硝、枳壳。

参考文献

[1] Zhang W P, Liu B, Wu J Z, et al. Hemoptysis as primary manifestation in three women with choriocarcinoma with pulmonary metastasis: A case series[J]. Journal of Medical Case Reports, 2017, 11(1): 110.

[2] Ngan H Y S, Seckl M J, Berkowitz R S, et al. Update on the diagnosis and management of gestational trophoblastic disease[J]. International Journal of Gynaecology and Obstetrics, 2018, 143: 79-85.

[3] Ngan H Y, Seckl M J, Berkowitz R S, et al. Update on the diagnosis and management of gestational trophoblastic disease[J]. International Journal of Gynaecology and Obstetrics, 2015, 131 (Suppl 2): S123-S126.

[4] 孔雨佳, 向阳. 高危及耐药性妊娠滋养细胞肿瘤患者的治疗策略[J]. 现代妇产科进展, 2017, 26 (7): 550-551.

[5] Veras E, Kurman R J, Wang T L, et al. PD-L1 expression in human placentas and gestational trophoblastic diseases[J]. International Journal of Gynecological Pathology, 2017, 36(2): 146-153.

[6] Inaguma S, Wang Z F, Lasota J, et al. Comprehensive immunohistochemical study of programmed cell death ligand 1 (PD-L1): Analysis in 5536 cases revealed consistent expression in trophoblastic tumors[J]. The American Journal of Surgical Pathology, 2016, 40(8): 1133-1142.

[7] Zong L J, Zhang M, Wang W Z, et al. PD-L1, B7-H3 and VISTA are highly expressed in gestational trophoblastic neoplasia[J]. Histopathology, 2019, 75(3): 421-430.

[8] Ghorani E, Kaur B, Fisher R A, et al. Pembrolizumab is effective for drug-resistant gestational trophoblastic neoplasia[J]. Lancet (London, England), 2017, 390(10110): 2343-2345.

[9] Clark J J, Slater S, Seckl M J. Treatment of gestational trophoblastic disease in the 2020s[J]. Current Opinion in Obstetrics and Gynecology, 2021, 33(1): 7-12.

[10] Eiriksson L, Dean E, Sebastianelli A, et al. Guideline no. 408: Management of gestational trophoblastic diseases[J]. Journal of Obstetrics and Gynaecology Canada, 2021, 43(1): 91-105.

[11] Froeling F E M, Seckl M J. Gestational trophoblastic tumours: An update for 2014[J]. Current Oncology Reports, 2014, 16(11): 408.

[12] Hui P. Gestational trophoblastic tumors: A timely review of diagnostic pathology[J]. Archives of Pathology & Laboratory Medicine, 2019, 143(1): 65-74.

[13] Kaur B. Pathology of gestational trophoblastic disease (GTD)[J]. Best Practice & Research Clini-

cal Obstetrics & Gynaecology, 2021, 74: 3-28.

[14] Loh K Y, Sivalingam N, Suryani M Y. Gestational trophoblastic disease[J]. Malaysian Journal of Medical Sciences, 2004, 59(5): 697-702.

[15] Lok C, Frijstein M, van Trommel N. Clinical presentation and diagnosis of gestational trophoblastic disease[J]. Best Practice & Research Clinical Obstetrics & Gynaecology, 2021, 74: 42-52.

[16] Lolar S. Gestational trophoblastic disease[J]. JAAPA, 2021, 34(4): 52-53.

[17] Lurain J R. Gestational trophoblastic disease I: Epidemiology, pathology, clinical presentation and diagnosis of gestational trophoblastic disease, and management of hydatidiform mole[J]. American Journal of Obstetrics and Gynecology, 2010, 203(6): 531-539.

[18] Milenković V, Lazović B. Gestational trophoblastic disease: Literature review[J]. Medicinski Pregled, 2011, 64(3/4): 188-193.

[19] Ngan H Y S, Seckl M J, Berkowitz R S, et al. Diagnosis and management of gestational trophoblastic disease: 2021 update[J]. International Journal of Gynecology & Obstetrics, 2021, 155 (S1): 86-93.

[20] Ning F, Hou H M, Morse A N, et al. Understanding and management of gestational trophoblastic disease[J]. F1000Research, 2019, 8: 428.

[21] Seckl M J, Sebire N J, Berkowitz R S. Gestational trophoblastic disease[J]. The Lancet, 2010, 376(9742): 717-729.

[22] Shaaban A M, Rezvani M, Haroun R R, et al. Gestational trophoblastic disease: Clinical and imaging features[J]. Radiographics: A Review Publication of the Radiological Society of North America, 2017, 37(2): 681-700.

[23] Shanbhogue A K P, Lalwani N, Menias C O. Gestational trophoblastic disease[J]. Radiologic Clinics of North America, 2013, 51(6): 1023-1034.

[24] da Silva A L M, Monteiro K D N, Sun S Y, et al. Gestational trophoblastic neoplasia: Novelties and challenges[J]. Placenta, 2021, 116: 38-42.

[25] Soper J T. Gestational trophoblastic disease: Current evaluation and management[J]. Obstetrics and Gynecology, 2021, 137(2): 355-370.

[26] Soper J T, Mutch D G, et al. Diagnosis and treatment of gestational trophoblastic disease: ACOG practice bulletin no. 53[J]. Gynecologic Oncology, 2004, 93(3): 575-585.

第18章

卵巢癌的预防

《第1节　卵巢癌的流行病学》

卵巢恶性肿瘤是妇科常见的三大恶性肿瘤之一,因卵巢位置隐匿,缺乏特异性症状和有效的早期诊断手段,70%以上的病人确诊时已为晚期。近20年来,随着诊断技术及治疗手段的提高,卵巢癌患者5年生存率基本维持在30%～50%之间,但其病死率仍位居妇科恶性肿瘤首位。近些年,随着多聚腺苷二磷酸核糖聚合酶(poly ADP ribose polymerase,PARP)抑制剂类药物的应用,其预后有所改善。但是,近10年卵巢癌的患病率及死亡率仍逐步增加,卵巢恶性上皮性肿瘤已成为严重威胁妇女生命和健康的主要疾病。因此对卵巢癌的预防应引起高度重视。

卵巢肿瘤(ovarian tumor)是常见的女性生殖器官肿瘤,可发生于任何年龄,组织学类型复杂。在美国,上皮性卵巢癌是妇科恶性肿瘤病人的首位死因,也是该国妇女第五常见的恶性肿瘤死亡原因。卵巢癌的发病率随年龄增长而上升,病人诊断时的中位年龄约为63岁。来自美国国家癌症研究所(National Cancer Institute,NCI)的统计报告显示,在2020年美国卵巢癌的新发病例为21 750例,占所有新发癌症病例的1.2%,死亡病例为13 940例,占所有癌症死亡病例的2.3%。卵巢上皮性肿瘤好发于55～64岁的妇女,普通妇女一生中罹患卵巢癌的风险为1.4%(1/70),死于卵巢癌的风险为0.5%。40～44岁的年龄标化发病率为15/10万～16/10万,而80～89岁则升为57/10万,达到发病高峰。

1) 卵巢癌的地区分布特征

卵巢癌在不同国家和地区之间发病率有所差别。在全球范围内,欧洲和北美洲的发病率最高,分别为33.5/10万和31.0/10万,而亚洲和非洲最低,分别为6.1/10万和4.8/10万。南美洲卵巢癌的发病率在中等水平,而在亚洲/澳洲卵巢癌的发病率则较低。卵巢癌在泰国发病率最低。

2015年,估计我国卵巢癌发病例数约5.28万例,占全部恶性肿瘤发病的2.97%,位居女性恶性肿瘤发病第11位。卵巢癌发病率为7.88/10万,累积发病率(0～74岁)为0.58%,截缩发病率(35～64岁)为11.29/10万。城市地区新发病例数3.39万例,发病率为

8.99/10 万；农村地区新发病例数 1.89 万例，发病率为 6.44/10 万；东部地区发病率 8.65/10 万，中部地区 7.57/10 万，西部地区 7.23/10 万。城市地区发病率高于农村，东部高于西部。我国的上海市、广州市和中山市的发病率分别为 7.1/10 万、5.5/10 万和 4.1/10 万。

我国香港及韩国的卵巢癌则逐年递增。这种时间变化趋势可能与环境、饮食及预防等多方面因素有关，值得我们探索。

2）卵巢癌的种族分布特征

不同种族/族裔群体的卵巢癌发病率差异很大。非西班牙白人女性卵巢癌发病率最高（每 10 万人 12.4 例），其次是西班牙裔（每 10 万人 10.6 例）。亚洲/太平洋岛民、美洲印第安人/阿拉斯加原住民和黑人妇女的发病率最低（分别为每 10 万妇女 9.5、9.5 和 9.4 例）。

3）卵巢癌的年龄分布特征

2015 年，我国 0～40 岁女性卵巢癌发病率处于相对较低水平，40 岁以上女性卵巢癌发病率开始随年龄增加呈上升趋势；城市地区 60 岁组达到峰值（20.24/10 万），85 岁以上组下降至 11.59/10 万，农村地区在 65 岁组达到峰值（15.93/10 万）。城市地区＞40 岁人群发病率高于农村地区。0～35 岁女性卵巢癌年龄别死亡率处于较低水平，40 岁以上开始缓慢上升，50 岁开始加速上升，城市地区死亡率 75 岁组达到峰值（16.02/10 万），农村地区 65 岁组达到峰值（10.20/10 万），85 岁组有所下降，分别为 14.72/10 万和 6.86/10 万。

第 2 节　卵巢癌可能的发病因素

流行病学研究已经证实了某些特殊因素可能与卵巢上皮性肿瘤的发生相关，具体相关因素有以下几个方面：

1）生殖内分泌因素

持续排卵使卵巢表面上皮不断损伤与修复，在修复过程中卵巢表面上皮细胞突变的可能性增加。减少或抑制排卵可减少卵巢上皮由排卵引起的损伤，可能降低卵巢癌发病风险。流行病学调查发现卵巢癌危险因素有月经初潮早（＜12 岁来潮）、绝经晚、未产、不孕症及促排卵药物的应用，更年期及绝经期雌激素替代疗法等，而多次妊娠、哺乳、口服避孕药物有保护作用。

2）年龄因素

绝经后妇女多见，卵巢上皮癌约 80％发生于绝经后，50％发生于 65 岁以上的老年妇女。

3）饮食因素

经常食用动物脂肪、饮用咖啡及低碘饮食的人发生卵巢癌的比例相对较高；而食用富含纤维素、维生素 A、维生素 C、维生素 E 及胡萝卜素的蔬菜水果,饮用茶及低脂牛奶可降低卵巢癌的发生危险。

4) 体质指数(BMI)

BMI 与卵巢癌的发生危险性呈正相关。与正常妇女相比,BMI 超过 15%~35%,危险性仅增加 3%;超过 65%~85%,危险性增加 50%;BMI 超过 85%,危险性可达 90%。

5) 遗传因素

约 5%~10%的卵巢癌被认为可能与遗传有关。

(1) 遗传性乳腺-卵巢癌综合征

大部分遗传性卵巢癌与基因 BRCA1 及 BRCA2 的突变有关,医学上称之为遗传性乳腺-卵巢癌综合征(hereditary breast-ovarian cancer syndrome,HBOCS)。携带该基因突变的妇女,一生中患卵巢癌的危险性高达 40%(BRCA1)、20%(BRCA2),将近 10%的侵袭性卵巢上皮癌与 BRCA1 或 BRCA2 基因突变有关。BRCA1 突变携带者癌变的发生率为 20%~50%,而 BRCA2 突变携带者的癌变发生率为 10%~20%。与散发性肿瘤病人相比,这类病人的发病年龄偏早,尤其是 BRCA1 突变携带者,诊断卵巢癌的中位年龄为 45 岁。

(2) 遗传性非息肉性结直肠癌综合征

另一个被认为与遗传相关的卵巢癌是遗传性非息肉性结直肠癌综合征(hereditary nonpolyposis colorectal cancer syndrome,HNPCC,Lynch syndrome Ⅱ),此综合征患者一生患卵巢癌的风险约为 12%,该病由 DNA 错配修复基因(mismatch repair gene,MMR)突变而致,携带此突变基因的妇女不但易患结直肠癌,而且也易产生子宫内膜癌、卵巢癌或生殖泌尿道肿瘤,卵巢上皮性癌可见于约 10%的 Lynch 综合征妇女中,且发病年龄明显偏小。该基因突变时细胞的错配修复功能缺失,DNA 复制错误增加,基因组 DNA 微卫星序列出现不稳定(MSI),从而导致细胞向肿瘤转化。MMR 有多种突变型,其中与卵巢癌最相关的为 MSH。

(3) 与透明细胞癌和子宫内膜样癌相关的 ARID1A/B 遗传性突变

对于有明显上皮性卵巢癌、输卵管癌或腹膜癌家族史的女性,尤其是那些已确定有基因突变的女性,建议她们经过充分的咨询,在完成生育后实施降低卵巢癌风险的预防性双附件切除。

对于所有可疑基因组 BRCA 基因突变的女性,建议她们接受遗传咨询并进行遗传诊断。无乳腺癌、卵巢癌家族史的女性也可存在 BRCA 突变,以下情况也需要进行基因诊断:founder 突变高发家族(如德系犹太人),以及一些在 70 岁前即被诊断为高级别浆液性癌的女性。

6) 环境因素

卵巢癌的发病在工业化发达的西方国家较高,在发展中国家的发病率较低,说明工业化环境与其发病率有关。国外研究发现干洗工、话务员、搬运工和绘图油漆工卵巢癌的发病率明显高于其他行业的工人，认为接触有机粉尘、滑石粉、芳香胺和芳香族碳氢化学物等是卵巢癌的致病因素之一。

7) 吸烟因素

卵巢对香烟也很敏感，有研究显示，每天吸 20 支香烟的妇女，闭经早，卵巢癌发病率高，尤其是卵巢黏液性癌。促成卵巢癌的所有高危因素对黏液性肿瘤影响均不大，但吸烟是黏液性癌明显的高危因素，有报道吸烟可 3 倍增加黏液性卵巢肿瘤的发病率。

8) 精神状态失衡

紧张、抑郁、焦虑等因素对卵巢癌的发生发展有一定的影响，性格急躁、长期的精神刺激可导致宿主免疫监视系统受损，对肿瘤生长有促进作用，均可增加卵巢癌的发生危险。独身者的卵巢癌发病率较已婚者高 60%～70%。

第 3 节　卵巢癌的临床表现及诊断依据

1) 卵巢癌的临床表现

(1) 卵巢癌相关症状

卵巢恶性肿瘤早期常无症状，部分患者可在妇科检查中被发现。晚期主要临床表现为腹胀、腹部肿块及腹水，症状的轻重决定于肿瘤的大小、位置、侵犯邻近器官的程度。

① 肿瘤生长过程中的直接症状

腹胀和盆腹部包块是最为常见的症状，当早期盆腹腔包块不大时患者不易察觉，包块较大或有腹水时，可有腹胀感，有时也会有腹痛。当大网膜转移严重而成饼块状时，可在上腹腔触及浮球感或大包块。由于肿瘤生长较大或浸润邻近组织产生肿瘤压迫症状，可伴有气短和尿频等压迫症状。腹膜种植引起腹水，肠道转移可引起消化道症状，可有低热、食欲不振、恶心、呕吐、便秘和腹泻等症状，甚至出现肠梗阻。一部分患者还可出现贫血、消瘦、体重减轻甚至恶病质。肿瘤破裂、扭转等可产生急性腹痛症状。卵巢癌转移至子宫、宫颈或阴道，阴道不规则出血。

② 肿瘤内分泌激素所产生的症状

由于某些卵巢肿瘤所分泌的雌激素、睾酮的刺激，可发生性早熟、男性化、闭经、月经紊乱及绝经后出血等。

(2) 卵巢癌相关体征

腹水、盆腔肿块是卵巢癌较为常见的体征，不少患者是因为腹水产生的一系列症状才来就诊。晚期患者尤其是有大网膜饼的患者，腹水生长迅速，可导致严重的腹胀及消化道梗阻表现,恶病质。有时还伴有胸腔积液,发生率约为 10%。全身检查:特别注意乳腺、区域淋巴结、腹部膨隆、肿块、腹水及肝、脾、直肠检查。盆腔检查:双合诊和三合诊检查子宫及附件,注意附件肿块的位置、侧别、大小、形状、边界、质地、表面状况、活动度、触痛及子宫直肠窝结节等。应强调盆腔肿块的鉴别。对于实性不规则肿块、粘连、固定、不活动的肿块,伴大量腹水,特别是血性腹水的肿块,伴子宫直肠窝结节、大网膜肿块、肝脾肿大、恶病质的盆腔肿块应考虑恶性可能。

2) 临床分期

目前国内外对卵巢癌的临床诊断主要采用国际妇产科联盟(The International Federation of Gynecology and Obstetrics,FIGO)2020 年版的手术病理学分期,见表 18-1。

表 18-1　卵巢癌-输卵管癌-原发性腹膜癌分期标准(FIGO,2020 年版)

TNM	FIGO	标准
原发肿瘤(T):		
TX		原发肿瘤无法评估
T0		无原发肿瘤证据
T1	I	肿瘤局限于卵巢或输卵管
T1a	I A	肿瘤局限于一侧卵巢(包膜完整)或输卵管,卵巢和输卵管表面无肿瘤;腹水或腹腔冲洗液中无肿瘤细胞
T1b	I B	肿瘤局限于双侧卵巢(包膜完整)或输卵管,卵巢和输卵管表面无肿瘤;腹水或腹腔冲洗液中无肿瘤细胞
T1c	I C	肿瘤局限于一侧或双侧卵巢或输卵管,并伴有如下任何一项:
T1c1	I C1	术中肿瘤包膜破裂
T1c2	I C2	术前肿瘤包膜已破裂或卵巢、输卵管表面有肿瘤
T1c3	I C3	腹水或腹腔冲洗液中有肿瘤细胞
T2	II	肿瘤累及一侧或双侧卵巢或输卵管伴盆腔扩散(在骨盆入口平面以下)或原发性腹膜癌
T2a	II A	肿瘤扩散至或种植到子宫和(或)输卵管和(或)卵巢
T2b	II B	肿瘤扩散至其他盆腔内组织
T3 和(或)N1	III	肿瘤累及单侧或双侧卵巢或输卵管,或经细胞学或组织学确认的原发腹膜癌转移至盆腔外腹膜组织和(或)腹膜后淋巴结转移
N1		仅腹膜后淋巴结转移
	III A	腹膜后淋巴结转移,伴或不伴有显微镜下盆腔外腹膜病灶转移
	III A1	仅有腹膜后淋巴结阳性(细胞学或组织学证实)
N1a	III A1i	淋巴结转移灶最大径≤10 mm(注意是肿瘤径线而非淋巴结径线)
N1b	III A1ii	淋巴结转移灶最大径>10 mm
T3a 任何 N	III A2	显微镜下盆腔外腹膜受累,伴或不伴腹膜后淋巴结转移
T3b 任何 N	III B	肉眼可见盆腔外腹膜转移,病灶最大径≤2 cm,伴或不伴腹膜后淋巴结转移
T3c 任何 N	III C	肉眼可见盆腔外腹膜转移,病灶最大径>2 cm,伴或不伴腹膜后淋巴结转移[*]
M1	IV	超出腹腔外的远处转移
M1a	IV A	胸腔积液细胞学阳性
M1b	IV B	腹腔内脏器实质内转移,腹膜外器官转移(包括腹股沟淋巴结和腹腔外淋巴结转移)

3）病理分型

卵巢肿瘤的病理类型十分复杂，是全身肿瘤类型表现最为复杂的器官。大致可以分为表面上皮性肿瘤、生殖细胞肿瘤、性索间质肿瘤和未分类和转移性肿瘤，见表18-2。

表 18-2　卵巢肿瘤的病理分类

表面上皮性肿瘤	畸胎瘤
浆液性（组织学上类似输卵管被覆上皮）	—不成熟畸胎瘤
黏液性（组织学上类似宫颈管被覆上皮）	—成熟性畸胎瘤
子宫内膜样（组织学上类似子宫内膜被覆上皮）	性索间质肿瘤
透明细胞（组织学上类似阴道黏膜被覆上皮）	颗粒细胞-间质细胞肿瘤
移行细胞（Brenner，组织学上类似膀胱）	• 颗粒细胞瘤
生殖细胞肿瘤	• 卵泡膜细胞瘤-纤维瘤
无性细胞瘤	支持细胞-间质细胞肿瘤（Sertoli-leydig 瘤）
内胚窦瘤	性索肿瘤
胚胎癌	索瘤具有环管状结构
多胚胎癌	两性母细胞瘤
绒毛膜癌	未分类和转移性肿瘤

4）诊断

（1）卵巢癌相关的危险因素

卵巢癌的病因未明，年龄的增长、未产或排卵增加、促排卵药物的应用等，以及乳腺癌、结肠癌或子宫内膜癌的个人史及卵巢癌家族史被视为危险因素。遗传卵巢癌综合征（Hereditary Ovarian Caner Syndrome，HOCS），尤其是 BRCA1 或 BRCA2 基因表达阳性者，其患病的危险率高达 50%，并随着年龄增长，危险增加。"卵巢癌三联症"即年龄 40～60 岁、卵巢功能障碍、胃肠道症状，可提高对卵巢癌的警戒。

（2）卵巢癌相关的临床症状

卵巢肿瘤的症状主要与肿瘤的膨胀性生长相关，早期多无明显症状，随肿瘤的长大可出现腹胀或腹部扪及包块，若肿瘤增大，充满盆、腹腔，则可出现尿频、便秘、气急、心悸等压迫症状。若肿瘤扭转、破裂、感染时可出现急腹症症状。随着病情进展，卵巢恶性肿瘤还可出现腹水，多为血性，部分患者可能出现胸腔积液，有时在腹股沟、腋下或锁骨上等部位可触及肿大的淋巴结。若为功能性肿瘤，则可能出现相应雄激素或雌激素过多的症状。若为转移性肿瘤，则可能合并原发灶症状，如胃肠道不适、不规则阴道流血、白带增多等，但多数患者原发灶症状不明显。卵巢恶性肿瘤患者病情进展到晚期，可出现低热、食欲不振、恶心、呕吐、便秘、腹泻等胃肠道症状，可伴尿频、呼吸困难等压迫症状，当肿瘤压迫盆腔静脉，可致下肢水肿，若肿瘤向周围组织浸润或压迫神经，可引起相应部位疼痛。晚期患者可出现进行性消瘦、严重贫血等恶病质征象。症状的轻重取决于肿瘤的大小、位置、邻近器官受累的程度、肿瘤的组织学类型及有无并发症等，部分患者可出现肿块扭转、破裂，感染时可出现相应急腹症体征。

（3）卵巢癌诊断相关的血清肿瘤标志物检测

肿瘤标志物是指特征性存在于恶性肿瘤细胞，或由恶性肿瘤细胞产生的物质，或是宿主对肿瘤的刺激反应而产生的物质，能反映肿瘤的发生、发展，监测肿瘤对治疗的反应。主要的卵巢上皮性肿瘤标记物有 CA125、CA153、CA199、CA724、CEA、肿瘤相关的胰蛋白酶抑制物（tumor-associated trypsin inhibitor，TATI）、组织多肽抗原（tissue polypeptide antigen，TPA）、人附睾蛋白（human epididymis protein 4，HE4）等，其中尤以 CA125 和 HE4 最为重要。主要的卵巢生殖肿瘤标记物包括甲胎蛋白（alpha fetal protein）、人绒毛膜促性腺激素（human chorionic gonadotropin）。

CA125：属于 IgG 类的一种糖蛋白，在胚胎发育期的体腔上皮可找到，如米勒管上皮，包括输卵管、子宫内膜及宫颈内膜。由间皮细胞及米勒管衍生物所发生的肿瘤，包括卵巢上皮性癌、输卵管癌、子宫颈癌及间皮细胞瘤等。其亦可见于乳腺、肾脏及胃肠道肿瘤、子宫内膜异位症、盆腔结核、腹膜炎性反应等，特异性不强，诊断和筛查时需与其他检测手段联合应用。但其敏感性较高，可用于病情监测，在治疗和治疗后的追踪方面，CA125 连续观察更有意义。研究发现，绝经后妇女存在附件区包块，同时血清 CA125＞200U/mL，诊断卵巢恶性肿瘤的阳性预测值达 96%。

HE4：是一种新的肿瘤标志物，HE4 基因在卵巢癌组织中高表达，但是在良性肿瘤及正常组织包括卵巢组织中不表达或低表达。HE4 是卵巢浆液性癌和内膜样癌的表达标志物，HE4 对不同类别卵巢癌有不同的预测价值。Moore 等研究发现单独 HE4 检测有着高敏感性（72.9%）和高特异性（95%），是检测早期卵巢癌的最佳标志物。Zhen 就 HE4 及 CA125 在卵巢癌诊断方面做了 Meta 分析，共纳入了 25 个研究，结果显示 HE4 与 CA125 诊断敏感性相仿（74% vs 74%），单 HE4 有更高的诊断特异性（90% vs 83%），并且 HE4 与 CA125 联合应用时其诊断敏感性和特异性均较高。HE4 作为一种新型的肿瘤标志物，目前国内外已有将血清 HE4 应用于卵巢癌诊断及预后的研究。

AFP：AFP 作为一种由胚胎的卵黄囊及不成熟的肝细胞所产生的特异性蛋白，其血清含量随着胚胎发育成熟、卵黄囊成熟及肝细胞日趋成熟会相应减少，出生后数日至数周即不能测出。卵黄囊瘤的组织来源为卵黄囊，所以可产生大量 AFP，其敏感性几乎为 100%。其对卵巢内胚窦瘤有特异性价值，或者未成熟畸胎瘤、混合型无性细胞瘤中含卵黄囊成分者均有诊断意义。其正常值为＜25 $\mu g/L$。

CA199 和 CEA 等肿瘤标记物在卵巢上皮癌患者中也会升高，尤其对卵巢黏液性癌的诊断价值较高。

HCG：对于原发性卵巢绒癌有特异性。卵巢原发性绒癌及胚胎癌病人，因其肿瘤可分泌 HCG，故血 HCG 水平可以升高。其中原发性绒癌血 HCG 可达 106 U/L。

（4）卵巢癌相关影像学检查

① B 型超声检查

阴道超声检查（transvaginal ultrasonography，TVS）是目前临床上最常用的一种无创性的影像学诊断方法，对盆腔肿块的检查有重要的意义。可以直接观察肿瘤的大小、部位、形态,提示肿块为囊性或实性,囊内有无乳头,帮助鉴别卵巢肿瘤、腹水和结核包裹性积液,提示肿瘤的性质(囊性或实性,良性或恶性)。B 型超声检查的临床诊断符合率＞90%,但分辨率较低,对直径<1 cm 的实性肿瘤不易测出。利用彩色多普勒超声扫描,可以测定卵巢及其新生组织血流变化,有利于诊断。

② 盆、腹部 CT 及 MRI

电子计算机断层扫描(CT)检查可清晰地显示肿块,恶性肿瘤轮廓不规则,向周围浸润或伴腹水。CT 对于腹膜后淋巴结转移、腹部包块、肝脾转移最为敏感。研究表明普通 CT 扫描难以发现直径小于 1.5 cm 的肿瘤,而高分辨增强 CT 可发现直径小于 5 mm 的肿瘤种植灶,比普通 CT 的发现率高 2～4 倍。磁共振成像(MRI)也被用于卵巢癌病灶的检测,可显示肿瘤的侵犯范围,发现盆腔及远处的转移。

③ 胸部、腹部 X 线摄片

对判断有无胸腔积液、肺转移和肠梗阻有诊断意义。

(5) 腹腔穿刺及腹腔镜检查

① 腹腔冲洗液细胞学检查

腹腔积液明显者,可直接从腹部穿刺,若腹水少或不明显,可从后穹隆穿刺,或在 B 型超声监测下进行。若合并胸腔积液应做细胞学检查以确定有无胸腔转移,所得腹水进行细胞学检查。

② 腹腔镜检查

对盆腔肿块、腹水、腹胀等可疑卵巢恶性肿瘤的患者行腹腔镜检查,明确肿瘤的性质、组织学类型及来源。同时腹腔镜观察可以对疾病的严重程度进行评估,决定手术的可行性。

腹腔镜检查的作用:ⅰ.明确诊断,作初步临床分期;ⅱ.取得腹水或腹腔冲洗液进行细胞学检查;ⅲ.取得活体组织,进行组织学诊断;ⅳ.术前放腹水或腹腔化疗,进行术前准备。

(6) 必要时选择的检查

必要时可选择:①胃镜、肠镜检查:可用于排除胃肠道的原发性肿瘤,显示是否存在卵巢癌的胃肠道转移;②乳腺钼靶摄片及乳腺彩色多普勒:用于了解乳腺有无肿瘤存在,从而排除乳腺来源转移性肿瘤;③肾脏及静脉肾盂造影:可用于观察肾脏的功能,了解泌尿系统压迫或梗阻的情况;④放射免疫显像和正电子发射体层显像(PET):有助于对卵巢肿瘤进行定位及定性诊断,尤其是对卵巢恶性肿瘤术后复发的监测。

《第 4 节　卵巢癌预防的全程干预》

卵巢癌在妇科三大恶性肿瘤中病死率居首位,其主要原因是卵巢位于盆腔深部,早期临床症状不明显,诊断时病变已属晚期,治疗效果差,治疗后多数仍会出现疾病进展或复发。临床上只有 19％的卵巢癌诊断时为局灶性病损（Ⅰ期），大约 68％的上皮性卵巢癌诊断时已为晚期（Ⅲ期及以上）。临床观察表明早期病例的生存率明显高于晚期，因此，近年来许多学者都致力于卵巢癌筛查方面的研究，期望通过有效的筛查手段，在临床前期就能诊断卵巢癌，改善卵巢癌的预后，最终减少卵巢癌对妇女生命的威胁。

1）卵巢癌的一级预防

（1）口服避孕药

口服避孕药是目前唯一证实的可预防卵巢癌的一种方法，对有卵巢癌家族史者尤为重要。服用避孕药 5 年及以上的妇女，患病相对风险为 0.5（即发生卵巢癌的可能性可降低 50％）。此外不孕妇女与生育过妇女相比，卵巢癌危险增加 1.3～1.6 倍。妊娠次数增加 1 次，卵巢癌的危险减少 10％～15％。

（2）预防性卵巢切除（prophylactic oophorectomy，PO）

一般是指因良性疾病行子宫切除或其他腹部手术的同时切除正常无病变的卵巢，其目的在于预防将来卵巢癌的发生。一般认为以下人群适合做预防性卵巢切除：

① 有遗传性卵巢癌家族史的妇女：遗传性卵巢癌与三个遗传性卵巢癌综合征有关，即遗传性乳腺癌-卵巢癌（hereditary breast and ovarian cancer，HBOC）、遗传性位点特异性卵巢癌（hereditary site specific ovarian cancer，HSSOC）和遗传性非息肉性结直肠癌综合征（hereditary nonpolyposis colorectal cancer syndrome，HNPCC）。目前一般认为，对于有遗传性卵巢癌家族史、BRCA1 和 BRCA2 检测阳性的妇女，在 35 岁以后、已完成生育的情况下，可考虑行预防性卵巢切除，而该家族成员中 BRCA1 和 BRCA2 阴性的妇女则不必行预防性卵巢切除。对于年轻、有生育要求的妇女，可采用口服避孕药预防卵巢癌的发生，待完成生育后再行预防性卵巢切除。对于无条件行 BRCA1 和 BRCA2 检测者，只能根据家族史决定是否行预防性卵巢切除。

② 有卵巢癌家族史的妇女：如果一名妇女有两名或两名以上一级亲属患卵巢癌称为遗传性卵巢癌，而家族性卵巢癌是指家族成员中有卵巢癌患者。多数学者认为，对于家族性卵巢癌家族的妇女应行 BRCA1 和 BRCA2 的检测，阳性者可行预防性卵巢切除，而阴性者定期随访。

③ 无卵巢癌家族史的妇女：对于此类妇女因其他良性疾病需行盆、腹腔手术时是否应同时行预防性卵巢切除至今仍有争议。有研究发现 40 岁以上的妇女若在第一次子宫切除术时同时预防性切除卵巢，可降低 5.2％的卵巢癌的发生率。此外，预防性卵巢切除还可预防残留卵巢综合征的发生，消除因卵巢其他良性病变而再次手术的可能，从而提高患者的生活质量。但反对者认为，卵巢为女性重要的生殖及内分泌器官，即使在绝经后，卵巢也仍保有部分内分泌功能。预防性卵巢切除使雌激素及雄激素水平下降，导致一系列围绝经期症状的发生，影响患者的生活质量，严重者甚至可能导致预期寿命的缩短。即使施行预防性卵巢切除，术后仍有发生原发性腹膜癌的可能。

总之，是否行预防性卵巢切除应综合考虑患者的绝经及生育状况、家族史、基因筛查结果、激素替代治疗及其他治疗方法、手术风险、患者的意愿等。其中,患者的绝经情况和生育情况是最终的决定因素,医师应重点考虑患者的态度。

2) 卵巢癌的二级预防

(1) 筛查手段的选择与局限

① 病史询问及盆腔检查

这是发现疾病最重要也是最基本的手段。在询问病史时应特别重视是否存在高危因素,如患者的年龄,是否存在未婚、晚婚、不育、少育、使用促排卵药物或激素替代治疗,是否有乳腺癌、子宫内膜异位症等病史,家族中是否存在卵巢癌、乳腺癌、子宫内膜癌患者等。有人将"40～60 岁、卵巢功能障碍、胃肠道症状"称为"卵巢癌三联征",是卵巢癌早期警戒的指标。盆腔检查包括双合诊及三合诊,简便易行,并且可同时行宫颈细胞学检查,是目前应用最广泛的卵巢癌筛查方法之一。若盆腔检查发现幼女卵巢增大或绝经后扪及卵巢或原先疑诊为卵巢良性肿瘤者包块在短期内迅速增大、固定、变硬等,应高度怀疑卵巢恶性肿瘤。

② 肿瘤标记物

卵巢肿瘤相关标记物包括上皮肿瘤相关标记物和生殖细胞肿瘤相关标记物。常用的有 CA125、HE4、AFP、CA199、CEA 等,可将多种肿瘤标记联合检测。

③ 影像学检查

超声是目前应用最为广泛且相对简单的方法,对盆腔包块的诊断及鉴别诊断有重要价值。经阴道超声观察组织结构清晰,可以较准确地显示卵巢的大小及形状,有利于发现微小病灶,并且无须膀胱充盈,有利于急诊情况下的探察,无创伤性,在探查卵巢早期癌变的形态学改变中具有较大价值。卵巢癌新生血管的形成在彩色多普勒血流显像中表现为血流阻力降低,是肿瘤发生的早期阶段的重要指标,常用脉冲指数(P)和阻力指数(RI)作为衡量指标,为鉴别肿瘤的良、恶性提供参考,进一步提高筛查的特异性。CT 扫描及磁共振成像可清晰地显示肿块、腹水及淋巴结转移,用于鉴别肿块的性质、毗邻关系以及判断肿瘤的分期。

(2) 筛查的策略及思考

目前尚未发现卵巢癌筛查单一、实用、敏感性和特异性兼具的方法。大多数学者认为,应根据患者的年龄、家族史,结合盆腔检查、CA125 及阴道超声检查等方法提高早期卵巢癌的诊断率。经阴道超声及血清 CA125 是筛查的主要方法。目前主要有 3 种策略:①经阴道超声作为一线方法,如有异常发现则定期复查 B 超;②CA125 作为一线方法,对于 CA125 升高者,经过 CA125 的连续测定,并计算接受筛查者的卵巢癌危险,对高风险者采用阴道超声作为二线方法;③对于高危人群,同时使用 CA125、HE4 和阴道超声检查作为一线方法。目前关于筛查的间隔时间,学术界尚存在争论,总的来说应根据患者的年龄及高危情况而定,目前多数学者认为筛查间隔应每年 1 次。

由于卵巢位于盆腔深部,且早期症状缺乏特异性,故多数患者就诊时已近晚期,治疗效果极差,如何做到卵巢癌的早期诊断是妇科肿瘤专家关心的课题。目前,国内外专家正致力于找出兼具敏感性和特异性的肿瘤标记物以及制定卵巢癌筛查的规范,以利于卵巢癌的早期诊断和治疗。对于卵巢占位性病变,除瘤样改变需短期随访外,其余卵巢肿瘤一律建议手术治疗。尤其对发现于绝经后或伴有消化道症状者,应通过肿瘤标志物和影像学等检查,必要时行腹腔镜检查明确诊断,有恶性征象时及早手术,切忌盲目观察随访。手术目的:①明确诊断;②切除肿瘤;③恶性肿瘤进行手术病理分期;④解除并发症。术中应剖检肿瘤,必要时作冰冻切片组织学检查以明确诊断。卵巢良性肿瘤可在腹腔镜下手术,而恶性肿瘤一般采用经腹手术。卵巢恶性肿瘤患者术后应根据其组织学类型、细胞分化程度、手术病理分期和残余灶大小决定是否接受辅助性治疗,化疗是主要的辅助治疗手段。

腹腔镜手术由于其损伤小、恢复快的优点,在妇科临床上得到了广泛的应用。腹腔镜可以直视盆、腹腔脏器,明确盆腔包块的性质和来源,并且可以在直视下取腹水、腹腔冲洗液及活检以明确诊断。对于一些晚期患者,有盆、腹腔广泛播散,病灶与周围组织粘连、固定,解剖关系不清,不能进行满意的肿瘤细胞减灭术,或者患者的一般情况差,大量腹水,不能耐受手术的情况下,可在腹腔镜下取得恶性肿瘤的证据,以便于先期化疗。对于不明性质的盆腔肿块,应尽早行腹腔镜检查明确诊断,以免延误治疗或使患者接受过度治疗。即使临床已经怀疑卵巢恶性肿瘤,仍可通过腹腔镜确诊而不应成为腹腔镜检查的禁忌。对于仅有 CA125 升高而腹、盆腔 B 超及 CT 均未发现异常的患者,也可应用腹腔镜检查以明确诊断。腹腔镜检查用于卵巢癌的诊断的最大争论在于,腹腔镜下活检可人为导致肿瘤破裂而致临床期别升高。

近年来,妇科肿瘤学家对腹腔镜在卵巢癌分期手术中的价值做出了积极的探索。认为腹腔镜在卵巢癌分期中的作用主要有以下几点:①有利于发现上腹部尤其是横膈的转移病灶。卵巢癌的主要转移方式为盆腹腔各脏器表面的广泛种植,横膈和肝表面是卵巢癌主要的种植部位。剖腹探查时,由于各种原因,往往无法发现横膈和肝表面的微小转移病灶,从而导致分期较低,处理不足,并且不利于预后的判断。腹腔镜可贴近组织,借助强光源仔细观察,并且具有放大作用,因此更有利于发现横膈、肝胆、胃底及大网膜的微小病灶。②腹腔镜下采集腹腔冲洗液有利于卵巢癌的准确分期。腹腔液是卵巢癌转移到盆腹腔其他脏器的媒介物,腹腔镜能在直视下作较大的腹腔冲洗,尤其是肝曲、脾曲、横膈等较隐蔽的部位,并且可以避免血液污染,从而提高腹腔冲洗液的阳性率,为卵巢癌的准确分期提供依据。

3）卵巢癌的三级预防

卵巢癌初次治疗原则是手术为主,辅以化疗等综合治疗。

(1) 手术治疗

手术是治疗卵巢癌的主要手段。早期患者应行全面手术分期。手术分期是用来评价疾病严重程度的最准确方法,同时手术也具有治疗作用。术中要尽可能切除所有肉眼可见的病灶(R0 切除)。国外学者曾有研究表明,残余病灶小于或等于 5 mm 的患者的存活时间是 40 个月,而残余病灶小于 1.5 cm 的患者可存活 18 个月,残余结节大于 1.5 cm 的患者可存活 6 个月。术中不管发现的是显微镜下还是肉眼肿物,只要卵巢癌的诊断明确,就应该进行手术分期。分期手术包括以下内容:需要行保守手术时行单侧附件切除,否则,行经腹全子宫切除术加双侧附件切除术;收集腹腔积液,若没有腹腔积液,则收集腹腔冲洗液;对腹腔内表面和内脏进行系统的探查,结肠下网膜切除术和后腹膜区域的探查伴盆腔及主动脉旁淋巴结取样。

对于年轻、希望保留生育功能的早期患者需考虑其生育问题,指征为:①对于年轻有生育要求的生殖细胞肿瘤患者,无论期别早晚均可实施保留生育功能手术。②对上皮性卵巢癌患者,需同时满足以下条件:年轻,渴望生育,无不孕不育因素,分化好的 IA 期或 IC 期;子宫和对侧卵巢外观正常;有随诊条件。完成生育后视情况可能需再次手术切除子宫及对侧附件。对于晚期卵巢癌患者行肿瘤细胞减灭术(cytoreductive surgery),也称减瘤术(debulking surgery),是对晚期患者施行的一种尽最大努力切除原发灶及一切转移病灶,使残余癌灶直径达到理想状态的手术过程。手术的目的是尽可能切除所有原发灶和转移灶,使残余肿瘤病灶达到最小,必要时可切除部分肠管、膀胱、脾脏等脏器。目前美国妇科肿瘤组织(GOC)临床实验采用的标准为<1 cm。若最大残余灶直径小于 1 cm,称满意或理想的肿瘤细胞减灭术。对于经评估无法达到满意肿瘤细胞减灭术的 ⅢC、Ⅳ 期患者,在获得明确的细胞学或组织学诊断后可先行最多 3 个疗程的新辅助化疗,再行中间型细胞减灭术(interval debulking surgery),手术后继续化疗。

卵巢癌的新辅助化疗(neoadjuvant chemotherapy,NACT)是指在明确卵巢癌诊断后,选择有效的化疗方案行几疗程新辅助化疗后再行肿瘤细胞减灭术。一般 2~4 疗程。新辅助化疗可以减少肿瘤负荷,为理想的肿瘤细胞减灭术创造条件,提高手术质量,从而改善患者预后。

中间型肿瘤细胞减灭术对于一些晚期卵巢癌患者,初次不能完成理想的肿瘤细胞减灭术,可行几疗程化疗后再行肿瘤细胞减灭术。此外,对于一般情况差、不能耐受手术或经临床和影像学检查估计手术难度很大者,在获得恶性肿瘤的证据后,可先行 2~4 疗程的新辅助化疗后,待肿瘤得到部分控制,患者的一般情况改善后所行的肿瘤细胞减灭术也称为中间型肿瘤细胞减灭术。

(2) 化学药物治疗为主要的辅助治疗

因卵巢上皮性癌对化疗较敏感,即使已有广泛转移也能取得一定疗效。常用于术后杀灭有残留癌灶,控制复发,也可用于复发病灶的治疗。化疗可以缓解症状,延长患者存活期。暂无法施行手术的晚期患者,化疗可使肿瘤缩小,为以后手术创造条件。

化疗是指首次肿瘤细胞减灭术后的化疗。常用化疗药物有顺铂、卡铂、紫杉醇、环磷酰胺、阿霉素和氟尿嘧啶等。多以铂类药物和紫杉醇为主要的一线化疗药物,常用联合化疗方案。根据病情可采用静脉化疗或静脉腹腔联合化疗。腹腔内化疗不仅能控制腹水,又能使小的腹腔内残存癌灶缩小或消失。其优点在于药物直接作用于肿瘤,局部浓度明显高于血浆浓度,不良反应较全身用药轻。应用顺铂进行腹腔内化疗时要同时静脉水化,化疗疗程数一般为 6~9 个疗程。

目前,随着新技术和新型药物的不断出现,各类抗肿瘤血管药(包括贝伐珠单抗、小分子络氨酸激酶抑制剂)、PARP 酶抑制剂(尼拉帕尼、奥拉帕尼等)以及免疫治疗已在快速进入临床实践中并获得较好结果。

(3) 放射治疗

某些肿瘤对放疗非常敏感(如无性细胞瘤),对于残余瘤或淋巴结转移可行标记放疗,移动式带形照射(moving stripe radiation)亦可选用,放射性核素(^{32}P)适于腹腔内灌注。放疗为卵巢癌手术和化疗的辅助治疗。

(4) 随访与监测

① 术后随访间隔

第 1~2 年,每 2~4 个月 1 次。第 3~5 年,每 4~6 个月 1 次。5 年后,每 6~12 个月 1 次。

② 随访内容

ⅰ. 询问症状,并进行体检。ⅱ. 检测 CA125 或其他初诊时升高的肿瘤标志物。ⅲ. 根据临床需要,完善胸部、腹部及盆腔 CT 或 MRI 或 PET-CT 检查。ⅳ. 根据临床需要,进行血常规及生化检查。ⅴ. 遗传风险评估与遗传咨询(如既往未开展)。

(5) 疗效评定

① 复发征象

ⅰ. 盆腔检查发现肿物;ⅱ. 腹部检查发现肿物;ⅲ. 腹水出现并找到癌细胞;ⅳ. 肺部阴影;ⅴ. 淋巴转移;ⅵ. 影像检查(X 线、CT、MRI、B 超)及核素显像有阳性发现;ⅶ. 二次探查术或腹腔镜检查发现复发灶,并经病理学检查证实,腹腔冲洗液瘤细胞阳性;ⅷ. CA125、HCG、AFP 转阳性。

② 评价标准

ⅰ. 手术切净肿物,临床已无可测量的观察指标:a. 缓解:临床上未发现上述复发标准;b. 复发:符合复发的诊断标准。

ⅱ. 手术未切净肿块,临床仍有可测量观察指标:a. 缓解:肿瘤完全消失,标志物恢复正常达 3 个月以上;b. 进展:残留肿瘤生长超过原来肿瘤体积的 50%。

(6) 卵巢交界性肿瘤或低度潜在恶性肿瘤的处理

卵巢交界性肿瘤占卵巢上皮性瘤的 9.2%~16.3%,Ⅰ 期为主,占 50%~80%,其中主要是黏液性,而Ⅲ期中则主要是浆液性。患者发病年龄较轻,平均 34~44 岁,合并妊娠者占 9%。卵巢交界性肿瘤是一类性质较为特别的卵巢肿瘤,具有下列特点:①易发生于生育年龄的妇女;②常为早期,Ⅰ~Ⅱ期患者占 80%;③在临床上有一定的恶性上皮卵巢癌的组织学特征,但缺少可确认的间质浸润,恶性程度较低;④对化疗不敏感;⑤多为晚期复发;⑥复发多为卵巢交界瘤。

根据上述特点,通常可切除一切侧附件而保留生育功能,对于Ⅰ期患者可不进行分期手术,术后多不需要用化疗。交界性卵巢肿瘤双侧的发生率为 38%。对于双侧交界性卵巢肿瘤,只要有正常卵巢组织存在,也可进行肿瘤切除而保留生育功能。期别较晚的交界性卵巢肿瘤如无外生乳头结构及浸润种植也可考虑保留生育功能手术治疗。

① 处理原则：手术为交界性肿瘤的最重要、最基本的治疗，手术范围视患者年龄、生育状况及临床分期而定。ⅰ. 早期、年轻、有生育要求者：切除患侧附件，对侧剖探，腹腔冲洗液细胞学检查及腹膜多点活检，保留生育功能。ⅱ. 晚期、年龄大或无生育要求者：行全子宫及双侧附件切除、大网膜、阑尾切除或实行肿瘤细胞减灭术。

② 原则上不给予术后辅助化疗，但亦有资料表明，对期别较晚、有浸润性种植和DNA 为非整倍体的卵巢交界性肿瘤，术后也可实行 3～6 个疗程正规化疗（方案通过卵巢上皮癌）。辅助化疗能否减少复发，提高患者生存率还有待证实。

③ 预后与复发交界性瘤恶性程度低，预后好，复发晚，复发率随时间推移而增加。交界性瘤复发，绝大多数病理形态为交界性，再次手术仍可得到较好结果。

（7）早期卵巢上皮性癌的处理

手术是早期卵巢上皮癌最基本也是最重要的治疗手段，通过手术早期卵巢上皮癌可以分为低危和高危两大类。低危组包括所有 FIGO ⅠA 和ⅠB 期肿瘤分化好的患者，预后良好。对这类患者的治疗，全面的分期手术是最重要的，术后大部分患者不需要进一步治疗，90%以上患者可长期无瘤存活。高危组包括所有ⅠA 和ⅠB 中分化到低分化的癌，以及ⅠC 期的肿瘤和所有卵巢透明细胞癌，患者预后不良。有高危因素的患者，30%～40%有复发的危险，25%～30%在首次手术后 5 年内死亡。这些患者在全面手术分期结束后，还需要进行辅助治疗，建议 TC 化疗 3～6 个疗程。

早期卵巢上皮癌与复发有关的高危因素有：①肿瘤破裂或包膜不完整；②卵巢表面有肿瘤生长（ⅠC）；③中分化或低分化肿瘤（G2、G3）；④透明细胞癌；⑤肿瘤与周围组织粘连；⑥腹腔冲洗液阳性；⑦卵巢癌外转移。

（8）复发性卵巢癌的处理

目前，国内外对于复发性卵巢癌的定义尚存有争议。国外将所有治疗无效的患者均定义为复发。按照肿瘤的发展规律，复发的定义应为肿瘤达到缓解后一段时间再次出现。经过会议讨论，提出复发和未控两个概念。复发（recurrence，relapse）是指经过满意的肿瘤细胞减灭术和正规足量化疗后达到临床完全缓解，停药半年后临床上再次出现肿瘤的征象。未控（failure of treatment）指虽然经过肿瘤细胞减灭术和正规足量的化疗，但肿瘤仍进展或稳定，二次探查手术发现残余灶，或停药半年之内发现复发证据。卵巢癌复发的证据包括：①CA125 水平升高；②体格检查发现肿块；③影像学检查发现肿物；④出现胸腹水；⑤出现不明原因的肠梗阻。凡出现上述中的两项或以上者，均应考虑肿瘤复发。复发的诊断最好有病理学证据支持。为了正确合理地治疗卵巢癌以及客观评价不同单位的治疗效果，GOG 建议将复发性卵巢癌分为：

① 化疗敏感型：初次采用以铂类为基础的化疗并已获临床证实的缓解，停用化疗 6个月以上才出现复发病灶。

② 化疗耐药型：患者对初次化疗有反应，但在完成化疗后相对较短的时间即 6 个月以内出现复发，应考虑对铂类药物耐药。

③ 顽固型/持续性卵巢癌：是指已经完成初次化疗并明显缓解，但存在残余病灶的患者。例如，CA125 持续高水平、体格检查或影像学异常、二次探查阳性的患者。

④ 难治型卵巢癌：是指初次化疗达不到部分缓解，包括在初次化疗期间，肿瘤稳定甚至不断进展的患者，大约占 20% 的病例。

复发性卵巢癌的处理原则：i. 铂类敏感复发患者，经评估能再次满意切除者（R0 切除），推荐二次（再次）细胞减灭术。此类患者复发灶多为孤立或寡转移灶，应无腹水，也无广泛的腹膜癌灶。ii. 铂耐药患者，通常不能从二次细胞减灭术中获益，在进行手术决策时应慎重选择和个体化考虑。iii. 按复发类型，并参考既往化疗史、毒性反应及残留情况选择挽救化疗方案。iv. 放射治疗应经过多学科会诊讨论决定。如不适合手术切除或存在手术禁忌证的局灶性复发，或存在脑、骨转移需姑息放疗的患者。

（9）卵巢恶性生殖细胞肿瘤的治疗

卵巢恶性生殖细胞肿瘤的治疗是手术（剖腹探查进行手术分期、保守性单侧卵巢切除、切除容易切除转移灶）和化疗（ⅠA 期的无性细胞瘤和ⅠA 期 G1 级的未成熟畸胎瘤除外）。保留生育功能是治疗的原则。

手术治疗：由于绝大部分恶性生殖细胞肿瘤患者是希望生育的年轻女性，常为单侧卵巢发病，即使复发也很少累及对侧卵巢和子宫，更为重要的是卵巢恶性生殖细胞肿瘤对化疗十分敏感。因此，手术的基本原则是无论期别早晚，只要对侧卵巢和子宫未受肿瘤累及，均应行保留生育功能的手术，即仅切除患侧附件，同时行全面分期探查术。对于复发的卵巢生殖细胞肿瘤仍主张积极手术。

化疗：恶性生殖细胞肿瘤对化疗十分敏感。根据肿瘤分期、类型和肿瘤标志物的水平，术后可采用 3～6 个疗程的联合化疗。常用化疗药物有博来霉素、依托泊苷、长春新碱、放线菌素 D、顺铂、环磷酰胺。

生殖细胞肿瘤最有效的化疗方案是博来霉素、依托泊苷和顺铂（BEP），所有的生殖细胞肿瘤，除了ⅠA 期 G1 级的未成熟畸胎瘤，都应该进行单侧卵巢切除术和手术分期，紧接着行 4～6 个疗程的 BEP 化疗。有肿瘤标志物升高的患者，化疗应持续至肿瘤标志物降至正常后 2 个疗程。ⅠA 期 G1 级未成熟畸胎瘤术后不需要进一步化疗。

放疗：为手术和化疗的辅助治疗。无性细胞瘤对放疗最敏感。对复发的无性细胞瘤，放疗仍能取得较好疗效。

随访和监测：内容包括盆腔检查、肿瘤标志物和影像学检查（CT、USG、PET）。术后 1 年，每个月 1 次；术后 2 年，每 3 个月 1 次；术后 3 年，每 6 个月 1 次；3 年以上者，每年 1 次。

（10）卵巢性索间质肿瘤的处理

卵巢性索间质肿瘤主要的治疗方式为手术和化疗。多数性间质肿瘤（如纤维瘤、泡膜细胞瘤、支持细胞瘤、硬化性间质瘤等）是良性的，应按良性卵巢肿瘤处理。有些是低度或潜在恶性的（如颗粒细胞瘤、间质细胞瘤、环管状性索间质瘤等），处理方案如下：

① 由于多数肿瘤是单侧发生，对于早期、年轻的患者可行单侧附件切除术及分期手术，保留生育功能。

② 对于期别较晚或已经完成生育的年龄较大患者,适合行全子宫双附件切除(TAH/BSO)进行手术分期,或行肿瘤细胞减灭手术。

③ 还没确定最佳的辅助治疗方案,仅在存在低度恶性转移灶和残余肿瘤的时候才有化疗的指征。可以使用 4~6 周期的 BEP、VAC(长春新碱、放线菌素 D 和环磷酰胺)或PAC(顺铂、多柔比星和环磷酰胺)。因为分化不良的或 Ⅱ 期及 Ⅱ 期以上期别的支持细胞-间质细胞肿瘤更有可能复发,所以术后需要行辅助化疗。

因为这类肿瘤多数具有低度恶性、晚期复发的特点,故应坚持长期随诊。

(11) 分子靶向治疗

① BRCA 基因突变和聚 ADP-核糖聚合酶(PARP)抑制剂

约 15% 卵巢癌(多为浆液性癌)与 BRCA1 或 BRCA2 基因突变有关。BRCA 突变患者对顺铂敏感性较高,有更长的生存期。对 PARP 抑制剂治疗高等级浆液性癌和 BRCA突变复发性肿瘤患者的临床研究发现,PARP 抑制剂一般单独用于维持治疗。除了BRCA 突变,卵巢癌其他生物标志物对于患者药物的选择也很重要。

② 抗血管生成治疗和有效的维持治疗

血管生成是肿瘤生长和肿瘤转移的基础。抑制血管生成能够抑制肿瘤的生长,阻止肿瘤转移。血管内皮生长因子(VEGF)可以靶向治疗,抑制新生血管生成。通过抗VEGF 抗体和 VEGF 受体酪氨酸激酶抑制剂,大部分细胞因子被抑制。随着分子靶向治疗的出现,人们对卵巢癌分子生物学机制的理解也越来越深入。位于 PI3K/Akt、Ras/Raf 和其他主要信号通路的下游的丝裂原激活的蛋白激酶(MAPK)在卵巢癌中被激活。同时,血管生成和细胞增殖有许多共同配体,其中包括成纤维细胞生长因子(FGFs)、血小板衍生生长因子(PDGFs)和 HGF/c-Met。这些分子靶点可能成为卵巢癌生物标志物。

③ 内分泌治疗及激素替代治疗

有研究发现大约 60% 的卵巢癌样本检测到了雌激素受体,但该病对雌激素不敏感。而内分泌药物(如他莫昔芬或来曲唑)则偶尔有效。妇科恶性肿瘤患者的激素替代治疗是一个重要问题。由于小于 50 岁的年轻患者已暴露于雌激素中,激素替代疗法一般是安全的。接受双侧卵巢切除术有较长生存期的年轻患者应该每 2~3 年接受骨密度测量并接受适当治疗。

4) 卵巢癌的四级预防

四级预防即临终关怀,包括临终前的姑息和对症治疗,又称为晚期的最佳支持治疗。

晚期卵巢癌患者病情继续恶化,接近生命终止的 3 个月,我们定为肿瘤终末期。手术、放疗或者化疗等常规的抗肿瘤方法对终末期患者已不适宜,或会造成更大伤害。因此,需要医护人员除对患者给予一定的医疗照护外,还要投入必要的人文关怀,即临终关怀。临终关怀的目的是缓解症状,让患者能够安详地走到终点,这也是对其亲人的宽慰。对于终末期患者,医护的主要目的是减轻或消除患者的躯体不适和精神负担。处理原则有以下几点:

（1）让患者舒适

改善和提高生存质量是护理终末期患者最基本的目的。通常的诊疗技术采取无创或微创手段,积极对症、支持治疗,尽可能提高患者的舒适度。

（2）精神安抚与鼓励

对疼痛与死亡的恐惧和无助感,常令患者情绪低落。患者及其家人在精神、心理方面的需求明显,这需要联合心理、宗教文化的支持,并且认识到躯体痛苦与情绪之间的联系而作适当处理。

（3）适当延长生存期

卵巢癌临终前的症状可能有以下几点:①过于消瘦、精神萎靡。由于卵巢癌晚期患者一方面精神状态差、机体免疫力极弱,导致摄取营养物质很有限,另一方面癌细胞又会从人体的脂肪、蛋白质中汲取营养成分,导致癌症晚期的患者过于消瘦。②腹部胀大、自主呼吸困难。大多数卵巢癌晚期的时候卵巢肿瘤细胞会扩散转移,癌性腹水不断渗出,导致患者腹部胀大,甚至难以自主呼吸。同时,难以自主呼吸也会影响睡眠。③食欲差。不论是卵巢癌晚期还是其他肿瘤晚期,患者的食欲都会很差,甚至不愿意进食、进水。卵巢癌患者营养供给可选择经口膳食与静脉营养疗法结合,尽量维持机体内环境稳定,延长生命。可通过中西医结合改善生存质量和进行适当抗癌治疗,能延长患者的生命周期。晚期患者的病情变化可能非常快,应使医护方案尽量完善,并与其家庭成员积极沟通,因为患者及其家属均可能面临着一定的身心痛苦。

第 5 节　祖国医学在卵巢癌预防中的作用

1）祖国医学对卵巢癌的认识

卵巢癌属于中医学"肠覃""癥瘕""癥积"等病证范围。中医虽没有卵巢癌之名称,但是类似该病的症状、体征及预后等论述十分丰富,如《灵枢·水胀篇》曰:"肠覃者,寒气客于肠外,与卫气相搏,气不得荣,因有所系,癖而内著,恶气乃起,息肉乃生。其始生也,大为鸡卵,稍以益大,至其成,如怀子之状,久者离岁,按之则坚,推之则移,月事以时下,此其候也。"《素问·骨定论》曰:"任脉为病……女子带下瘕聚。"《诸病源候论》曰:"症瘕者……若冷气入于胞络,搏于气血,血得冷,则涩……若积引岁月,人皆柴瘦,腹转大,遂致死。"《妇人大全良方》曰:"夫妇人积年血症块者……久而不瘥,则心腹两胁苦痛,害于食,肌肤羸瘦。"

中医辨证认为卵巢癌和卵巢恶性生殖细胞肿瘤的发病与女性的生理特点息息相关。《内经·素问·上古天真论》天癸学说阐明了女子生理生育功能与肾的阴阳虚实变化相关。卵巢癌和卵巢恶性细胞肿瘤也属于激素依赖性肿瘤,雌性激素水平增高也是肾虚火弱的表现。因此卵巢癌的发病机理主要有以下三方面:

① 首先与"肾"关系最为密切:肾为先天之本,藏有形之精,内寓肾阴肾阳,主导繁衍

生殖,并有其天然的生理规律。如当婚不婚、当孕不孕,或滥用内分泌激素药物,或有先天不足、遗传因素等,致使肾之阴阳平秘失衡,肾火虚损,肾阴过盛。再受肝郁、外邪侵袭等因素,从而造成卵巢恶性病变。

② 其次与"肝"有关:肝属木,肝肾同居下焦,肝之经脉与冲、任、带脉、胞宫相系。女子以肝为先天,女子情志不遂则肝失调达,肝经带脉运行不畅,气血循行受阻,以致气滞血瘀,复受寒、热、痰、诸邪侵袭,恶气乃生而成肿瘤。

③ 最后与寒热痰湿、瘀、毒等邪气有关:寒气入侵,血脉则凝滞而成肿块,或为下焦湿热,瘀毒内聚,而成五色带下,恶臭难闻。在诸邪之中以痰、湿相互为患又较为突出,以致常常形成腹腔、胸脾盆腔积液等变化,危害甚重。

2) 卵巢癌的辨证论治

(1) 肝郁血瘀证

患者症见情志忧郁,胸胁胀满,少腹包块,坚硬不移,隐隐作痛,夜间痛甚,面色黧黑,月经不调,舌苔薄,舌质青紫或有瘀斑,脉细涩或细弦。治法当以疏肝活血为主。方选柴胡疏肝饮、逍遥散加减。常用中药有柴胡、赤芍、白芍、当归、郁金、丹皮、丹参、香附、乌药、延胡索、川楝子、泽兰、失笑散、川芎、桃仁、红花、三棱、莪术等。

(2) 水湿痰蕴证

患者症见腹水膨胀,痞满隐痛,下腹包块,坚硬不移。食后腹胀更甚。或伴呕吐痰涎,面浮肢肿,神疲乏力。舌淡苔白或白腻,脉沉细或濡滑。治法当以利湿消痰为主。方选实脾饮、星蒌半夏涤痰汤加减。常用中药有党参、猪苓、茯苓、木瓜、白术、苍术、车前子、木香、大腹皮、海藻、郁金、昆布、山慈姑、夏枯草、泽泻、瞿麦、胆南星、制半夏、陈皮、全瓜蒌等。

(3) 湿热蕴结证

患者症见少腹肿块,作胀疼痛,腹部膨隆,或有腹水,大便干结,小便短赤,五色带下,恶臭难闻。舌质红,苔黄腻,脉弦滑。治法当以清化散结为主。方选四妙丸、知柏地黄丸、丹栀逍遥散加减。常用中药有薏苡仁、土茯苓、黄檗、知母、苍术、牛膝、车前子、龙葵、泽兰、泽泻、青皮、苦参、椿根皮、败酱草、半枝莲、大腹皮、山药、生地黄等。

(4) 肾虚火弱证

患者症见虚胖体弱,畏寒怕冷,头昏无力,腰膝酸软,腹部包块,腹胀有水,白带稀薄,或贫血消瘦。舌苔薄白,舌质淡,脉细无力。治法当以益肾助火为主。方选右归饮、金匮肾气丸加减。常用中药有熟地黄、淫羊藿、仙茅、鹿角片、山萸肉、党参、黄芪、白术、猪苓、茯苓、制附片、肉桂、山药、大腹皮、苍术、杜仲、泽泻、车前子、补骨脂、泽兰等。

(5) 临证加减

腹水明显者加黄芪、泽兰、猪苓、茯苓、大腹皮、薏苡仁、车前草、葶苈子、泽泻、商陆、姜黄等;肢体水肿加泽泻、车前子、防己、木瓜等;白细胞、血小板减少者加鸡血藤、绞股蓝、黄芪、仙鹤草、补骨脂、阿胶、当归、地榆等；贫血显著加阿胶、黄芪、桑葚子、桑寄生、当归、熟地黄、白芍等；瘀血显著者加当归、川芎、赤芍、桃仁、红花、三棱、莪术、鸡血藤、土鳖虫、八月札、蜂房等；白带量多加苍术、黄柏、苦参、土茯苓等；黄带增多加椿根皮、墓头回、败酱草等。

参考文献

［1］Torre L A，Trabert B，DeSantis C E，et al. Ovarian cancer statistics，2018[J]. CA：A Cancer Journal for Clinicians，2018，68(4)：284-296.

［2］刘杰，颜玮，徐艳，等. 2015 年中国卵巢癌发病与死亡分析[J]. 中华肿瘤防治杂志，2021，28(6)：407-411.

［3］Coburn S B，Bray F，Sherman M E，et al. International patterns and trends in ovarian cancer incidence，overall and by histologic subtype[J]. International Journal of Cancer，2017，140(11)：2451-2460.

［4］Peres L C，Schildkraut J M. Racial/ethnic disparities in ovarian cancer research[J]. Advances in Cancer Research，2020，146：1-21.

［5］Eisenhauer E A. Real-world evidence in the treatment of ovarian cancer[J]. Annals of Oncology，2017，28：viii61-viii65.

［6］Morand S，Devanaboyina M，Staats H，et al. Ovarian cancer immunotherapy and personalized medicine[J]. International Journal of Molecular Sciences，2021，22(12)：6532.

［7］Webb P M，Jordan S J. Epidemiology of epithelial ovarian cancer[J]. Best Practice & Research Clinical Obstetrics & Gynaecology，2017，41：3-14.

［8］Rojas V，Hirshfield K M，Ganesan S，et al. Molecular characterization of epithelial ovarian cancer：Implications for diagnosis and treatment[J]. International Journal of Molecular Sciences，2016，17(12)：E2113.

［9］Gupta S，Nag S，Aggarwal S，et al. Maintenance therapy for recurrent epithelial ovarian cancer：Current therapies and future perspectives - a review[J]. Journal of Ovarian Research，2019，12(1)：103.

［10］Dong X，Men X，Zhang W，et al. Advances in tumor markers of ovarian cancer for early diagnosis[J]. Indian Journal of Cancer，2014，51(Suppl 3)：e72-e76.

［11］Yang C，Xia B R，Zhang Z C，et al. Immunotherapy for ovarian cancer：Adjuvant，combination，and neoadjuvant[J]. Frontiers in Immunology，2020，11：577869.

［12］Orr B，Edwards R P. Diagnosis and treatment of ovarian cancer[J]. Hematology/Oncology Clinics of North America，2018，32(6)：943-964.

第 19 章

子宫内膜癌的预防

《第 1 节　子宫内膜癌的流行病学》

子宫内膜癌(endometrial carcinoma，EC)是女性生殖系统常见的三大恶性肿瘤之一，在中国居女性生殖系统恶性肿瘤的第二位，在发达国家居首位。其在美国女性患癌排名中居第四位，仅次于乳腺癌、肺癌和大肠癌。随着我国社会经济结构的变化，我国人群饮食及生活习惯的改变，以及内分泌和代谢性疾病罹患人群的增加，子宫内膜癌也开始呈现发病率增高及年轻化的趋势，每年约有 5 万新发病例，1.8 万死亡病例。据 2019 年国家癌症中心统计，中国子宫内膜癌发病率为 10.28/10 万，死亡率为 1.9/10 万。

1) 子宫内膜癌的地区分布特点

据报道，子宫内膜癌患者以城镇妇女为主，城镇子宫内膜癌的发病率是同期农村发病率的 3~10 倍。亦有国内文献研究证实，我国子宫内膜癌的发病率总体表现为城镇高于农村。导致这一变化的综合原因可能与社会、经济及生活环境因素等有关。城镇人群内分泌及代谢性疾病(肥胖、高血压、糖尿病及高血脂等)的发病率高于农村，且生活压力可能比农村大，从而影响疾病的发生发展。子宫内膜癌在美国、欧洲等发达地区，目前已接近新发妇科恶性肿瘤的 50%，2015 年美国子宫内膜癌的新发病例 54 870 例，死亡病例 10 170 例。近 20 年，英国的子宫内膜癌发病率上升 1.5 倍，美国同期子宫内膜癌的发病率和死亡率分别升高 1.1% 和 0.3%。在日本，近 20 年来子宫内膜癌与子宫颈癌的比例由 1∶9 到现已接近 1∶1。其发病率在世界范围内仍持续上升，45 岁以下患者有增多趋势。中国肿瘤登记的数据表明，子宫内膜癌发病率明显高于子宫颈癌，已成为发病率最高的女性生殖道恶性肿瘤。

2) 子宫内膜癌的种族分布特点

白人和黑人患子宫内膜癌的发病率和存活率有明显差异，白人患子宫内膜癌的风险高但治疗效果较好。黑人的发病率为 14.8/100 万，5 年生存率为 55%，而白人的发病率为 22.3/100 万，5 年生存率为 84%。杜克大学医学中心研究发现，黑人患者预后差的主要原因是不同人种之间子宫内膜癌生物学行为方面的差异:黑人与白人在子宫内膜癌发病年龄上无差异(68 vs 66 岁),但黑人组织分化差的较多,低分化癌在黑人和白人之间的比例分别为 49% 和 18%,晚期病例在黑人和白人中的比例为 51% 和 19%,非子宫内膜样腺癌在黑人和白人中的比例为 12% 和 38%,黑人患者发生盆腔淋巴结和腹主动脉旁淋巴结转移的比例也高于白人患者。

亚洲人和亚裔美国人的子宫内膜癌发病率低于美国白人,但两者的预后有很大差别。研究发现美国白人患者的 5 年生存率为 91%、黑人患者为 72%、亚太移民患者为 77%,后两者与白人相比生存率明显降低。因此,种族可能是一个独立的预后因素。

3) 子宫内膜癌的年龄分布特点

子宫内膜癌可发生于任何年龄,但好发于老年妇女,综合国内外的研究报道可以看出子宫内膜癌好发于中老年女性,多见于绝经后妇女。据统计,我国约 60% 的患者发病在 50 岁之后,有 15% 发病于≤40 岁。我国子宫内膜癌的好发年龄为 46~55 岁,发病中位年龄为 51 岁。据文献报道,各年龄段的子宫内膜癌发病率均有上升趋势,其中年轻妇女(<40 岁)发病率升高明显,有年轻化趋势。

第 2 节 子宫内膜癌可能的发病因素

目前认为有两种类型内膜癌。Ⅰ型即雌激素相关型,多见于年轻妇女,源于子宫内膜非典型增生,多为子宫内膜样癌,分化好,激素受体[雌性激素受体(estrogen receptor,ER)、孕激素受体(progesterone receptor,PR)]阳性,预后好;Ⅱ型为非雌激素相关型,多见于老年妇女,内膜多萎缩,PR、ER 阴性,为内膜自身恶变,其分化差,恶性程度高,预后差,多为特殊类型癌变。虽然子宫内膜癌发病的危险因素涉及范围很广,但这些因素最终可归结为无孕激素对抗的内(外)源性雌激素的过度刺激。月经、生育史、哺乳、避孕药、激素替代治疗、长期应用三苯氧氨、饮食和生活习惯等都与子宫内膜癌的发病有关。

子宫内膜非典型增生是子宫内膜癌的癌前病变已被公认,此外,肥胖、糖尿病、高血压、无排卵及多囊卵巢综合征等诸多因素是子宫内膜癌发病的高危因素也已被认识并被长期关注。

1) 雌激素因素

大多数研究发现初潮早、绝经晚与子宫内膜癌的危险性呈正相关,绝经年龄>52 岁者患子宫内膜癌的危险性为 49 岁前绝经者的 2.4 倍。另外,绝经前月经周期变短,患病的危险性增大,这与雌激素刺激频率增加有关。未育者患子宫内膜癌危险性增加 2~3倍,与不育相关的多囊卵巢综合征(PCOS)患者发生内膜癌的危险性约为同龄妇女的 4倍,在<40 岁的年轻内膜癌患者中,有 19%~25% 患 PCOS。雌激素替代治疗(ERT)与子宫内膜癌发生有关,应用 ERT 者发生内膜癌的危险性是未用 ERT 者的 3~4 倍,且与

雌激素剂量及用药时间有关。用药时间<1年者危险性增加40%，用药时间>10年者危险性可上升10倍以上。停药后患子宫内膜癌的危险性仍增加2倍左右，且持续时间>5年。长期联合使用口服避孕药能减少子宫内膜癌的危险性，并且这种保护作用在停药后还能持续长达20年。

子宫内膜癌的发生有两种机制，一种是激素依赖型（Ⅰ型），另一种是非激素依赖型（Ⅱ型）。子宫内膜增生的产生与雌激素持续作用而无孕酮拮抗密切相关。体内内源性或外源性雌激素的持续增多，造成子宫内膜腺体和间质的增殖性生长，此时若没有孕激素拮抗，子宫内膜就无法发生分泌期改变，结果导致子宫内膜增生。因此，凡是导致女性体内性激素（尤其是雌激素）升高的因素，如不排卵、多囊卵巢综合征、肥胖及有内分泌功能的卵巢肿瘤等都可成为子宫内膜增生发病的相关因素，这些因素与激素依赖型子宫内膜癌的部分发病因素是相同的，子宫内膜增生向恶性转化的结果也是Ⅰ型子宫内膜癌。

他莫昔芬（三苯氧胺）是选择性雌激素受体调节剂，具有抗雌激素的作用，主要与雌激素竞争雌激素受体而占据受体面积，同时他莫昔芬与雌激素受体结合能使雌激素受体丧失功能。在某些靶组织中他莫昔芬还表现出了部分雌激素样作用，这些作用有益于绝经后妇女的骨骼及心血管等系统，但是长期使用将引起体内无对抗性雌激素环境，从而也会引起子宫内膜细胞的增殖及肥大，导致子宫内膜癌风险增加。

2）肥胖

肥胖与子宫内膜癌的发生呈正相关性早已为临床共识，机体脂肪组织中的芳香化酶可将肾上腺分泌的雄烯二酮转化为雌酮，脂肪组织越多转化能力越强。同时，脂肪组织过多将增加雌激素的储存，其结果是造成血浆雌酮水平增高。这种游离的具有活性的雌酮增加，可能是子宫内膜癌的致癌因子或促癌因子。子宫内膜癌发生的危险性随着身体质量指数（body mass index，BMI）的增加而增加。在BMI为25～29之间的60～69岁的肥胖妇女中，发生子宫内膜癌的相对危险性是正常者的2倍多。体重超过正常15%的人群患子宫内膜癌的危险性增加3倍。

一般将肥胖-高血压-糖尿病称为子宫内膜癌三联征。但不同年龄阶段的肥胖对以后发生子宫内膜癌的危险的相关性有所不同。绝经前的肥胖，尤其从年轻时就肥胖是子宫内膜癌的高危因素，因为肥胖者常伴有相对的黄体期孕激素分泌不足或同时伴有月经不调甚至闭经。绝经后妇女体内雌激素主要源于脂肪组织中转化的雌酮，子宫内膜长期受到无孕激素拮抗的雌酮的影响，可导致子宫内膜的癌变，因此绝经后的肥胖明显增加了发生子宫内膜癌的危险性。成年各阶段的BMI均与子宫内膜癌的发生有关，在40～50岁年龄段患者体重超过正常15%时患子宫内膜癌的危险性增加3倍，年龄在20～30岁的患者减轻体重对患子宫内膜癌有保护作用。BMI大于29的妇女比BMI小于23的妇女患子宫内膜癌的风险大3倍，体重每增加5 kg，患子宫内膜癌的风险随之增加（OR=1.2）。

肥胖与子宫内膜癌危险性的关系还与胰岛素以及胰岛素样生长因子的代谢改变有关，尤其是胰岛素样生长因子的改变可以破坏子宫内膜细胞增殖、分化和凋亡间的正常平衡而诱发子宫内膜癌的发生。在调整了年龄和雌激素的因素后,对于没有接受激素治疗的患者胰岛素水平与子宫内膜样腺癌有关,而游离的胰岛素样生长因子-1 与其呈负相关,而且这两种情况在肥胖妇女中更明显,可见高胰岛素血症可能是子宫内膜样腺癌不依赖雌激素的一个独立危险因素。

3）糖尿病

糖尿病是子宫内膜癌的高危因素之一。挪威的研究者曾发表了对 36 761 名妇女长达 15 年的观察结果,发现糖尿病患者患子宫内膜癌的危险性是非糖尿病患者的 3 倍。

大多数子宫内膜癌患者伴发Ⅱ型糖尿病,Ⅱ型糖尿病产生高血糖,胰岛素代偿性增加导致高胰岛素血症,而胰岛素能使雄激素合成的信号传导途径亢进,同时胰岛素可以刺激卵巢产生雄激素,从而使血中雄激素水平增高,高雄激素通过肝或脂肪组织的芳香化酶作用生成雌激素,通过外周转化,进而使雌激素水平升高,直接或间接促进子宫内膜的增生,从而增加子宫内膜癌的发生危险。

胰岛素抵抗普遍存在于Ⅱ型糖尿病中,几乎占 90％以上,胰岛素样生长因子结合蛋白具有促增殖和抗增殖的作用,胰岛素可通过调节胰岛素样生长因子结合蛋白来控制有丝分裂的进程,胰岛素样生长因子结合蛋白的减少能抑制孕激素对子宫内膜的保护作用。有报道称胰岛素抵抗及胰岛素生长因子受体结合蛋白-1 的高表达与子宫内膜癌的发生有关。

脂联素是仅由脂肪细胞分泌的一种血浆激素蛋白,与胰岛素抵抗程度有关,比多肽激素的半衰期更长且循环水平不受禁食或口服摄取的影响。有研究显示,子宫内膜癌中脂联素水平处于最低区间,表明胰岛素抵抗与子宫内膜癌的发生有明显相关。血清低水平的脂联素与子宫内膜癌有独立相关性研究,提示胰岛素抵抗与子宫内膜癌的发生独立相关,同样胰岛素抵抗在非肥胖妇女的子宫内膜癌发生中也有重要作用。

4）高血压

高血压是子宫内膜癌的高危因素之一,同时也是垂体功能紊乱的一种表现。高血压患者患子宫内膜癌的危险性是血压正常者的 1.5 倍,其原因可能为垂体功能紊乱,同时垂体的促性腺功能异常,卵巢功能失常而不排卵,进而子宫内膜缺乏孕激素的作用而长期处于增生状态。绝大多数年龄小于 45 岁的子宫内膜癌患者多有肥胖,而且临床分期较早、病理分化较好、预后好,但是这部分患者如果伴有高血压病史往往预后不好。在没有高血压史的女性中,肥胖没有增加子宫内膜癌的危险,而在有高血压的患者中,相关的优势比达到 2.1。

5）无排卵、未孕和不孕

无排卵可导致子宫内膜长期接受雌激素的持续刺激而缺乏孕激素的对抗,引起子宫内膜的增生和癌变。

许多研究表明,未孕和未产是子宫内膜癌的高危因素,而妊娠和分娩具有保护效应,且这种效应随妊娠次数、分娩次数的增加而增加。有不孕不育史的女性可能由于缺乏怀孕时升高的孕激素对雌激素的对抗和调节作用,其子宫内膜长期受雌激素作用而易发生癌变。在年轻妇女子宫内膜癌患者中不孕不育占有相当高的比例,尤其是卵巢不排卵引起的不孕不育患子宫内膜癌的危险性明显升高。这些患者因不排卵或少排卵,导致孕酮缺乏或不足,使子宫内膜受雌激素持续性刺激。妊娠期间胎盘产生雌、孕激素,使子宫内膜发生相应的妊娠期改变。哺乳期由于下丘脑和垂体的作用,使卵巢功能暂时处于抑制状态,使子宫内膜免于受雌激素刺激。不孕不育者的子宫内膜则得不到此特殊时期的特别保护。患子宫内膜癌的年轻妇女中,多数是未婚未产者。子宫内膜癌患者中不育者占15%～20%,这些患者常有月经失调、无排卵或少排卵。与多育妇女比较,未婚、不育或少育妇女的子宫内膜癌发生机会较高,未孕者比生育一胎者患子宫内膜癌的危险增加1倍以上。

6) 卵巢病变

(1) 多囊卵巢综合征

多囊卵巢综合征主要的内分泌特征为雄激素、黄体生成素、胰岛素和胰岛素生长因子受体-1过多,以及促性腺激素比例的失调。这部分患者由于卵巢发育中的卵泡闭锁,不能形成优势卵泡,很多小卵泡不能发育成熟和排卵,却可以持续分泌雌激素,过多的雌激素主要是雌酮(E1),是雄烯二酮在颗粒细胞中转化的结果,而雌二醇(E2)处于卵泡期水平,使子宫内膜长期受到非对抗性雌激素的刺激作用,从而增加了患子宫内膜癌的风险。

长期无排卵或卵泡发育不佳引起黄体功能缺陷,而使子宫内膜处于高水平的、持续的雌激素作用之下,缺乏孕酮的调节,使子宫内膜不能发生正常的周期性脱落,导致子宫内膜发生增生性改变,甚至发展为子宫内膜癌。多囊卵巢综合征患者体内雄激素水平也比正常妇女约增高3～4倍,而雄激素可转换为雌酮,导致子宫内膜增生或增殖,进而发生非典型增生甚至子宫内膜癌。

近年许多代谢方面的研究表明,多囊卵巢患者存在胰岛素抵抗(insulin resistance,IR)。由IR引起的代谢性高胰岛素血症在多囊卵巢病生理改变中发挥重要作用,近年来胰岛素抵抗、高胰岛素血症与子宫内膜异常增生的病变关系已被重视。多囊卵巢患者体内高黄体生成素与高胰岛素血症和高雄激素血症能协同影响卵泡的发育,导致长期不排卵和卵泡发育不良,从而导致子宫内膜过度增生,甚至发展成子宫内膜癌。对长期闭经并有高胰岛素血症的PCOS患者的子宫内膜诊刮应引起重视,对早期检出子宫内膜不典型增生和子宫内膜癌有重要意义。

(2) 卵巢肿瘤

卵巢颗粒细胞瘤可以产生雌二醇,而子宫内膜腺癌的癌组织雌激素受体表达阳性,提示两者之间在发生、发展中的相关性。

卵巢肿瘤合并内膜癌的机会为4%(2.5%～27%),因为卵泡膜细胞瘤比颗粒细胞瘤有更强的雌激素刺激作用,所以前者合并内膜癌为后者的4倍。颗粒细胞瘤和卵泡膜细胞瘤并发子宫内膜癌的比例较高,卵泡膜细胞越多,肿瘤的内分泌活性越大,子宫内膜恶性病变机会越大。一般认为有内分泌活性的颗粒细胞和卵泡膜细胞瘤的患者中,45%合并子宫内膜腺囊型或腺瘤型增生过长,20%发生子宫内膜癌,纯卵泡膜细胞瘤并发子宫内膜癌的患者约为 25%。

7) 基因突变

子宫内膜增生进展为子宫内膜癌可能会发生某些基因的突变或表达的变化。美国学者的研究表明,IGF-I 受体(IGF-IR)的表达水平在增生的子宫内膜和子宫内膜癌中较增殖期子宫内膜明显增加,通过酪氨酸磷酸化作用的增加,该受体的激活随之增加。

他莫昔芬在体内的代谢主要靠细胞色素 3A4(CYP3A4),而 CYP3A4 * 1B 与他莫昔芬相关的子宫内膜癌有关,在接受他莫昔芬治疗且存在 CYP3A4 * 1B 等位基因的患者患子宫内膜癌的风险增加 3 倍。因此认为存在 CYP3A4 * 1B 等位基因并应用他莫昔芬的乳腺癌患者患子宫内膜癌的风险增加。长时间应用他莫昔芬能使肿瘤抑制因子 p53 基因失活,认为其可能在他莫昔芬相关的子宫内膜癌的发生中起重要作用。β-连环蛋白是一种多功能的蛋白质,它能够在细胞膜与 E-钙黏素组成 E-cad/cat 复合体,参与细胞之间的黏附,具有抑制肿瘤细胞侵袭和转移的作用;同时又可在细胞质(核)内聚集,作为核心元件介导 Wnt 信号传导通路从细胞外到细胞内的传递,促进肿瘤的增殖和转移,应用他莫昔芬后会出现 β-连环蛋白的过度表达,其在雌激素相关的 I 型子宫内膜癌的发病机制中起重要作用。

8) 不良生活习惯

长期雌激素刺激和肥胖是子宫内膜癌发病的高危因素,饮食变化可引起月经周期、血浆 PRL、血浆雌激素和尿雌二醇的改变,不良饮食习惯不仅可引起肥胖,还可能对内源性激素环境产生影响,进而影响子宫内膜癌的发生。

(1) 不同饮食类型的影响

已有很多研究报道了不同类型的食物对子宫内膜癌发病的影响,一般认为,高脂肪以及低碳水化合物、低纤维饮食可增加子宫内膜癌危险性,水果、蔬菜以及胡萝卜素可降低子宫内膜癌的患病危险,运动可减少血清雌激素水平。据报道,在调整了体质指数及能量摄入后,少动者子宫内膜癌的发病危险性增加。但也有许多结论不同的研究和报道,可能与这些研究没有设立对照以消除如肥胖和热量摄入等因素有关。McCann 等曾经报道了纽约地区的一项病例对照研究,包括 232 例子宫内膜癌患者并以 623 例健康妇女作为对照,调查内容包括饮食、生育史、肿瘤家族史、生活习惯和癖好、职业因素等,而年龄、糖尿病、高血压、初潮年龄、绝经年龄、吸烟、体重指数、应用口服避孕药和绝经后激素替代治疗等因素均为非饮食因素,在病例组和对照组中尽量达到平衡以消除他们对研究的影响,结果发现富含维生素 C、叶酸、β-胡萝卜素、叶黄素和玉米黄素等的食品可明显降低子宫内膜癌的发病风险。富含植物固醇、β-胡萝卜素和番茄红素的食品也可降低子宫内膜癌的发病风险。调整总热量后,发现蛋白质、纤维素、植物固醇、β-胡萝卜素、番茄红素、维生素 C 和叶酸均可降低子宫内膜癌的发病风险,其 OR 和 95%CI 分别为 0.4(0.2±0.9)、0.5(0.3±1.0)、0.6(0.3±1.0)、0.6(14±1.0)、0.6(0.4±1.0)、0.5(0.3±0.8)和 0.4(0.2±0.7)。该研究结果不寻常的发现是食物中的总热量、脂肪和胆固醇含量并不增加子宫膜癌的发病风险。频繁食用罐头水果和冷冻水果可增加子宫内膜癌的发病风险(OR:2.0,95% CI:1.1±3.4)。

(2) 碳水化合物对子宫内膜癌发病的影响

有证据表明胰岛素抵抗、慢性高胰岛素血症和糖尿病在子宫内膜癌的发生中起重要作用,肥胖易导致高胰岛素血症。通过脂肪组织中雄激素芳香化合成内源性雌激素,从而增加子宫内膜癌的风险。胰岛素也可作用于子宫内膜起到促进丝分裂和抗凋亡的作用,而餐后和平均的胰岛素水平与饮食中糖类的类型、数量和消化率直接有关。因此,饮食中糖的数量和类型可能与子宫内膜癌的发生有关。

已有很多研究报道了碳水化合物的摄入与子宫内膜癌发病的关系,这些研究主要是观察性的,通过问卷调查了解进食食物的情况。结果发现其间没有关系或可中度增加发病风险。而绝经状态、肥胖、锻炼、糖尿病和激素替代治疗应用等会影响观察结果,因此结果比较混乱。欧洲营养和肿瘤前瞻研究项目(The European Prospective Investigation into Cancer and Nutrition,EPICN)是迄今为止最大的关于食物中碳水化合物、血糖指数(glycemic index)和血糖负荷(glycemic load)与子宫内膜癌发病风险的前瞻性队列研究,应用血糖指数和血糖负荷可准确评估特定食物对血糖的影响。血糖指数反映特定碳水化合物对餐后血糖和胰岛素的影响,血糖负荷定量反映特定食物对血糖的影响,血糖指数是定性指标而血糖负荷是定量指标。研究收集了 1992—2004 年间 10 个欧洲国家(丹麦、法国、德国、希腊、意大利、挪威、西班牙、瑞典、荷兰和英国)中 23 个医疗中心的 288 428 名妇女的饮食和生活习惯有关的资料,研究期间发现 710 例子宫内膜癌。研究认为总血糖指数、食物中的淀粉和纤维与子宫内膜癌的发病无关,而总碳水化合物摄入、总血糖负荷和糖摄入可能与子宫内膜癌发病风险的增加有关,特别是从未用过激素替代治疗的妇女。

(3) 饮酒与吸烟

大量的流行病学研究显示,子宫内膜癌是一种激素依赖型肿瘤,没有孕激素拮抗的过量雌激素暴露是其主要的危险因素。有研究认为吸烟、饮酒有弱的抗雌激素效应,可降低子宫内膜癌的发病危险,但也有相反的报道。

《第 3 节　子宫内膜癌的临床表现及诊断依据》

1) 临床表现

(1) 症状

约 90%的子宫内膜癌患者有不规则阴道流血症状,年轻患者常表现为月经不规则,尤其会出现经期延长,经量明显增多。围绝经期患者可以表现为月经量增多、月经期延长、月经淋漓不尽、月经间期出血等。绝经后女性患者表现为阴道异常排液,可为浆液性或血性分泌物。有这些症状的妇女认识到此症状的重要性,一般有出血或排液就会去就诊。一些年老的妇女由于宫颈狭窄或闭锁,也可能并不出现出血,但可能有宫腔积血或积脓,也可能导致阴道排脓。

仅有 5% 以下的妇女无任何症状而诊断为子宫内膜癌。这些无症状的妇女通常是为了了解异常刮片结果而行进一步的检查时发现,也有时是因为其他原因如子宫脱垂而行子宫切除术时发现,或由于不相干的原因而行盆腔超声或 CT 检查时发现。如果在宫颈刮片检查时发现子宫内膜的恶性细胞,疾病可能已为晚期。

一些妇女有下腹胀感或不适,常提示可能子宫增大或子宫外播散。晚期患者可有下腹胀痛及痉挛样疼痛。因癌组织侵犯周围组织或神经可引起下腹及腰骶部疼痛。

(2) 体征

因大部分子宫内膜癌诊断时为早期,体检往往没有子宫增大等阳性体征。体格检查很少能显示内膜癌的证据。应特别留意常见的转移部位,外周淋巴结和乳房应仔细检查,腹部检查通常无特异性,除非在晚期肿瘤出现腹水、肝脏转移或大网膜转移。若肿瘤侵犯子宫颈内口,可导致子宫腔积血或积脓。

妇科检查中,阴道口、尿道周围、整个阴道或宫颈均应仔细观察和扪诊,应行三合诊了解子宫大小、活动度、附件有无肿块、旁组织情况以及后陷凹有无结节。

2) 临床分期

初次评估包括现病史、既往史、家族史、体格检查、影像学检查、子宫颈细胞学检查、子宫内膜活检等。通过子宫内膜活体组织病理学检查可以明确诊断,并进行初步的临床分期。

(1) FIGO 分期

目前子宫内膜癌的分期采用国际妇产科联盟(The International Federation of Gynecology and Obstetrics,FIGO)的分期(2018 年版),见表 19-1。

表 19-1 子宫内膜癌手术病理分期(FIGO,2018 年版)

Ⅰ期	肿瘤局限于内膜层
ⅠA	肿瘤浸润深度<1/2 肌层
ⅠB	肿瘤浸润深度≥1/2 肌层
Ⅱ期	肿瘤侵犯宫颈间质,但无宫体外蔓延
Ⅲ期	肿瘤累及浆膜层、附件、阴道或宫旁
ⅢA	肿瘤累及子宫浆膜和(或)附件(直接蔓延或转移)
ⅢB	肿瘤累及阴道和(或)宫旁组织(直接蔓延或转移)
ⅢC	盆腔淋巴结和(或)腹主动脉旁淋巴结转移
ⅢC1	盆腔淋巴结转移
ⅢC2	腹主动脉旁淋巴结转移伴(或不伴)盆腔淋巴结转移

续　表

IV期	肿瘤侵及膀胱和(或)直肠黏膜,和(或)远处转移
IV A	肿瘤侵及膀胱和(或)直肠黏膜
IV B	远处转移,包括腹腔内和(或)腹股沟淋巴结转移

(2) 病理分类

2020 年世界卫生组织(WHO)对子宫内膜癌病理学类型进行了修订,并整合了子宫内膜癌的分子分型。

① 子宫内膜癌主要病理学类型

病变多见于子宫底部,尤其两侧宫角更多见。其次是子宫后壁,根据病变形态及范围分为弥漫型、局限型。

病理分型:内膜样腺癌(80%~90%)、腺癌伴鳞状上皮分化、浆液性腺癌(1%~9%)、透明细胞癌、未分化癌、神经内分泌肿瘤、混合型癌(由一种以上的多种病理类型所组成,每种成分至少占 10%)。

分化程度分为 3 级:Ⅰ级(高分化,G1),Ⅱ级(中分化,G2),Ⅲ级(低分化或未分化,G3)。

② 子宫内膜癌分子分型

目前采用 TransPORTEC 分型,将内膜癌分为以下 4 种类型:ⅰ. POLE 超突变型;ⅱ. MSI-H 型(微卫星不稳定型)或错配修复系统缺陷(mismatch repair-deficient, dMMR)型;ⅲ. 微卫星稳定(microsatellite stability, MSS)型或无特异性分子谱(no-specific molecular profile, NSMP)型或低拷贝型;ⅳ. p53 突变型或高拷贝型。子宫内膜癌分子分型有助于预测患者预后和指导治疗。其中 POLE 超突变型预后很好,这类患者如果手术分期为Ⅰ~Ⅱ期,术后可考虑随访,不做辅助治疗。MSI-H 型预后中等,对免疫检查点抑制剂的治疗敏感,但目前的证据仅限于晚期和复发病例。MSS 型预后中等,对激素治疗较敏感,年轻患者保育治疗效果较好。p53 突变型预后最差,对化疗可能敏感。

3) 子宫内膜癌的诊断依据

(1) 具有高危因素的病史

子宫内膜癌多见于绝经后妇女(70%),围绝经期 20%~25%,<40 岁约 5%,发病与肥胖、雌激素持续增高相关的妇科疾病、代谢紊乱性疾病(糖尿病、高血压)、长期使用外源性雌激素以及癌家族史、多发癌及重复癌倾向者(乳腺癌、卵巢癌等)、Lynch Ⅱ综合征、遗传性非息肉样结肠直肠癌(HNPCC)等遗传因素相关,询问病史时应重视这些因素。

(2) 典型的临床症状

绝经后阴道异常出血,经期、围绝经期经量增多,阴道排出浆液性或血性分泌物,下腹疼痛及消瘦,下肢疼痛及贫血等其他症状。

(3) 体格检查

主要是妇科检查,排除阴道、宫颈病变出血及炎性感染引起的排液,早期盆腔检查多正常，晚期可有子宫增大、附件肿物。同时注意贫血及远处转移的相应体征。

（4）宫腔细胞学检查

子宫内膜诊刮术、分段诊刮病理学检查、宫腔镜检查、宫腔镜下活检明显优于诊断性刮宫。子宫内膜活检方式包括子宫内膜吸取活检、诊断性刮宫或宫腔镜下诊断性刮宫等。子宫内膜活体组织病理学检查是确诊子宫内膜癌的"金标准"。由于子宫内膜病变多灶性的特点，子宫内膜活检可能存在约 10% 的假阴性。如果临床高度怀疑子宫内膜癌，但子宫内膜活检未提示子宫内膜癌时，应考虑再次行诊断性刮宫或宫腔镜检查，以减少漏诊。

（5）影像学检查

术前的影像学检查可以了解子宫肌层浸润深度和腹膜后淋巴结状况，帮助制定诊疗方案。

① 超声检查是子宫内膜癌最常用的检查方法，盆腔超声可以初步了解子宫体大小、子宫内膜厚度、肌层浸润情况、附件有无占位等，经阴道彩超检查的准确性更高。

② 盆腹腔增强 MRI 或增强 CT 可用于评估子宫肿瘤累及范围、盆腹腔淋巴结及其他器官累及情况，首选增强 MRI，其对评估子宫内膜癌灶子宫肌层浸润深度和范围、子宫颈间质受累情况具有较高的特异性。

③ 对于有可疑远处转移的患者，推荐胸部 CT 扫描以及全身 PET-CT 检查。

（6）肿瘤标志物检测

目前，尚无特异敏感的肿瘤标志物可用于子宫内膜癌的诊断与随访。有子宫外病变的患者，糖类抗原 125（CA125）有助于监测临床治疗效果。但炎症或者放射损伤等因素也会引起 CA125 异常升高，而有些患者（如阴道孤立转移）的 CA125 可能并不升高。因此，在缺乏其他临床表现时，CA125 不能准确预测复发。人附睾蛋白 4（HE4）的检测对子宫内膜癌患者的诊断和预后预测可能有一定的参考价值。

第 4 节　子宫内膜癌预防的全程干预

1）子宫内膜癌的一级预防

开展防癌宣传教育，加强卫生医学知识宣传，对具有高危因素人群每年行阴道 B 型超声检查、内膜活检（25～35 岁有症状者）。口服避孕药（年轻妇女）可降低一般人群妇女患卵巢癌、子宫内膜癌的风险。最重要的是对有 Lynch 综合征的妇女应进行有关教育（如早期子宫内膜癌相关症状，进行内膜活检的重要性）。有高危因素的患者若有症状出现应行分段诊刮，并严密随访，力争早些发现和监测。重视围绝经期异常出血、阴道异常排液的高危妇女，要提高警惕，定期进行防癌检查，应首先排除子宫内膜癌。

治疗癌前病变，对子宫内膜有增生过长，特别是有不典型增生的患者，应积极给予治疗，严密随诊。疗效不好者及时手术切除子宫，无生育愿望或年龄较大者，可不必保守治疗,直接切除子宫。

有妇科良性疾病者,最好不采用放疗,以免诱发肿瘤。

严格掌握雌激素使用的指征,围绝经期女性使用雌激素进行替代治疗,应在医生指导下使用,同时应用孕激素以定期转化子宫内膜。

2) 子宫内膜癌的二级预防

根据肿瘤累及范围及组织学类型,结合患者年龄及全身情况制定适宜的治疗方案。

子宫内膜非典型增生:治疗中应重视患者年龄和内膜非典型增生的程度(轻、中、重度);年轻、未生育或要求保留子宫者,可采用激素治疗,密切随访;对 40 岁以上无生育要求者,若为中或重度非典型增生可切除子宫。

子宫内膜癌:子宫内膜癌的治疗已趋于以手术治疗为主,辅以放疗、化疗和激素等综合治疗。

影响子宫内膜癌预后的高危因素有非子宫内膜样腺癌、高级别腺癌、肌层浸润超过1/2、脉管间隙受侵、肿瘤直径大于 2 cm、宫颈间质受侵、淋巴结转移和子宫外转移等。应结合患者的年龄、全身状况和有无内科并发症等,综合评估选择和制定治疗方案。

(1) 手术目的

手术目的一是进行手术-病理分期,确定病变范围及预后相关因素,二是切除病变子宫及其他可能存在的转移病灶。分期手术(surgical staging)步骤包括:①留取腹腔积液或盆腔冲洗液,行细胞学检查;②全面探查盆腹腔,对可疑病变取样送病理检查;③切除子宫及双侧附件,术中常规剖检子宫标本,必要时行冰冻切片检查,以确定肌层侵犯程度;④切除盆腔及腹主动脉旁淋巴结。手术可经腹或经腹腔镜,切除的标本应常规进行病理学检查,癌组织还应行雌、孕激素受体检测,作为术后选用辅助治疗的依据。

(2) 术式选择

病灶局限于子宫体者的基本术式是筋外全子宫切除及双侧附件切除术,但对年轻、无高危因素者,可考虑保留卵巢。对于伴有高危因素者可同时行盆腔淋巴结清扫和腹主动脉旁淋巴结切除,也可以考虑前哨淋巴结绘图活检,以避免系统淋巴结切除引起的并发症。病变侵犯宫颈间质者行改良广泛性子宫切除、双侧附件切除及盆腔和腹主动脉旁淋巴结切除。病变超出子宫者实施肿瘤细胞减灭术,以尽可能切除所有肉眼可见病灶为目的。术前评估:子宫内膜样腺癌高分化(G1)、中分化(G2),MRI(或 CT)检查无宫颈及肌层受累,无可疑淋巴结转移者属低危组。腺癌低分化(G3),有深肌层或宫颈受累、可疑淋巴结转移,特殊病理类型如浆液性乳头状癌、透明细胞癌、未分化癌等属高危组。

NCCN 推荐,对病理学分期为 ⅠA,分化程度为高或中分化者,可以观察。病理学分期为 ⅠB、ⅡA(肌层浸润＞50％)期的高或中分化者,ⅠC、ⅡA(＞50％)、ⅡB 期、低分化的患者可直接再分期手术,也可选择影像学检查评估。

(3) 术后随访

大多数复发出现在手术治疗后 3 年内。因此,在手术治疗结束后的 2～3 年内,应每

3～6 个月复查 1 次,之后每半年 1 次,5 年后每年 1 次。

随访内容:①询问症状:有无阴道出血、血尿、血便、食欲减退、体重减轻、疼痛、咳嗽、呼吸困难、下肢水肿或腹胀等。②体格检查:每次复查时应特别注意进行全身浅表淋巴结检查和妇科检查。③CA125、HE4 检测。④影像学检查:可选择 B 超(腹部、盆部)、增强CT(胸部、腹部、盆部)或 MRI 检查,必要时行全身 PET-CT 检查。

3) 子宫内膜癌的三级预防

晚期患者采用手术、放射、药物等综合治疗。对于影像学评估病灶局限于子宫内膜的高分化的年轻子宫内膜样癌患者,可考虑采用孕激素治疗为主的保留生育功能的治疗方案。

(1) 手术治疗

手术是子宫内膜癌最主要的治疗方法,适用于无手术绝对禁忌证的所有患者。

子宫内膜癌的术前评估主要包括对病变性质和范围,以及对麻醉和手术风险的评估。确切的病理学诊断是决定对恶性肿瘤实施手术治疗以及确定手术范围最重要的依据。子宫内膜癌的病理学确诊应该包括对于病变的性质、组织学类型以及分化程度的评估。对病变性质的评估是决定手术治疗的基础。

子宫内膜癌传统的手术方式为全子宫加双侧附件切除术。根据 FIGO 分期的要求,术中应常规留取腹腔冲洗液,并探查盆腔和腹主动脉旁淋巴结,行必要的活检或切除术。在术中应该常规切开子宫标本,仔细检查病变的部位和肌层浸润的情况。

对局限于子宫的病变:NCCN 强调对所有早期病例的全面分期术。包括从横膈至盆腔的全面探查、全子宫加双侧附件切除、腹腔冲洗液的细胞学检查,以及盆腔和腹主动脉旁淋巴结切除。

对于可疑或大体宫颈受累:NCCN 推荐以宫颈的活检或 MRI 进一步明确诊断。实施根治性子宫切除＋双附件切除＋盆腔及腹主动脉旁淋巴结切除术。可以选择放疗后(A 点 75～80 Gy)行全子宫双附件切除＋腹主动脉旁淋巴结切除术。因禁忌证不能手术者,行盆腔外照射＋腔内放疗。

对于可疑子宫外的病变:NCCN 建议行 CA125 或影像学评价。对腹腔内病变,如腹水、网膜、淋巴结、卵巢以及腹膜等受累推荐手术治疗,包括全子宫加双侧附件切除、选择性盆腔和腹主动脉旁淋巴结切除、大网膜切除以及减瘤术。对累及阴道、膀胱、直肠或宫旁等的子宫外盆腔病变,推荐在盆腔＋腔内放疗后,根据情况决定是否手术治疗。对腹腔外病变,包括肝受累,推荐姑息性全子宫加双侧附件切除术,术后辅助治疗。

NCCN 推荐,对于非子宫内膜样癌,如浆液性乳头状腺癌及透明细胞癌,手术的范围同卵巢癌的分期术,实施最大限度的肿瘤细胞减灭术。对于初次手术未行全面分期术者的处理,在 NCCN 的推荐中,强调对所有病变局限于子宫和宫颈病例的盆腔和腹主动脉旁淋巴结切除,而不是随机的活检术。对Ⅲ期子宫内膜癌患者,由于阴道或宫旁浸润,在对转移病灶做全面检查后最好行盆腔外照射放疗。治疗完毕后,可对手术切除者行剖腹探查术。有盆腔外转移的患者,根据患者的不同情况,选用扩大放射治疗野、细胞毒药物全身化疗或者激素治疗。但是，如果Ⅲ期患者已被 B 超证实附件有包块或受侵犯，应该直接进行手术治疗而不做术前照射，目的是为了判断肿物的性质和进行手术病理分期。多数情况下可施行全子宫切除及附件切除术、大网膜切除和肿瘤细胞减灭术。目前比较一致的意见是：对于有肯定高危征象的病例推荐行系统性淋巴切除术。有深肌层浸润或影像学检查提示淋巴结阳性者，需探查腹膜后淋巴结并切除任何增大或可疑淋巴结。有增大的腹主动脉旁及髂总淋巴结、大块附件病灶及增大的盆腔淋巴结，浸润肌层全层的低分化肿瘤、透明细胞癌、浆液性乳头状癌及癌肉瘤等亚型者，推荐行主动脉旁淋巴结切除术。对远处转移的Ⅳ期患者，可行姑息性全子宫加双附件切除术，术后辅以放疗或激素治疗或化疗。

（2）放射治疗

子宫内膜癌放疗有两种形式，即腔内放疗和体外照射。腔内放疗需要有剂量参照点，因为近距离放疗剂量梯度下降大，必须以参照点作为给予剂量和判断剂量的标准。参照点应有临床意义，临床使用方便，有实用价值。子宫内膜癌腔内放疗采用两个参照点，即 A 点和 F 点，A 点即子宫颈癌腔内放疗的参照点（宫颈外口向上 2 cm，旁开 2 cm），代表着宫颈旁组织的耐受量。F 点位于 A 点同一轴线，于子宫中轴旁 2 cm，代表宫体肿瘤受量。A 点和 F 点的剂量比反映了剂量分布的情况，即适于子宫颈癌的剂量分布要求还是适于子宫内膜癌剂量分布要求，临床颇为方便。体外照射多以直线加速器实施。照射野多用全盆、四野及延伸野（照射主动脉区）。近年来发展起来的三维适形（3D-CRT）和调强照射（IMRT）可增加局部剂量及转移灶的剂量，但尚不能代替腔内放疗。

① 术前放疗

术前放疗有两种形式：术前腔内放疗和术前体外照射。

当前的术前腔内放疗以后装机实施。临床使用的后装机绝大多数为由电脑控制的带有计划系统和控制系统的多功能现代后装机。具有微型源，可行腔内、管道内及组织间放疗。放射源分为两大类，即 γ 线源及中子源。前者 ^{226} 镭被淘汰后主要为 ^{60} 钴、^{137} 铯和 ^{192} 铱衰变产生的 γ 线，而高强度的微型源为 ^{192} 铱；后者为 ^{252} 锎衰变产生的中子，中子后装机在我国从 20 世纪末至今已有 10 余台在临床使用，中子具有良好的生物效应，对氧的依赖性小，对子宫内膜癌治疗效果好。

术前腔内放疗剂量绝大多数采用全量放疗，目前国内后装机，临床常用剂量率多在 100 cGy/min 以下。

腔内治疗可每周一次，A 点每次剂量 6～7 Gy，总次数 6～8 次。

当阴道有肿瘤时，可增加阴道照射 1～2 次，每次源旁 1 cm，剂量 6～10 Gy。

腔内放疗时特别要强调以下几点：ⅰ.不仅参照点剂量要合理，而且剂量分布要合理。子宫内膜癌腔内治疗的基本分布图形为倒梨形，与子宫颈的梨形剂量分布正好相反。ⅱ.宫腔要探到底，治疗的宫腔管一定要到达子宫底部。ⅲ.得出的剂量分布若不满意，可通过调整驻留点的权重或增加某驻留点的时间得到需要的剂量分布。ⅳ.全量放疗结束两周之后再考虑手术。

以往子宫内膜癌的治疗中，普遍重视术前腔内放疗，术前腔内放疗有如下优点：ⅰ.缩小了子宫,易于手术。经术前腔内放疗患者的手术标本检查中有 81% 已无肿瘤或呈严重放射反应。因此有充分理由说明,术前腔内放疗可明显降低手术转移的可能性。ⅱ. 术前腔内放疗后,探查可以明确疾病范围,避免手术过大。对淋巴结,活检或取样即可。特别对于高龄、肥胖患者更为有利。ⅲ. 可避免不必要的体外照射。ⅳ. 疗效好,并发症也不多。还有医师术前腔内放疗给予非上述的全量,但从报道看疗效不满意。

一般术前不考虑体外照射,因为剂量小了对内膜腺癌作用不大,若剂量高会影响手术。但当子宫较大,如 10 周以上妊娠子宫大小时,可加部分体外照射以缩小子宫,并增加子宫肿瘤受量。

② 术后辅助放射治疗

术后辅助放射治疗亦有腔内或体外照射之分。对术后腔内照射分歧不大,对患者有利,明显降低了残端复发。子宫内膜癌术后残端复发多见,可高达 10%～20%,术后阴道放疗残端复发率降低到 2%～4%。一般说来,肿瘤细胞分化差、病理类型不良(如浆乳癌、透明细胞癌)、深肌层侵犯、脉管受累、淋巴转移、宫旁受累等均应考虑术后放疗。对于阴道切缘未净,或肿瘤离切缘近以及手术时未缝宫口者均应予阴道后装治疗。

手术后放疗的适应证：ⅰ. 手术探查有淋巴结转移或可疑淋巴结转移；ⅱ. 子宫肌层浸润超过 1/2 及 G2、G3；ⅲ. 高危病理类型,如透明细胞癌、浆液性乳头状癌；ⅳ. 阴道切缘有癌残留或阴道切除不充分。具备上述 ⅰ～ⅲ 种情况给予全盆照射,必要时加用延伸野,单纯第④种情况术后补充腔内放疗,剂量 20～30 Gy。随着手术病理分期的广泛实施,发现ⅠA 期子宫内膜癌复发率为 0～2.9%,ⅠB 期为 4%～9%,ⅠC 期为 8%～18%。尽管ⅠC 期复发率较高,但是有 50% 为局部复发,完全可用放疗挽救。根据子宫内膜癌手术分期后复发率及复发部位,提出新的术后辅助放疗适应证。美国 GOG 将子宫内膜癌分为：ⅰ. 低度复发危险(低危),包括ⅠA 期、ⅠB 期且 G1 或 G2；ⅱ. 中度复发危险(中危)：G3、ⅠC 期、Ⅱ期；ⅲ. 高度复发危险(高危)：Ⅲ期及以上。具有低危复发因素者无须放疗,中危及高危者均需术后辅助放疗。

③ 放疗联合化疗

当前放、化疗同期进行颇受注意,子宫颈癌放、化疗同期治疗已成为一个热点。多数学者认为可提高子宫颈癌患者的生存率,但也有不同意见。有关子宫内膜癌的放、化疗问题的报道远不如子宫颈癌的报道多。其作用目前难以评价。值得注意的是,术后的放、化疗都存在类似缺点。如术后盆腔血管的变化对化疗及放疗均不利,此外副作用亦很严重。对子宫内膜癌来说,尚未有较为敏感的药物。对盆外转移,单一放疗剂量存在问题,联合放、化疗是一种选择。

④ 单纯放射治疗

单纯放疗是子宫内膜癌的根治疗法。从 20 世纪 40 年代后,单纯放疗有较高的生存率。如 Lehoczky 等报道Ⅰa 期 5 年生存率为 76%,Ⅰb 期为 72%。国内孙建衡等报道,Ⅰ期 5 年生存率为 62.5%,Ⅱ期为 62.7%。而且从放疗后获取的宫腔组织病理检查结果来看,均无肿瘤或呈严重放射反应,说明放射杀灭内膜癌的作用是毋庸置疑的。

（3）化学治疗

化疗作为主要的辅助治疗，适用于晚期或复发子宫内膜癌，提高了患者生存率。也可用于术后有复发高危因素患者的治疗，以期减少盆腔外的远处转移。因此，了解子宫内膜癌的化疗，对选择内膜癌的辅助治疗措施、实现内膜癌治疗的个体化具有重要意义。

随着临床研究结果的不断报道和新药的不断出现，化疗已成为子宫内膜癌的主要辅助治疗措施，但不同病理类型和不同期别的内膜癌化疗的适应证，尤其是早期内膜癌是否常规进行化疗还存在争议。以下几种情况，临床上多考虑行化疗：①特殊类型子宫内膜癌：子宫内膜浆液性乳头状囊腺癌，透明细胞癌，移行细胞癌；②晚期复发子宫内膜癌；③癌瘤分化差，雌孕激素受体阴性的内膜癌患者；④放疗增敏；⑤无法行手术和放疗的患者。

当子宫内膜癌患者有以下情况时，不宜化疗：①骨髓抑制患者（白细胞总数$<4\times10^9$/L，中性粒细胞$<2\times10^9$/L，血小板$<80\times10^9$/L，血红蛋白<8 g/L）；②中、重度肝肾功能异常；③心功能不全者，不选用蒽环类抗癌药物；④KPS评分<40分，一般状况差；⑤严重感染的患者；⑥患精神病且无法合作者；⑦过敏体质者慎用，对抗癌药物过敏者禁用。

目前复发和转移的子宫内膜癌的系统治疗包括化疗，其中化疗主要应用的药物有顺铂、卡铂、紫杉醇、多柔比星。单一药物有效率为$20\%\sim37\%$，用于晚期姑息治疗和放疗增敏。目前子宫内膜癌多采用联合化疗方案，疗效达$40\%\sim60\%$。疗程根据病理类型、全身状况、手术及残留病灶情况、术后放疗与否等，进行个体化选择。一般可采用$3\sim6$个疗程，特殊类型采用$6\sim8$个疗程。

（4）孕激素治疗

子宫内膜癌根据其发生与雌激素的关系分为激素依赖型（Ⅰ型）和非激素依赖型（Ⅱ型），前者占子宫内膜癌的80%以上，多见于围绝经期妇女，组织类型多为高分化腺癌，对孕激素治疗反应好，预后好。后者约占10%左右，多见于绝经后妇女，组织类型为浆液性乳头状腺癌、透明细胞癌等，分化差，预后差。内分泌治疗主要为大剂量孕激素治疗，应用于激素依赖型子宫内膜癌，取得一定疗效。

子宫内膜癌的内分泌治疗一般仅为子宫内膜癌的辅助治疗方法，仅对于部分需要保留生育能力和晚期复发患者作为主要的治疗，目前内分泌治疗在子宫内膜癌患者中主要应用于以下几种情况：

① 晚期或复发子宫内膜癌，内分泌治疗对晚期或复发子宫内膜癌患者有肯定疗效，有大量的临床研究报道。美国GOG曾进行大规模多中心随机对照研究，晚期或复发子宫内膜癌患者的总反应率为$15\%\sim25\%$，提出应用MPA对晚期和复发子宫内膜癌有效。目前认为对于晚期复发患者可以给予内分泌治疗，以延长患者的生存期并改善其生活质量。

② 保留卵巢功能及生育能力的子宫内膜癌，关于应用内分泌治疗保留卵巢功能及生育能力是近年来比较关注的问题。随着人们对生活质量要求的逐渐提高，对年轻子宫内膜癌患者保留卵巢功能的治疗日渐受到重视，对年轻子宫内膜癌患者保留功能性治疗主

要在保守性手术后,应用大剂量孕激素进行治疗,可能使肿瘤发生逆转,从而达到对年轻子宫内膜癌患者保留卵巢功能的目的。由于子宫内膜癌的发病与肥胖、无排卵、PCOS 等持续雌激素作用有关,且近年来年轻患者有增加趋势,针对这部分年龄较轻、尚未生育的子宫内膜癌及子宫内膜非典型增生患者,如按常规切除子宫及双侧附件,则患者将失去生育能力。可以在严格掌握适应证的前提下,对年轻子宫内膜癌及子宫内膜非典型增生患者尝试单独应用内分泌治疗,以期达到保留生育能力的目的。

(5) 分子靶向治疗

目前哺乳动物雷帕霉素靶位(mammalian target of rapamycin, mTOR)抑制剂,酪氨酸激酶抑制剂吉非替尼、伊马替尼和针对 HER-2/neu 的单克隆抗体曲妥珠单抗,抗血管内皮生长因子单克隆抗体贝伐珠单抗以及作用于 claudin-3、claudin-4 的产气荚膜梭状芽孢杆菌肠毒素(clostridium perfringens enterotoxin, CPE)等,已应用于乳腺癌、卵巢癌、肺癌、慢性粒细胞性白血病、胃肠道间质肿瘤、结肠癌及肾透明细胞癌等临床治疗,而对内膜癌的作用及其临床研究报道较少。

近年来,随着肿瘤免疫在临床上被不断肯定和应用拓展,部分药物(PD-1 抑制剂,如可瑞达、Jemperli 等)已获美国 FDA 批准用于微卫星不稳定性高(MSI-H)或者错配修复缺陷(dMMR)的患者,可获得较好的生存延长。

4) 子宫内膜癌的四级预防

手术、放疗或者化疗等常规的抗肿瘤方法对于子宫内膜癌肿瘤终末期患者已不适宜,或造成更大伤害。因此,需要医护人员除对患者给予一定的医疗照护外,还要投入必要的人文关怀,即临终关怀,以期让患者能够安详、满意地走到生命终点,这也是对其亲人的安慰。对于终末期患者,医护的主要目的是减轻或消除患者的躯体不适和精神负担。处理原则有以下几点:

(1) 让患者舒适

改善和提高生存质量是护理终末期患者最基本的目的。积极进行对症、支持治疗,尽可能提高患者的舒适度。

(2) 精神安抚与鼓励

对疼痛与死亡的恐惧和无助感,常令患者情绪低落,患者及其家人在精神心理方面的需求明显,这需要联合心理、宗教文化的支持,并且认识到躯体痛苦与情绪之间的联系而作适当处理。

(3) 适当延长生存期

子宫内膜癌终末期出现广泛扩散和转移,最常见的是盆腔转移,还有肝脏、肺、骨转移等等。到了终末期,患者一般情况差,还会出现恶病质状态,不能进食,没有食欲以及重度贫血、疼痛等等。这些都需要对症处理,可以进行肠内营养,配合静脉营养支持,还有患者如果疼痛严重,应用强效止痛药等等,可以缓解患者痛苦。如果营养状况改善,也可能能够延长生存期,后续再配合一些抗肿瘤治疗。

《第5节　祖国医学在子宫内膜癌预防中的作用》

1) 祖国医学对子宫内膜癌的认识

子宫内膜癌属于中医学中的"崩漏""五色带""症瘕""石瘕"等病证。中医文献中虽然没有子宫内膜癌之名称,但是对类似症状、病因及发病形成等论述却十分丰富,如《灵枢·水胀篇》有:"石瘕何如? 岐伯曰:石瘕生于胞中。寒气客于子门,子门闭塞。气不得通,恶血当泻不泻,衃以留止,日已益大,状如怀子,月事不以时下,皆生于女子,可导而下。"唐宗海的《血证论》中曰:"崩漏者,非经期而下血之谓也。"《医学入门》云:"凡非时血行,淋沥不断,谓之漏下;忽然暴下,若山崩然,谓之崩中。"《医宗金鉴·妇科心法要诀》曰:"……更审其带久淋沥之物,或臭或腥秽,乃败血所化,是胞中病也;若似疮脓,则非瘀血所化,是内痈脓也。"

中医认为子宫内膜癌的发病与女性的生理特点息息相关,《内经·素问·上古天真论》天癸学说,阐明了女子生理变化与肾的阴阳虚实变化密切相关。子宫内膜癌属于激素依赖性肿瘤,而雌激素是重要的刺激因素,其雌激素水平增高是肾虚火弱的表现,因此辩证地认为子宫内膜癌的发病与以下几方面有关:

首先与肾关系最为密切,肾为先天之本,藏有形之精,内寓肾阴肾阳,主导繁衍生殖,并有其生理规律。如盛年当育不育,长期月经失调,年老月经当绝不绝,或绝经后又现经血等证候,致使肾阴肾阳平秘失衡,是为肾阴过盛、肾火不足的证候。

其次与肝相关,胞宫为肝之经脉所循行,与冲、任、带脉相系,如肝失疏泄,肝经运行不畅,则导致气血循行受阻,气滞血瘀,再受其他病邪侵袭而发肿瘤。

再次与养生方式不良有关,如女子喜食厚醇高脂高糖类食物,滥用女性激素药物,起居无常,懒于运动,喜静喜阴少见阳光,以致形体肥胖,精血外溢,肾阴肾阳平秘失衡,肾阴偏甚,肾火不足而为病变。

最后与寒、热、痰、湿、瘀、毒等邪气有关,或寒气侵袭,或湿热内侵,或瘀毒蕴结等均可导致胞宫病变、子宫出血、宫内包块、带下赤白等症状。

2) 子宫内膜癌的辨证论治

(1) 湿热蕴结证

患者症见阴道淋漓出血,带下黄赤秽臭难闻,小腹坠痛,口苦口黏,纳呆腹胀,小便黄赤,大便不畅。舌质红,苔黄腻,脉滑数。治法当以清利湿热为主。方选黄连解毒汤、知柏地黄汤加减。常用中药有黄连、黄檗、苍术、川牛膝、知母、土茯苓、白花蛇舌草、苦参、椿根皮、墓头回、刘寄奴、车前草、栀子、仙鹤草。

(2) 肝郁瘀阻证

患者症见少腹包块,阴道出血,紫黑血块,少腹胁肋疼痛,痛如针刺刀割,入夜痛甚,情绪忧郁,气闷心烦,易怒不安。舌质瘀暗或有瘀斑,苔薄,脉涩。治法当以疏肝化瘀为主。方选柴胡疏肝饮、少腹逐瘀汤加减。常用中药有柴胡、白芍、白术、莪术、当归、赤芍、元胡、郁金、陈皮、八月札、没药、川芎、五灵脂、蒲黄、炒儿香虫、泽兰、鸡血藤、丹皮、丹参、栀子等。

(3) 正虚毒陷证

患者症见阴道出血,淋漓不尽,或有瘀块,或有腐肉,臭秽异常,小腹剧痛,腰亦痛甚,向两下肢放射,形体消瘦,神疲乏力。舌质暗淡,苔薄微腻,脉沉细无力。治法当以扶正祛邪为主。方选扶正解毒汤加减。常用中药有太子参、黄芪、当归、赤芍、土茯苓、益母草、天花粉、五灵脂、墓头回、蒲黄、木馒头、泽兰、半枝莲、苦参等。

(4) 肾虚火弱证

患者症见老年月经不绝,阴道出血,多少不一,颜色淡红,头晕目眩,耳鸣心悸,腰膝酸软,形体虚浮,畏寒怕冷。舌苔薄,舌质淡,脉细软数。治法当以益肾助火为主。方选右归丸、二仙汤加减。常用中药有熟地黄、山药、萸肉、枸杞子、菟丝子、鹿角胶、茯苓、仙茅、淫羊藿、补骨脂、党参、黄芪、肉桂、制附子、杜仲、肉苁蓉、泽泻等。

参考文献

[1] Chen W Q, Zheng R S, Baade P D, et al. Cancer statistics in China, 2015[J]. CA: A Cancer Journal for Clinicians, 2016, 66(2): 115-132.

[2] Siegel R L, Miller K D, Jemal A. Cancer statistics, 2017[J]. CA: A Cancer Journal for Clinicians, 2017, 67(1): 7-30.

[3] Bagepalli Srinivas S, Kubakaddi S S, Polisetti S, et al. A novel risk-scoring model for prediction of premalignant and malignant lesions of uterine endometrium among symptomatic premenopausal women[J]. International Journal of Women's Health, 2020, 12: 883-891.

[4] Wu Y J, Sun W J, Liu H, et al. Age at menopause and risk of developing endometrial cancer: A meta-analysis[J]. BioMed Research International, 2019(6): 1-13.

[5] Nuñez-Olvera S I, Gallardo-Rincón D, Puente-Rivera J, et al. Autophagy machinery as a promising therapeutic target in endometrial cancer[J]. Frontiers in Oncology, 2019, 9: 1326.

[6] Cho H W, Ouh Y T, Lee K M, et al. Long-term effect of pregnancy-related factors on the development of endometrial neoplasia: A nationwide retrospective cohort study[J]. PLoS One, 2019, 14 (3): e0214600.

[7] Jordan S J, Na R, Johnatty S E, et al. Breastfeeding and endometrial cancer risk: An analysis from the epidemiology of endometrial cancer consortium[J]. Obstetrics and Gynecology, 2017, 129(6): 1059-1067.

[8] Scherübl H. Excess body weight and cancer risk[J]. Deutsche Medizinische Wochenschrift, 2020, 145(14): 1006-1014.

[9] Bouleftour W, Mery B, Chanal E, et al. Obesity and chemotherapy administration: Between empiric and mathematic method review[J]. Acta Oncologica, 2019, 58(6): 880-887.

[10] Saed L, Varse F, Baradaran H R, et al. The effect of diabetes on the risk of endometrial cancer: An updated a systematic review and meta-analysis[J]. BMC Cancer, 2019, 19(1): 527.

[11] Cooney L G, Dokras A. Beyond fertility: Polycystic ovary syndrome and long-term health[J]. Fertility and Sterility, 2018, 110(5): 794-809.

[12] Ding D C, Chen W S, Wang J H, et al. Association between polycystic ovarian syndrome and endometrial, ovarian, and breast cancer: A population-based cohort study in Taiwan[J]. Medicine, 2018, 97(39): e12608.

[13] Dörk T, Hillemanns P, Tempfer C, et al. Genetic susceptibility to endometrial cancer: Risk factors and clinical management[J]. Cancers, 2020, 12(9): 2407.

[14] Chao X P, Li L, Wu M, et al. Comparison of screening strategies for lynch syndrome in patients with newly diagnosed endometrial cancer: A prospective cohort study in China[J]. Cancer Communications (London, England), 2019, 39(1): 42.

[15] Amant F, Moerman P, Neven P, et al. Endometrial cancer[J]. The Lancet, 2005, 366(9484): 491-505.

[16] Sorosky J I. Endometrial cancer[J]. Obstetrics and Gynecology, 2012, 120(1/2): 383-397.

[17] Murali R, Soslow R A, Weigelt B. Classification of endometrial carcinoma: More than two types [J]. The Lancet Oncology, 2014, 15(7): e268-e278.

[18] Braun M M, Overbeek-Wager E A, Grumbo R J. Diagnosis and management of endometrial cancer [J]. American Family Physician, 2016, 93 (6):468-474.

[19] Moore K, Brewer M A. Endometrial cancer: Is this a new disease? [J]. American Society of Clinical Oncology Educational Book, 2017(37): 435-442.

[20] McDonald M E, Bender D P. Endometrial cancer: Obesity, genetics, and targeted agents[J]. Obstetrics and Gynecology Clinics of North America, 2019, 46(1): 89-105.

[21] Passarello K, Kurian S, Villanueva V. Endometrial cancer: An overview of pathophysiology, management, and care[J]. Seminars in Oncology Nursing, 2019, 35(2): 157-165.

[22] Aoki Y, Kanao H, Wang X P, et al. Adjuvant treatment of endometrial cancer today[J]. Japanese Journal of Clinical Oncology, 2020, 50(7): 753-765.

[23] Makker V, MacKay H, Isabelle R C. Endometrial cancer[J]. Nature Reviews Disease Primers, 2021, 7(1): 89.

[24] Luna C, Balcacer P, Castillo P, et al. Endometrial cancer from early to advanced-stage disease: An update for radiologists[J]. Abdominal Radiology (New York), 2021, 46(11): 5325-5336.

皮肤恶性肿瘤的预防

第 1 节　皮肤恶性肿瘤的流行病学

皮肤是人体最大的器官,其暴露于体表,受外界刺激最多,发生于该器官的恶性肿瘤种类繁多。主要有皮肤基底细胞癌(basal cell carcinoma,BCC)、皮肤鳞状细胞癌(skin squamous cell carcinoma,SSCC)、恶性黑色素瘤(malignant melanoma,MM)、光化性角化病(actinic keratosis,AK)、Paget 病、蕈样肉芽肿(mycosis fungoides,MF)、Merkel 细胞癌(Merkel cell carcinoma,MCC)等,因篇幅限制,恶性黑色素瘤的预防已另立章节介绍,本章着重对皮肤基底细胞癌,皮肤鳞状细胞癌的预防进行介绍。

皮肤基底细胞癌(BCC)是世界上最常见的皮肤恶性肿瘤,以生长缓慢和局部侵袭性为特征。大多数 BCC 发生在头部和颈部区域(即暴露在阳光下的区域),其次是躯干和四肢(即相对暴露较少区域)。

皮肤鳞状细胞癌(SSCC)是继基底细胞癌之后第二常见的皮肤癌,占所有非黑色素瘤皮肤癌病例的 20%,在世界范围内发病率呈上升趋势。

1) 皮肤恶性肿瘤的地区分布

有数据表明,BCC 的发病率与一个国家的地理纬度及其居民的肤色相关,欧洲、加拿大和亚洲发病率类似,而澳大利亚是目前世界上发病率最高的国家,超过 1/2 的 70 岁以上居民发生 BCC。

接近赤道的澳大利亚,SSCC 的发病率在男性中高达每 10 万人 499 人,在女性中为每 10 万人 291 人。在欧洲,SCC 的发病率要低得多,但发病率的异质性很大。

2) 皮肤恶性肿瘤的种族分布

BCC 在全球范围内的确切发病率尚不确切,由于 BCC 的死亡率较低,大多数国家的癌症登记册中未包括 BCC,而由于使用了不同的标准化方法,比较各国之间的发病率也存在困难。

SCC 见于皮肤白皙且具有光敏感特性的人。研究显示,与非洲和亚洲传统的深色皮肤人群相比,白人人群的发病率一直较高,而且通常在紫外线辐射水平高的地理区域更高。

3）皮肤恶性肿瘤的年龄分布

BCC 发病率随年龄增长而增加,男性发病率高于女性,在高加索人群中更为常见。英国 2013 年 BCC 发病数为 268 565 人,2015 年上升至 410 716 人。美国 BCC 发生数估计达到每年 430 万例。

40 岁以后,BCC 的发病率显著上升,但最近研究发现,年轻人群,尤其是女性中,由于更多地暴露于太阳或人工光源,BCC 的发病率有所上升。

SSCC 随着年龄的增长而显著增加,德国 60~64 岁年龄组的发病率分别为男性 56/10 万和女性 32/10 万。85 岁以上年龄组的发病率增加,分别为男性 726/10 万和女性 374/10 万。

4）皮肤恶性肿瘤的性别分布

BCC 发病率随年龄增长而显著增加,但在欧洲(荷兰和丹麦)和美国的年轻人中观察到的性别差异(女性＞男性)与老年人(男性＞女性)相反。男女性之间的这种差异可能是由于年轻女性更多地使用美黑床,以及女性因更加关注自己的外表和皮肤健康而更多地就医。

SSCC 在男性中的发病率高于女性,但 SSCC 的真实发病率在很大程度上是未知的,因为大多数统计都有很大的变异性。在一项研究中,SSCC 的发病率在男性为 9~96/10 万,女性为 5~68/10 万。

第 2 节　皮肤恶性肿瘤可能的发病因素

BCC 确切的细胞来源尚不清楚,有研究指出它可能起源于沿基底层分布的毛囊间表皮和毛囊漏斗中的多能干细胞。一般认为,它是遗传易感性和环境危险因素之间相互作用的结果。在存在免疫抑制的情况下,患病风险增加。

SSCC 的病因非常复杂,有许多因素可以增加 SSCC 的风险,主要包括环境、免疫和遗传因素。

1）遗传因素

某些遗传疾病易导致基底细胞癌的早发。Gorlin 综合征(GS)是最常见的常染色体显性遗传性皮肤病之一,以多发性 BCC 为特征。GS 是由 9q22.3-q316 染色体上的 patched 1(PTCH1)基因突变引起的。GS 也会增加 BCC 发展的风险。其他导致 BCC 易感性增加的遗传性疾病包括着色干皮病和 Bazex 综合征。

据报道,黑素皮质素受体 1(MC1R)基因多态性与 BCC 的患病风险之间存在关联。MC1R 是一种参与黑色素生成的 G 蛋白偶联受体,MC1R 变异更常见于非黑色素瘤皮肤癌(NMSC)、光线性角化病和明显的弹性组织变性患者。

此外,BCC 发展的高风险与调节黑色素的 ASIP 和 TYR 基因的单核苷酸多态性有关,TYR 基因突变可能导致眼部白化病,这是一种与 NMSCs 风险增加相关的遗传病。至于多发性 BCC 的遗传易感性,研究发现 BCC 的数量与细胞色素超基因家族和谷胱甘肽 S-转移酶(GST)超基因家族展现的多态性之间存在关联。

一些与 SCC 相关的基因已在遗传性疾病患者中被发现,如色素性干皮病(XPA-XPG 和 XPV)、Ferguson-Smith 综合征(TGFBR1)、眼皮肤白化病(TYR、OCA2、TYRP1)和疣状表皮发育不良(EVER1、EVER2)。这些突变与 DNA 修复、色素沉着或关键信号通路的缺陷有关。患有这些综合征的人患其他恶性肿瘤的风险也会增加。基因研究发现黑素皮质素受体 1(MC1R)、酪氨酸酶(TYR)和干扰素调节因子 4(IRF4)可能是易感基因。从 BCC 全基因组关联研究(GWAS)中确定的基因座也有两个与 SCC 相关,分别位于 6p25(近外显子 C2)和 13q32(近 UBAC2)。

2) 环境因素

除了遗传因素外,紫外线辐射被认为是 BCC 的主要环境风险因素,尤其是发生在儿童或青少年时期,与一生中的 BCC 发生风险增加有关。这种风险也一定程度上取决于暴露累积量,以及皮肤晒黑的能力。室内晒黑被证明是一个额外的风险因素,以及大量补骨脂素联合 UVA(PUVA)和 UVB 相关的治疗。一些流行病学研究发现 BCC 风险与光敏药物之间存在关联,但没有发现明确的剂量-反应相关性。电离辐射导致 BCC 的风险更高,主要是在暴露部位。

环境因素中紫外线照射已被确定为最重要的外源性危险因素,累积照射水平与皮肤 SSCC 的风险之间有很强的关联。与后来移居到赤道附近国家的白种人相比,出生在赤道附近国家的白种人患皮肤癌的风险相对增加,这表明幼时暴露于太阳辐射对肿瘤的发生具有重要意义。考虑到包括工作及休闲时间内的日照累积,这或许可以解释男性比女性更高的发病率。

到达地面的光主要为波长 280～320 nm 的 UVB 和波长 320～400 nm 的 UVA。UVB 的照射能引起 DNA 碱基从胞嘧啶到胸腺嘧啶的改变,激活有丝分裂 RAS 信号级联,最终导致 p53 肿瘤抑制基因的点突变。皮肤 SSCC 的基因组显示 p53、NOTCH1/2、HRA 和 KRAS 的大量突变。UVA 的照射导致单链断裂,进而造成嘧啶、嘌呤和 CPD 的氧化。同时,UVA 增强 UVB 辐射的免疫抑制和致癌作用。UVA 诱导高活性氧的形成,这可能导致单链和致命的双链断裂。慢性光辐射造成 DNA 修复机制受损,导致 SSCC 和其他非黑色素瘤皮肤癌患者的 DNA 修复能力降低。户外工作者的紫外线暴露则是职业相关皮肤 SSCC 和光化性角化病的主要因素。

除了自然环境中的太阳辐射外,暴露于室内人造紫外线也与 SSCC 的发生显著相关,其中 25 岁之前有这类暴露的人患 SSCC 的风险最高。此外,在接受 UVA 和补骨脂素作为光敏剂治疗的银屑病患者中,皮肤 SSCC 的发病率也增加。

其他不太常见但公认的 SSCC 环境风险因素包括化学暴露,如杀虫剂和除草剂、多环芳烃、砷和治疗性电离辐射。可能存在的环境风险因素包括吸烟、人乳头瘤病毒（HPV）感染和女性激素药物使用。

3) 免疫因素

近年来，免疫抑制剂的使用已成为肿瘤发生的越来越重要的因素。免疫抑制药物可能通过免疫监视受损、直接致癌效应以及增加对其他致癌剂的易感性等几种机制促进或导致 SSCC 的发生发展。研究表明，SSCC 的发生风险随着免疫抑制时间的延长而增加。接受心脏移植的患者与其他移植物相比，需要相对较强的免疫抑制，因此患癌症最多，其次是肾和肝移植受者。心脏移植受者比肾移植受者发生 SSCC 的风险高 2.9 倍。器官移植受者不仅皮肤癌发病率增加，而且往往预后不良。

糖皮质激素是一组具有免疫抑制特性的药物，据报道，使用糖皮质激素使 SSCC 的风险增加约两倍。接受免疫调节治疗的类风湿性关节炎和炎症性肠病患者的风险也可能增加，但需要进一步研究区分其中 SSCC 风险和 BCC 风险。除器官移植受者外，在被诊断为 HIV/AIDS、非霍奇金淋巴瘤和慢性淋巴细胞白血病的患者中，SSCC 的发病率似乎有所增加。

4) 其他因素

其他风险因素包括反复的损伤、疤痕、下肢慢性溃疡和长期接触化学制剂如砷等。目前砷剂仅限于治疗某些血液系统恶性肿瘤，但在采矿、农业和一些国家的饮用水中仍有存在。2011 年美国有毒物质和疾病登记署（ATSDR）将砷列为头号公共健康威胁，国际癌症研究机构也将无机砷化合物归类为 Ⅰ 类致癌物。智力受损、运动功能减退和多发性神经病是慢性砷中毒最常见的后果。虽然砷会影响许多器官系统的多种细胞过程，但其毒性症状通常首先表现在皮肤上，包括色素沉着、掌跖角化过度、Bowen 病、SSCC 和 BCC。

超重和肥胖可能与 SSCC 呈负相关，也有未见相关性的报道。除了膳食 ω-3 多不饱和脂肪酸可能对 AKs 的发生有保护作用外，没有令人信服的与其他膳食因素的相关性报道。总酒精和白葡萄酒（而不是其他类型的酒精）消费量与 SSCC 风险增加相关。

《第 3 节　皮肤恶性肿瘤的临床表现及诊断依据》

1) 临床表现

(1) 皮肤基底细胞癌的临床表现

① 皮肤基底细胞癌的临床分型

ⅰ. 结节/溃疡型

大多数 BCC 属于这一类，典型临床表现为凸起的、伴毛细血管扩张的淡红色或肤色光滑丘疹、斑块、结节,多可见到珍珠样隆起的边缘。肿瘤生长缓慢,最终可形成无法愈合的溃疡,溃疡边缘卷曲,被描述为蚕食样溃疡。

ⅱ. 浅表/多灶型

好发于躯干,典型病变表现为缓慢扩大的红色、淡红色斑块、斑片伴鳞屑,可伴有病损区中央糜烂和边缘细条状卷曲。这种类型常具有多灶性倾向,有时与皮炎和原位鳞状细胞癌表现相似。

ⅲ. 毛漏斗囊性细胞癌

最初被认为是一种伴有毛囊分化的 BCC,常发生在老年人的头颈部。临床上常表现为珍珠样丘疹,在痣样 BCC 综合征和多发性毛漏斗囊性细胞癌综合征的背景下可出现多个病灶,有人认为其中存在关联。

ⅳ. 纤维上皮瘤型

这是一种罕见且惰性的 BCC 类型,通常累及躯干,尤其是两侧,临床表现类似于一种坚实、肤色或淡红色的纤维上皮息肉或脂溢性角化病。

ⅴ. 浸润型/硬斑病型

表现为界限不清的扁平、硬化的淡红色或肤色斑块,主要见于头和颈部。

② 皮肤基底细胞癌的病理分型

ⅰ. 结节/溃疡型:

结节性 BCC 表现为大的真皮结节,由恶性基底样细胞组成,周围的栅状结构包裹在黏液/黏液间质中,黏液间质中填充了丰满的梭形细胞。当发现极端黏液蛋白沉积时,肿瘤可能获得一种"腺样"模式,类似于腺体结构。

ⅱ. 浅表/多灶型:

这种 BCC 表现为基底样和栅栏状肿瘤的多灶性小叶病灶,表面附着于表皮。这些小叶表现出细微的裂缝收缩伪影,通常伴有黏液间质和带状淋巴浸润,如果肿瘤在初始水平上不易被发现,这可能是一个线索。

ⅲ. 毛漏斗囊性细胞癌

这种 BCC 的变体表现为边界清晰的肿瘤,由栅栏状基底样细胞和散在的漏斗样囊性结构组成。这种类型的基底细胞癌通常比其他类型的发展更缓慢,但它应与良性附属器肿瘤如基底细胞样毛囊错构瘤和毛发上皮瘤区别开来。

ⅳ. 纤维上皮瘤型

这种 BCC 在镜下有一种特殊的模式,表现为从表皮多灶性起源的纤细的基底样细胞条索,呈网状排列,中间有梭形细胞基质。

ⅴ. 浸润型/硬斑病型

病理特点是浸润的条索状和巢状基底样细胞,浸润型基底样细胞周围可见典型的黏液或黏液样基质,硬斑病型 BCC 则可见硬化的胶原基质,其中胶原基质具有瘢痕样特征。这两种类型最具侵袭性,深部浸润和神经周围浸润常见,且复发率较高。

ⅵ. 微小结节型 BCC

该型临床表现与浸润型 BCC 相似,镜检显示多个小结节样肿瘤细胞,大小与毛球相似,通常与表皮无明显联系。与结节型 BCC 相比,栅栏状结构和收缩间隙不存在或不明显。基质黏液样物质较少,胶原质较多。这种类型的 BCC 往往表现为极强的浸润性,有中度复发的可能性。

vii. 巨大型 BCC

主要发生于躯干上,通常与对病变的轻视、酗酒和大量吸烟有关。根据定义,这些病变的直径等于或大于 10 cm。这种临床表现与肿瘤转移和死亡率增加有关。组织学上,它通常表现为多种生长模式的组合。

viii. 异型 BCC/基底鳞癌

这是一种罕见的基底鳞状细胞癌,临床上具有侵袭性行为。这种类型具有浸润性的特点,表现为基底细胞癌和鳞状细胞癌的混合物,上面覆盖着清晰的结节型或浅表型基底细胞癌。这种类型的复发和远处转移风险较大。

(2) 鳞状细胞癌的临床表现

SSCC 的临床特征是极其多样性的,并且还取决于解剖部位和亚型,主要包括以下几类:

① 原位 SSCC(即 Bowen 病)

Bowen 病典型表现为逐渐扩大的边界清晰的、伴有鳞屑或结痂状丘疹或斑块,大小从几毫米到几厘米不等,2/3 的病例表现为单发病变,通常位于暴露在阳光下的皮肤上,如头颈部、四肢等,但除此以外,肛门、口腔黏膜、甲床和结膜甚至乳头也可能受到影响。约 5% 的原位 SSCC 可能演变为侵袭性 SSCC。

② 侵袭性 SSCC

通常表现为持续性溃疡或难以愈合的创面。SSCC 的临床特征在很大程度上取决于病变的分化程度。分化良好的 SSCC 通常表现为伴有鳞屑的结节或斑块,低分化 SSCC 主要表现为软性、溃疡性或出血性病变。据报道,高达 55% 的 SSCC 发生在头颈部,约 18% 的病例发生在手和前臂的背侧区域。然而,SSCC 可能涉及任何区域,包括嘴唇、肛门和生殖器。

③ 角化棘皮瘤

角化棘皮瘤也被认为是 SSCC 的一个亚型,在 60 多岁的白人男性中更常见。可分为单发型、多发型、巨大型、甲下型、掌跖型、口内型、边缘离心型和综合征相关型(Ferguson-Smith 综合征、Grzybowski 综合征、Witten-Zak 综合征)。单发型角化棘皮瘤最常见,常表现为数周内快速增大的丘疹、结节,并演变成有中央角栓的火山口样破溃,数月后可自行消退,遗留萎缩性瘢痕。

2) 皮肤恶性肿瘤的临床 TNM 分期

皮肤恶性肿瘤的疾病分期采用美国癌症联合会(AJCC)和国际抗癌联盟(UICC)在 2017 年推荐的第 8 版 TNM 分期方案,见表 20-1。

表 20-1　皮肤恶性肿瘤 TNM 分期 AJCC/UICC,2017(第 8 版)

原发肿瘤(T):	远处转移(M):
Tx:原发肿瘤无法评估	M0:无远处转移
Tis:原位癌	M1:有远处转移
T1:肿瘤最大径≤20 mm	
T2:肿瘤最大径>20 mm,但≤40 mm	
T3:肿瘤最大径>40 mm,或轻度骨侵蚀或神经周围浸润或深部浸润*	TNM临床分期

0 期	Tis	N0	M0
Ⅰ 期:	T1	N0	M0
Ⅱ 期:	T2	N0	M0
Ⅲ 期:	T3	N0	M0
	T1-3	N1	M0
Ⅳ 期:	T1-3	N2	M0
	任何 T	N3	M0
	T4	任何 N	M0
	任何 T	任何 N	M1

T4:肿瘤伴皮质骨/骨髓、颅底侵犯和/或颅底孔受累
T4a:肿瘤伴皮质骨/骨髓受累
T4b:肿瘤侵犯颅底和/或颅底孔受累

区域淋巴结(N):
NX:区域淋巴结无法评估
N0:无区域淋巴结转移
N1:单个同侧淋巴结转移,最大径≤30 mm,结外侵犯(extranodal extension,ENE)(—)
N2:单个同侧淋巴结转移>30 mm,但最大径<60 mm,ENE(—);或多发性同侧淋巴结转移,最大径<60 mm,ENE(—);或双侧或对侧淋巴结转移,最大径<60 mm,ENE(—)
N3:最大径>60 mm 且 ENE(—)的淋巴结转移;或在最大径>30 mm 且 ENE(+)的单个同侧淋巴结转移;或任意的多个同侧、对侧或双侧淋巴结,ENE(+);或任何大小的单个对侧淋巴结转移,ENE(+)

注释:
* 深度浸润定义为超出皮下脂肪层或>6 mm(从相邻正常表皮的颗粒层到肿瘤底部的距离);T3 的神经周围侵犯被定义为肿瘤细胞位于比真皮更深,或临床或影像学上出现已命名神经受累而无颅底侵犯或浸润

3) 诊断

(1) 皮肤基底细胞癌的诊断

通常可以通过临床特点诊断 BCC,专业的无创皮肤影像工具,包括反射共聚焦显微镜和光学相干断层扫描等也有助于诊断疑难病例。当遇到诊断不明的病例时,或治疗方法将受到组织学亚型的影响时,则需要完善活检,这时建议深切或切除活检(包括真皮、脂肪)。如果临床怀疑肿瘤附着于或深入下面的深筋膜,怀疑有肌肉、神经、血管或骨骼受累,应考虑使用计算机断层扫描(CT)或磁共振成像(MRI)等对该区域进行横断面成像。

(2) 皮肤 SSCC 的诊断

SSCC 也有转移的风险,主要的转移部位是淋巴结,但肺、骨、脑和纵隔也可能累及。一些组织病理学参数可能与转移风险的增加有关,如深层的皮肤侵犯、直径>2 cm 的病变、神经周围侵犯等。规范准确的组织病理学检查在诊断中发挥着重要作用。

① 原位 SSCC

原位 SSCC 是一种表皮内癌,在表皮各层均有非典型角质形成细胞。主要组织学特征为角化不全、角化过度,整个表皮层存在不典型角质形成细胞、单个细胞角化、核异形、非典型有丝分裂象和多核肿瘤细胞。基底层常不发生改变。角化细胞可呈 Paget 样改变。在真皮乳头处常可见以淋巴细胞和浆细胞为主的炎性浸润。

② 侵袭性 SSCC

侵袭性 SSCC 是一种上皮恶性肿瘤,其特征为非典型角化细胞,具有局部破坏性生长的特点,转移风险较高。组织学特征主要是不典型和角化异常的角质形成细胞,核深染及多形性,有丝分裂象常见,通常伴有混合性炎症浸润。高分化的 SSCC 通常有角化珠和单细胞角化,而低分化的 SSCC 通常缺乏角化和非典型有丝分裂特征。

③ 角化棘皮瘤

角化棘皮瘤是一种对称的、有边界的角质形成细胞的增殖,其特点是具有迅速增长和自行消退的趋势。典型病理改变为表皮呈火山口样增生,中央为角质物质,周边表皮细胞增生,肿瘤团块内常见异形细胞、坏死及中性粒细胞微脓疡,基底部有密集的混合炎症细胞浸润和真皮瘢痕样纤维化。尽管一些学者认为角化棘皮瘤是一种独立的实体肿瘤,但也有人认为角化棘皮瘤可归为高度分化的 SSCC,是 SSCC 的一种变体。

④ 促结缔组织增生性 SSCC

特征是促结缔组织增生性基质至少占基质的 30%。它主要与转移性扩散有关。

⑤ 梭形细胞 SSCC

常发生在创伤后瘢痕之上。组织学特征是梭形细胞累及真皮,但基质结缔组织增生小于 30%,基质通常为黏液样,具有多形性细胞。

⑥ 腺鳞癌

组织学特征是腺细胞和鳞状细胞混合分化,这种类型的 SSCC 具有高侵袭性。

⑦ 疣状 SSCC

特征是外生鳞状细胞增生,伴有明显的乳头状瘤病和低异型性,存在空泡状改变,以及中性粒细胞集中,这需要与病毒疣做鉴别。

4) 皮肤镜特点

BCC 相关的皮肤镜主要特征包括不含色素网格、树枝状血管、蓝灰色卵形巢、蓝灰色小球、枫叶状结构、轮辐样结构和溃疡,其他可能存在的特点有多处小糜烂、白色条纹、同心结构、短毛细血管扩张、树枝状毛细血管扩张、乳粉色背景、无结构区等。

SSCC 皮肤镜特点包括存在角化物质或鳞屑、点状血管、发夹样血管、线性不规则血管、白色无结构区域、靶样毛囊开口、溃疡、玫瑰花瓣征等。

5) 反射式共聚焦显微镜(RCM)

BCC 的 RCM 特征是表皮细胞排列紊乱,细胞核延长沿同一轴线排列,大量肿瘤细胞形成肿瘤细胞岛,真皮浅层见血管迂曲和炎细胞浸润。SSCC 的关键 RCM 特征是棘状颗粒层出现非典型蜂窝状或无序模式,棘状颗粒层出现圆形有核细胞,垂直于皮肤表面穿过真皮乳头的圆形血管。表层鳞屑在皮肤表面表现为明亮的反射性无定形岛。角质层的多边形有核细胞代表角化不全,而棘状颗粒层的圆形有核细胞代表角化不良细胞。与 AK 相比,SSCC 中的棘状颗粒层表现出更广泛的非典型性。此外,在 SSCC 中,颗粒层存在明显的结构紊乱,血管数量和血管直径均增加。

《第 4 节　皮肤恶性肿瘤预防的全程干预》

1) 皮肤恶性肿瘤的一级预防

一级预防即病因学预防。其目标是防止癌症的发生,任务包括研究皮肤 BCC、皮肤 SSCC 的病因和危险因素,针对各种具体的促癌物、促癌因子和体内外致癌因素,采取有效的预防措施,加强环境保护,倡导健康饮食,促进身体健康,是防病于未然的关键时期。WHO 提出的人类健康四大基石"合理膳食、适量运动、戒烟限酒、心理平衡"是一级预防的基本原则。

一级预防工作的重点是提高对过度暴露于紫外线的危险的认识。紫外线暴露与非黑色素瘤皮肤癌之间的关联表明,植根于阳光安全的干预措施可有效降低皮肤癌的发病率。在实验和前瞻性研究中,人们强调定期使用防晒霜可以降低 SSCC 的发生率。

2) 皮肤恶性肿瘤的二级预防

二级预防又称为临床前预防、"三早"预防,其目标是防治初发疾病的发展,任务是诊断癌症做到"三早"(早期发现、早期诊断、早期治疗),阻止或减缓疾病的发展,恢复健康。早期诊断和及时治疗是改善 BCC 结局不可或缺的手段,预防措施也起了重要作用,尤其是在儿童和青春期阶段。

(1) 健康教育

预防重点在于教育患者了解阳光照射的风险和益处,并针对患者个体风险提供针对性建议。预防包括改变生活方式,例如避免晒伤、避免长时间暴露在阳光下,以及在皮肤上涂抹防晒霜、增加物理屏障如防护服、帽子和太阳镜等。还应建议户外工作者对紫外线暴露采取预防措施。儿童和青春期经常使用防晒霜似乎比成年期更有益。所有这些都尚未得到高质量研究的支持。

(2) 长期监测,全程管理

NCCN 指南建议在诊断为 BCC 后的前 2 年每 6～12 个月进行一次全身皮肤检查,然后至少每年一次。此外,应鼓励患者进行积极的自我监测。世界范围内没有证据支持在人群水平上筛查有益,尽管如此,澳大利亚皇家全科医师学院的指南建议对角质形成细胞肿瘤的高风险人群每年进行一次全面皮肤检查。一项根据世界卫生组织筛查标准评估 BCC 筛查的综述认为,BCC 筛查可能有益于面部病变的早期发现和干预。

(3) 化学及生物预防

使用化学制剂和生物制剂可预防或延缓癌症的发展。初级化学预防通常被理解为针对高危患者的治疗,目的是防止初始致癌作用。二级化学预防针对有皮肤癌病史的患者,其目的是防止疾病复发。在评估非黑色素瘤皮肤癌的潜在化学预防药物时,试验只招募了免疫功能正常的患者,在免疫抑制情况下发生的非黑色素瘤皮肤癌在临床和生物学上与免疫正常患者发生的皮肤癌不同,因此,这些结果对 HIV 患者或长期免疫抑制患者的适用性尚不清楚。

① 维生素的补充

水溶性维生素 B$_3$ 衍生物烟酰胺是肉类、鱼类、豆类、蘑菇、坚果和谷物等食物的一种成分,也来自色氨酸代谢,占其合成的 50%。它由肾脏分泌并由肝脏代谢。烟酰胺在糖酵解途径中起着关键作用,烟酰胺缺乏症的特征表现为光敏性皮炎、腹泻和痴呆。局部外用和口服烟酰胺可防止紫外线诱导的免疫抑制和肿瘤形成。烟酰胺减少紫外线诱导的炎症,下调 IL-6、IL-10、MCP-1 和 TNF-α 表达。这些行为可能会减少与衰老相关的皮肤变化和 NMSC 发生率。研究表明,口服烟酰胺可以降低 NMSC 和 AK 的发生率,BCC 和 SSCC 的降低范围相似。因此,烟酰胺被视为 BCC 预防的有效选择。

维甲酸具有调节细胞增殖、分化、凋亡和其他功能的能力。在一项研究中,2 297 名具有 10 个或更多 AK 病损和具有 2 个或更少 SSCC/BCC 病史的中等风险患者被分配接受每天口服 25 000 IU 视黄醇或安慰剂长达 5 年。初发或新发 BCC 或 SSCC 的数量是主要终点。在 3.8 年的中位随访时间后,视黄醇组 SSCC 的风险显著降低。另一项研究表明,对有 2 个或更多 BCC 病史的患者使用低剂量异维 A 酸进行长期治疗在预防新发 BCC 方面没有统计学差异。

② 塞来昔布

环氧合酶-2(COX-2)是一种参与前列腺素合成的酶,有证据表明,紫外线诱导的前列腺素合成是皮肤光致癌作用的潜在机制,因此,COX-2 的药理学抑制可能会阻碍上皮肿瘤的发生发展,每天使用塞来昔布可能会降低发生 BCC 的风险,但文献中证据不充分,结果相互矛盾。

③ 光动力学治疗(Photo Dynamic Therapy,PDT)

有研究发现 PDT 减少了 AK 新增病例的数量,但它对 NMSC 没有明确的化学预防作用,只有一项病例报告中提到 ALA-PDT 可能是对抗新的 BCC 发展的有效化学预防剂。

3) 皮肤恶性肿瘤的三级预防

三级预防又称临床预防,可以防止伤残和促进功能恢复,提高生存质量,延长寿命,降低病死率。主要是系统治疗、对症治疗和康复治疗。

对症治疗可以改善症状,减少疾病的不良反应,防止复发转移,预防并发症和伤残等。对已丧失劳动力或伤残者提高康复治疗,促进其身心方面早日康复,使其恢复劳动力,争取病而不残或残而不废,保存其创造经济价值和社会价值的能力。康复治疗包括功能康复、心理康复、社会康复和职业康复。

(1) 手术治疗

SSCC 治疗的首要目标是完全切除肿瘤,同时最大限度地保留功能和外观。大多数 SSCC 仅通过手术切除就能成功治疗,预后良好,治愈率大于 90%。

具有安全边际的常规手术和显微控制手术(MCS)是治疗原发性 SSCC 的两种不同的

手术方式。MCS 的 R0 切除率达 90% 以上,与常规手术相比,复发率更低。关于 MCS,已经描述了两种不同的技术,即基于术中冰冻切片的莫氏显微描记手术(Mohs)和基于石蜡包埋切片分析的程序(即慢 Mohs 显微描记手术)。这些方法通常用于高危肿瘤患者,以获得完整的肿瘤切除,并保持最佳的解剖和功能。

① 标准切除术后边缘评估

肿瘤周围临床正常组织和病理学报告的阴性边缘的安全边缘需要最小化局部复发和转移的风险。据报道,该技术可保证 SSCC 的 5 年无病率达到 91% 或更高。在前瞻性研究中发现,对于直径小于 2 cm 的低风险 SSCC,4 mm 的切缘已达到 95%~97% 的治愈率。欧洲共识小组提出低风险 SSCC 切缘应为 5 mm。美国皮肤病学会(AAD)和国家综合癌症网络(NCCN)指南建议在高危部位(头皮、耳朵、眼睑、鼻子、嘴唇)或具有其他高危特征(组织学分级≥2,皮下组织浸润)的直径<1 cm、1~1.9 cm 和≥2 cm 边缘分别至少为 4 mm、6 mm 和 9 mm。对于最大临床直径大于 2 cm 和(或)具有其他高危因素的 SSCC,需要至少 5 mm 的切除边缘。欧洲共识小组建议高风险 SSCC 的安全范围为 6~10 mm。此外,对于多发侵袭性 SSCC 患者(即在手背或头皮上),整块切除受累区域并随后进行皮肤移植可能是一种有效的手术策略。在切缘阳性的情况下,应进行再次切除。

② 区域淋巴结清扫

由于 SSCC 引起的淋巴结转移的患者应该接受手术治疗,类似于其他皮肤肿瘤如黑色素瘤或 Merkel 细胞癌的患者。当没有手术指征时,应考虑多学科小组的非手术方法。在存在淋巴结转移的情况下,指定的手术治疗是治疗性区域淋巴结清扫术。考虑到淋巴结转移率低、发病率高以及黏膜头颈部 SSCC 患者的证据有限,不推荐对淋巴结阴性的 SSCC 患者进行选择性或预防性淋巴结清扫。

(2) 低风险 SSCC 的手术治疗替代方案

① 刮除术和电灼术

NCCN 指南报告指出,对于小的和低风险的原发性 SSCC,可以考虑刮除术和电灼术。这种治疗必须排除位于终末有毛皮肤(例如头皮、耻骨或腋窝区域以及男性胡须区域)的 SSCC 病例。

② 冷冻疗法和 PDT

NCCN 指南报告指出,冷冻疗法可能也是低风险 SSCC 病例的一种选择。PDT 可用于原位 SSCC 的局部治疗,但目前关于 PDT 对侵袭性 SSCC 的疗效的证据很少,应谨慎使用。

③ 病灶内注射

对于明确的 KA,可以考虑使用病灶内抑制细胞的药物,如甲氨蝶呤、5-氟尿嘧啶、博来霉素或干扰素。在肿瘤不完全消退的情况下,应完整地切除病灶,因为它可能是侵袭性 SSCC,对侵袭性 SSCC 应慎重。

(3) 系统性治疗

SSCC 的特点是突变负荷高,其中肿瘤免疫微环境的特点是免疫细胞群、免疫检查点表达和免疫环境平衡的改变,使肿瘤逃避免疫监视。此外,免疫抑制患者发生 SSCC 的风险增加反映了免疫监视在该癌症发病机制中的重要作用。因此,SSCC 显示出实体肿瘤对全身免疫治疗有反应的特征。另外,程序性死亡(PD)-配体1(PD-L1)的表达或干扰素(IFN)-γ基因标记的存在是预测对免疫检查点抑制剂(ICI)反应的潜在生物标志物。

① 免疫检查点抑制剂的应用

西米普利单抗可作为系统性用药,用于治疗转移性 SSCC(mSSCC)和不适合手术或放疗的局部晚期 SSCC(laSSCC)。这是美国和欧洲第一个批准用于这些患者的治疗方法。西米普利单抗是一种针对程序性死亡1(PD-1)的高亲和力人源单克隆抗体。在1期研究中,mSSCC 或 laSSCC 患者的缓解率为50%,而在2期研究中的缓解率为47%。最常见的不良事件是高血压、腹泻、疲劳、恶心、便秘和皮疹。

② 分子靶向治疗

不适合抗 PD-1 治疗的患者或抗 PD-1 效果不佳的患者可能会接受表皮生长因子受体 EGFR 抑制剂和(或)化疗。EGFR 在 SSCC 中高度表达,但其作为治疗药物靶点的作用仍不清楚。在临床试验中发现,西妥昔单抗可作为转移性疾病患者的一线治疗、联合放疗应用于因并发症而不适合手术的、因无法进行根治性干预而不适合手术治疗、有美学/功能损害风险的 la SSCC 患者。一项对58名患者的回顾性研究评估了西妥昔单抗单药治疗,即使在老年受试者中也显示出良好的安全性。6周和12周时的客观缓解率(ORR)分别为53%和42%。中位无进展生存期(PFS)和总生存期分别为9.7个月和17.5个月。帕尼单抗在 la SSCC 的治疗中也显示出优势。研究显示的结果仍需进一步验证。在Ⅱ期研究中,对口服抗 EGFR 药物吉非替尼在40名晚期 SSCC 患者中的疗效进行了评估,剂量为每天25 mg,总体反应率为16%,中位 PFS 为3.8个月。

③ 化疗药物

用于 SSCC 治疗的化疗药物有顺铂、多柔比星、5-氟尿嘧啶(5-FU)、甲氨蝶呤和博来霉素。它们主要限于晚期 SSCC 治疗的某些特定情况,特别是在缺乏有效的治疗替代方案的情况下,因为没有足够有力的证据表明它们的使用(单独或与类视黄醇或干扰素-α联用)能改善疗效。在晚期 SSCC 中,化疗治疗的证据仅限于几个病例系列和一些Ⅱ期研究。由于与免疫检查点抑制剂治疗晚期 SSCC 相比,一线化疗反应差和毒性大,因此应限制用于不适合免疫治疗的患者(即近期有器官移植或其他免疫抑制疾病的患者)。如果在免疫治疗之后或期间出现肿瘤进展,可以考虑将化疗作为二线治疗。

4) 皮肤恶性肿瘤的四级预防

四级预防(即临终关怀)是对疾病进入后期阶段的预防措施,此时机体对疾病已失去调节代偿能力,将出现伤残或死亡的结局。此时应采取对症治疗,减少痛苦,延长生命。

(1) 疼痛

疼痛是晚期肿瘤患者常见的并发症,约有70%的晚期肿瘤患者都会出现疼痛症状。疼痛不仅使者在精神和肉体上饱受折磨,还直接影响家属的休息和工作。因此,解除疼痛是处理肿瘤晚期患者的重要环节。

首先要了解疼痛的病因。在对疼痛的病因进行了处理后,如仍存在疼痛,可按照"癌症患者三阶梯止痛治疗"的原则进行镇痛治疗。其主要原则是根据疼痛的程度,分为轻度、中度和重度疼痛。按阶梯给药是指根据疼痛程度的不同给予不同程度的止痛药物,并且从低阶梯药物开始逐渐使用高阶梯药物。

(2) 心理家庭治疗

对于大多数晚期患者来说,保证生活质量可能比延长生存时间更为重要。许多终末期患者都希望在家庭中进行治疗和护理。家庭治疗逐渐受到重视。家庭治疗主要体现在缓解症状、镇痛和改善营养等方面。终末期患者在家庭中治疗可以有更多的时间和家人团聚,使精神和生理上得到安慰,在一定程度上也减轻了治疗的费用和成本。

第 5 节 祖国医学在皮肤恶性肿瘤预防中的作用

皮肤癌在传统医学中称谓不一,属于中医的"反花疮""石疗""恶疮""失容""赘瘤""石瘟"等范畴。中医按疮疡论治。传统医学对皮肤癌的认识可追溯到公元 610 年隋朝的巢元方所编著的《诸病源候论》,书中详尽地记载了反花疮的临床表现,与皮肤鳞状细胞癌类似。《外科真诠》中记载的乳疳的临床表现与皮肤原位癌中的柏哲氏病类似。《外科证治全书·石疽》指出,若局部皮肤"现小块高低如石岩者,主三百日后必发大痛,不溃而死"。它描述的肿物形态及预后与皮肤恶性肿瘤非常相似。一千余年来,传统医学对皮肤癌的治疗积累了丰富的经验,特别是内服与外治相结合,疗效稳定,不良反应少,在减轻痛苦,延长生存期,提高生命质量方面有较大的优势。

1) 祖国医学对皮肤癌的认识

几千年来,中医中药形成了一套完整的辩证体系,积累了丰富的皮肤癌治疗经验。认为皮肤癌产生原因不外是身体功能不协调,在内脏腑功能失调,在外六淫之邪入侵。其病理机制,一为正虚、二为气血瘀滞、三为痰湿内阻。内外之邪交结久羁留于内,内耗阴血,夺精灼液,以致精血枯燥,肝血失养,肺津不足,难以濡养皮毛,终致皮肤生恶疾。

祖国医学认为皮肤为人之藩篱,易受外邪侵袭,其为病不仅与外感六淫有关,亦与脏腑功能失调相连。外感六淫,风毒燥热之邪,久羁留恋,内耗阴血,夺精灼液,或湿毒久留,皆可变生恶疮,发为皮肤癌。肺主气,外合皮毛,肺气失调,则皮毛不润;肝藏血,疏调血道,肝阴血不足,则皮肤血燥不荣;脾与外邪相夹为患。古人云:"正气虚则为岩。"易引起正气虚衰的原因,不外情志内伤,冲任不调,饮食不节,体内阴阳失衡,脏腑经络功能障碍,发生气滞血瘀,痰凝湿聚,积块结聚而发生肿瘤。可见皮肤癌与肺、肝、脾之关系最为密切。皮肤癌治疗大多用清热解毒、祛瘀扶正,祛湿败毒、软坚消瘀,疏肝解郁、利湿解毒、健脾助运、利湿软坚,疏肝理气、活血化瘀等方法,通过破坏肿瘤微环境,调节肿瘤能量代谢达到防治肿瘤的目的。早期皮肤癌发展缓慢且存活期较长,若及时治疗则危害会大大下降。

2）皮肤恶性肿瘤的辨证论治

（1）风毒热燥，耗伤阴血证

外受风毒燥热之邪，羁留日久，耗伤阴血。多见于肿瘤初期，正气未虚，或肿瘤出现化热、溃烂等并发症，伴有口苦、便秘溲赤、心烦失眠、舌红、苔黄、脉弦数。治宜清热解毒，养阴清火。方选黄连解毒汤加减。常用的清热解毒药有白花蛇舌草、半枝莲、石上柏、山豆根、板蓝根、紫花地丁、黄芩、金银花等。

（2）肝气郁结，脾失健运证

因羞怒忧思，肝气郁结，脾失健运，湿浊内生，以致气滞火郁，湿浊阻于肌肤，气血凝结而成。多见于肿瘤中后期，患者情绪波动较大，对生活与未来失去信心，不思饮食，可伴有口苦咽干、食欲下降、体重减轻、乏力嗜睡，或失眠，舌质淡红，苔白厚或者黄厚，脉弦滑。治宜疏肝解郁理气，健脾和胃助运。方选逍遥散加四君子汤加减。常用的理气健脾药物有橘叶、香附、枳壳、八月札、九香虫、佛手、郁金、青陈皮、绿萼梅、砂仁等。

（3）年老体衰，气血阴阳亏虚证

多见于老年患者，肿瘤时间较长，患者脏腑气衰，气血渐亏，肝阴血虚，难荣于外，肌肤失养，肺气失调，皮毛不润，易招外邪，日久脾易生湿毒恶疮。多见于肿瘤后期，患者食欲不振、倦怠乏力，或头晕眼花、心悸气短，或五心烦热、潮热口干，或形寒肢冷、腰酸便溏，可伴有口干或口淡，舌质暗淡，苔薄白或薄黄，脉细。治宜补气养血、调和阴阳。方选补中益气汤加减。常用的健脾益气药物有黄芪、党参、白术、茯苓、山药、莲子、扁豆、砂仁等；常用的养血滋阴药物有当归、熟地黄、白芍、黄精、阿胶、红枣、龙眼肉、鸡血藤等；常用的养阴生津药物有玄参、天花粉、石斛、生地黄、天门冬、麦冬、龟板、首乌、沙参、鳖甲、知母、丹皮等；常见的温补肾阳药物有仙茅、肉桂、补骨脂、淫羊藿、巴戟天、附子、鹿茸、菟丝子、肉苁蓉等。

近年来，国内采用单纯中医中药治疗皮肤癌，如用 20% 蟾酥膏外敷、用农吉利外敷、用皮癌净（含砷制剂）外敷、用三品一条枪（含砷制剂）外敷、用五秒水仙膏外敷等，均有不错的疗效。

参考文献

［1］Venables Z C，Nijsten T，Wong K F，et al. Epidemiology of basal and cutaneous squamous cell carcinoma in the U. K. 2013-15：A cohort study[J]. The British Journal of Dermatology，2019，181(3)：474-482.

［2］Verkouteren J A C，Ramdas K H R，Wakkee M，et al. Epidemiology of basal cell carcinoma：Scholarly review[J]. The British Journal of Dermatology，2017，177(2)：359-372.

［3］Tan S T，Ghaznawie M，Heenan P J，et al. Basal cell carcinoma arises from interfollicular layer of epidermis[J]. Journal of Oncology, 2018(5): 1-5.

[4] Schierbeck J, Vestergaard T, Bygum A. Skin cancer associated genodermatoses: A literature review[J]. Acta Dermato-Venereologica, 2019, 99(4): 360-369.

[5] Pellegrini C, Maturo M G, di Nardo L, et al. Understanding the molecular genetics of basal cell carcinoma[J]. International Journal of Molecular Sciences, 2017, 18(11): 2485.

[6] Fania L, Didona D, Morese R, et al. Basal cell carcinoma: From pathophysiology to novel therapeutic approaches[J]. Biomedicines, 2020, 8(11): 449.

[7] Hoorens I, Vossaert K, Ongenae K, et al. Is early detection of basal cell carcinoma worthwhile? Systematic review based on the WHO criteria for screening[J]. The British Journal of Dermatology, 2016, 174(6): 1258-1265.

[8] Chen A C, Martin A J, Choy B, et al. A phase 3 randomized trial of nicotinamide for skin-cancer chemoprevention[J]. The New England Journal of Medicine, 2015, 373(17): 1618-1626.

[9] Leiter U, Keim U, Eigentler T, et al. Incidence, mortality, and trends of nonmelanoma skin cancer in Germany[J]. Journal of Investigative Dermatology, 2017, 137(9): 1860-1867.

[10] Fania L, Didona D, di Pietro F R, et al. Cutaneous squamous cell carcinoma: From pathophysiology to novel therapeutic approaches[J]. Biomedicines, 2021, 9(2): 171.

[11] Morris K L, Luke M C, Perna F M. Prevalence of skin cancer examination among users of indoor tanning beds[J]. JAMA Dermatology, 2018, 154(7): 840-842.

[12] Green A C, Olsen C M. Cutaneous squamous cell carcinoma: An epidemiological review[J]. The British Journal of Dermatology, 2017, 177(2): 373-381.

[13] Pacini L, Savini C, Ghittoni R, et al. Downregulation of toll-like receptor 9 expression by beta human papillomavirus 38 and implications for cell cycle control[J]. Journal of Virology, 2015, 89(22): 11396-11405.

[14] Brewer J D, Shanafelt T D, Khezri F, et al. Increased incidence and recurrence rates of nonmelanoma skin cancer in patients with non-Hodgkin lymphoma: A rochester epidemiology project population-based study in Minnesota[J]. Journal of the American Academy of Dermatology, 2015, 72(2): 302-309.

[15] Zhao H, Shu G, Wang S. The risk of non-melanoma skin cancer in HIV-infected patients: New data and meta-analysis[J]. International Journal of STD & AIDS, 2016, 27(7): 568-575.

[16] Liang D G, Soliman B, Cha J. A rare case of Bowen's disease of the nipple: Literature review and management pathway[J]. The Breast Journal, 2020, 26(6): 1234-1238.

[17] Lapka D V. Skin cancer[J]. RN, 2000, 63(7): 32-39.

[18] Buchanan P J. Skin cancer[J]. Nursing Standard, 2001, 15(45): 45-52.

[19] Gloster H M Jr, Neal K. Skin cancer in skin of color[J]. Journal of the American Academy of Dermatology, 2006, 55(5): 741-760.

[20] Rohrer T E, Ratner D. Skin cancer[J]. Seminars in Cutaneous Medicine and Surgery, 2011, 30(1): 1-2.

[21] Gordon R. Skin cancer: An overview of epidemiology and risk factors[J]. Seminars in Oncology Nursing, 2013, 29(3): 160-169.

[22] Kornek T, Augustin M. Skin cancer prevention[J]. Journal Der Deutschen Dermatologischen Ge-

sellschaft, 2013, 11(4): 283-298.

[23] Linares M A, Zakaria A, Nizran P. Skin cancer[J]. Primary Care: Clinics in Office Practice, 2015, 42(4): 645-659.

[24] LaBerge G S, Duvall E, Grasmick Z, et al. Recent advances in studies of skin color and skin cancer [J]. The Yale Journal of Biology and Medicine, 2020, 93(1): 69-80.

[25] Gall R, Bongiorno M, Handfield K. Skin cancer in the US military[J]. Cutis, 2021, 107(1): 29-33.

[26] Kirag N, Eskin S G. Skin cancer knowledge and prevention practices among Turkish bus drivers [J]. The Journal of the Pakistan Medical Association, 2021, 71: 267-271.

第 21 章

恶性黑色素瘤的预防

《第 1 节　黑色素瘤的流行病学》

恶性黑色素瘤（malignant melanoma）是一种目前临床上较为常见的高度恶性肿瘤，发病率逐年升高，以每年 3%～5% 的比例增长。我国黑色素瘤的发病率相对欧美国家较低，但近年来呈现成倍增长趋势，每年新发病例约 2 万人。因此，黑色素瘤已成为严重危及我国人民健康的疾病之一。然而由于患者甚至一般的医务工作者长期以来对该病认识不足，患者就诊时往往为时已晚，我国黑色素瘤患者的死亡率也逐年攀升，因此尽早进行临床干预尤为重要。

据报道，黑色素瘤在全球最常见的癌症中排名第 19 位，校正年龄后的发病率估计为 (2.8～3.1)/10 万。有学者对 1995 年至 2012 年欧洲皮肤黑色素瘤发病情况分析显示，发病率从西班牙的 5.6/10 万到瑞士的 24/10 万不等。1950 年至 2016 年期间，美国白人的黑色素瘤发病率增加了三到四倍。2021 年美国新增 101 280 例皮肤原位黑色素瘤确诊病例，发病率 30/10 万。

根据 GLOBCAN 2018 的数据，2018 年全球皮肤黑色素瘤新增病例约为 287 723 例，年龄标准化发病率为 3.1/(10 万·年)，死亡率为 0.63/(10 万·年)。在欧裔人口中，欧洲的发病率和死亡率分别为每 10 万人 11.2 例和 1.7 例，美国为 12.2 例和 1.4 例，澳大利亚和新西兰为 33.6 例和 3.4 例。

1）黑色素瘤的地区分布特征

在世界范围内，由于种族不同，皮肤黑色素瘤的发病率在不同的人群中有 100 倍的差异。全球黑色素瘤的地域分布有其特点，曾有学者提出黑色素瘤的"纬度梯度"现象，即低纬度区域发病率高，而高纬度区域发病率相对较低。新西兰和澳大利亚的发病率最高，欧洲和美国的发病率中等，而南亚的发病率最低。在欧洲，皮肤黑色素瘤发病率最高的是瑞典和丹麦，最低的是希腊。

2）黑色素瘤的种族分布特征

有学者回顾性分析 2004—2015 年美国国家癌症数据库（NCDB）数据发现，419 773

例侵袭性黑色素瘤中,93.80％为皮肤黑色素瘤,4.92％为转移性黑色素瘤。非裔美国人出现转移性黑色素瘤的概率显著高于白种人。大多数皮肤黑色素瘤患者是非西班牙裔白人(NHWs),NHW 和少数民族黑色素瘤患者的人口学及临床特征不同,种族之间有显著差异。NHW 患者发生浅表播散性黑色素瘤的频率高于其他任何少数民族;与其他组相比,非西班牙裔黑人(NHB)患者发生肢端慢性黑色素瘤的频率更高。西班牙裔、非西班牙裔亚洲或太平洋岛民(NHAPI)和 NHB 患者最常见的原发部位为下肢或髋关节(分别为 25.9％、31.4％ 和 42.0％)。良性肿瘤患者多发生于躯干或上肢和肩部(分别为 31.6％和23.7％)。少数民族黏膜黑色素瘤的比例高于非高海拔人群。在所有种族中,大多数患者表现为局限性疾病。

3)黑色素瘤的年龄分布特征

有研究表明,我国转移性黑色素瘤男女发病比例为 1.12∶1,中位诊断年龄 50～55 岁,老年患者占 17.8％。另一项意大利的研究显示,皮肤黑色素瘤的高发病年龄范围在 40～60 岁之间。诊断和死亡的中位年龄分别为 57 岁和 67 岁。发病率从 40 岁开始增加。因此,皮肤黑色素瘤通常被认为是一种影响年轻人和中年人的肿瘤,比大多数实体瘤(如乳腺癌、结肠癌、肺癌或前列腺癌)发病早了近 10 年。

4)黑色素瘤的性别分布特征

一项美国 15～49 岁 NHW 黑色素瘤的研究显示,青少年和年轻成人中,女性黑色素瘤的发病率高于男性,这可能与更多地使用日光浴、浴床有关。然而 40 岁之后的发病率发生逆转,男性的发病率高于女性。根据 AJCC 黑色素瘤分期系统第 8 版,女性比男性有更高的存活率。在所有年龄段中,男性的死亡率都高于女性。在澳大利亚,70 岁时男性的累积死亡率为 0.37％,而女性仅为 0.17％。根据 2015 年《CA:临床医师癌症杂志》所发表的《2015 中国癌症统计》资料显示,预计我国 2015 年皮肤黑色素瘤新发病例为 8 000 例,其中男性 4 300 例,女性 3 700 例;预计死亡病例为 3 200 例,男性 1 800 例,女性 1 500 例。

《第 2 节 黑色素瘤可能的发病因素》

1)遗传因素

随着人类遗传基因组学的发展,遗传易感危险因素在黑色素瘤发病中的重要地位愈显突出,目前已发现多个基因与黑色素瘤的发生发展相关。

CDKN2A 基因位于人类染色体 9p21,编码两个功能和结构完全不同的肿瘤抑制蛋白:p16INK4a 蛋白和 p14ARF 蛋白。两个蛋白分别参与细胞周期调控中的两条关键通路:p16-Rb 通路和 p14ARF-MDM2-p53 通路。p16INK4a 蛋白功能缺陷导致 Rb 蛋白通路失活,而 p14ARF 蛋白功能的缺陷则导致 p53 通路失活。目前黑色素瘤家族中 CDKN2A 基因突变检出率为 25%～50%,多发性原发性黑色素瘤患者中检出率为 10%～15%,散发黑色素瘤患者中检出率为 1%～2%。家族中黑色素瘤患病人数越多、黑色素瘤的数目越多、年龄<50 岁的患者,更易携带 CDKN2A 基因突变。CDKN2A 基因突变频率随地理位置的差异也有不同,澳大利亚、北美和欧洲突变率分别为 20%、45% 和 57%。在黑色素瘤发生率最高的澳大利亚地区,CDKN2A 基因突变发生率却较低。年龄与地理位置的差异可影响 CDKN2A 基因突变外显率。比较欧洲、美国和澳大利亚家族性黑色素瘤发现,50 岁时 CDKN2A 基因突变外显率分别为 13%、50% 和 32%,80 岁时则分别为 58%、76% 和 91%。

CDK4 基因位于染色体 12q13.6,编码与 p16INK4a 相互作用的细胞周期依赖性激酶 4 蛋白。与 CDKN2A 基因突变相比,CDK4 基因突变频率相对较低。即使 CDKN2A 和 CDK4 被认为是黑色素瘤的两个高危易感基因,但是仍然有 50%～60% 的黑色素瘤家族中没有检测到突变,提示可能存在未知的高危易感基因,如 Rb 基因突变、黑皮质素受体-1(melanocortin-1 receptor,MC1R)基因多态性也与黑色素瘤的发病有关。

2) 宿主危险因素

宿主危险因素包括浅肤色、浅发色尤其红发或金发、浅色角膜、多发性雀斑样痣、易晒伤或者从未或很少晒黑。其中痣包括典型痣和非典型痣。典型痣即良性色素痣,如果超过 50 个,尤其是超过 100 个,危险性会明显增加。而非典型痣即发育不良性痣,与黑色素瘤发生密切相关。研究指出,15%～20% 的正常人至少有一个发育不良性痣,而 40%～50% 的黑色素瘤患者至少有一个发育不良性痣。一些发育不良性痣可恶变为黑色素瘤,如果合并黑色素瘤家族史,其发生黑色素瘤的风险就显著增高。临床上为防止黑色素瘤的发生可以预防性切除发育不良性痣,但其他部位仍存在发生黑色素瘤的危险。因此,对于此类患者应该长期密切随访。

还有研究显示,50 岁以上的人群更易出现黑色素瘤。黑色素瘤是一种免疫原性肿瘤,机体免疫力降低会促进肿瘤的生长。在一些疾病中,如着色性干皮病、视网膜母细胞瘤、Li-Fraumeni 综合征和 Werner 综合征等常合并黑色素瘤。

3) 环境影响

紫外线辐射是黑色素瘤进展的主要危险因素,自然光和人工照明均是辐射源。波长在 290～320 nm 之间的 UVB 可被包括黑素细胞在内的皮肤细胞所吸收,对皮肤致癌作用最强。皮肤被晒伤会增加罹患皮肤癌的风险,尤其是儿童或青少年时期。恶性雀斑样痣和皮肤肿瘤最易发生在面部等曝光部位,其可能的原因也与长期的紫外线照射有关。

流行病学显示,社会地位和某些职业也是黑色素瘤的潜在危险因素。研究认为,与皮肤鳞状细胞癌相比,黑色素瘤更易发生在社会富裕阶层人群。一项来自美国和英国的年龄配对资料显示,黑色素瘤的发生率在高收入或富裕人群中较高,可能与较多的休闲期阳光照射及在冬季仍有可能享受阳光假期有关。另外从事航空工作的人群,尤其是飞行员,发生黑色素瘤的危险性也比较高,可能与工作有更多机会接受阳光照射有关。

4)刺激及创伤因素

刺激、创伤等因素是诱发色素性皮损恶变的原因之一。不恰当的处理可诱发色素痣恶变和迅速生长,如刀割、绳勒、盐腌、激光和冷冻等局部刺激。由于缺乏卫生知识,对长在足部、会阴部等易受摩擦部位的黑痣未引起足够重视,使其长期受到挤压与摩擦,终致其发生恶性转变。

5)其他因素

光敏型皮肤、内分泌因素、免疫因素等对黑色素瘤的发生发展也有一定的作用。孕期或生育年龄的妇女会使黑色素瘤发展迅速,提示本病可能与内分泌有关。研究发现黑色素瘤的细胞内有雌激素受体,因此滥用雌激素类药物可能会刺激黑色素瘤的发生。另有研究发现,免疫功能低下也是黑色素瘤发生的原因之一,因而临床上黑色素瘤患者以老年人多见。

《第3节 黑色素瘤的临床表现及诊断依据》

1)临床表现

黑色素瘤的外观各不相同,可表现为平坦的不规则的色素性斑疹,内含小片黑斑,也可表现为凸起的斑块,内含红色、白色、黑色或蓝色的斑点。有时黑色素瘤还表现为质韧的黑色或灰色肿块。少部分黑色素瘤不产色素,呈现粉色、红色或浅褐色。

除巨大先天性色素痣外,黑色素瘤几乎都源于真表皮交界处的黑素细胞,且近半数发生于原先存在的痣上。在临床上,常用"ABCDE"法则来辨别黑色素瘤。A(asymmetry):不对称性,痣的形状不对称;B(border):痣的边缘不规则,分界不清;C(color):痣的颜色不均匀,可能呈现出黑色、褐色或茶色;D(diameter):直径改变,痣的大小发生改变,通常会增大;E(evolving):进展性改变,痣在短期内,如数周或数月发生了改变。根据肿瘤形态以及病理学特征,皮肤黑色素瘤常分为四种类型:肢端雀斑痣样黑色素瘤、恶性雀斑痣样黑色素瘤、结节性黑色素瘤、表浅扩散性黑色素瘤。

(1)肢端雀斑痣样黑色素瘤

肢端雀斑痣样黑色素瘤是黑肤色和亚洲人中最为常见的类型。中位发病年龄50岁,男女发病率大致相等。好发于足部,拇指容易受累及,60%的患者有甲下或跖部损害。表现为交界生长型,边界不清晰,后期出现垂直生长。若位于甲母质,甲板及甲床可呈纵行带状条纹。甲周色素沉着(Hutchinson征阳性),甲皱襞近端变黑,可能是甲床受累的指征。早期变化可能是浅棕色和均一的色素改变。后期皮损颜色变黑,形成结节、溃疡。病灶可转移至肱骨内上髁和腋窝淋巴结。甲下黑色素瘤有时会被误诊为甲真菌病、寻常疣、慢性甲沟炎、化脓性肉芽肿、血管球瘤、甲下血肿等。

（2）恶性雀斑痣样黑色素瘤

好发于老年人的曝光部位，常由恶性雀斑样痣发展而来。皮损初期为棕褐色斑，逐渐扩大，边缘不规则，颜色也逐渐不均一并变黑。该型为最常见的黑色素瘤。病程缓慢且隐匿，转移晚，不易被发现。经过 5～20 年的放射状生长后，开始侵袭性地垂直生长。在原发斑状损害内可触及的结节是发生恶变最直接的证据。恶性雀斑痣样黑色素瘤通常只累及真表皮交界处一层细胞，原位黑色素瘤的亚临床边缘常超过原位黑色素瘤的 5 mm 标准范围，不对称生长常见。

（3）结节性黑色素瘤

结节性黑色素瘤约占所有黑色素瘤的 15%，男女比例为 2∶1，主要发生在头颈及躯干的曝光部位。皮损初为蓝黑或暗褐色隆起性结节，沿水平和垂直方向迅速增大，肿瘤表面可光滑或呈圆顶状、蕈样改变，易形成溃疡，出血通常是晚期表现。

（4）表浅扩散性黑色素瘤

表浅扩散性黑色素瘤可发生在各年龄段，多见于白种人，中位发病年龄 50 岁。与恶性雀斑痣样黑色素瘤不同，该型好发于间歇曝光部位皮肤，上背部和小腿为常见发病部位。皮损常呈不规则的多种颜色间杂的深浅不一的棕褐色、黑色、红色、蓝色甚至白色斑疹，直径很少超过 2.5 cm。若出现丘疹、结节、硬化、溃疡等皮损则提示预后不良。皮损可原位发病，也可起源于色素痣。当色素痣内颜色发生改变，特别是损害周围黑色区域扩大，要考虑源于痣的黑色素瘤。当发生垂直生长时，常会出现丘疹结节。如果皮损扩展，皮肤纹理会消失。放射状生长期的特征是黑素细胞像"铅弹"样散布于表皮中，其边界比恶性雀斑痣样黑色素瘤更清晰。

此外，恶性黑色素瘤还可累及鼻腔、口腔、肛管黏膜等部位，这些病灶常可导致破溃、出血、疼痛、阻塞等表现。

2）组织病理学及分期

（1）组织病理学

组织活检是皮肤黑色素瘤诊断的金标准。当确认组织癌变后，可能还需要对组织样本做进一步的相关基因检测。对于怀疑黑色素瘤的损害，完全切除包括损害边缘 1～3 mm 范围的皮肤是最好的活检方法。如果损害过大而不能采用单纯切除，可采用小切口或环钻活检，尽量深取皮损。如果怀疑巨大色素痣为黑色素瘤时，应采用小切口活检。若损害不均一，建议多点取材，提高检出率。

黑色素瘤的主要组织病理学表现：表皮或真皮内可见较多分散或巢状分布的黑色素瘤细胞，沿水平或垂直方向扩展，深达真皮和皮下。黑色素瘤细胞呈异型性，细胞大小及形态不一，胞核大，可见到核分裂及明显核仁，胞质内含有色素颗粒，对多巴和酪氨酸酶呈强阳性反应。黑色素瘤细胞形态可呈多样性，以梭形细胞和上皮样细胞为主。用抗 S-100 蛋白及抗 HMB-45 单抗进行免疫过氧化物酶染色，有助于诊断。与预后相关的主要因素是黑色素瘤细胞的浸润深度或厚度。

不同类型黑色素瘤的组织学稍有差异。①肢端雀斑痣样黑色素瘤：瘤细胞多在交界处，部分已浸润至真皮，细胞可呈梭形或 Paget 样。②恶性雀斑痣样黑色素瘤：基底层见异型黑素细胞，多呈梭形，部分已侵入真皮，部分沿毛囊向下侵犯外毛根鞘，真皮浅层嗜碱变性，且有带状细胞浸润。③结节性黑色素瘤：瘤细胞侵犯真皮形成结节状，但很少累及周边表皮，肿瘤旁表皮受累一般不超过 3 个表皮突。④表浅扩散性黑色素瘤：病变在原有基础上已侵入真皮，瘤细胞可呈上皮样、梭形或痣细胞样混合存在，但表皮内瘤细胞仍呈 Paget 样。

临床医生需要意识到病理评估的潜在陷阱和局限性，特别是对于年龄小于 40 岁和肿瘤早期阶段的患者。术前应组织病理学专家进行复查，有助于降低误诊的风险。

(2) TNM 分类

皮肤黑色素瘤的疾病分期采用美国癌症联合会（AJCC）和国际抗癌联盟（UICC）在 2017 年推荐的第 8 版 TNM 分期方案，见表 21-1。

表 21-1　黑色素瘤 TNM 分期 AJCC/UICC,2017(第 8 版)

原发肿瘤(pT)：
pTX:原发肿瘤无法评估
pT0:无原发肿瘤证据
pTis:原位黑色素瘤
pT1:肿瘤厚度≤1 mm
pT1a:肿瘤厚度<0.8 mm 且无破溃
pT1b:肿瘤厚度<0.8 mm 且伴溃疡,或者
0.8 mm≤肿瘤厚度≤1 mm,不论是否伴破溃
pT2:1 mm<肿瘤厚度≤2 mm
pT2a:肿瘤无破溃
pT2b:肿瘤伴有破溃
pT3:2 mm<肿瘤厚度≤4 mm
pT3a:肿瘤无破溃
pT3b:肿瘤伴有破溃
pT4:肿瘤厚度>4 mm
pT4a:肿瘤无破溃
pT4b:肿瘤伴有破溃

区域淋巴结(N)：
NX:区域淋巴结转移无法确定
N0:无区域淋巴结转移
N1:单个区域淋巴结转移或淋巴管内转移而无淋巴结转移
　N1a:仅镜下转移(临床隐匿)
　N1b:肉眼可见的转移(临床显性)
　N1c:存在卫星病灶或者过境转移而无区域淋巴结转移
N2:2～3 个区域淋巴结转移或淋巴管内转移伴淋巴结转移
　N2a:仅镜下转移
　N2b:肉眼可见的淋巴结转移

远处转移(M)：
M0:无远处转移
M1:有远处转移
　M1a:皮肤、皮下组织、区域淋巴结外的淋巴结
　M1b:肺
　M1c:其他非中枢神经系统部位
　M1d:中枢神经系统

TNM 临床分期

分期	T	N	M
0 期	pTis	N0	M0
Ⅰ期：	pT1	N0	M0
Ⅰ A 期：	pT1a	N0	M0
	pT1b	N0	M0
Ⅰ B 期：	pT2a	N0	M0
Ⅱ A 期：	pT2b	N0	M0
	pT3a	N0	M0
Ⅱ B 期：	pT3b	N0	M0
	pT4a	N1	M0
Ⅱ C 期：	pT4b	N0	M0
Ⅲ期：	任何 pT	N1-3	M0
Ⅲ A 期：	pT1-2a	N1a-2a	M0
Ⅲ B 期：	pT1-2a	N1b-2b	M0
	pT2b-T3a	N1-2b	M0
Ⅲ C 期：	pT1a-3a	N2c-3	M0
	pT3b-4a	N1-3	M0
	pT4b	N1-2	M0
Ⅲ D 期：	pT4b	N3	M0
Ⅳ期：	任何 p T	任何 N	M1

续　表

N2c:存在卫星病灶或者过境转移且仅存在一个淋巴结转移 N3:4 个或 4 个以上淋巴结转移,或出现淋巴结粘连,或存在卫星病灶或者过境转移同时伴有 2 个或更多淋巴结转移 N3a:仅镜下转移 N3b:肉眼可见的淋巴结转移 N3c:存在卫星病灶或者过境转移且存在 2 个或更多淋巴结转移	

3) 诊断依据

根据临床表现,结合组织病理学和影像学检查可以确诊。黑色素瘤的定性诊断主要依赖于病理活检。黑色素瘤的影像诊断则有助于判断患者有无远处转移,通常首次筛查建议行区域淋巴结超声、胸部 CT、腹盆部超声、增强 CT 或 MRI、全身骨扫描、头颅增强 CT 或增强 MRI;如有条件也可行 PET-CT。除了协助分期之外,还有一些影像学检查可用于协助术前评估(包括 X 线、超声等),如原发灶侵犯较深,局部应行 CT、MRI 检查。此外,目前针对黑色素瘤的基因检测非常重要,较为成熟的治疗靶点包括 BRAF、CKIT 和NRAS,如有条件建议完善 NGS 热点基因检测,有助于协助判断预后,寻找新的治疗手段。

(1) 皮肤镜

皮肤镜诊断黑色素瘤的循证医学实践充足,证据级别Ⅰ～Ⅱ,推荐级别 A,其诊断比值是裸眼诊断的 15.6 倍,比裸眼诊断敏感性亦提高了 18%,可提高早期黑色素瘤诊断准确率,减少漏诊或误诊,避免盲目活检。皮肤镜在鉴别良恶性黑素细胞皮损时,常用的判断方法有模式分析法、ABCD 法、Menzies 法以及七分列表法等。

① 模式分析法

模式分析法具有更高的诊断精确度,黑色素瘤具有多种特异性模式,如不典型色素网、不规则条纹、不规则点和球、不规则污斑、蓝白幕等。此外,还有一些部位特异性模式,如面部黑色素瘤可见不对称色素性毛囊开口,环状颗粒状黑色素瘤形结构和假性色素网,肢端黑色素瘤可见皮嵴平行模式、不规则弥漫色素沉着和多组分模式等。

② ABCD 法

ABCD 法是首个用于皮肤镜鉴别良恶性黑素细胞源性皮损的方法,适用于缺乏皮肤镜应用经验的检查者。A:不对称性(asymmetry),以两条互相垂直的直线将皮损平分,第 1 条线尽量以"最对称"的形式将皮损平分,第 2 条线与之垂直。评估分布在两条线两侧皮损的颜色、结构和轮廓的对称性。如病变在两条轴线两侧均对称,得 0 分;在一条轴线上两侧不对称,得 1 分;在两条轴线两侧均不对称,得 2 分。分数为 0～2 分。B:边界(border),将皮损边缘平均分为 8 份,然后评估各个部分的色素性条带在皮损边缘是否清晰、有无突然中断或逐渐模糊消退。如果 8 份边缘都清楚、突然中断,得 8 分;反之,如果8 份边界都模糊不清逐渐消退,得 0 分。分数为 0～8 分。C:颜色(color),皮损出现的白色、红色、浅褐色、深褐色、蓝灰色和黑色有诊断意义,计数出现的颜色种数。分数为 $1\sim6$ 分。D:皮肤镜结构(dermoscopic structures),计数皮损出现的以下 5 种结构:色素网、无结构区(可为色素减退或沉着)、分支状条纹(包括伪足、放射状条纹)、点和小球。分数为 $1\sim5$ 分。评估皮损后分别得到 4 个皮肤镜下的特征评分,再根据线性方程式计算总评分(total dermoscopy score,TDS),以 TDS 分数辅助分析病变的良恶性。TDS $=$(A$\times$1.3)$+$(B$\times$0.1)$+$(C$\times$0.5)$+$(D$\times$0.5)。TDS$<$4.75 判断为良性病变;TDS 介于 $4.75\sim$ 5.45 为可疑恶性病变;TDS$>$5.45 为高度怀疑。需要注意的是,ABCD 法虽然方便,但也有很多例外情况,比如采用 ABCD 法分析雀斑样痣时,常被误判为可疑恶性病变;分析含有小球结构的色素痣或有乳头瘤样表面的色素痣时,也常出现假阳性;Spitz 痣、蓝痣和先天性色痣等病变,以及位于掌跖、面部和黏膜处的病变也不适用于 ABCD 法。

③ Menzies 法

Menzies 法是一种简化的皮肤镜诊断法。被判定为黑色素瘤的皮损必须不包括任何 1 项阴性特征并包括至少 1 项阳性特征。阴性特征:ⅰ.对称的色素模式;ⅱ.单一颜色(包括黑色、灰色、蓝色、红色、深棕色和褐色)。阳性特征:ⅰ.蓝白幕;ⅱ.多发的棕色点;ⅲ.放射状条纹;ⅳ.伪足;ⅴ.瘢痕样色素脱失;ⅵ.周边黑点/小球;ⅶ.多种颜色($5\sim6$ 种);ⅷ.多发的蓝灰点;ⅸ.增宽的色素网。

④ 七分列表法

七分列表法是一种基于模式识别的算法,通过鉴别有限的结构来对整个皮损进行量化评分,其中主要标准为:ⅰ.不典型色素网:指皮损内不规则分布的局灶性粗线条的黑色、褐色或蓝白色素网;ⅱ.蓝白幕;ⅲ.不典型血管模式。每项为 2 分。次要标准为:ⅰ.不规则条纹;ⅱ.不规则点或小球;ⅲ.不规则污斑;ⅳ.退行性结构。每项为 1 分。将各项得分简单相加,如总分≥3 分符合黑色素瘤的诊断,$<$3 分则判断皮损为色素痣。总的来说,使用七分列表法有 82% 的黑色素瘤能得到正确诊断。

(2) 皮肤CT

皮肤 CT 诊断黑色素瘤的重要指标是 Pagetoid 黑素细胞。黑色素瘤的皮肤 CT 特征包括:表皮正常结构改变,成为不规则的蜂窝或鹅卵石状;真皮-表皮交界处完整的结构紊乱,乳头细胞的大小是角质形成细胞的两倍。真皮中有单个明亮有核细胞或聚集体表明存在侵袭性黑色素瘤。主要标准(2 分):真皮-表皮交界处无边缘的乳头和细胞异型。4 个次要标准(1 分):发现圆形的 Pagetoid 细胞,Pagetoid 细胞广泛遍布,真皮有脑状细胞巢和乳头内发现有核细胞。如果最终得分≥3 则可以诊断为黑色素瘤。

(3) 影像学检查

影像学检查作为一种非侵入性检查,被广泛运用于黑色素瘤的诊治过程中。首先是超声,因其简单直观且经济,常被用于区域肿大淋巴结的定位。实时超声造影技术还可用于判断转移灶的血流动力学变化,帮助诊断肝转移和淋巴结转移等。其次是 CT 和 MRI,主要用于评价肺、骨等远处转移灶和评价疗效。对于早期无转移征象、局部病灶厚度小且无溃疡者无须进行 CT 检查。PET-CT 更适用于对于肿瘤转移的全面评价,它能一次检查全面了解全身各处转移情况,准确显示复杂解剖部位的复发转移灶,指导放疗生物靶区的勾画和肿瘤病灶活跃区域的穿刺活检。PET-CT 在黑色素瘤的诊断分期、疗效及预后评价方面具有显著优势。但是 PET-CT 检查费用昂贵,等待结果时间长,并且多数中小型医院尚未开展该检查项目,作为一种中晚期患者的常规检查受到一定限制。

第 4 节　黑色素瘤预防的全程干预

1）黑色素瘤的一级预防

一级预防即病因学预防,其目标是防止肿瘤的发生。研究黑色素瘤的病因和危险因素,针对各种具体的促癌物、促癌因子和体内外致癌因素,采取有效的预防措施,防病于未然。

由于紫外线是引起皮肤肿瘤的重要危险因素,因此,对于皮肤黑色素瘤的疾病预防主要是避免长时间的日光暴露,减少紫外线对皮肤的损伤作用。例如,寻找阴凉处,在上午 10 点至下午 4 点(光线最强的时候)尽量减少户外活动,避免日光浴及使用晒黑床(尤其是青少年和青壮年),穿戴防护衣物(如长袖衫、裤子、宽边帽),根据说明涂抹防晒系数(SPF)至少为 30 的防 UVA 和 UVB 的防晒霜,每两小时以及在游泳或出汗后重复涂抹防晒霜。

目前黑色素瘤的病因未明,但一些增加患病风险的危险因素不容忽视,如肤色白皙、发育不良痣或多发痣、黑色素瘤病史及家族史等。对于发育不良性痣患者,尤其合并黑色素瘤家族史,临床上可以预防性切除发育不良性痣,并对于此类患者进行长期密切随访。

皮肤科医生和疾病预防机构应普及公共卫生知识,以低成本批量生产相关视频的方式宣传,阐述黑色素瘤的病因、相关图像、发病人群、治疗方式等内容,提高群众对疾病的认识,警惕黑色素瘤的早期信号。同时皮肤科医生通过门诊体检、病史审阅或皮肤镜检查进行专业风险评估和诊断,及早发现黑色素瘤的危险因素,对潜在病灶(比如摩擦部位的色素痣)进行早期切除。黑色素瘤高危人群需要定期进行皮肤检查,多痣的人群也应至少每年进行一次全身皮肤检查,查看原有痣是否有任何变化,识别提示黑色素瘤的早期特征,如痣的增大(尤其是边界不规则形)、变黑、发炎、斑点变色、出血、瘙痒、触痛和疼痛等。

2）黑色素瘤的二级预防

二级预防又称为临床前预防,"三早"预防,其目标是防治初发疾病的发展,任务是做到"三早"(早期发现、早期诊断、早期治疗),阻止或减缓疾病的进展,恢复健康。

二级预防首先要确定黑色素瘤的高危人群,并对这些人群进行定期普查。《中国黑色素瘤患者行为现状调研白皮书》显示,约 1/3 确诊者没听说过黑色素瘤,17% 者称条件允许会考虑就医。患者对黑色素瘤的认知程度直接影响患者是否能够及时就诊和治疗。认知缺乏的后果是我国黑色素瘤初次确诊普遍较晚,36% 的人发现已是晚期(Ⅳ期),20% 是Ⅲ期,伴有转移的高达 59%。Ⅰ～Ⅱ期能确诊者仅占 13%。流行病学调查显示,50 岁以上的人群更易出现皮肤黑色素瘤。家族中存在异常痣(如非典型痣综合征)的人群,发生皮肤黑色素瘤的风险显著增高,应密切观察并及时处理。妊娠可能是黑色素瘤的不利因素,且肿瘤恶性程度极高,治疗难度大,需要加强重视和预防。如有超过 50 颗色素痣或大量发育不良的色素痣,应根据"ABCDE 临床标准"谨慎对待,特别是在胸部和腹部的色素痣,不应将其大小、形状的改变归咎于妊娠期胸腹围增加、皮肤扩张所致,也不应将其颜色加深归咎于妊娠期色素沉着所致。部分临床医生简单地将色素痣的变化判断为正常的妊娠生理改变,大量研究显示可能会延误黑色素瘤的诊断。

3)黑色素瘤的三级预防

三级预防又称临床预防。三级预防是对疾病进入后期阶段的预防措施,此时机体对疾病已失去调节代偿能力,将出现伤残或死亡的结局。三级预防可以防止伤残和促进功能恢复,提高生存质量,延长寿命,降低病死率。

(1)外科治疗

① 原发病灶的扩大切除

手术是黑色素瘤的主要治疗方式,特别是早期黑色素瘤,大部分可通过手术实现治愈,即使晚期远处转移者仍然可以从手术中获益。在临床工作中,85% 以上的新发黑色素瘤是通过原发病灶诊断的,即使外科切缘为阴性,但若切除范围过窄,术后局部复发率仍可高达 60%。因此早期黑色素瘤在活检确诊后应尽快做原发灶的扩大切除手术,要求切除完整的皮肤及深达肌筋膜的皮下组织。扩大切除的安全切缘是根据病理报告中的肿瘤浸润深度(breslow 厚度)来决定的:ⅰ. 病灶厚度≤1.0 mm 时,安全切缘为 1 cm;ⅱ. 厚度在 1~2 mm 时,安全切缘为 1~2 cm;ⅲ. 厚度在>2 mm 时,安全切缘为 2 cm。对于活检病理未能报告浸润深度或者病灶巨大的患者,可以考虑直接扩大切除 2 cm。过去认为病灶切除范围越大越好,也有研究者认为切除足够的深度才是改善预后的根本。目前一般要求深度达到深筋膜甚至肌层,而最佳手术切缘仍有争议。临床实践中通常按照共识推荐选择切缘后,应进一步对切缘行快速病理活检。若为阴性则进一步选择直接缝合或皮片、皮瓣移植等修复方式,若为阳性则继续扩大切除直至切缘阴性。

② 前哨淋巴结活检及淋巴结清扫

部分黑色素瘤患者在首次诊断时已出现淋巴结转移。对于任何可触及的直径为 1~1.5 cm,固定或硬质的结节均应怀疑为淋巴结转移。对于怀疑淋巴结转移或有黑色素瘤病史的患者应进行前哨淋巴结活检(sentinel lymph node biopsy, SLNB)。SLNB 对判断分期和预后很重要,也是判断区域淋巴结状态的重要手段。SLNB 阳性的患者需要接受辅助系统治疗,从而减少疾病复发的风险。通过 SLNB 早期识别肿瘤的微转移,然后对 SLNB 阳性的患者进行完整的淋巴结清扫,可以防止肿瘤进一步扩散,从而提高生存率。

(2)化疗药物

① 烷化剂

达卡巴嗪(dacarbazine,DTIC)是恶性黑色素瘤化疗的唯一标准药物,FDA 于 1975 年批准入市。它通过将烷基基团引入鸟嘌呤碱而破坏 DNA,抑制细胞分裂,进而导致细胞死亡。静脉给药后,DTIC 经肝分解为 5-(3-甲基三嗪-1-基)咪唑-4-酰胺(MTIC),然后再分解为活性代谢物二氮甲胺发挥作用。DTIC 在大多数新药的临床试验中被作为参照组,并且多项 Ⅲ 期随机临床试验显示 DTIC 单药 ORR 平均为 15%,中位生存时间为5.6~11 个月。

替莫唑胺(temozolomide,TMZ)与 DTIC 结构相似,在体内生理 pH 下亦转化为 MTIC 作用,它不需要经过肝脏代谢。TMZ 可穿透血脑屏障,在脑脊液中的浓度是血浆浓度的 28%~30%,是 NCCN 指南中黑色素瘤脑转移的推荐用药。转移性黑色素瘤的 Ⅲ 期临床研究显示 DTIC 和 TMZ 在疗效和副作用方面差别不大,但是 TMZ 价格较贵,且淋巴细胞减少症发生率增加,因此建议将 DTIC 作为化疗的首选药物。

② 亚硝脲类

亚硝脲类代表药物有福莫司汀、卡莫司汀、洛莫司汀等。亚硝脲类具有较强的亲脂性,易通过血脑屏障进入脑脊液,与 DTIC 有相似的有效率,但其临床应用主要受限于骨髓抑制等严重的副作用。临床研究显示福莫司汀能够降低肿瘤转移至中枢神经系统的风险。欧洲的一些监管机构已经批准其成为黑色素瘤脑转移的一线化疗药物。

③ 铂类

铂类化合物主要是顺铂和卡铂。多项临床研究显示,这两种药物的单药化疗有效率相似,从 0 到大于 50% 的都有报道,大多数试验集中在 15%~20%,且有效持续时间短。虽然铂类药物对黑色素瘤有一定疗效,但其单药化疗效果差,需要与其他化疗药物或与免疫治疗联合。

④ 紫杉类

紫杉类复合物包括紫杉醇和多烯紫杉醇,是新型抗微管药物。多烯紫杉醇在体外试验的抗肿瘤活性较紫杉醇高,过敏发生率较紫杉醇低。白蛋白结合型紫杉醇是采用纳米技术,将药物与人血白蛋白结合形成直径为 130 nm 的颗粒,既能够增加药物的生物利用度,还能快速达到血浆浓度,分布到肿瘤组织并长期滞留。Ⅰ 期临床试验显示白蛋白结合型紫杉醇能够缩小肿瘤体积,降低乳酸脱氢酶水平。有研究显示白蛋白紫杉醇能略微提高初治 Ⅳ 期转移性黑色素瘤患者的 RFS。

⑤ 联合化疗

常见的联合化疗方案有 BOLD 方案(博来霉素+长春新碱+洛莫司汀+达卡巴嗪)、CVD 方案(顺铂+长春新碱+达卡巴嗪)、Dartmouth 方案(达卡巴嗪+顺铂+卡莫司汀+三苯氧胺)等。但是这些方案毒性大,疗效未见明确优势,故临床上仅推荐作为二线治疗方案。

(3) 免疫治疗

① 白细胞介素-2(interleukin-2,IL-2)

生物免疫治疗中最常见的药物是 IL-2。IL-2 是一种 T 细胞生长因子,具有刺激自然杀伤细胞、效应性 T 细胞及调节性 T 细胞等多种淋巴细胞亚群的能力,以及广谱抗肿瘤的作用。IL-2 于 1998 年被 FDA 批准用于无法手术治疗的黑色素瘤。高剂量 IL-2 是 Ⅳ 期黑色素瘤唯一认可的免疫治疗方法,在 15%~20% 的患者中产生客观反应。但是高剂量 IL-2 的不良反应较大,包括严重的低血压、肺水肿、体重显著增加、肾功能不全、皮疹、疲劳和全身性水肿等,因此限制了 IL-2 在临床的广泛应用。

② 干扰素(interferon,IFN)

IFN 是一种具有抗病毒、抗肿瘤和免疫调节作用的细胞因子。研究表明高剂量 IFN 治疗黑色素瘤可显著改善患者的 5 年 RFS 及 OS。1995 年,高剂量 IFN-α-2b 在美国被批准可用于ⅡB 和Ⅲ期黑色素瘤的辅助治疗。聚乙二醇(polyethylene glycol,PEG)-IFN-α-2b 是一种长效干扰素。与标准治疗比较,PEG-IFN-α-2b 在 RFS 方面有显著优势。由于缺乏对其确切机制的了解,同时中性粒细胞减少和肝脏毒性等不良反应也大,这些限制了 IFN 的广泛应用。

(4) 免疫检查点抑制剂

免疫检查点是正常免疫反应的基础,可以阻止一些自身免疫反应的自我导向活动。黑色素瘤的免疫检查点抑制剂主要针对在黑色素瘤中过度表达的分子,如 PD-1 或 CTLA-4。

① PD-1 单抗

PD-1 为 T 细胞表面的抑制性物质,与其配体 PD-L1 结合后可使 T 细胞丧失免疫功能或者死亡。PD-1 抑制剂通过与 PD-1 竞争性结合,能够解除肿瘤细胞对 T 细胞的抑制。同样,黑色素瘤中 PD-1/PD-L1 抑制剂能够特异性地与肿瘤细胞上的 PD-L1 结合来抑制其表达,从而使功能受抑制的 T 细胞恢复对肿瘤细胞的识别功能,发挥免疫系统的抗肿瘤作用。2014 年 FDA 先后批准了包括纳武单抗和派姆单抗在内的 6 种 PD-1/PD-L1 抑制剂上市。随机对照双盲的Ⅲ期临床试验显示,在可切除的ⅢB/C 期或Ⅳ期黑色素瘤术后辅助治疗中,纳武单抗治疗组的 12 个月 RFS 为 70.5%,显著优于依匹单抗组的 60.8%。派姆单抗是人源化的抗 PD-1 单克隆抗体,临床试验表明ⅢA~ⅢC 期黑色素瘤患者手术治疗后采取派姆单抗辅助治疗,复发及转移风险可减少 43%。特瑞普利单抗是首个我国自行研制的 PD-1 单克隆抗体,也是第一个获批用于晚期黑色素瘤的国产 PD-1 单抗。根据Ⅰ期研究结果,22 例黑色素瘤患者的 ORR 为 22.2%,DCR 为 50%。

② 抗 CTLA-4 抗体

CTLA-4 是 T 细胞上的一种负性调节受体,与其配体 B7 结合后能够诱导 T 细胞对肿瘤细胞出现免疫耐受。抗 CTLA-4 的机制在于阻断效应 T 细胞上的 CTLA-4 与配体 B7 在抗原呈递细胞上的相互作用。易普利姆玛是一种人类免疫球蛋白 G1 单克隆抗体,2011 年被美国 FDA 批准作为靶向免疫治疗药物,用于治疗晚期黑色素瘤,也是首个被证明能延长晚期黑色素瘤患者生存时间的药物。黑色素瘤术后辅助治疗的Ⅲ期临床试验显示,易普利姆玛组显著优于安慰剂组:5 年 RFS 分别为 40.8%和 30.3%,OS 为 65.4%和 54.4%,DMFS 为 48.3%和 38.9%。然而易普利姆玛组和安慰剂组分别有 41.6%和 2.7%的患者发生 3 级或 4 级免疫相关不良事件。易普利姆玛常见的副作用主要是与免疫相关的不良事件,包括皮疹、结肠炎、肝炎和内分泌疾病等。尽管高剂量组(10 mg/kg)比低剂量组(3 mg/kg)能获得更好的疗效,但其副作用随之明显增多。2015 年易普利姆玛被批准用于Ⅲ期黑色素瘤术后的辅助治疗,但因其毒副作用而导致使用受限。目前正在研究低剂量的易普利姆玛与其他药物联合使用,可以在疗效和安全性之间达成更好的平衡。

（5）分子靶向药物治疗

靶向治疗是针对突变肿瘤基因的一种治疗方式，不影响肿瘤周围的正常组织细胞，更为精准有效。丝裂原活化蛋白激酶（mitogen-activated protein kinase，MAPK）途径是一种复杂的信号通路，参与多种细胞功能，包括增殖分化、细胞存活和应激反应等。在生理状态下，MAPK 级联反应首先由细胞外信号分子与受体酪氨酸激酶结合启动，随后刺激下游蛋白的连续磷酸化和激活。首先是 GTPases（GTP hydrolases，GTP-binding proteins）的 RAS 家族（NRAS，KRAS，HRAS），随后激活 RAF 激酶家族（ARAF，BRAF，CRAF）。RAF 激酶结合并磷酸化 MEK，进而激活激酶 ERK 发挥生理作用。大约 50% 的黑色素瘤含有 BRAF 基因激活点突变，主要位于 V600 密码子，其中最常见的为 V600E 突变，其次为 V600K 突变，突变的 BRAF 导致 MAPK 通路的结构性激活，从而增加细胞增殖和驱动致癌活性。

① BRAF 抑制剂

ⅰ．维罗非尼（vemurafenib）

维罗非尼可特异性地抑制携带突变的 BRAF 基因，对 BRAF 突变细胞中的 RAF/MEK/ERK 通路有选择性阻断作用。在维罗非尼治疗 V600E 突变的晚期黑色素瘤研究中，超过半数患者在治疗后病情稳定且瘤体缩小。2011 年的一项Ⅲ期临床研究表明，维罗非尼组 6 个月的 OS 和 ORR 较 DTIC 组均明显增高（64% vs 5.5%）。2011 年美国 FDA 正式批准维罗非尼用于治疗晚期或无法手术的黑色素瘤。尽管维罗非尼的疗效确定，但容易产生耐药性，且存在皮疹、腹泻、脱发、关节炎、光敏感、无力、纳差等严重的不良反应。

ⅱ．达拉菲尼（dabrafenib）

达拉菲尼也是一种 BRAF 抑制剂，能够选择性抑制 V600E 激酶的活性。2013 年，美国 FDA 批准达拉菲尼为第 2 个 BRAF 抑制剂。达拉菲尼和 DITC 治疗 V600E 突变晚期黑色素瘤的Ⅲ期临床研究显示达拉菲尼组中位 PFS 相较于 DTIC 组明显增高。

ⅲ．恩考芬尼（encorafenib）

恩考芬尼是近年获得 FDA 批准用于治疗黑色素瘤的 BRAF 抑制剂，可与突变的 BRAF 结合，其离解半衰期明显长于达拉菲尼或维罗非尼。一项Ⅲ期研究显示，相比于维罗非尼，恩考芬尼可显著改善 PFS（9.6 个月 vs 7.3 个月）和 OS（23.5 个月 vs 16.9 个月）。

② C-KIT 抑制剂

KIT 蛋白主要由 C-Kit 基因编码，是一种Ⅲ型酪氨酸激酶，与黑色素周期紧密相关。2004 年首次发现黑色素瘤中存在 C-Kit 基因突变。2011 年我国进行了一项黑色素瘤患者的基因分析，结果显示 C-Kit 基因变异的患者占 17%，说明针对 C-Kit 的靶向治疗对中国黑色素瘤患者同样适用。2011 年我国学者发现，转移性黑色素瘤患者若存在 C-Kit 基因突变，应用伊马替尼治疗可获得较高的总体缓解率（23.3%）和 DCR（54%）。但 C-Kit 在治疗过程中也有较多的副作用，如中性粒细胞减少和肝酶增高、腹泻、食欲减退、恶心、水肿、乏力等。

③ MEK 抑制剂

曲美替尼（trametinib）是一种调节激酶抑制剂（MEK 抑制剂），可以参与细胞外信号的调控,2013 年被 FDA 批准用于晚期黑色素瘤的治疗。在一项关于 BRAF 突变的晚期黑色素瘤的Ⅲ期临床试验中,患者随机接受曲美替尼治疗或紫杉醇化疗,结果表明曲美替尼能显著改善患者的 6 个月 OS(81% vs 67%)与 PFS(4.8 月 vs 1.5 月)。还有研究对曲美替尼与达普拉非尼(针对 BRAF V600E/K 突变)进行比较,结果显示曲美替尼能显著延长首次缓解终点。由于曲美替尼单一药物的应答率仍然较低,限制了其作为单一药物的应用。

④ ERK 抑制剂

ERK 代表 MAPK 途径的最终环节,直接作用于细胞核,因此直接抑制 ERK 也被认为是一种绕过上游途径重新激活的机制。迄今为止,在 Ulixertinib(BVD-523)Ⅰ 期试验中,由于受不良反应的影响,相当一部分患者在治疗期间需要减少剂量。目前还不清楚涉及 MAPK 通路的某些驱动因素是否存在突变,这些突变如何影响患者对药物的反应,因此很难确定哪些患者应该纳入临床研究。

(6) 联合应用

① 免疫检查点抑制剂的联合应用

CTLA-4 单抗和 PD-1 单抗在活化 T 细胞、杀伤肿瘤等方面具有不同的作用机制且互补,因此联合应用这两种单抗可发挥协同抗肿瘤效应。有研究显示,PD-1 抑制剂联合抗 CTLA-4 单抗能诱导近半数(42%)的黑色素瘤患者肿瘤体积缩小超 80%,1 年的 OS 为 82%,2 年的 OS 为 75%,1 年、2 年的 PR 分别为 37%、28%。ASCO 宣布对晚期黑色素瘤患者联合应用标准剂量的派姆单抗和小剂量易普利姆玛安全且有效,ORR 达 57%。纳武单抗联合易普利姆玛、纳武单抗单独使用和易普利姆玛单独使用的 PFS 分别为 11.5 个月、6.9 个月和 2.9 个月,OS 分别为 52.0%、44.0% 和 26.0%。因此,对免疫检查点抑制剂单用疗效不佳的患者可考虑联合治疗。

② BRAF 抑制剂联合 MEK

在靶向药物的联合治疗方面,BRAF 抑制剂联合 MEK1/2 抑制剂治疗可达到意想不到的效果。研究结果显示,与达拉非尼单药治疗相比,达拉非尼与曲美替尼联合治疗能显著延长 PFS 和提高有效率,且副作用较小。2014 年 FDA 批准曲美替尼与达拉非尼联合用药,2015 年批准考比替尼与维罗非尼的联合治疗。Ⅲ期临床研究的结果表明,恩考芬尼与比美替尼的组合可能成为 BRAF 突变型黑色素瘤治疗的重要选择。总之,BRAF 和 MEK 抑制剂联合应用能够取得更好的临床疗效,总体毒副作用较单药治疗并无明显增加。

③ 联合免疫治疗和肿瘤内治疗

Talimogene laherparepvec(T-VEC)是 FDA 批准的一种转基因溶瘤病毒,可以作为肿瘤内疗法使用。T-VEC 通过溶解癌细胞、增加抗原呈递而使免疫系统激活发挥抗肿瘤作用。目前这种疗法与检查点抑制剂结合使用的试验正在开展。早期试验显示,ORR 和 CR 得到显著改善。肿瘤内治疗和免疫治疗的结合有望获得更好的应答率,但反应持续时间和生存率能否也得到改善尚需进一步论证。

《第 5 节　祖国医学在恶性黑色素瘤预防中的作用》

1) 祖国医学对恶性黑色素瘤的认识

祖国医学对恶性黑色素瘤很早就有认识,根据其症状表现归属于中医学所说的"黑子""黑疗""脱疽""疠疽""翻花""恶疮"等范畴。早在《灵枢》《诸病源候论》《外科正宗》等古代著作中就有类似恶性黑色素瘤的相关记载。如《灵枢·痈疽》中就记载有:"发于足旁,名曰疠疽,其状不大,初从小指发,急治之,去其黑者,不消辄益大,不治,百日死。发于足趾,名曰脱疽,其状赤黑,死不治;不赤黑不死。治之不衰,急斩去之,活,不然则死矣。"文中不仅记载了黑色素瘤的性状,并且对其恶性程度之高已有了一定的认识。隋朝巢元方的《诸病源候论》中记载:"翻花疮者,初生如饭粒,其头破则出血,便生恶肉,渐大有根,浓汁出,肉反散如花状。"这对恶性黑色素瘤的描述可谓十分详细。明代陈实功的《外科正宗》也提道:"翻花者乃头大而蒂小,小者如豆,大者若菌,无苦无疼,揩损每流鲜血,久亦虚人。"清代《医宗金鉴》里记载:"推之不动,坚硬如石……日渐长大……日久难愈,形气渐衰,肌肉削瘦,愈溃愈硬,色现紫红,腐烂浸淫,渗流血水。疮口开大,胬肉高突,形似翻花瘤证。"这些描述都与皮肤恶性黑色素瘤的临床表现十分类似。并且已有了关于黑色素瘤的相关治疗方法的记载,如《证治准绳》曰:"石疗皮肉相连,坚硬如石,刺之不入,肉微痛,忌砂砾。"《外科正宗》则提出"瘤多生于臀腿等处,大小不等,以手捏起,内有黑色如沙之内容,软硬不一。宜用锋刺刺破瘤体,剔去其中黑砂,或以手术摘除"。

祖国医学认为本病病变部位在肌肤,久则波及全身,出现全身症状,与脾、肾密切相关。本病属本虚标实之证,此病乃先有内虚,而后为邪毒与气血搏结而发病,脏腑虚损是本,属内在原因,而邪毒侵袭则是标,属外因。虚者属血气虚、肾气虚,实者属气滞血瘀、邪毒壅盛。或因先天禀赋不足,或宿有顽疾,久治不愈导致脏腑虚弱,或年老体衰,脏腑功能减退,导致正气虚衰,气化无力,使外感六淫之邪,或时行疫毒之邪等客于肌表、腠理或由表入里,热毒乘虚搏于气血,邪气内蕴郁而不达,久而毒积脏腑,以致气血郁滞,络脉壅塞,诸邪相合,羁留于肌表,正虚不能抗争,真阴枯灼,变生恶疮,发为本病。或因阳气不足、跌仆损伤、摩擦刺激,致使经络郁滞,气滞血瘀,瘀久化热,热毒蕴结,瘀毒内聚,结于皮肤而生黑疗。或因七情太过或不及,久不得疏,伤及于气,扰乱气机,肝失疏泄,气机不畅,气行受阻,凝滞脉络而成,肝气郁结,久而化火,肝胆火毒循经而发,以致本病。或因饮食失节及失洁,如嗜食膏粱肥甘厚味或嗜酒成瘾,或暴饮暴食,恣食生冷,或偏嗜热饮,或饮食不洁,反复摄纳污浊、秽恶之食物、饮水等,均可直接伤及脏腑之气或影响脏腑功能,中焦失于健运,痰浊湿毒内生,而发于肌肤。古人对此病的恶性程度早有认识,并且已经意识到本病的病根乃毒积脏腑,真阴枯灼。《诸病源候论》里对于本病的成因也有论述:"有黑痣者,风邪搏于血气,变化生也。夫人血气充盛,则皮肤润悦,不生瑕疵,若虚损,则黑痣变生。"《外科正宗》载:"黑子,痣名也,此肾中浊气混浊于阳,阳气收束,结成黑子,坚而不散。"并且明确指出对于初生如豆,色似黑枣,其色乌乌黑黑之"黑腐"污气吞人,且"急斩去之""截割可生",如若任其蔓延则"性命将倾"。这些都表明此病病因乃在虚损基础之上,或因外邪搏结于气血,或因阳气收束而气滞血瘀邪毒内结,乌黑肿块瘀久化热,热毒瘀阻致肌表焮红溃烂,流污黑血水。

本病起病一般较慢,早期症状并不明显,后以肌肤状况改变为主,如色素斑边缘不规则、颜色改变等,疾病早期以邪实壅盛为主,因热、毒、痰、瘀炽盛,后症状逐渐加剧被发现,表现为局部肿块色黑或杂色相间,或坚硬不平,或渗血流脓,或红肿溃烂、灼热疼痛,局部症状明显。病程相对较长,久则导致气血两虚,邪毒壅盛而致虚实夹杂,呈虚实并见之症候。疾病晚期病久则耗伤气血,加之手术或术后放化疗等,患者往往表现为一派虚弱之象,可见局部肿块破溃流水久不收口,缠绵难愈。亦有急症发病者,病势较重,病程相对较短。正邪的虚实消长,亦即标实与本虚的矛盾对立则始终贯穿于疾病的整个过程中,它决定疾病的发展与转归、疾病的性质,在证候上反映疾病的虚实变化。

2)恶性黑色素瘤的辨证论治

(1)热毒内结证

本型多为黑色素瘤初起伴发感染或皮肤炎性反应,以邪盛为主,外邪入侵郁于肌肤,局部气血不通,阴阳失和,可见肿块乌黑或杂色相间,皮损灼热疼痛或红肿溃烂,渗血流脓,漫肿一片。伴有心烦胸闷,口干口苦,或多饮,小便黄赤,大便干结,舌质红,苔黄腻,脉滑数。治以清热解毒,消肿散结,予五味消毒饮加减。金银花、蒲公英、紫花地丁、野菊花、紫背天葵清热解毒力强;桃仁、红花、归尾、赤芍、乳香、没药活血化瘀、行气止痛;蜂房、皂角刺可消肿解毒。若热入营血可用丹皮、生地黄、水牛角等清营凉血;便秘者可予大黄、厚朴、枳实通腑泄热;溃烂流血不止可予云南白药外敷患处并加白茅根、仙鹤草、蒲黄炭等凉血止血;舌苔厚腻者可加苍术、薏苡仁、车前子以利水燥湿。

(2)气滞血瘀证

本型患者多属邪实而正不虚,痰、瘀、癌毒蕴结肌肤,局部气血不通,瘀血停滞,可见肿块乌黑紫暗,坚硬不平,局部刺痛,口唇爪甲紫暗,月经失调,色暗有血块,痛经或闭经。瘀阻心脉,心神被扰,可见胸闷心烦,胸中气机阻滞可见胸胁胀满。舌质紫暗有瘀斑,苔薄白或燥,脉细涩或弦数。治以行气活血,散结化瘀,予血府逐瘀汤加减治疗。桃仁、红花、川芎、赤芍活血化瘀,当归、生地黄滋阴养血,牛膝引血下行,柴胡、桔梗、枳壳行气化滞。瘀血明显者可加王不留行、路路通、山甲、全蝎等加强祛瘀通络之功;胸闷胁痛者加郁金、延胡索、川楝子以宽胸理气止痛;肿块乌黑,痛处不移者予三棱、莪术、乳香、没药破瘀消积止痛。

(3)痰湿蕴结证

痰湿邪毒聚于局部肌肤,肿块质地较硬,呈结节隆起,按之稍痛,不红不肿,或伴有破溃渗液,皮损周围瘙痒。痰湿凝滞中焦,脾胃运化受阻,可见恶心纳差,肢体沉重困倦,胸闷咳喘,舌淡胖,苔厚腻,脉弦滑。治以消痰散结,理气燥湿,予二陈汤合海藻玉壶汤加减。

半夏、陈皮燥湿化痰;海藻、昆布、贝母软坚散结;当归、川芎活血通络。胸腹满闷不舒可加党参、白术、山药、枳壳以健脾益气;肿块隐痛及溃疡流黄色水者应清热利湿解毒,可加用夏枯草、薏苡仁、蚤休等;兼有血瘀者可加三棱、莪术、桃仁、丹参、三七以活血化瘀。

(4) 肝肾阴虚证

久病失调及多次放化疗后致阴液耗伤,肝肾阴亏,不能上养清窍,出现五心烦热,腰膝酸软,或口咽干燥,渴不喜饮,或便干尿赤,水不涵木,肝阳上扰,则头晕、耳鸣、目眩,舌质红绛,或见瘀斑,或淡红,少苔,脉细弱或细数。治以滋补肝肾,养阴抑癌,予六味地黄丸加减。熟地黄、山萸肉滋阴补肾,山药、茯苓健脾祛湿,泽泻、丹皮清热利湿。若胃脘胀痛累及两胁可加柴胡、白芍、川楝子、郁金疏肝理气;有恶心、呕吐、反胃及呃逆不顺者可加枳壳、厚朴、木香、陈皮、半夏理气降逆;烦躁易怒、口苦口干严重者加栀子、黄连、竹茹以泄肝火、清胃热。

(5) 气血两虚证

此型多见于疾病晚期、放化疗及术后,因正气耗伤,正虚邪盛,局部肿块破溃流水日久,缠绵难愈,推之不移,疼痛难忍,腐肉难脱,血水淋漓,机体失养,面色无华,倦怠乏力,少气懒言,口淡无味,纳呆食少,月经延期,量少色淡或闭经。舌淡胖或边有齿痕,苔薄白,脉细无力。治以益气养血,扶正固本,予八珍汤加减。党参、白术、茯苓健脾益气,当归、熟地黄、白芍、川芎养血调血。卫表不固而自汗出者可加黄芪、防风、浮小麦益气固表止汗;脾虚湿盛便溏者可减当归量,加山药、炒扁豆、薏苡仁健脾祛湿止泻;五心烦热、口干舌燥可加女贞子、丹皮、山萸肉养阴清热;腰酸肢冷、头晕耳鸣可加补骨脂、杜仲、川续断补肾益精。

参考文献

[1] 中国临床肿瘤学会(CSCO).黑色素瘤诊疗指南[Z].2021.

[2] 郎中亮,王明刚.中国人群恶性黑色素瘤的临床特征研究进展[J].安徽医学,2018,39(1):120-122.

[3] 唐志铭,傅宏阳,荆梦晴,等.皮肤镜在皮肤肿瘤诊断中的应用[J].皮肤病与性病,2021,43(3):352-354.

[4] 冯思宁,黄晓君,孙乐栋.黑色素瘤多学科诊治的现状与进展[J].中国医疗美容,2020,10(7):133-136.

[5] 王秀丽,高敏.色素沉着性皮肤病的皮肤CT表现研究进展[J].中国皮肤性病学杂志,2019,33(12):1433-1436.

[6] 刘可微,张坤,郝玉琴.黑色素瘤免疫治疗药物研究进展[J].世界最新医学信息文摘,2018,18(80):72-75.

[7] 李治,张林梦,斯越秀,等.恶性黑色素瘤的研究进展[J].药物生物技术,2018,25(1):70-74.

[8] 高菲,辛琳琳.恶性黑色素瘤的皮肤镜特征研究进展[J].山东医药,2018,58(1):109-112.

[9] 付靖波,于斌,张红霞,等.人黑色素瘤药物研究进展[J].中国临床医学,2017,24(5):808-

815.

[10] 林千里，张文俊，汪汇，等. 皮肤黑色素瘤流行病学及防治研究进展[J]. 中国医药导报，2019，16（3）：28-32.

[11] 代强，孙充洲，王帅道，等. 皮肤恶性黑色素瘤的治疗进展[J]. 医学综述，2020，26(15)：2982-2985.

[12] 段然，梁筱，李青峰. 恶性黑色素瘤的分子靶向治疗进展[J]. 实用肿瘤杂志，2017，32(6)：563-569.

[13] 王永芳，谭谦. 皮肤恶性黑色素瘤诊断和外科治疗的研究进展[J]. 东南大学学报（医学版），2021，40(5)：721-725.

[14] 刘巍峰，斯璐，牛晓辉. CSCO黑色素瘤诊疗指南解读：前哨淋巴结活检的意义、操作及治疗专家共识[J]. 临床肿瘤学杂志，2021，26(9)：827-837.

[15] 张颖，周晓鸿. 黑色素瘤靶向及免疫治疗现状与进展[J]. 皮肤病与性病，2021，43(4)：475-477.

[16] Sacchetto L, Zanetti R, Comber H, et al. Trends in incidence of thick, thin and in situ melanoma in Europe[J]. European Journal of Cancer，2018，92：108-118.

[17] Garbe C, Keim U, Gandini S, et al. Epidemiology of cutaneous melanoma and keratinocyte cancer in white populations 1943-2036[J]. European Journal of Cancer，2021，152：18-25.

[18] Siegel R L, Miller K D, Fuchs H E, et al. Cancer statistics, 2021[J]. CA：A Cancer Journal for Clinicians，2021，71(1)：7-33.

[19] Raimondi S, Suppa M, Gandini S. Melanoma epidemiology and sun exposure[J]. Acta Dermato-Venereologica，2020，100(11)：250-258.

[20] Singh S R K, Malapati S J, Kumar R, et al. NCDB analysis of melanoma 2004-2015：Epidemiology and outcomes by subtype, sociodemographic factors impacting clinical presentation, and real-world survival benefit of immunotherapy approval[J]. Cancers，2021，13(6)：1455.

[21] Qian Y Z, Johannet P, Sawyers A, et al. The ongoing racial disparities in melanoma：An analysis of the Surveillance, Epidemiology, and End Results database（1975-2016）[J]. Journal of the American Academy of Dermatology，2021，84(6)：1585-1593.

[22] Watson M, Geller A C, Tucker M A, et al. Melanoma burden and recent trends among non-Hispanic whites aged 15-49 years, United States[J]. Preventive Medicine，2016，91：294-298.

[23] Mo R, Chen C, Jiang Y N, et al. Sex-specific survival benefit in early skin melanoma based on 8th AJCC edition：An analysis of data from the Surveillance, Epidemiology, and End Results (SEER) database[J]. Annals of Translational Medicine，2021，9(1)：53.

[24] Joosse A, Collette S, Suciu S, et al. Superior outcome of women with stage I/II cutaneous melanoma：Pooled analysis of four European Organisation for Research and Treatment of Cancer phase III trials[J]. Journal of Clinical Oncology：Official Journal of the American Society of Clinical Oncology，2012，30(18)：2240-2247.

[25] Strashilov S, Yordanov A. Aetiology and pathogenesis of cutaneous melanoma：Current concepts and advances[J]. International Journal of Molecular Sciences，2021，22(12)：6395.

[26] Eddy K, Shah R, Chen S. Decoding melanoma development and progression：Identification of therapeutic vulnerabilities[J]. Frontiers in Oncology，2021，10：626129.

[27] Gershenwald J E, Scolyer R A, Hess K R, et al. Melanoma staging：Evidence-based changes in the

American Joint Committee on Cancer eighth edition cancer staging manual[J]. CA: A Cancer Journal for Clinicians，2017，67(6)：472-492.

[28] Mueller K L，Theoret M R，Lemery S J，et al. Neoadjuvant therapy for melanoma: A US food and drug administration—melanoma research alliance public workshop[J]. Clinical Cancer Research，2021，27(2)：394-401.

[29] Randic T，Kozar I，Margue C，et al. NRAS mutant melanoma: Towards better therapies[J]. Cancer Treatment Reviews，2021，99：102238.

[30] Shi H B，Lan J，Yang J Q. Mechanisms of resistance to checkpoint blockade therapy[J]. Advances in Experimental Medicine and Biology，2020，1248：83-117.

[31] Davis L E，Shalin S C，Tackett A J. Current state of melanoma diagnosis and treatment[J]. Cancer Biology & Therapy，2019，20(11)：1366-1379.

第 22 章

骨肉瘤的预防

《第 1 节　骨肉瘤的流行病学》

骨肉瘤(osteosarcoma，OS)又称成骨肉瘤，是一种间叶组织来源具有高度恶性及侵袭性的骨肿瘤，以未成熟的骨样基质沉积为特征。OS 发病率随年龄而改变，呈双峰分布，第一个发病高峰是 10～20 岁青少年时期，另一高峰发生在 65 岁以上老年人群，以 20 岁以下的青少年为主，男女比例约为 1.4∶1。在 65 岁以上的成人中，骨肉瘤常继发于 Paget's 病或既往放疗。骨肉瘤可大致分为三种组织学亚型：髓质型、表面型和骨骼外型。高级别髓质型包括约 80% 的骨肉瘤，是经典型骨肉瘤，又称传统型或普通型，由恶性增生的梭形间质细胞直接产生肿瘤性骨样组织或未成熟骨而形成。经典型骨肉瘤又可分为骨母细胞瘤、软骨母细胞瘤和纤维母细胞瘤三种亚型。骨肉瘤其他少见类型有低级别髓质型骨肉瘤、高级别表面型骨肉瘤、骨旁骨肉瘤和骨膜骨肉瘤等。本书非特指时主要讨论经典型骨肉瘤。

骨肉瘤的发病范围遍布全世界，而在各个地区发病率有所不同。目前国内缺乏大规模的、成系统的骨肉瘤流行病学研究，本书通过检索国内相关大样本研究文献，对其进行梳理分析，从而了解我国骨肉瘤流行病学研究现状。

1）骨肉瘤的地区分布特征

骨肉瘤在英国、澳大利亚等国较多见，而在亚洲国家中较为罕见。我国 Paget's 病发病率极低，继发于放射的骨肉瘤患者亦少见，因此继发性骨肉瘤患者比例较低，故我国 65 岁以上老年患者少见。

2）骨肉瘤的种族分布特征

据国外研究报道，儿童及青少年的骨肉瘤发生率在黑人、西班牙人和白人中分别为 6.8/(百万人・年)、6.5/(百万人・年)和 4.6/(百万人・年)，黑人高于白人。骨肉瘤的发生率和 95% 可信区间在 0～14 岁为 4.0(3.5～4.6)/(百万人・年)，在 0～19 岁为 5.0 (4.6～5.6)/(百万人・年)，考虑这种情况可能由种族差异造成。

3）骨肉瘤的年龄分布特征

骨肉瘤发病年龄呈双峰分布趋势，10 岁以下发病人数较少，5 岁以下的儿童中很少见，只有 2% 的骨肉瘤患者属于这个年龄段，而在 10 岁以下的儿童中，最常见的原发性骨肿瘤是尤文肉瘤。第一个发病高峰出现在 10～20 岁区间的儿童和青少年，之后发病率下降，第二个发病高峰发生在 45～55 岁区间的较年长的成年人，65 岁以上发病患者数量较少，通常与 Paget's 病有关，Paget's 病是一种慢性瘤样变性，发病率低。

4）骨肉瘤的性别分布特征

国外研究普遍认为，骨肉瘤与性别有关，男性发病率明显高于女性。在儿童和青少年中，男性发病率为 5.4/（百万人·年），女性发病率为 4.0/（百万人·年），男女比为 1.35：1，而在亚洲国家骨肉瘤患者中，男性比例稍高，男女比为 1.60：1。我国相关研究显示，在发病人群中，男性多于女性，男女比例约为 1.5：1。据报道，15 岁以下的女性的癌症发病率略高于同年龄组的男性。在青少年中，发病率高峰出现在较晚的年龄，男性（15～19 岁，峰值发病率为 9～15 例/百万人口）高于女性（10～14 岁，峰值发病率为 6～10 例/百万人口），这或许与骨生长、激素变化及青春期相关的发育有关。有研究提示，女性的预后生存时间明显长于男性，并且复发率更低。OS 患者存在性别差异的具体机制尚无明确解释，可能是因为青少年患者存在相对规范的诊疗程序而缺乏面向老年患者的诊疗程序。因此，对高风险人群进行早期筛查有助于预防骨肉瘤及早期规范诊疗，从而提高生存率，降低致残率，改善预后。

整体来说，我国骨肉瘤流行病学仍然缺少系统性、规模性的研究，需要建立多中心广泛合作，从而探究其发病机制及有效治疗方案，以提高患者生存率。

第 2 节　骨肉瘤可能的发病因素

骨肉瘤的病因和发病机制目前仍不明确。我们对于骨肉瘤的流行病学和发病机理的研究尚处于起步阶段，病因虽然不是很清楚，但是已经发现了一些环境易感因素。电离辐射和慢性炎症是已知可能会引起人类骨肿瘤的因素；病毒也是可能的致病因素，原因在于有动物试验研究证明病毒可诱发骨肉瘤；此外，患者固有的内在因素，尤其是遗传异常，与骨肉瘤的发生有密切关系。对于这些因素的进一步深入研究，既可以明确其与骨肉瘤发生的关系，又可以为预防措施的制定和争取肿瘤治愈提供更好的机会。

1）物理因素

环境中电离辐射可诱发骨肉瘤。放射相关性肉瘤好发于接受放疗的部位，通常有至少 3 年的潜伏期，其中绝大多数是骨肉瘤。当有放射线损伤存在时，一些罕见原因及其他的暴露因素和条件(如铬、镍、钴、铝、钛、甲基异丁烯酸盐和聚乙烯)也曾被怀疑,但仍不能得到明确的证实。常规治疗剂量的放疗所导致的骨肉瘤临床上很少发生,但是一旦发生却能造成很大的破坏。接受医疗评估的低剂量辐射,如 X 射线或 CT 扫描,与骨肉瘤的风险无相关性。

2) 化学因素

治疗其他部位来源肿瘤所使用的蒽环类和烷化剂等抗肿瘤药物,常是导致继发恶性肿瘤尤其是骨肉瘤的病因之一。此外,一项研究还显示了氟化物和男性骨肉瘤之间有相关性,但在其解释中为慎重建议。

3) 生物因素

病毒感染例如猴病毒 40(simian virus 40,SV40),有报道认为 SV40 和骨肉瘤的发生之间可能存在联系,亦有研究者在动物试验中用病毒感染可诱发骨肉瘤,尽管这些结果大多数提示病毒性病因,但尚未有令人信服的证据来证明骨肉瘤是由病毒引起的。

4) 遗传因素

骨肉瘤的病因复杂,具体机制尚未明了。目前已经确定了几个遗传风险标记,包括遗传性视网膜母细胞瘤(RB)的患儿被发现有 13 号染色体长臂的缺失,RECQL4 基因突变与骨肉瘤的发生密切相关,并可引起 Rothmund-Thomson 综合征,临床特征包括皮疹(皮肤异色症)、小身材、骨骼发育不良、毛发稀疏等。p53 基因的突变可引起 Li-Fraumeni 综合征。Rb 基因突变与骨肉瘤的易感性有很强的相关性,并且 Rb 基因异质性的丧失可能预示着不良的疾病结局。此外有文献报道,有 $10\% \sim 39\%$ 的骨肉瘤病例有 p53 基因位点改变。Rb 和 p53 的联合突变显示出了协同致瘤特性。骨肉瘤似乎与快速的基因型改变有关,使潜在治疗靶点的确定变得复杂。截至目前,许多具有潜在临床意义的大分子生物标志物已经被确定,包括 erbB-2、组织蛋白酶 D、FBXW7 和 miR-421。然而,距离这些生物标记物真正应用于临床诊断、判断预后还有相当长的距离。

5) 创伤因素

创伤在发生时常需要紧急医学干预,与此同时骨肉瘤亦可被发现,但它只占到骨肉瘤病例非常小的一部分。创伤已被建议作为骨肉瘤的危险因素,创伤后短时间内发现骨肉瘤常能排除其作为病因的可能性。

6) 矫正移植物

有报道在金属假肢植入部位发生骨肉瘤的病例。相对于大量的假肢植入病例,出现骨肉瘤的却极为罕见,这也排除了其作为病因的可能性。

《第 3 节　骨肉瘤的临床表现及诊断依据》

骨肉瘤是儿童、青少年中最常见的原发恶性骨肿瘤,严重影响患者的生活及生存。发病部位多位于股骨下端及胫骨上端干骺端。当肿瘤发生或蔓延至骨膜下时,骨膜即被肿瘤由骨面剥离而产生反应性新生骨,肿瘤与骨干相连接处,新生骨呈三角形,其临床诊断需要与软骨肉瘤、纤维瘤等鉴别,易误诊。临床上骨肉瘤的主要诊断依据是临床表现、影像学检查、组织活检和实验室检查。

1) 临床表现

(1) 症状

骨肉瘤患者最常见的主诉是短时期内出现疼痛和肿胀。疼痛发生要早于肿胀。早期症状表现为疼痛,常于轻伤后突然发生,起初为间歇性隐痛,可逐步发展为持续性剧痛,最后呈跳动性疼痛,使患者难以忍受,骨肉瘤患者夜间较白天有更严重的疼痛,深部疼痛和持续性疼痛是恶性骨源性肿瘤的疼痛特征。骨肉瘤可发生于任何部位骨,青年患者约80％发生于未生长发育完全的长骨末端,可能原因在于这些部位最具生长潜力,特别以股骨最多见,少数病例可发生在颅骨、脊柱和骨盆。而在 60 岁以上的患者中,肢体骨肉瘤只占到病例总数的 50％,颅骨和骨盆部位骨肉瘤发病率则各占了 20％。同时,这一特征也较多见于转移性骨肿瘤患者,但转移性肿瘤的疼痛部位较为广泛,患者的年龄明显偏高。对青少年患者不明原因(有时也可能有局部的轻微外伤)关节周围(特别是膝关节周围)的持续性疼痛,应高度怀疑有原发性恶性骨肿瘤的可能。

(2) 体征

骨肉瘤可发生于任何骨,但一般好发于长骨的干骺部。约半数的骨肉瘤发生于股骨,其他部位依次为胫骨、肱骨、骨盆、颌骨、腓骨和肋。国外相关文献报道,最常见的部位是股骨(42％)、胫骨(19％)和肱骨(10％)。只有 1.25％的骨肉瘤位于肋骨。国内研究表明肿瘤主要好发部位为股骨、胫骨、肱骨,与国外研究结果一致。

关节周围可触及的骨性包块是诊断骨肿瘤的最重要证据之一,肿胀开始较轻微,随后逐渐增加,常按骨的外形呈偏心性梭形。局部包块往往生长迅速,病程短,包块硬度因肿瘤质地而异,溶骨性病损者较之成骨者为软。患处皮肤肿胀发亮,浅表静脉怒张,皮温升高,而血管搏动和毛细血管扩张则少见。肿瘤体积较大并邻近关节时,常可引起相邻关节的疼痛而出现活动受限,严重者可影响到关节功能。查体时应注意进行局部及全身体检,体检需包括对出现的软组织包块范围的确定,以及其与邻近关节的关系。要着重检查病变部位,同时注意肺及全身骨、淋巴结情况。在常规体检中偶然检出四肢长骨包块可能发现早期骨肉瘤,大部分进展期骨肉瘤患者可通过体格检查或影像学检查而发现。

但并非所有在首诊时已触及包块的患者都能得到及时的正确诊断。Vlasak 等报道一组尤文肉瘤的患者,在首诊时可触及包块的患者中,有高达70%的患者有不同程度的延误诊断。所以,对临床检查中有关节周围包块的青少年患者,应高度重视,给予临床上的进一步详细检查。跛行和病理性骨折也是一个不容忽视的重要临床体征,特别是儿童期的患者。

(3) 转移的表现

15%～20%的患者就诊时即有X线片可见的转移灶。但是,约80%的局限性骨肉瘤手术切除后会出现转移,因而据此推测,实际上几乎所有的骨肉瘤患者都有亚临床的微小转移。骨肉瘤患者局部淋巴结很少被肿瘤累及,最常见的转移部位是肺,但是呼吸道症状只在肺部广泛受累时才出现。转移也可以发生于其他部位的骨和软组织。存在争议的问题是,有学者认为多骨转移实际上可能是原发的多灶性骨肉瘤而非转移性。当骨肉瘤出现广泛转移时(这种情况常见于肿瘤复发时而不是初诊时),肿瘤可以扩散到中枢神经系统或其他部位。早期全身情况尚佳,而晚期或肿瘤生长迅速时则往往伴有恶病质症状如发热、贫血、全身不适、体重减轻及进行性消瘦等。肺部广泛转移引起呼吸功能衰竭是骨肉瘤患者死亡的主要原因。

(4) 并发症表现

轻微外伤引起的病理性骨折是骨肉瘤的常见并发症,也可以出现与单纯外伤性骨折相似的症状和体征,如局部疼痛、肿胀、畸形及活动异常等,这种病理性骨折最常发生于切开活检术后。

2) 临床分期

(1) AJCC TNM 分期

美国癌症联合委员会(AJCC)和国际抗癌联盟(UICC)2017年公布的骨肉瘤 TNM 分期(第8版)为临床肿瘤内科医师所熟悉,该系统分期方法为四级法,按照肿瘤大小(T)、累及区域淋巴结(N)、远处转移(M)和病理学分级(G)进行分类。其临床分期如表22-1所示。

表 22-1　骨肉瘤 TNM 分期 AJCC/UICC,2017年(第8版)

(不包括淋巴瘤和骨髓瘤) 原发肿瘤(T)包括四肢、躯干、头面骨: TX:原发肿瘤无法评估 T0:无原发肿瘤证据 T1:肿瘤最大径≤80 mm T2:肿瘤最大径>80 mm T3:原发部位肿瘤不连续 原发肿瘤(T)脊柱: TX:原发肿瘤无法评估 T0:无原发肿瘤证据 T1:肿瘤局限于1个椎节或2个相邻椎节 T2:肿瘤局限于3个相邻椎节 T3:肿瘤局限于4个或以上相邻椎节	区域淋巴结(N):* NX:区域淋巴结无法评估 N0:无区域淋巴结转移 N1:有区域淋巴结转移 远处转移(M): M0:无远处转移 M1:有远处转移 M1a:肺 M1b:其他部位远处转移 组织学分级(G): GX:分级无法评估 G1:高分化

续　表

T4a:肿瘤侵入椎管 T4b:肿瘤侵及邻近血管或邻近血管内瘤栓形成	
原发肿瘤(T)骨盆 TX:原发肿瘤无法评估 T0:无原发肿瘤证据 T1:肿瘤局限于骨盆 1 个区域,没有骨盆外受累 T1a:肿瘤局限于单个骨盆区域,无骨盆外侵犯,且肿瘤最大径≤80 mm T1b:肿瘤局限于单个骨盆区域,无骨盆外侵犯,且肿瘤最大径>80 mm T2:肿瘤局限于 1 个区域伴骨盆外受累,或肿瘤累及骨盆 2 个区域没有骨盆外受累 T2a:肿瘤局限于单个骨盆区域,有骨盆外侵犯,且肿瘤最大径≤80 mm 　　或肿瘤局限于骨盆两个邻近区域,无骨盆外侵犯,且肿瘤最大径≤80 mm T2b:肿瘤局限于单个骨盆区域,有骨盆外侵犯,且肿瘤最大径>80 mm 　　或肿瘤局限于骨盆两个邻近区域,无骨盆外侵犯,且肿瘤最大径>80 mm T3:肿瘤累及骨盆 2 个区域伴有骨盆外受累 T3a:肿瘤局限于骨盆两个邻近区域,有骨盆外侵犯,且肿瘤最大径≤80 mm T3b:肿瘤局限于骨盆两个邻近区域,有骨盆外侵犯,且肿瘤最大径>80 mm T4:肿瘤累及骨盆 3 个区域或跨越骶髂关节 T4a:肿瘤累及骨盆三个邻近区域或肿瘤穿过骶髂关节达骶神经孔 T4b:肿瘤包裹髂外血管或盆腔主要血管内有瘤栓	G2:中分化 G3:低分化 G4:未分化

TNM 分期

分期	T	N	M	组织学分级
ⅠA 期:	T1	N0	M0	GX,G1
ⅠB 期:	T2-3	N0	M0	GX,G1
ⅡA 期:	T1	N0	M0	G2,G3
ⅡB 期:	T2	N0	M0	G2,G3
Ⅲ 期:	T3	N0	M0	G2 G3
ⅣA 期:	任何 T	N0	M1a	任何 G
ⅣB 期:	任何 T	N1	任何 M	任何 G
	任何 T	任何 N	M1b	任何 G

注释:
* 由于肉瘤的淋巴结转移很罕见,当没有淋巴结浸润的临床证据时,采用上述 NX 可能不适合,应使用 N0 表示

(2) Enneking 外科分期

　　目前使用最为广泛的分期系统是由 Enneking 提出的肌肉骨骼的外科分期系统(表 22-2),已被美国骨骼肌肉系统肿瘤协会(Musculoskeletal Tumor Society,MSTS)及国际保肢协会采纳,又称 MSTS 外科分期。其目的是为了便于选择手术方式,即选择适当的手术边界来进行肿瘤局部切除或截肢,并且此分期系统已证实与肿瘤的预后有很好的相关性。该系统分期方法为三级法,即根据肿瘤的组织学级别(低度恶性:Ⅰ期;高度恶性:Ⅱ期)和局部解剖范围(A:间室内;B:间室外)对局限性恶性骨肿瘤进行分期,有远处转移者为Ⅲ期。在临床实践中,高度恶性且局限于骨髓腔内(即ⅡA 期)的骨肉瘤非常少,大多数高度恶性骨肉瘤往往在其自然病程的早期即可突破骨皮质。年轻患者绝大多数为高度恶性的骨肉瘤,因此,几乎所有此类年轻患者都是ⅡB 期或Ⅲ期。

表 22-2　Enneking 外科分期系统

分期	分级	部位	转移
ⅠA	G1	T1	M0
ⅠB	G1	T2	M0
ⅡA	G2	T1	M0
ⅡB	G2	T2	M0
ⅢA	G1~2	T1	M1
ⅢB	G1~2	T2	M1

3）诊断依据

（1）典型的临床表现

局部突然出现的疼痛和肿胀是最常见的主诉，逐渐增大的包块是最常见的体征，肺是最常见的转移部位，可伴有呼吸道症状、病理性骨折相关的症状和体征，全身情况可表现为发热、贫血、全身不适、体重减轻及进行性消瘦等。骨肉瘤确诊时患者的症状常已持续数月（一般 3~4 个月，也常有超过 6 个月的病例）。如果延迟诊断则肿瘤表面的皮肤可因肿瘤膨胀而紧绷，并且可见明显的浅表静脉充盈。病理骨折最常发生于切开活检术后。

（2）实验室检查

骨肉瘤患者血沉（erythrocyte sedimentation rate，ESR）可能增快、血清碱性磷酸酶（alkaline phosphatase，ALP）和乳酸脱氢酶（lactic dehydrogenase，LDH）可能升高。大量研究证实血清 ALP 与破骨细胞的活动有明显关系，而血清 LDH 升高在转移性疾病中的比例明显高于局限期。血清 ALP 和 LDH 为骨肉瘤患者的重要预后指标。

（3）影像学检查

① X 线检查

骨肉瘤的 X 线片主要表现为骨肉瘤部位有成骨性、溶骨性或者混合性骨破坏，有特征性"Codman 三角"和日光照射状骨膜反应。研究表明，X 线检查在显示"Codman 三角"等肿瘤整体表现方面优于 CT 和 MRI 检查，但因有图像重叠，软组织肿块、微小骨瘤及骨质破坏难以清晰显示。可通过显示器官与组织之间、正常组织与异常组织之间的密度差别，提供骨损性质的关键信息，能初步反映肿瘤发生的部位、轮廓、范围、生长方式及生长特点；初步鉴别包块良、恶性及判断其与周围骨及软组织间的关系，并可观察肿瘤的发展情况及对治疗的反应；还可以根据肿瘤基质内骨化、钙化与否来推测其成分，甚至对组织学分类做出初步判断。当怀疑骨肉瘤时还应加摄胸片，以观察有无肺转移。当 X 线平片阴影不肯定或不典型时，应定期随诊并进行前后对比检查，或加做电子计算机断层扫描（CT）、核磁共振（MRI）等。

骨肉瘤 X 线征象可分为三型：成骨型、溶骨型、混合型。经典型骨肉瘤是高度恶性的髓内肿瘤，占所有骨肉瘤的 80%，在 X 线片上常表现为兼有低密度溶骨区和高密度成骨

区的混合型病变,但也有约 7% 的骨肉瘤可发生于长骨的骨干,病灶的边缘不清,皮质被破坏。骨肉瘤 X 线有如下具体表现:

ⅰ. 松质骨和骨髓腔的改变

骨肉瘤较有特征的改变为肿瘤性新骨所形成的骨质增生,在 X 线上表现为骨质硬化增白,有以下几种改变:a. 均匀性毛玻璃样密度增高:常见于肿瘤向两端扩展的髓腔内,尤其当肿瘤侵犯骨端时表现更加明显,这主要是纤细和分散的初级肿瘤骨在 X 线上的表现。b. 雾状、斑片状、团块状新骨形成:云絮状或斑片状瘤骨密度浅淡,边界不清,亦无骨结构,排列疏松时表现为雾状增白,排列紧密时表现为斑片状或团块状硬化,位于髓腔或软组织肿块内、瘤边缘部,细胞分化差,恶性程度高。c. 骨质破坏:多见于长骨的干骺端,斑片状或虫蚀状,也可见于巨大溶骨区的溶解缺损部分或松质骨遭破坏后所残留的稀疏、不规则的骨小梁,X 线表现为骨质密度呈不规则的增加或减低区。d. 反应性骨质硬化:多见于干骺端的松质骨内,多为中心或偏心性,局限或弥漫性密度增高,弥漫性密度增高 X线表现为“无结构的”髓腔硬化。e. 象牙质样瘤骨:密度特高,边界较清或模糊,无骨结构,位于髓腔或软组织肿块内,肿瘤中心区,细胞分化较成熟,恶性较低。f. 针状瘤骨:粗细不均,密度较高,垂直状、放射或蜷曲交叉状,边界可辨,位于骨皮质,伸向软组织肿块内,细胞分化较差,恶性度高。

ⅱ. 骨皮质改变

骨质破坏表现为:a. 斑状或大片状:圆或不规则透明区,边界不清,位于髓腔内瘤区中心部,细胞分化较差,恶性度较高。b. 虫蚀状:米粒大小透明区,边界不清,位于髓腔内肿瘤边缘部,瘤细胞分化差,恶性度高。c. 筛孔及发丝状:透明区,边界模糊,瘤细胞分化较差,恶性度高。

ⅲ. 骨膜反应

骨膜增生表现为:由肿瘤的成骨和破骨所引起,肿瘤的恶性程度越高或距骨膜越近,骨膜反应越明显,它并不反映肿瘤侵犯骨膜的程度,特点是外层比内层密度高,和皮质间有一个透亮的间隙。a. 线样及葱皮样骨膜反应:线样骨膜反应为一层很薄的骨膜新生骨;葱皮样骨膜反应是一层较厚的骨膜新生骨,可有很多层,且每层都较线样骨膜反应厚而密度低。b. 三角形(Codman 三角):肿瘤突破骨皮质及骨膜处,骨膜反应破坏、中断、残缺不整,可有软组织肿块出现于中断的骨膜反应处。当病变部位骨膜反应性增生迅速,新生骨突出于皮质表面,X 线表现为越靠近肿瘤处新生骨越多,形成的类似三角形的区域称为“Codman 三角”。c. 放射或垂直状:粗细大小相似的骨膜钙化,与骨干垂直或呈辐辏状;软组织肿块边界常模糊,其内可有瘤骨,瘤软骨钙化及出血、坏死、囊变等。d. 日光放射型骨膜反应:常为恶性骨样组织,仅部分为反应骨,每一条致密针状骨膜反应粗细不一,排列方向从髓内某一点为圆心向四周放射状排列。组织学上每一根骨针为反应骨和肿瘤或两者混合,在骨肉瘤两个骨针之间透亮区为骨肿瘤细胞和细胞基质占据,基质常为软骨性和肌性,越靠近骨皮质,其密度越高,在骨皮质反应骨与肿瘤相混,形成最早。连续系列 X光片观察可见骨针从骨皮质向皮质外肿块不断骨化,不能误认为是肿瘤深部反应骨形成。皮质外肿块逐渐变为致密,日光放射状骨膜反应可以消失,日光放射状骨膜反应高度提示骨肉瘤。但不是特征性,因为其他肿瘤如成骨转移和血管瘤也能见到,偶有骨母细胞瘤出现的报道。

ⅳ. 软组织肿块

当骨肉瘤生长迅速时,骨皮质极易被突破并向周围软组织内浸润,形成软组织肿块影。X线表现为边界清楚的圆形、椭圆形阴影,或弥漫性肿胀与周边界限不清。

② 电子计算机断层扫描(CT)

CT在骨肉瘤的诊断、分期、疗效评价以及随访等方面均有重要价值,并具有较平片更清楚、明确、三维的显示骨肿瘤结构的优点,从而可更早发现、确定皮质骨和关节面的破坏及范围,达到早期发现、早期诊断的目的。增强CT可提高病变组织与正常组织间的密度对比,可发现病灶并显示其范围与性质、血供情况、与大血管之间的关系等。如果确诊为骨肉瘤,胸部的CT检查对于初期的分级相当关键,与MRI相比,CT的优点在于不会高估肿瘤的体积,例如在一些组织水肿区,MRI往往会显示为异常区域,而CT则不然。另外,当静脉应用造影剂和薄层扫描技术时,CT可以较好地显示皮质破坏的界限以及三维的解剖情况。因此,对于骨肉瘤的评估,CT是对MRI检查的一个有益的补充。CT扫描是检测肺转移最为常用的手段,但是对于体积较小的病灶,需要注意有假阳性的可能。因此,需要对肺部病灶进行活检才能确诊。

③ 磁共振成像(MRI)

MRI可以很好地显示肿瘤病变远近端的骨髓情况,以及发现有无跳跃灶,将MRI和CT所显示的髓腔内侵犯范围与病理标本相比较,发现MRI所示的范围可精确到2 mm以内,而CT只能精确到16 mm之内。MRI和CT对大多数骨与软组织肿瘤的定性诊断还缺乏特异性,但由于MRI可描述肿瘤的范围、血供、与神经血管及邻近组织器官的关系,从而可为制定手术方案和确定手术范围提供帮助。

④ 正电子发射计算机断层显像(PET)-电子计算机体层摄像(CT)

PET-CT是正电子发射计算机断层显像与电子计算机体层摄像相结合的一种影像学技术。将发射正电子的放射性核素(如^{11}C、^{13}N、^{15}O、^{18}F等)标记到能够参与人体组织血流或代谢过程的化合物上,再将标记好的化合物注射到受检者体内,进行PET显像,肿瘤部位会有放射性核素聚集或者代谢增强。在怀疑可能存在远处转移时,PET-CT作为一种无创、灵敏的检查方法,有可能早期发现恶性病灶。目前已有研究证据表明,PET-CT检查用于术前分期优于B超、CT和MRI等影像学检查手段。

⑤ 骨扫描(emission computed tomography,ECT)

ECT是发射型计算机断层扫描仪全身骨扫描,病灶处核素异常浓聚,同时用来筛查和排除多发骨肉瘤的可能,可作为X线和CT检查的有效补充。

⑥ 数字减影血管造影(digital subtraction angiography,DSA)

DSA属侵入性检查,在骨肉瘤评估中应用较少,但其有助于骨肉瘤的诊断和肿瘤侵犯范围的估计,还可以明确血管与肿瘤的关系等。

(4) 活组织检查

活组织检查对于骨肉瘤的确诊起决定性作用,活检方式包括切开活检和闭合活检。

前者风险较大,可能导致肿瘤细胞污染周围组织,且患者住院时间较长,但如果术前准备充分,操作正确,并发症可明显减少,且效果和后者相同。目前认为,闭合活检是更好、更安全、更准确的骨肿瘤诊断方法。闭合活检不仅可以避免切开活检的一系列风险,且因其在局麻下进行,可降低组织损伤的风险,非常适合较深和切开困难的部位,如骨盆和脊柱等。影像技术(X线、CT、B超)的引导可大大提升活检的准确性。

骨肉瘤病理确诊的关键是出现骨及骨样组织与否,但在活检组织中的骨样组织及骨基质的量往往较少且不典型,因而需要通过免疫组织化学染色进一步确定其性质。已有研究显示,骨连接素(osteonectin)和骨钙素(osteocalcin)的单克隆抗体可对骨肉瘤的肿瘤成分呈明显的阳性染色,有助于诊断骨肉瘤成骨性病变,尤其是在区分细胞外基质是骨样组织还是胶原组织时。

第 4 节　骨肉瘤预防的全程干预

骨肉瘤发生的干预方略主要包括:病因的干预即一级预防,是通过一定的干预措施来消除骨肉瘤可能的致病因素,由于骨肉瘤的发病率低,病因和发病机制目前仍不明确,针对病因的一级预防效果仍待提高。"三早"原则可概括为"早期发现、早期诊断、早期治疗",也即二级预防,是干预骨肉瘤发生的关键环节,如能做到早诊早治,可以取得绝大多数病人治愈的疗效。中晚期病人的临床治疗是三级预防,是临床确诊为骨肉瘤后的积极干预治疗。四级预防是姑息治疗,以减轻病人的痛苦、延长病人的生存时间为目标。

1) 骨肉瘤的一级预防

骨肉瘤的病因和发病机制虽不明确,但是已经发现的一些环境易感因素、遗传异常、创伤等,与骨肉瘤的发生有密切关系。通过这些骨肉瘤发病危险因素的知识普及,采取相应的一级预防措施,有可能减少骨肉瘤的发生、减轻病患的痛苦。具体的干预措施包括:

(1) 普及疾病知识

预防骨肉瘤,对该疾病知识的普及尤为重要。骨肉瘤的发病率低,很多群众不太了解骨肉瘤的发病危险因素、早期表现等,要讲预防是很困难的。只有让群众普及了相关的疾病知识,加深了对疾病的认识,才能在日常生活中做好预防工作。

(2) 注意避免外界刺激

骨肉瘤的发生与外界环境中的物理、化学、生物因素刺激密切相关,其预防需要注意避免外界因素的刺激。对于正处于骨骼发育时期的青少年,要尽量减少和避免接触放射性辐射、蒽环类和烷化剂等抗肿瘤药物;要努力加强锻炼,增强自身体质,提高免疫力,预防病毒的感染;还要尽量避免外伤,尤其是骨骺部避免外伤,可减少骨肉瘤的发生概率。如果出现外伤情况,要在受伤后注意做好防护,避免外界危险因素的刺激。

(3) 注意遗传风险因素

患有家族性的视网膜母细胞瘤的患儿存在 Rb 基因缺陷,p53 基因的突变可引起 Li-

Fraumeni 综合征,RECQL4 基因突变可引起 Rothmund-Thomson 综合征,这些基因缺陷或突变与骨肉瘤的发生密切相关。对于这些带有遗传风险因素的患者,应定期复查,及时发现病变可能,尽早治疗。

(4) 改变不良的生活习惯

改变不良的饮食习惯,忌烟酒及辛辣刺激食物,要少吃或不吃霉变、腌制、油煎、肥腻食物,不偏食,饮食不过量,平时多吃富含胡萝卜素和维生素 A 的新鲜蔬菜和水果,以及乳类、豆制品等,保持营养均衡。养成良好的卫生习惯,消除焦虑及抑郁情绪,保持乐观豁达的生活态度、健康的生活方式,这样才能提高身体的免疫能力,增强自身体质,从根本上预防骨肉瘤的发生。

2) 骨肉瘤的二级预防

该病初起发病时可能没有明显症状,最早出现的症状往往仅是疼痛。青少年一旦出现不明原因的骨痛,尤其是无明显的外伤史,就一定要引起重视,应尽快到医院就诊检查。

(1) 高危人群的筛查——"早发现、早诊断"

骨肉瘤的发现早晚及其性质对于手术措施的选择、预后具有重要意义。骨肉瘤早期诊断的单抗药盒的制备尚待进一步研究。

某些良性骨病变可转变为骨肉瘤,如纤维瘤、骨软骨瘤、巨细胞瘤等。对于有这些良性骨病变史的患者,更应提高警惕,遵医嘱定期复查。疼痛是骨肉瘤早期的常见症状,如有疼痛的症状发生,或原本生长缓慢的突然生长迅速等情况,需警惕是可能发生恶变的信号。如出现这些征象,应立即去医院就诊,并进行详细的检查,必要时可行活组织检查,以便及时发现疾病,及时治疗。

(2) 基于美国骨骼肌肉系统肿瘤协会(Musculoskeletal Tumor Society,MSTS)外科分期的"早治疗"

对于髓质型骨肉瘤等低度恶性骨肉瘤,可单纯采用手术治疗。对于高度恶性骨肉瘤的治疗主要包括手术治疗和化疗。与单纯手术治疗相比,采用手术与化疗相结合的方案治疗患者无病生存率已由 10%~20% 提高到 >60%。

① 外科手术

保肢手术或截肢手术仍然是骨肉瘤患者治疗的一个重要组成部分。外科手术治疗目的是完全切除肿瘤并且尽可能地保留功能。大多数患者都应考虑行保肢手术,且手术边界至少应达到 Enneking 定义的广泛切除,需包括肿瘤组织的全部切除及其周围的一定范围内未被侵及的正常组织的切除。在高级别、非转移性骨肉瘤患者中,研究证实保肢手术与截肢手术的生存率和局部复发率之间无显著差异,但保肢手术相对具有更好的功能结果。新辅助化疗有良好的组织学反应的高级别骨肉瘤患者,如果可以达到广泛的手术切除,保肢手术被认为是首选手术方式。截肢手术通常是用于没有足够的手术切缘、不适合保肢手术的骨肉瘤患者。

再次手术切除加或不加放疗可考虑用于手术切缘阳性患者。在 119 例头颈部骨肉瘤患者的研究中,手术联合放疗对比单独手术,可改进手术切缘阳性或不确定患者的局部控制和 OS。

②化学治疗

在外科手术的基础上,辅助化疗和新辅助化疗方案的应用改善了局限期骨肉瘤患者的预后。早期临床试验使用的化疗方案主要包括至少三个下列药物:阿霉素、顺铂、博莱霉素、环磷酰胺或异环磷酰胺、阿霉素和大剂量甲氨蝶呤。有效的化疗方案通常是由上述几种药物组成,一般疗程在 6~12 个月。通过使用生长因子,可以使所有药物达到最大剂量或提高剂量强度,但并不能改善预后。随后的临床试验表明,短程、密集的化疗方案,包含顺铂和阿霉素加或不加大剂量甲氨蝶呤和异环磷酰胺,可以取得较好的类似于多药化疗方案的长期疗效。在欧洲骨肉瘤组织进行的一项可手术、非转移性骨肉瘤随机试验中,阿霉素联合顺铂较多药方案具有更好的耐受性且生存期无差异,两组中 3 年和 5 年总生存(OS)率分别为 65% 和 55%,5 年无进展生存(PFS)率均为 44%。在 INT-0133 研究中,比较了 3 药方案(顺铂、阿霉素和甲氨蝶呤)与 4 药方案(顺铂、阿霉素、异环磷酰胺和甲氨蝶呤)治疗非转移性可切除骨肉瘤患者,两组的 6 年 PFS 率分别为 63% 和 64%,OS 率分别为 74% 和 70%,两组之间无统计学差异。

为减少长期用药的心脏毒性和耳毒性,不含阿霉素或顺铂的化疗方案应用在局限期骨肉瘤也有研究评估。在一项非转移性肢端骨肉瘤Ⅱ期临床研究中,顺铂、异环磷酰胺联合表柔比星方案疗效较好并且耐受性良好。344 例患者中位随访时间为 64 个月,5 年 PFS 和 OS 率分别为 41.9% 和 48.2%。在另一项多中心随机试验(SFOP-OS94)中,异环磷酰胺联合依托泊苷方案对比大剂量甲氨蝶呤联合阿霉素方案取得了较高的组织学反应率,两组分别为 56% 和 39%,而 5 年的 OS 和 PFS 率无显著差异。

Huvos 评级系统是到目前为止应用最为广泛的肿瘤坏死率评估方法(表 22-3)。肿瘤坏死率Ⅰ~Ⅱ级者为化疗反应差,提示远期预后差;肿瘤坏死率Ⅲ~Ⅳ级者为化疗反应好,推荐术后化疗采用与术前相同的化疗方案。良好的病理组织学反应(大于 90% 坏死)的新辅助化疗已被证明是生存的预测因素,不论术后所采用的化疗方式。Bacci 等人分析了 881 例新辅助化疗和手术治疗的非转移性肢端骨肉瘤,发现化疗组织学反应与 5 年 DFS 和 OS 显著相关。化疗组织学反应好、差两组间 5 年 DFS 和 OS 分别为 67.9% vs 51.3%($P<0.0001$)和 78.4% vs 63.7%($P<0.0001$)。来自儿童肿瘤学组的研究也证实了这些结果,化疗组织学反应良好组术后 8 年 PFS 和 OS 率分别为 81% 和 87%,化疗组织学反应较差组相应的 PFS 和 OS 率分别为 46% 和 52%。

术前新辅助化疗是高级别骨肉瘤的首选。新辅助化疗有以下优点:ⅰ.化疗期间有足够的时间来进行保肢手术设计;ⅱ.诱导肿瘤细胞凋亡,使肿瘤边界清晰化,更易于外科手术进行;ⅲ.有效的新辅助化疗可以降低术后复发率,使得保肢手术可以更安全地进行。部分特定的老年患者可能会受益于立即手术。广泛切除后,如患者的疾病有一个良好的组织学反应(存活的肿瘤数量小于肿瘤面积的 10%),应继续接受几个周期相同方案的化疗。如有不良组织学反应(存活的肿瘤数量大于肿瘤面积的 10%),可以考虑术后用不同的化疗方案,但对预后无明确改善。

广泛切除作为低级别(髓质型和表面型)骨肉瘤和骨膜病变的初始治疗。骨膜病变患者广泛切除术前优先考虑化疗。虽然化疗(新辅助或辅助)已被用于骨膜骨肉瘤患者的治疗,但没有数据支持化疗对大范围切除术骨膜骨肉瘤患者预后的改善。在欧洲肌肉骨骼肿瘤协会回顾性分析的 119 例骨膜肉瘤中,新辅助化疗不是一个预后因素,虽然它已被用于大多数患者。最近,Cesari 等还报告了相似的研究结果,接受辅助化疗的患者对比仅接受手术治疗的患者,10 年的 OS 率分别为 86% 和 83%($P=0.73$)。高级别患者的远期疗效(随访大于 25 年),局限性骨肉瘤的辅助化疗在 PFS 和 OS 上有显著性意义。广泛切除(切除病变)之后,低级别(髓质型和表面型)骨肉瘤或高级别骨膜肉瘤推荐行术后辅助化疗。

表 22-3　Huvos 评级系统

Ⅰ级:几乎未见化疗所致的肿瘤坏死
Ⅱ级:化疗获轻度有效,肿瘤组织坏死率>50%,尚存有肿瘤活组织
Ⅲ级:化疗获部分有效,肿瘤组织坏死率>90%,部分组织切片上可见残留的肿瘤活组织
Ⅳ级:所有组织切片未见肿瘤活组织

3) 骨肉瘤的三级预防

中晚期肿瘤患者疾病处于进展期,主要矛盾往往是复发与转移,10%～20%的患者初诊时即为转移性骨肉瘤,转移的数目和完全手术切除均是转移性骨肉瘤的独立预后因素。单侧、较少数量的转移瘤的患者预后优于双侧肺转移患者。只有 1～2 个转移性肺结节的患者 2 年无病生存率明显高于对照组有 3 个或多个转移性肺结节的患者,两组分别为 78% 和 28%。临床干预主要是通过外科手术、化疗、分子靶向治疗控制疾病进展,尽可能减少瘤负荷,延长生命,改善生存质量。

(1) 转移性和复发性骨肉瘤的手术治疗

大约 30% 的局限期患者和 80% 的转移性患者会复发。孤立的转移灶、首次复发的时间和完整切除病灶是最重要的预后指标,而不适合手术或多次复发的患者预后差。

手术治疗是国内的传统治疗方法,包括截肢术、"瘤段切除+瘤段骨灭活再植术"和"瘤段切除+异体骨移植术",后两者主要目的是尽可能保留肢体功能,提高患者的生存质量和延长生存时间。目前,骨肉瘤患者结合化疗的保肢手术率已达 90%。虽然从理论上讲,保肢手术可能增加骨肉瘤局部复发率,但对于经验丰富的术者,保肢手术的局部复发率未高于截肢术。Li 等对 560 例骨肉瘤患者的研究发现,截肢与保肢手术患者之间的局部复发率无差异。另一研究显示,虽然有肺转移的骨肉瘤患者预后较差,但切除转移灶仍能改善病情,并能提高患者生存率。对于骨肉瘤患者瘤段骨切除后骨缺损修补方式,目前尚无统一意见。主要的修补方法有瘤段骨灭活再植术、骨移植术和肿瘤假体置换术。瘤段骨灭活再植术是取骨肉瘤组织并对其进行灭活处理后再植入原来的部位,主要应用于四肢骨。常见的瘤段骨灭活方法有煮沸灭活、高温水浴灭活、液氮冷冻灭活、辐射灭活和乙醇灭活等。与其他保肢治疗方法相比,该方法具有费用低廉、易推广、可保留关节、瘤段

骨与宿主匹配良好无排异反应等优点。但该方法也有很多并发症,如骨折、钢板螺钉断裂、骨不愈合及关节活动差等。骨折为该术式的常见并发症,应用钢板内固定或延长外固定时间均可有效预防因灭活骨骨质改变和内固定方式选择不当所导致的骨折。骨移植术中,带血管同种异体骨移植是常见方法之一,其优点在于移植骨血供丰富,抗感染能力强,患者术后愈合快,可早期下地活动及经济负担相对较轻等。然而,该方法也存在很多缺点。首先,骨移植材料主要来自直系亲属,切取带血管同种异体髂骨瓣可导致供体遭受手术创伤,虽对其远期功能无影响,但仍需要一定的恢复期;其次,该方法对术者的技术水平要求很高;最后,该方法不适合骨肉瘤较大或累及血管神经的患者。肿瘤假体置换术的优点是患者术后关节活动良好,能最大限度地保留肢体长度,手术技术要求低,早期并发症少,可在很大程度上提高患者的生存质量。然而,此手术有术后感染、假体松动、假体排异等风险,其中假体松动是最主要的并发症。

(2) 转移和复发性骨肉瘤的化学治疗

对于初始可切除的转移灶肺、内脏或骨骼,术前化疗后再行原发性肿瘤的广泛切除。化疗和转移灶切除术是转移性疾病的治疗措施。不能手术切除的转移性疾病应予化疗和(或)放疗治疗后,再评估是否可以局部控制。

虽然化疗可改善非转移性、高级别、局限期骨肉瘤患者的预后,但初诊为转移性疾病的患者的预后往往较差。一项对 57 例转移性骨肉瘤的研究显示,用顺铂、阿霉素、高剂量甲氨蝶呤和环磷酰胺方案,2 年 EFS 和 OS 率分别为 21% 和 55%,结果明显低于用相同化疗方案治疗非转移性骨肉瘤的 75% 和 94%。另一项大剂量异环磷酰胺+依托泊苷治疗初诊的 43 例转移性骨肉瘤的 II 期/III 期临床试验研究,结果显示反应率为 59%±8%,但毒副反应较大。

在初始转移性骨肉瘤临床试验中,转移瘤手术切除后加化疗组的长期生存率优于单纯手术组,分别为 48% 和 5%。联合积极化疗同时切除原发性和转移性病变也改善了肢端骨肉瘤伴肺转移患者的预后。

复发性骨肉瘤用环磷酰胺或异环磷酰胺联合依托泊苷已在临床试验中进行了研究评估。法国儿科肿瘤学会的一项 II 期临床研究报道,大剂量异环磷酰胺和依托泊苷治疗复发或难治性骨肉瘤患者的反应率为 48%。在另一项 II 期试验中,环磷酰胺和依托泊苷治疗复发高危骨肉瘤患者反应率为 19%、稳定率为 35%,4 个月的 PFS 率为 42%。

单药吉西他滨和联合化疗方案如多烯紫杉醇和吉西他滨,环磷酰胺和拓扑替康,异环磷酰胺、卡铂和依托泊苷,已被证实能有效治疗复发或难治性骨肉瘤。

对高剂量化疗(high-dose chemotherapy,HDT)后造血干细胞移植(Stem Cell Transplantation,SCT)在中晚期、转移性或复发性骨肉瘤中的疗效和安全也进行了评估。意大利肉瘤组研究卡铂和依托泊苷化疗后干细胞移植治疗,结合手术诱导敏感疾病的完全缓解,移植相关死亡率为 3.1%,3 年 OS 和 DFS 率分别为 20% 和 12%。这种方法的有效性在高风险疾病患者中仍需要前瞻性随机研究来证实。

复发或难治性患者的最佳治疗策略还没有金标准。如果复发,病人应该接受二线化疗和/或手术切除。基于最近的 II 期临床试验的结果,包括化疗和索拉非尼可作为复发患者全身性治疗的选择。二线治疗有效的患者建议给予维持治疗。

（3）转移和复发性骨肉瘤的内放射治疗

二线治疗后病情进展或复发的患者可以予以手术切除、姑息性放疗或最佳支持治疗。^{223}Ra 和 ^{153}Sm-EDTMP 也作为这组患者的治疗选择。

^{153}Sm-乙二胺四亚甲基膦酸（^{153}Sm-EDTMP）是一种 β 粒子-发射放射性药物，安德森等报道称 ^{153}Sm-EDTMP 与外周血造血干细胞支持对局部复发骨肉瘤或骨转移患者有较低的非血液学毒性并能缓解疼痛。

氯化镭-223（^{223}Ra）是一个亲骨性 α 粒子-发射放射性药物，在早期的研究中治疗转移性或复发性骨肉瘤。这个药物在美国被批准用于治疗难治性前列腺癌相关的骨转移。初步研究结果表明，该药在骨肉瘤治疗中骨髓毒性较小，疗效高于 β-粒子发射放射性药物如 ^{153}Sm-EDTMP。

（4）转移和复发性骨肉瘤的分子靶向治疗

针对各种不同的分子通路如 mTOR、Src 家族激酶、血管内皮生长因子受体（VEG-FRs）的抑制剂正在进行临床试验以改善复发或难治性骨肉瘤的预后。在一项意大利肉瘤组的 Ⅱ 期临床试验（$n=30$）中，索拉非尼（VEGFR 抑制剂）能有效治疗复发、不可切除的高级别骨肉瘤，4 个月的 PFS 率为 46%，中位 PFS 和 OS 分别为 4 个月和 7 个月。临床获益率（clinical benefit rate，CBR）为 29%（定义为 6 个月无进展）。部分有效和稳定的患者分别为 8% 和 34%，17% 的患者持续缓解超过 6 个月。

为了延长持续缓解时间，最近的研究证实索拉非尼联合依维莫司治疗复发、不可切除的高级别骨肉瘤组（$n=38$）是有效的，但毒性反应较大，需要减少药物剂量，66% 的患者因为毒性反应而中断治疗。

（5）细胞免疫治疗

孙保国等的研究表明，阻断 PD-1/PD-L1 信号转导通路能延缓骨肉瘤恶化，作用机制与其提高肿瘤特异性 CD8＋细胞毒性 T 淋巴细胞（CD8＋CTLA）的细胞免疫潜能有关。有研究显示，将体外产生的肿瘤抗原家族（CTA）特异性 CD8＋CTL 回输到骨肉瘤动物模型，显示出很强的抗肿瘤效果，可使肿瘤明显变小。然而，CTA 表达水平在不同类型的肿瘤中差异较大。在骨肉瘤中，一些 CTA 基因被沉默，导致基于 CTA 的免疫疗法复杂化。CTA 特异性免疫治疗成功的关键是提升骨肉瘤中 CTA 的表达水平，从而增加肿瘤的免疫原性。因此，在临床试验中通常会采用去甲基化治疗和特异性免疫治疗相结合的方式控制骨肉瘤。

（6）随访

患者治疗后随访的频率和时间还没有可用的随机化数据。国际常用的随访方案一般是第 1～2 年每 3 个月 1 次，第 3 年每 4 个月 1 次，第 4～5 年每 6 个月 1 次。随访内容包括病史、体格检查和胸片。PET 扫描和/或骨扫描也可考虑。每次随访需进行功能评估。

4）骨肉瘤的四级预防

骨肉瘤的四级预防即姑息性治疗，是指对所患骨肉瘤已经治疗无效的患者积极的、细心的、全面的医疗照顾,主要包括晚期患者各种肿瘤相关症状和并发症的对症治疗、支持治疗和临终关怀等。其治疗的最终目标是减轻患者痛苦,提高生活质量。既不促进也不推迟死亡,使用合理的综合治疗,避免过度治疗。

(1) 疼痛治疗

疼痛为骨肉瘤常见症状,晚期患者疼痛对生活质量的影响尤为显著。控制和改善疼痛症状可以有效改善患者的生活质量,也是姑息治疗的重点。首先,应对患者疼痛进行全面评估,评估具体内容包括疼痛的病因、性质、特点、加重或缓解因素、对日常生活的影响、镇痛治疗的疗效和副作用等。其次,在对疼痛的性质和原因等做出正确全面的评估后,遵循 WHO 三阶梯止痛原则并根据患者疼痛程度来选择适当的止痛药物,80%以上患者的癌痛都会得到有效的控制。少数患者还可能需要使用非药物镇痛手段,包括外科手术、放射治疗、介入血管栓塞、消融、光动力疗法或神经阻断治疗等。现代各种治疗方法的进步,必将为骨肉瘤的疼痛治疗提供新的思路和方法。故临床治疗中应动态评估镇痛效果,并积极开展多学科间的密切协作。此外,疼痛评估时还要明确患者的疼痛是否由肿瘤急症所致,以便及时进行相关治疗,骨肉瘤常见的肿瘤急症包括病理性骨折、感染相关性疼痛等。

(2) 支持疗法

晚期骨肉瘤患者的支持治疗包括:①减轻化疗药物的相关毒性。应用甲烷磺酸盐(神经激肽Ⅰ受体拮抗剂)、帕洛诺司琼、昂丹司琼和/或地塞米松等药物可显著地改善大剂量化疗所致的恶心呕吐症状;应用阿片类药物可控制癌性疼痛;应用保肝药物可以减轻肝功能损害;应用造血生长因子可改善化疗药物所致的重度粒细胞减少症等。②支持治疗并不限于一般概念的“医疗支持”“营养支持”,还应包括解决患者及家属一系列心理的、情感的、精神的和社会的需要等问题,使患者不仅在机体上,更应在精神上和心理上得到充分的治疗、精心的护理和安慰,要把躯体、心理和精神治疗统一在一起。一项对骨肉瘤术后患者的心理社会顺应性的研究发现保肢术后的患者主诉较多,截肢术后的患者自尊心受影响较多且有社会孤独感。因而,晚期骨肉瘤患者的支持治疗体系需要更多的心理学家、社会工作者以及一大批志愿者来参与,共同努力完善以期更好地服务于广大患者。

(3) 临终关怀

骨肉瘤临终关怀这一阶段是指对生存时间有限(6 个月或更少)的临终病人及其家属提供一种全面的照料,包括生理、心理、社会等方面,使临终病人的生命得到尊重,症状得到控制,生命质量得到提高,家属的身心健康得到维护和增强,使病人能够无痛苦、安宁、舒适地走完人生的最后旅程。具体措施包括:①以照料为中心。对临终病人而言,治愈的希望已变得十分渺茫,此时最需要的是身体舒适、疼痛控制、生活护理和心理支持,因此,目标要由以治疗为主转变为以关怀为主的对症处理和护理照顾。②提高临终生活质量。有些人片面地理解为临终就是等待死亡、生活已没有价值,病人也因此变得消沉,并对周围的一切失去兴趣,甚至有的医护人员也有这样的看法,工作中经常表现出态度冷漠、语言生硬、操作粗鲁等,不知道该如何面对临终患者。而临终关怀则认为,临终也是生活,并且是一种特殊类型的生活,所以要正确认识和尊重病人最后生活的价值,提高临终生活质量是对临终病人最有效的服务。③维护个人的尊严。尽管患者处于临终阶段,但其个人尊严不应该因生命力降低而递减,个人权利也不可因身体衰退而被剥夺,只要患者未进入昏迷阶段,仍具有思想和感情,医护人员都应维护和支持其个人权利,如保留个人隐私和自己的生活方式、参与医疗护理方案的制定、选择死亡的地点和方式等。④医患共同面对死亡。有生便有死,出生和死亡一样是客观世界里的自然规律,是不可违背的,是每个人最终都要经历的事实,正是死才使生显得有意义。临终病人只是比我们早些面对死亡的人,死是一个人的最终决断,死又赋予生以意义,所以,我们要珍爱生命、珍惜时间,要迎接挑战、勇敢面对。⑤注重病人家属的心理支持。病人家属既要承担昂贵的医疗费用,又要面临失去挚爱亲人的痛苦,需要医护人员帮助家属调整应对终末疾病所带来的悲哀和失落感,减轻丧失亲人的悲哀反应,帮助他们积极正确地面对现实,顺利地度过居丧期,尽快恢复自己的正常生活。总之,晚期骨肉瘤患者的临终关怀治疗旨在改善他们的生活质量,使其尽可能以一种轻松舒适的心境走完人生的最后一程。

第5节　祖国医学在骨肉瘤预防中的作用

1) 祖国医学对骨肉瘤的认识

骨肉瘤是发生于四肢百骸的一类恶性疾病,一般而言,骨肉瘤归属于中医学的"骨疽""石疽""骨痨""骨瘤""骨痹""骨蚀""骨痿"等病证范畴。如《黄帝内经》曰:"病在骨,骨重不可举,骨髓酸痛,寒气至,名曰骨痹。"又曰:"以手按之坚,有所结,深中骨。气因于骨,骨与气并,日以益大,则为骨疽。"唐代孙思邈《千金翼方》中提到骨肿瘤,谓:"陷脉散主二十、三十年瘿瘤及骨瘤、石瘤、肉瘤、脓瘤、血瘤,或大如杯盂,十年不瘥。致有瘘溃,令人骨消肉尽,或坚或软或溃,令人惊惕寐卧不安。"并记录了恶性骨肿瘤破溃、晚期全身衰竭的症候。《外科大成》曰:"骨瘤属肾,色黑皮紧,高堆如石,贴骨不移,治宜补肾行淤,破坚利窍,如调元肾气丸。"

骨肉瘤的发生不外内因和外因。中医认为"肾为先天之本""肾主骨""肝主筋""脾主运化"。骨肉瘤的发生具有先天遗传因素,先天禀赋不足,肝肾内虚,则筋骨削弱;脾气虚弱,则生化乏源,四肢筋脉无以充养;六淫之邪,留连内着以骨,或暴力损伤骨骼,气血瘀滞,筋脉受阻,而成瘤积。《灵枢·刺节真邪》曰:"虚邪之入于身也深,寒与热相搏,久留而内着……邪气居其间而不反,发为筋瘤。"其病理机制:一是气血逆乱,升降失调,经络受阻,导致气滞血瘀,痰湿凝聚,蕴结日久,凝结成块,发为肿瘤;二为水湿不化,邪热熬灼,七情郁结,气机阻滞,导致痰浊凝结,蕴结于骨。

"不荣则痛"和"不通则痛"是目前多数医家对骨肿瘤所引起的疼痛的基本认识。《素问·六节藏象论》云:"肾者,主蛰,封藏之本,精之处也;其华在发,其充在骨。"肾主骨生髓,疾病进展到晚期,肾精虚衰,骨失其所养,故不荣则痛;骨失所养,外来六淫邪毒内侵,积聚于骨,同时疾病晚期,阴损及阳,阴阳两虚,以阳虚为主。肾为先天之本,内寓元阴、元阳,乃一身阴阳之根本,阳虚不能温化水、湿、痰、瘀,如《素问·阴阳应象大论》云:"阳化气,阴成形。"明代张景岳注解:阳动而散,故化气,阴静而凝,故成形。阳虚而阴盛,故出现痰湿、血瘀等病理产物,并与外来之邪毒相互胶结附着于骨,故不通则痛。《外科正宗·瘿瘤论》载:"肾主骨,恣欲伤身,肾火郁遏,骨无荣养而为肿曰骨瘤……治当补肾气,养血行瘀,散肿破坚,利窍调元,肾气丸是也。"以上皆揭示了骨瘤之病位在肾。

2) 骨肉瘤的辨证论治

(1) 阴寒凝滞证

骨瘤初起,酸楚轻痛,遇寒加重,局部肿块,皮色不变,表面无红热。舌淡,苔白,脉细沉涩。治则:温阳散寒,化滞行痹。方用阳和汤合乌头汤加减。常用药物有熟地黄、麻黄、白芥子、肉桂、炮姜、鹿角胶、补骨脂、路路通、威灵仙、川草乌、羌独活等。

(2) 热毒蕴结证

病位疼痛,肿胀或肿块,局部发热,发红发亮,皮下血脉扩张,患肢活动障碍,偶有病理性骨折,皮色正常或有红肿,肢体活动受限,精神倦怠,纳食不香,口干口渴,大便干结,小便短赤。舌质红,苔薄黄或厚黄,脉弦数或弦细数。治以清热解毒、凉血通络。常用清营汤加减。常用药物有生地黄、玄参、丹参、丹皮、金银花、连翘、麦冬、黄连、淡竹叶、青黛、紫草根、赤芍等。

(3) 淤血内阻证

面色晦暗,口唇青紫,病位持续疼痛,肿块坚硬,固定不移,皮色暗紫,或血管曲张。舌质紫暗或有瘀斑,脉涩或弦细。治法宜化痰行瘀,舒经通络。方用身痛逐瘀汤加减。常用药物有桃仁、红花、当归、川芎、丹皮、延胡索、补脂骨、地鳖虫、郁金、香附、鸡血藤等。

(4) 肾虚火郁证

局部肿块肿胀疼痛,皮色暗红,疼痛难忍,朝轻暮重,身热口干,或伴咳嗽、贫血、消瘦、全身虚弱。舌暗唇淡,苔少或干黑,脉涩或细数。治以滋肾解毒。方用知柏地黄丸加减。常用药物有生地黄、山萸肉、黄檗、知母、丹皮、泽泻、茯苓、女贞子、杜仲、川断、骨碎补、补骨脂、透骨草、当归、肿节风、核桃树皮等。

参考文献

[1] Durfee R A, Mohammed M, Luu H H. Review of osteosarcoma and current management[J]. Rheumatology and Therapy, 2016, 3(2): 221-243.

[2] Huang X Y, Zhao J, Bai J Y, et al. Risk and clinicopathological features of osteosarcoma metastasis to the lung: A population-based study[J]. Journal of Bone Oncology, 2019, 16: 214-226.

[3] 王文剑,于秀淳,韩加,等. 1593 例骨肉瘤流行病及治疗的回顾性分析[J]. 中华骨科杂志,2018(18):1097-1107.

［4］杨勇，陈江涛，楚慧慧，等. 新疆地区维、汉、哈族骨肉瘤患者流行病学特征分析［J］. 实用骨科杂志，2018，24（2）：130-133.

［5］Kollá A，Rothermundt C，Klenke F，et al. Incidence，mortality，and survival trends of soft tissue and bone sarcoma in Switzerland between 1996 and 2015［J］. Cancer Epidemiology，2019，63：298-345.

［6］Gokgoz N，Wunder J S，Mousses S，et al. Comparison of p53 mutations in patients with localized osteosarcoma and metastatic osteosarcoma［J］. Cancer，2001，92（8）：2181-2189.

［7］詹平，于小龙，张斌，等. CDK 抑制剂 NSC649890 联合顺铂对人骨肉瘤细胞 U2-OS 的抑制作用［J］. 中国矫形外科杂志，2017，25（1）：73-78.

［8］王骏，武壮壮，吕智. 四肢骨肉瘤 44 例预后分析［J］. 肿瘤研究与临床，2019，31（10）：684-689.

［9］中国医师协会骨科医师分会骨肿瘤专业委员会. 骨肉瘤临床循证诊疗指标［J］. 中华骨与关节外科杂志，2018，11（4）：288-301.

［10］李建民. 中国骨肿瘤专业 70 年主要成果［J］. 中国骨与关节杂志，2019，8（9）：641-643.

［11］丁聚贤，谢兴文，许伟，等. 中医药在骨肉瘤放化疗中的作用研究进展［J］. 中医正骨，2018，30（5）：43-46.

［12］白璧辉，谢兴文，许伟，等. 谢兴文辨证论治骨肉瘤经验浅析［J］. 江西中医药大学学报，2018，30（5）：23-25.

［13］Biazzo A，de Paolis M. Multidisciplinary approach to osteosarcoma［J］. Acta Orthopaedica Belgica，2016，82（4）：690-698.

［14］Bielack S S，Kempf-Bielack B，Delling G，et al. Prognostic factors in high-grade osteosarcoma of the extremities or trunk：An analysis of 1702 patients treated on neoadjuvant cooperative osteosarcoma study group protocols［J］. Journal of Clinical Oncology：Official Journal of the American Society of Clinical Oncology，2002，20（3）：776-790.

［15］Cersosimo F，Lonardi S，Bernardini G，et al. Tumor-associated macrophages in osteosarcoma：From mechanisms to therapy［J］. International Journal of Molecular Sciences，2020，21（15）：5207.

［16］Chen C L，Xie L，Ren T T，et al. Immunotherapy for osteosarcoma：Fundamental mechanism，rationale，and recent breakthroughs［J］. Cancer Letters，2021，500：1-10.

［17］Corre I，Verrecchia F，Crenn V，et al. The osteosarcoma microenvironment：A complex but targetable ecosystem［J］. Cells，2020，9（4）：976.

［18］ElKordy M A，ElBaradie T S，ElSebai H I，et al. Osteosarcoma of the jaw：Challenges in the diagnosis and treatment［J］. Journal of the Egyptian National Cancer Institute，2018，30（1）：7-11.

［19］Gambarotti M，Dei Tos A P，Vanel D，et al. Osteoblastoma-like osteosarcoma：High-grade or low-grade osteosarcoma？［J］. Histopathology，2019，74（3）：494-503.

［20］Kager L，Tamamyan G，Bielack S. Novel insights and therapeutic interventions for pediatric osteosarcoma［J］. Future Oncology (London，England)，2017，13（4）：357-368.

［21］Kansara M，Teng M W，Smyth M J，et al. Translational biology of osteosarcoma［J］. Nature Reviews Cancer，2014，14（11）：722-735.

［22］Kelleher F C，O'Sullivan H. Monocytes，macrophages，and osteoclasts in osteosarcoma［J］. Journal of Adolescent and Young Adult Oncology，2017，6（3）：396-405.

［23］Mendenhall W M，Fernandes R，Werning J W，et al. Head and neck osteosarcoma［J］. American

Journal of Otolaryngology，2011，32(6)：597-600.

[24] Ramanujan V，Krishnamurthy A，Venkataramani K，et al. Pulmonary metastasectomy in primary extremity osteosarcoma：Choosing wisely，along with a brief review of literature[J]. Indian Journal of Cancer，2020，57(2)：172-181.

[25] Ritter J，Bielack S S. Osteosarcoma[J]. Annals of Oncology，2010，21：vii320-vii325.

[26] Sadoughi F，Maleki Dana P，Asemi Z，et al. DNA damage response and repair in osteosarcoma：Defects，regulation and therapeutic implications[J]. DNA Repair，2021，102：103105.

[27] Šantak G，Frančina M，Gotovac N. A low grade osteosarcoma of the colon[J]. Acta Chirurgica Belgica，2021，121(4)：267-268.

[28] Simpson E，Brown H L. Understanding osteosarcomas[J]. JAAPA，2018，31(8)：15-19.

[29] Suit H D. Radiotherapy in osteosarcoma[J]. Clinical Orthopaedics and Related Research，1975 (111)：71-75.

[30] Unni K K. Osteosarcoma of bone[J]. Journal of Orthopaedic Science，1998，3(5)：287-294.

[31] Wang G D，Zhao Y F，Liu Y，et al. Periosteal osteosarcoma of the mandible：Case report and review of the literature[J]. Journal of Oral and Maxillofacial Surgery，2011，69(6)：1831-1835.

[32] Yamada K，Matsumori S. Osteosarcoma[J]. Nihon Rinsho，1970，28：1180-1181.

第 23 章

软组织肉瘤的预防

《第 1 节　软组织肉瘤的流行病学》

软组织肉瘤(soft tissue sarcoma，STS)是指间叶组织来源的，发生于皮下纤维组织、脂肪、平滑肌、横纹肌、脉管等骨外组织，但不包括网状内皮系统、神经胶质细胞和各个实质器官的支持组织的恶性肿瘤。其主要特点是局部侵袭、呈浸润性或破坏性生长、可局部复发和远处转移、治疗难度大、隐匿性强等。

软组织肉瘤约占到人类所有恶性肿瘤的 0.72%～1.05%。尽管所占比例非常小，但软组织肉瘤是儿童和青少年中第二大最常见的实体瘤类型，约占儿童肿瘤的 12%～15%，相当一部分的肉瘤发生于生长旺盛的青少年时期，并且是继发性恶性肿瘤的重要组成部分。同时，它们在罕见恶性肿瘤中的所占比例最高。软组织肉瘤可出现在全身各部位：60%以上的软组织肉瘤发生在四肢及臀部，其中下肢和臀部占比约为 41.23%，其余好发部位依次为躯干(19%)、腹膜后(15%)、头颈部(9%)。不同类型的软组织肉瘤好发部位不同：脂肪肉瘤、滑膜肉瘤及恶性纤维组织细胞瘤均好发于下肢及臀部，分别为51.6%、51.3%和37.8%。横纹肌肉瘤多见于上肢和下肢(58.8%)，半数以上的纤维肉瘤(56.2%)发生于下肢、臀部及腹壁。通过对软组织肉瘤流行病学特征的研究，分析其发病情况，确定重点防治人群，在软组织肉瘤的全程预防和探索新的诊断和治疗方法中发挥了重要作用。

1) 软组织肉瘤的地区分布特征

(1) 国外软组织肉瘤的地区分布

软组织肉瘤在不同国家和地区所报道的发病率不尽相同。据统计，美国年发病率大约为 3.5/10 万，欧洲年发病率大约为 4～5/10 万，其中北欧最高，为 4.7/10 万，中欧和南欧紧跟其后，为 4.6/10 万，英国和爱尔兰较低，为 3.8/10 万，东欧最低，为 3.3/10 万。

(2) 中国软组织肉瘤的地区分布

目前，我国软组织肉瘤的年发病率约为 2.38/10 万。但真正的发病率有可能被低估。

现如今我国软组织肉瘤的 5 年生存率大约为 60%～80%，并且有将近 38% 的患者在确诊后存活了 15 年以上。然而，尽管现代科学不断进步，诊治方案不断优化，仍有约 29% 的可能性会出现病理诊断不明或诊断错误的情况，且仍有大约三分之一的软组织肉瘤患者会死于该疾病。

我国软组织肉瘤的发病率和死亡率在地理分布上也有着一定的特征。据调查统计，我国农村软组织肉瘤发病率与死亡率较同期城市要高，城乡差距明显。在一些国家级贫困地区及经济欠发达地区也有着较高的发病率及死亡率。推测可能由于近 10 年来产业调整加快，磷化工、冶金高污染产业高速发展引发的环境恶化、致癌因素暴露水平增加等因素使得这些地区的发病率有明显升高。如贵州省黔南州户籍居民 2007—2016 年软组织肉瘤平均发病率为 4.58/10 万，高于北京市 1.15/10 万，与北欧报道的 4.70/10 万、中欧和南欧 4.60/10 万接近，且这些地区的医疗水平、生活方式等使得其死亡率同样较高。

2）软组织肉瘤的种族分布特征

居住在同一地区或国家的不同种族间的软组织肉瘤的发病率存在着差异。国外曾有报道称，西班牙裔美国人脂肪肉瘤的发病率较高，非洲裔美国人的纤维肉瘤的发病率较高，而白种人滑膜肉瘤的发病率较高。在儿童中，白种人横纹肌肉瘤的发病率是黑种人的两倍。目前，我国种族间软组织肉瘤的发病率尚无明确数据。

3）软组织肉瘤的性别分布特征

软组织肉瘤的男女发病率并无明显差别，男性发病人数稍多于女性，如美国男女发病人数比例约为 1.4∶1，而我国比例基本为 1∶1。有研究发现，在中国的部分软组织肉瘤高发地区，十年间软组织肉瘤男性发病率由 2.94/10 万上升至 8.36/10 万，女性发病率由 2.54/10 万上升至 6.41/10 万，男性发病率变化趋势较女性明显。不同部位的软组织肉瘤在不同性别中的发病率有着明显差别。如女性在腹膜后和下腔静脉的平滑肌肉瘤患者中明显占多数，而在非皮肤软组织部位和皮肤平滑肌肉瘤中男性更多见。

4）软组织肉瘤的年龄分布特征

软组织肉瘤可以发生于任何年龄，发生于 31～70 岁人群约占 70.2%，其中以 51～60 岁人群最多，占比约为 21.2%，41～50 岁次之，约为 20.3%。软组织肉瘤诊断时的中位年龄为 59 岁，有 2 个发病高峰，分别在 5 岁和 80 岁。儿童最常见的软组织肉瘤是横纹肌肉瘤，其次是纤维肉瘤，而成人最常见的依次是恶性纤维组织细胞瘤及滑膜肉瘤。25% 的软组织肉瘤确诊时患者年龄已超过 75 岁。随着年龄的增长，发病率明显上升，80 岁时的发病率可为 30 岁时发病率的 8 倍之多。不同亚型的软组织肉瘤好发年龄有所不同，例如恶性纤维组织细胞瘤及脂肪肉瘤均好发于 40 岁以上人群，分别占 79.9% 和 73.6%，而滑膜肉瘤更多发生于中青年，约 64.4% 的滑膜肉瘤发生于 21～50 岁。

《第 2 节　软组织肉瘤可能的发病因素》

如今软组织肉瘤的发病原因和发生机制仍不明确,现普遍认为是多因素的作用。阐明其发生机制,可以为软组织肉瘤有效的预防和治疗提供依据。目前认为软组织肉瘤的发病与以下因素有密切关系:

1) 环境因素

生活垃圾焚烧是当今社会垃圾处理的首选技术和未来发展的必然趋势,越来越多地应用于各大城市及经济发达地区,而城市固体生活垃圾的焚烧可能产生吸入性的颗粒物如飞灰、粉尘、酸性气体,重金属如铅、汞,以及有机毒物如二噁英类、呋喃类等等二次污染物。这类物质所导致的软组织肉瘤的发病率正日益受到关注。一项自 1996 年以来对 72 个垃圾焚烧厂与周边居民的软组织肉瘤发病率的关系研究结果显示,肿瘤的发病率随着与焚烧厂的距离增加而降低,我们发现那些在垃圾焚烧炉附近居住时间最长、暴露水平最高的居民其软组织肉瘤的发病危险比正常人增加了 3.3 倍。

2) 化学因素

在调查研究中发现,接触苯氧基除锈剂和氯酚可增加软组织肉瘤发生的危险性。苯氧基除锈剂和氯酚有的用作杀菌剂,有的用作防霉剂或除草剂等,自 1944 年以来被各国广泛用于农业和林业,有时亦小规模应用于公园等地点。1977 年曾有研究报道了瑞典伐木工人中的 7 例软组织肉瘤患者,他们于 1970—1976 年患病,病史提示,他们在患病前 10~20 年曾经接触过高浓度的苯氧基除锈剂或氯酚。此外,在 1949 年美国三氯酚事件中,有一对患软组织肉瘤的父子被证实曾被同一化工厂雇佣过,且都接触过苯氧基除锈剂或氯酚。所以我们有理由认为,软组织肉瘤的发生可能与氯酚及苯氧化物的促肿瘤作用有关。

软组织肉瘤的发病也与其他某些化学物质的接触有关,如暴露于聚氯乙烯(PVC)、血管造影术中使用的特殊造影剂、砷等均被认为与血管肉瘤的发病有关。流行病学研究表明,暴露于 PVC 的工人发生肝血管肉瘤的相对风险较高。Thorotrast 是一种胶体二氧化钍悬浮液,其放射学和生物学半衰期较长,1930 年至 1955 年常用于颈动脉血管造影和肝脾扫描。流行病学研究表明,接受 thorotrast 注射者发生肝血管肉瘤和其他肝恶性肿瘤的相对风险较高。早在 20 世纪 40 年代和 50 年代就通过对德国葡萄酒商的几个小型尸检发现了砷和肝血管肉瘤之间的联系。数据表明,肝血管肉瘤几乎成了从事这一工作的人们所独有的"职业病"。这些工人在施用无机砷农药以及饮用无机砷喷洒过的葡萄皮所制备的饮料时,暴露于无机砷农药。也有报道长期摄入亚砷酸钾溶液和砷污染的井水后发生肝血管肉瘤的病例。个别病例也提示了肝血管肉瘤和铜暴露所致的血色素沉着症之间的联系。

3）病毒因素

在过去的十年中,我们发现在免疫缺陷的人群中由于 epstein-barr 病毒(EBV)驱动所导致的平滑肌肉瘤人数越来越多,特别是小儿艾滋病人群,因此推断两者有一定关联。既往研究表明,EBV 病毒在平滑肌肉瘤的发生发展中具有直接作用,epstein-barr 核抗原(EBNA)-2 蛋白在几乎所有免疫缺陷个体的平滑肌细胞中均有表达。免疫监测降低,EBV 受体表达增加,血浆 EBV 水平升高都可能导致这一过程的发生。在最大的一系列 EBV 相关平滑肌肉瘤的研究中,通过基因检测目前仅仅证实了在病毒相关的软组织肉瘤中有 EBV-2 型病毒(共 EBV-1、EBV-2 两种分型)的存在,而这一分型的改变通常被认为与平滑肌肉瘤的预后不佳有关。

4）物理因素

从 20 世纪 20 年代开始发表的报告中就记录了制造镭表盘的工人患软组织肉瘤的情况。从那时起,就已经有研究表明,在使用放疗治疗的患者中,软组织肉瘤发生的风险增加。辐射剂量和软组织肉瘤的发生发展之间存在剂量-反应相关性。偶然暴露于小于 10 Gy 放射剂量的个体发生软组织肉瘤的风险非常低。研究发现,患有软组织肉瘤的人群多生活在辐射场的边缘,这表明突变效应可能在辐射源周围是最大的,在那里散射辐射可产生足够的剂量诱导突变,而不足以杀死突变的细胞。在放射性相关的软组织肉瘤中,最常见的组织学亚型是骨外骨肉瘤(21%)和血管肉瘤/淋巴管肉瘤(15%)。

5）遗传因素

（1）外周血白细胞端粒长度(relative telomere length，RTL)

研究发现,肌源性软组织肉瘤患者外周血白细胞 RTL 较健康人群明显缩短。此外,Schneider-Stock 等人发现在软组织肿瘤患者的肿瘤组织中端粒出现缩短,且在恶性神经鞘瘤和平滑肌肉瘤的瘤组织中缩短更为明显。然而,另一项研究却得出了相反的结果,在分析了 137 例软组织肉瘤患者和 137 例健康人的外周血白细胞 RTL 后,结果发现软组织肉瘤患者较健康人端粒长度明显延长,且端粒长度越长,个体患软组织肉瘤的风险越高。现有的文献报道和研究结果显示,软组织肉瘤患者端粒长度较健康人群延长或缩短的结果并不统一,猜测原因可能除了肿瘤的特异性之外,还可能与选择肿瘤组织或外周血等样本的不同有关,或推测外周血白细胞端粒过长或过短可能均与软组织肉瘤的发生有关。

在不同亚型的软组织肉瘤中,发现恶性纤维组织细胞瘤患者外周血白细胞端粒长度较横纹肌肉瘤患者明显缩短,这提示软组织肉瘤患者外周血白细胞端粒长度与肉瘤亚型有关,各亚型可能有特定的分子生物学特性。

（2）抑癌基因的变异

抑癌基因也称肿瘤抑制基因,或俗称抗癌基因,是一类存在于正常细胞内可抑制细胞生长并具有潜在抑癌作用的基因。抑癌基因在控制细胞生长、增殖及分化过程中起着十分重要的负调节作用,它与原癌基因相互制约,维持正负调节信号的相对稳定。当这类基因在发生突变、缺失或失活时,可引起细胞恶化而导致肿瘤的发生。流行病学调查显示软组织肉瘤的发生与某些抑癌基因的失活密切相关,如 Rb 基因、p53 基因、NF1 基因和 PTEN 基因等。

(3) 微 RNA 单核苷酸多态性的特征

目前观察到软组织肉瘤的发生与微 RNA 的单核苷酸多态性(single nucleotide polymorphism,SNP)有一定关联。一项仅有 15 例软组织肉瘤患者的研究发现,与健康受试者相比,有 9 个微 RNA SNP 的等位基因频率存在显著差异,表明这些 SNP 可以作为评估软组织肉瘤发病风险的生物标记物,但这仍需进行大量受试者的研究,以明确微 RNA 单核苷酸多态性与软组织肉瘤发病风险的关系。

6) 不良生活习惯

现代人缺乏运动、暴饮暴食等不良生活习惯使得肌肉减少症及肥胖变得普遍。体重指数(BMI)相对而言较为准确地反映了人体肌肉状况与肥胖程度。在一项研究软组织肉瘤发病率的荟萃分析中,我们收集了体重指数范围为 $14.6 \sim 63.7 \ \mathrm{kg/m^2}$ 的人群,得出体重指数的增加和软组织肉瘤总发病率风险的增加相关,在内脏肥胖的研究中也观察到了类似的效果。不同程度的肌肉减少症与较差的生存结果相关。这可以更好地理解营养状况对疾病特征和治疗结果的影响,这对于促进软组织肿瘤患者临床护理的改善至关重要。

第 3 节 软组织肉瘤患者的临床表现及诊断依据

1) 软组织肉瘤的临床表现

(1) 好发部位

软组织肉瘤的好发部位依次为四肢(特别是下肢及臀部)、内脏、腹膜后及头颈等。不同类型的软组织肉瘤好发部位不同:胃肠道间质瘤最常见的位置是胃,其次是小肠、直肠、结肠和食管;横纹肌肉瘤多见于四肢;纤维肉瘤多发生于下肢、臀部及腹壁等。

(2) 症状和体征

大部分软组织肉瘤主要表现为逐渐生长的无痛性肿块,病程可从数月至数年。部分软组织肉瘤(如腹膜后软组织肉瘤)由于肿块位置深在,早期并无明显症状及体征,通常在晚期出现症状,且多为非特异性,包括腹痛、腹围增大和排便习惯改变等。恶性程度高的软组织肉瘤可表现为病程短、发展快、皮肤温度升高、较早出现血行转移及治疗后易复发等特点。当肿块逐渐增大,可出现感染、破溃;压迫神经或血管时,可出现疼痛、麻木,甚至肢体水肿、受累关节活动受限等;压迫肠管,可导致消化道梗阻,引起患者的腹胀及恶心、呕吐等。

在一些具有腔道结构的器官如膀胱、尿道、鼻窦、鼻咽部等,其发生的软组织肉瘤可呈息肉状、葡萄样向腔内突入性生长。常因原发部位肿瘤压迫和侵犯周围组织的程度不同而表现多样。如鼻腔、鼻前庭及面部肿物,随着疾病进展,肿块可导致鼻塞、打鼾、面部隆起、鼻外形改变等症状。如果肿瘤侵犯眼眶及颅内时,则可导致视力下降、突眼、呕吐、头痛等。

(3) 转移的表现

软组织肉瘤易转移,远处转移最常见于肺,其转移早期症状体征并不明显,只有在肺广泛转移时才会出现,多表现为呼吸困难等呼吸道症状。晚期患者同其他肿瘤一样,可表现为发热、消瘦、贫血、全身不适等恶病质症状。

2) 软组织肉瘤的分期

(1) TNM 分期

2017 年公布的第 8 版美国癌症联合委员会(AJCC)和国际抗癌联盟(UICC)分期系统是目前国际上最为通用的肿瘤分期系统,它是根据肿瘤大小(T)、淋巴结受累(N)及远处转移(M)进行分类,具体见表 23-1。

表 23-1 四肢和躯干软组织肉瘤 TNM 分期 AJCC/UICC 2017 年(第 8 版)

原发肿瘤(T):	TNM 临床分期:			
TX:原发肿瘤不能评估	分期 T	N	M	组织分级
T0:无原发肿瘤证据	ⅠA 期: T1	N0	M0	G1,GX
T1:肿瘤最大径≤50 mm	ⅠB 期: T-4	N0	M0	G1,GX
T2:50 mm<肿瘤最大径≤100 mm	Ⅱ期: T1	N0	M0	G2,G3
T3:100 mm<肿瘤最大径≤150 mm	ⅢA 期: T2	N0	M0	G2,G3
T4:肿瘤最大径>150 mm	ⅢB 期: T3,T4	N0	M0	G2,G3
区域淋巴结(N):	任何 T	N1	M0	任何 G
NX:区域淋巴结转移无法确定	Ⅳ期: 任何 T	任何 N	M1	任何 G
N0:无区域淋巴结转移	注释:			
N1:有区域淋巴结转移	* 细胞分化:			
远处转移(M):	1 分:肿瘤接近正常成熟的间质组织			
M0:无远处转移	2 分:组织学分型确定的肉瘤			
M1:有远处转移	3 分:未分化胚胎性肉瘤、滑膜肉瘤、软组织骨肉瘤、尤文肉瘤/PNET			
组织学分级定义:采用 FNCLCC 软组织肉瘤分级系统	** 核分裂计数:			
组织学分级(G):	1 分:0—9/10HPF			
GX:无法评价组织学分级	2 分:10—19/10HPF			
G1:分化、有丝分裂计数和坏死总分为 2—3 分	3 分:超过 19/10HPF			
G2:分化、有丝分裂计数和坏死总分为 4—5 分	*** 坏死:			
G3:分化、有丝分裂计数和坏死总分为 6—8 分	0 分:无坏死			
组织学分级＝细胞分化(1—3)＋核分裂计数(1—3)＋坏死(0—2)* ** ***	1 分:坏死小于 50%			
	2 分:坏死超过 50%			

(2) 组织病理类型

根据 2013 年世界卫生组织的肿瘤分类情况,软组织肉瘤的分类如下:

脂肪细胞性肿瘤：非典型脂肪肉瘤、高分化脂肪肉瘤、NOS 脂肪肉瘤、去分化脂肪肉瘤、黏液样/圆形细胞脂肪肉瘤、多形性脂肪肉瘤。

成纤维细胞/肌纤维母细胞性肿瘤：隆突性皮肤纤维肉瘤、恶性孤立性纤维肉瘤、炎性肌纤维母细胞瘤、低度恶性肌纤维母细胞瘤、成人纤维肉瘤、(低度)黏液样纤维肉瘤、硬化性上皮样纤维肉瘤等。

所谓的纤维组织细胞性肿瘤：软组织巨细胞瘤。

平滑肌肿瘤：平滑肌肉瘤(不包括皮肤)。

骨骼肌肿瘤：胚胎性横纹肌肉瘤、腺泡状横纹肌肉瘤、多形性横纹肌肉瘤、梭形细胞/硬化性横纹肌肉瘤。

脉管肿瘤：网状血管内皮瘤、上皮样血管内皮瘤、软组织血管肉瘤等。

软骨-骨肿瘤：骨外骨肉瘤。

胃肠道间质肿瘤：恶性胃肠道间质瘤。

神经鞘肿瘤：恶性周围神经鞘瘤、上皮样恶性周围神经鞘瘤、恶性颗粒细胞瘤等。

不能确定分化的肿瘤：滑膜肉瘤、上皮样肉瘤、腺泡状软组织肉瘤、软组织透明细胞肉瘤、骨外黏液样软骨肉瘤、骨外尤文肉瘤、纤维组织增生性小圆细胞肿瘤等。

未分化/不能分类肉瘤：未分化梭形细胞肉瘤、未分化多形性肉瘤、未分化圆形细胞肉瘤、未分化上皮样肉瘤等。

3) 软组织肉瘤的诊断依据

所有疑似软组织肉瘤的标准诊断步骤应包括病史采集、体格检查、局部及全身的影像学检查。所有疑似软组织肉瘤患者应进行活检或手术明确病理类型和分级。

(1) 病史采集和体格检查

首先需要询问病人是否有局部创伤、放射治疗史等易感因素。逐渐增大的肿块是软组织肉瘤最常见的表现，常为圆形、结节状新生物。分化较好的肿块由于纤维成分多而质地硬，恶性度高者则质软，表面皮肤、黏膜血管扩张、充血。体格检查时首先视诊肿块的颜色、形状等。然后才是触诊，需要重点检查面部皮下、颌周等处。注意肿块的位置、局部皮温、肤色、硬度、活动度、触痛等。详细了解肿块的边界、范围，有无浸润生长，侵犯邻近组织区域等以评估肿瘤的分化程度。同时颈部淋巴结转移概率虽然较小，但也不能忽略。全身情况可表现为贫血、发热、消瘦等。

(2) 影像学检查

X 线用于除外骨肿瘤，确认组织肿块位置，也可用于评估软组织肉瘤骨受侵时发生病理骨折的风险。X 线主要表现为软组织包块，可观察到有无钙化，局部有无骨质异常(皮质破坏、骨膜反应、骨髓侵犯)等。不同病理类型的 X 线特征性表现各异，例如脂肪肉瘤表现为脂肪样的低密度影，而钙化多见于滑膜肉瘤和软组织间叶软骨肉瘤等。另外还可用于鉴别诊断，如血管瘤可观察到静脉石，骨化性肌炎可观察到骨化等。

CT 可以显示软组织肿块的大小、范围、软组织肉瘤邻近骨有无骨破坏及破坏情况，强化后可显示肿瘤的血运状况、肿瘤与血管的关系，有助于与骨化性肌炎鉴别。CT 上的某些特征被认为是软组织肉瘤恶性程度较高的标志，包括边缘不规则、浸润到相邻器官、钙化、坏死和血管过度增生。评估包括钙化、皮质破坏等等。如果患者有 MRI 禁忌证，CT 也可能是唯一可以进一步鉴定软组织肉瘤的检查。CT 在疾病的分期和疾病进展评估中非常重要，是所有确诊软组织肉瘤分期诊断所必需的影像学检查。

MRI 是软组织肉瘤最重要的检查手段，它能精确显示肿瘤与邻近肌肉、皮下脂肪、关节以及主要神经血管束的关系。增强 MRI 可了解肿瘤的血运情况，对脂肪瘤、非典型性脂肪瘤和脂肪肉瘤有鉴别诊断意义。此外，MRI 可以很好地显示肿瘤在软组织内侵及范围、骨髓腔内侵及范围、发现跳跃病灶。MRI 提示软组织肿块影，边界不清，信号不均，有关节、神经血管、骨侵犯者，其恶性原发软组织肉瘤的可能性很大。在儿童中使用 MRI 已成为评估软组织肉瘤恶性程度的有效工具。它避免了 CT 检查中可能会有的电离辐射风险。此外，MRI 能够评估骨髓、软组织和固体内脏，与其他技术相比，具有卓越的软组织对比分辨率。

B 超主要用于判断肿物是囊性或实性，提供肿物的血流情况及判断区域淋巴结有无肿大等，对于局部复发肿瘤有较高的敏感性和特异性。B 超在检查淋巴结转移时起重要的作用，是怀疑有淋巴结转移时的首选检查。

PET-CT 可以通过快速的全身扫描，在获得 CT 图像的同时，还能得到 PET 代谢图像，对其他影像学检查无法发现的病灶有一定的帮助。PET-CT 可显示肿瘤的确切发病部位及代谢状况，可评价患者的全身情况，有助于辅助分期及疗效评估。但其存在假阳性，特异性有待提高，因此不是所有软组织肉瘤患者均推荐进行。

(3) 活检与病理类型

① 活检

当病变的临床和影像学表现都提示为比较典型的软组织肉瘤时，常用穿刺活检以明确诊断。活检方法包括穿刺活检、切取活检和切除活检。每种活检方法都有其优缺点。软组织肿瘤的位置、大小，瘤内坏死程度，与重要脏器、神经、血管的解剖关系各不相同，因此，每个病例都需要选择合适的活检方法、活检路径和取材区。活检应尽量获得足够的肿瘤组织，以便于病理科进行常规的病理检查（如 HE 染色切片、免疫组化），还可对新鲜标本进行分子检测。

② 病理

病理形态学评估仍然是软组织肉瘤诊断的金标准。病理诊断的基本原则如下：确定有无病变组织；诊断软组织肿瘤之前，需注意排除恶性黑色素瘤、淋巴造血系统肿瘤和癌；组织学评估（寻找特异性分化线索，观察瘤细胞异型性、核分裂活性和有无坏死）；根据需要合理加做辅助检测（免疫组化和分子检测）；如各项检测均符合某种特定肿瘤则可以给出明确诊断，如不能做出明确的定型诊断，尽可能做出定性诊断（良性、低度恶性或高度恶性）；推荐对需要鉴别诊断的疾病类型进行描述性加注。

《第4节 软组织肉瘤预防的全程干预》

全程预防又称四级预防,第一级针对病因预防,第二级为早诊早治,第三级为中晚期防治,第四级为临终关怀。做好针对软组织肉瘤的全程预防尤为重要。

1) 软组织肉瘤的一级预防

很多癌症在它们形成以前是能够预防的,即大约80%的恶性肿瘤是可以通过简单生活方式的改变而预防,包括:①养成良好的饮食习惯,不吃或者少吃腌制、煎炸的食品;增加维生素A、维生素C、维生素E的摄入。②提高机体抵御肿瘤的免疫力:规律锻炼和减少体重。锻炼可以提高人体抵御促癌因素侵袭的免疫力,保持一个健康的身材也可以有效减少软组织肉瘤的发病风险。③戒烟戒酒:开始抽烟喝酒的年龄越小,日后患有软组织肉瘤的风险就越大,死亡率也越高。④日常生活中要做好自我防护,勤戴口罩。如果是与垃圾焚烧、化工材料等相关的职业,一定要提高警惕,做好相应的防护措施。

2) 软组织肉瘤的二级预防

软组织肉瘤的高危人群主要有:既往有软组织肉瘤尤其是1型神经纤维瘤或恶性外周神经鞘膜瘤的病史或家族史;有其余肿瘤家族史,尤其携带p53、Rb抑癌基因失活;有环境致癌物长期暴露接触史;有EB病毒、HIV病毒等感染病史;有辐射或放射治疗史等。对于高危人群,应加强随访,及时发现病情变化及早治疗。

许多软组织肉瘤表现为无痛性肿块,最近或逐渐在迅速扩大的肿块应怀疑为软组织肉瘤。自我检查简单、易行,是较为经济且方便的检查方法,常是软组织肉瘤早期发现的方式。影像学在软组织肉瘤的诊断、分期和治疗反应监测以及复发评估中都有至关重要的作用,包括X线平片、CT、MRI、B超、PET-CT。病理依旧是软组织肉瘤的诊断金标准。

对于早期软组织肉瘤来说,无论其组织学诊断如何,主要的治疗方法是手术切除,其原则是手术应达到安全的外科边界(R0切除)。手术切除仍是软组织肿瘤目前唯一有效的治疗方法。

3) 软组织肉瘤的三级预防

(1) 基于分期的系统治疗原则

对于Ⅰ期软组织肉瘤的治疗各指南均做出了明确且一致的推荐,即对软组织肉瘤进行手术切除,如切除的切缘不足则推荐在手术后再进行放化疗。

对于Ⅱ期软组织肉瘤仍以手术切除为主,主要为局部根治性切除或者截肢手术,视情况进行术前或术后放化疗。对于Ⅱ期高级别肉瘤患者,如具有肿瘤位于深筋膜深层、直径>5 cm等危险因素,术后进行辅助化疗也可获益。

对于Ⅲ期软组织肉瘤,主要在于全身系统治疗,即经过 MDT 团队讨论决定是否还能进行手术治疗,及手术治疗前或后是否需要进行放化疗或者相应靶向免疫治疗。而对于原发灶巨大、疼痛或者严重影响生活质量的软组织肉瘤,即使转移灶不可切除,但为了缓解症状,提高生活质量,延长生命,经 MDT 团队讨论决定后仍可进行截肢手术。

对于Ⅳ期软组织肉瘤及复发或者转移的不可切除的软组织肉瘤不再推荐手术治疗,而建议以联合放化疗为主。

(2) 手术治疗

充分的手术切除范围是避免局部复发的关键。对于侵袭性生长模式的肿瘤,建议采用更安全的切缘切除,主要为切缘大于 3 cm(理想情况下为 5 cm)。切除时,应以 R0 切除(即镜检残端阴性)为目标。如果手术切缘经病理评价是阳性的话,强烈推荐再次手术切除以确保切缘残端阴性。有研究结果显示,二次手术可以显著提高患者的局部控制率。

(3) 放射治疗

术前放疗:也称作新辅助放疗,主要用于Ⅱ/Ⅲ期不可切除或预期难以达到理想外科切缘或可能造成肢体功能损伤的患者。新辅助放疗有助于获得更高的 R0 切除率,从而提高局部控制率、延长总生存时间,并更好地保留肢体功能。对于可切除的Ⅲ期软组织肉瘤患者,也可以考虑进行术前放化疗。辅助放疗:当外科边界切缘不足时,术后放疗仍是改善局部控制的辅助方法之一。姑息放疗:用于全身远处转移的软组织肉瘤,其预后差,姑息放疗的目的主要是减轻痛苦,提高生活质量。

(4) 化学治疗

化疗敏感性是软组织肉瘤是否选择化疗的重要依据。常见软组织肉瘤的化疗敏感性大致分为:①高度敏感:尤文肉瘤,胚胎性/腺泡性横纹肌肉瘤;②中高度敏感:滑膜肉瘤,黏液性/圆细胞脂肪肉瘤,子宫平滑肌肉瘤;③中度敏感:多形性脂肪肉瘤,黏液纤维肉瘤,上皮样肉瘤,多形性横纹肌肉瘤,平滑肌肉瘤,恶性外周神经鞘膜瘤,血管肉瘤,促结缔组织增生性小圆细胞肿瘤,头皮和面部的血管肉瘤;④不敏感:去分化脂肪肉瘤,透明细胞肉瘤;⑤极不敏感:腺泡状软组织肉瘤,骨外黏液性软骨肉瘤。

软组织肉瘤的化疗主要基于单独使用蒽环类药物(如阿霉素),或与烷化剂(如异环磷酰胺)联合使用,其中蒽环类药物是大多数肉瘤治疗的一线标准方案。二线治疗可选择大剂量异环磷酰胺、吉西他滨联合多西他赛和帕唑帕尼等方案。

其中化疗又分为术前化疗及术后化疗。术前化疗主要用于肿瘤巨大、累及重要脏器、与周围重要血管神经关系密切、预计手术切除无法达到安全外科边界或切除后会造成重大机体功能残障甚至危及生命的高级别软组织肉瘤患者。完成 12 周左右的化疗后,经外科会诊,若能达到完整切除者可以选择手术治疗。而术后化疗旨在消除亚临床病灶,减少远处转移和复发的风险,提高患者生存率。有研究显示,以多柔比星为基础的辅助化疗可以明显延长局部复发及远处转移时间,改善总无复发生存时间。姑息性化疗用于中晚期软组织肉瘤患者,目的为使肿瘤缩小以减轻症状,延长生存期,提高生活质量。

（5）靶向治疗

在软组织肉瘤的分子靶向药物中，最具针对性的药物是抗血管生成药，主要分为以贝伐珠单抗为代表的抗 VEGF 单克隆抗体，以及针对 VEGFR 的以酪氨酸激酶受体抑制剂（VEGFR-TKIs）为代表的小分子类药物，如索拉非尼、舒尼替尼、帕唑帕尼、阿帕替尼等。近年来的研究表明，与传统二线细胞毒性化疗药物相比，基于 VEGFR-TKIs 的抗血管靶向药物治疗晚期软组织肉瘤的初步效果良好，不良反应总体可以耐受，然而药物疗效及不良反应的发生情况在不同患者间存在较大个体差异性。软组织肉瘤中还有一种特殊类型为胃肠道间质瘤（GIST），85％的晚期胃肠道间质瘤患者受益于伊马替尼的治疗。

（6）免疫治疗

研究发现肿瘤相关抗原的免疫激活会被免疫效应分子表达的免疫检查点分子（例如 PD-1）与癌细胞表达的配体（例如 PD-L1）结合后传递的抑制信号抵消。针对此，免疫检查点抑制剂已经被引入多种癌症的一线/二线治疗，软组织肉瘤也同样正处于免疫治疗时代，如 PD-L1 抑制剂、CAR-T 细胞治疗。

4）软组织肉瘤的四级预防

（1）疼痛防治

疼痛防治需遵循以下原则：口服为首、按三阶梯给药、按时给药、从小剂量起给药、个体化给药。其中三阶梯是指按疼痛强度选择相应的药物：①第一阶梯：轻度疼痛，首选非甾体类抗炎药（NSAIDs）（以阿司匹林为代表）；②第二阶梯：中度疼痛，首选弱阿片类药物（以可待因为代表）±NSAIDs±辅助药物；③第三阶梯：重度疼痛，首选强阿片类药物（以吗啡为代表）±NSAIDs±辅助药物。

（2）生理心理并发症的治疗

软组织肉瘤晚期并发症可能有肢体活动障碍、感染、破溃、内部出血、转移灶症状等，这些都对患者的生存质量产生了严重影响。此外，任何癌症晚期都会对患者造成心理的影响，产生各种负面情绪。针对此需行相应预防及治疗措施，如坚持锻炼、做好全身或肿瘤部位局部清洁、定期复查，同时保持乐观心态，必要时可服用镇静止痛类药物、进行心理健康教育及行为干预，提高患者生活质量。

（3）临终关怀

临终关怀是指为预期寿命为 6 个月或更短的绝症患者提供的医疗护理。临终关怀服务包括症状控制、疼痛管理、姑息治疗和其他支持性服务，如提供家庭设备或氧气。然而，它不提供延长生命的治疗。现如今，尽管肿瘤学基准建议患者应在死亡前 3 个月进入临终关怀中心，但研究表明，大多数临终关怀中心的转诊都为时已晚，这就需要我们在未来更好地利用姑息治疗服务，以帮助患者过渡到临终关怀，提高患者生命末期的生活质量。

第 5 节　祖国医学在软组织肉瘤预防中的作用

1）祖国医学对软组织肉瘤的认识

古代文字记载有关软组织肉瘤的表述,如《外科正宗》言:"肉瘤者,软若绵,硬似馒,皮色不变。"《诸病源候论》曰:"此由寒气客于经络,与血气相搏,血涩结而成疝也。其寒毒偏多,则气结聚而皮厚,状如痤疖,坚如石,故谓之石疝也。"《医宗金鉴》言:"失荣耳旁及项肩,起如痰核不动坚,皮色如常日渐大,忧思怒郁火凝然。日久气衰形削瘦,愈溃愈硬现紫斑,腐烂浸淫流血水,疮口翻花治总难。"由上可知,软组织肉瘤属于中医"肉瘤""石疽""失荣"等范畴。《灵枢·刺节真邪》还根据病邪及病变部位的不同,分为骨蚀、筋瘤、肠瘤、骨疽、肉疽等。古代医者认为本病的发生与外感六淫、思虑过度、正气亏虚、寒凝、痰瘀、毒结等多种致病因素有关。《医学入门》曰:"郁结伤脾,肌肉消薄,外邪搏而为肿,曰肉瘤。"《灵枢·九针论第七十八》言:"四时八风之客于经络之中,为瘤病者也。"本病预后较差,《证治准绳》曰:"瘤则有六,骨瘤、脂瘤、气瘤、肉瘤、脓瘤、血瘤,亦不可决溃,肉瘤尤不可治,治则杀人。"《备急千金要方》曰:"凡肉瘤勿治,治之杀人,慎之。"可见本病恶性程度较高,可危及生命。

2）软组织肉瘤的辨证论治

（1）脾虚痰湿证

神疲乏力,胃纳欠佳,口淡无味,肿块触之疼痛不显,或大便偏稀,苔薄腻质淡,舌淡体胖,脉濡。治宜健脾化痰,祛湿消肿。方选六君子汤(《医学正传》)合内消瘰疬丸(《疡医大全》)加减。药用:党参、生白术、茯苓、制半夏、夏枯草、象贝母、海藻、山慈姑、桔梗、玄参、生牡蛎。若患者出现肢体酸楚,加桂枝、鸡血藤;若大便夹有不消化食物,可加淮山药、炙鸡内金;若患者出现发热,加青蒿、知母。

（2）热毒瘀阻证

肿块触之疼痛,表面皮肤发热,口干,大便干结,苔薄黄,舌有瘀斑,或舌质偏紫,脉数。治宜清热解毒,化瘀消肿。方选下瘀血汤(《金匮要略》)加减。药用:半枝莲、白花蛇舌草、蒲公英、赤芍、丹皮、桃红、䗪虫、生大黄、生甘草。若高热汗出,可加生石膏、知母;患者出现神昏,可加紫雪丹或安宫牛黄丸;若斑疹隐隐,可加赤芍、丹皮。

（3）脾肾阳虚证

形寒肢冷,胃纳欠佳,喜温,肿块皮色淡白,或小便清长,或五更泄泻,苔薄脉沉细。治宜温阳补肾,散寒消肿。方选阳和汤(《外科全生集》)加减。药用:熟地黄、肉桂、鹿角胶、白芥子、香白芷。若患者出现面浮、尿少,可加用金匮肾气丸;若小便清长,夜尿较多,可加益智仁、金樱子;若胃纳欠佳,完谷不化,可加白扁豆、淮山药;若五更泄泻,可加四神丸。

参考文献

［1］Ayodele O，Razak A R A．Immunotherapy in soft-tissue sarcoma[J]．Current Oncology（Toronto，Ont），2020，27（Suppl 1）：17-23．

［2］Bourcier K，le Cesne A，Tselikas L，et al．Basic knowledge in soft tissue sarcoma[J]．CardioVascular and Interventional Radiology，2019，42（9）：1255-1261．

［3］de Juan Ferré A，Álvarez Álvarez R，Casado Herráez A，et al．SEOM Clinical Guideline of management of soft-tissue sarcoma（2020）[J]．Clinical and Translational Oncology，2021，23（5）：922-930．

［4］Meyer M，Seetharam M．First-line therapy for metastatic soft tissue sarcoma[J]．Current Treatment Options in Oncology，2019，20（1）：6．

［5］George S，Serrano C，Hensley M L，et al．Soft tissue and uterine leiomyosarcoma[J]．Journal of Clinical Oncology，2018，36（2）：144-150．

［6］Poon E，Quek R．Soft tissue sarcoma in Asia[J]．Chinese Clinical Oncology，2018，7（4）：46．

［7］Trama A，Badalamenti G，Baldi G G，et al．Soft tissue sarcoma in Italy：From epidemiological data to clinical networking to improve patient care and outcomes[J]．Cancer Epidemiology，2019，59：258-264．

［8］Gronchi A，Maki R G，Jones R L．Treatment of soft tissue sarcoma：A focus on earlier stages[J]．Future Oncology（London，England），2017，13：13-21．

［9］Patel M N，Nicolla J M，Friedman F A P，et al．Hospice use among patients with cancer：Trends，barriers，and future directions[J]．JCO Oncology Practice，2020，16（12）：803-809．

［10］刘金燕，王彭彭，王威，等．外周血白细胞端粒长度与肌源性软组织肉瘤发病风险和临床特征的关系[J]．郑州大学学报（医学版），2021，56（3）：366-370．

［11］冯贺新，张丽娜，张维升．基于 MRI 的影像组学在软组织肿瘤中的研究进展[J]．中国医学影像学杂志，2021，29（6）：640-644．

［12］皮洪涛，刘毅．探讨腺泡状软组织肉瘤的临床病理特征及鉴别诊断[J]．中国医药指南，2017，15（17）：35-36．

［13］Hui J Y C．Epidemiology and etiology of sarcomas[J]．The Surgical Clinics of North America，2016，96（5）：901-914．

［14］Ferrari A，Dirksen U，Bielack S．Sarcomas of soft tissue and bone[J]．Progress in Tumor Research，2016，43：128-141．

［15］Katayama K，Nakashima S，Ishida H，et al．Characteristics of miRNA-SNPs in healthy Japanese subjects and non-small cell lung cancer，colorectal cancer，and soft tissue sarcoma patients[J]．Non-Coding RNA Research，2021，6（3）：123-129．

［16］徐鑫，王赛，张孟哲，等．蒋士卿教授重用阳和汤治疗软组织肉瘤经验[J]．中医学报，2016，31（3）：319-321．

［17］赵越洋．刘伟胜教授中医辨证论治肉瘤经验点集[J]．时珍国医国药，2015，26（9）：2255-2256．

［18］黄子菁，孙玲玲，林丽珠．林丽珠治疗软组织肉瘤用药规律的数据挖掘研究[J]．广州中医药大学学报，2018，35（6）：1112-1116．

第 24 章

淋巴瘤的预防

《第 1 节　淋巴瘤的流行病学》

淋巴瘤是一组起源于淋巴结和(或)结外淋巴组织的,由淋巴细胞异常增生而形成的恶性疾病。主要表现为无痛性淋巴结肿大、肝脾肿大,全身各组织器官均可以受累,且可伴有发热、盗汗、体重下降、瘙痒等全身症状。淋巴瘤病理类型复杂多样,临床表现形式多样,根据肿瘤的组织细胞学特征及生物学行为,淋巴瘤分为霍奇金淋巴瘤(Hodgkin's lymphoma,HL)和非霍奇金淋巴瘤(non-Hodgkin's lymphoma,NHL)两大类。霍奇金淋巴瘤占全部淋巴瘤病例数的 9%~10%,是一组预后较好的淋巴瘤;非霍奇金淋巴瘤占淋巴瘤病例数的 90% 左右,病理类型繁多,大多预后较差。

近十几年来,全球范围内的淋巴瘤发病率有着逐年增多的趋势。总体趋势是 HL 的发病率略有下降,NHL 的发病率明显上升。尤其是经济发达地区,城市人群的发病率高于农村,男性高于女性。2020 年世界卫生组织国际癌症研究机构(IARC)发布的全球肿瘤最新研究数据表明,2020 年全球新发 HL 共 83 087 例,其中男性占 59%,女性占 41%;死亡 23 376 例,其中男性占 61%,女性占 39%。2020 年全球新发 NHL 共 544 352 例,男性占 56%,女性占 44%;死亡 259 793 例,男性占 57%,女性占 43%。2020 年全球新发 NHL 数位于全部恶性肿瘤新发病例第 13 位,其中男性位于第 10 位,女性位于第 12 位。死亡数位居全部恶性肿瘤死亡排名第 12 位,男性居第 10 位,女性居第 13 位。2020 年中国新发 HL 6 829 例,死亡 2 807 例,男性发病率及死亡率均占 66%,女性均占 34%;2020 年中国新发 NHL 92 834 例,男性占 54%,女性占 46%;死亡 54 351 例,男性占 55%,女性占 45%。在中国,男性 NHL 发病率和死亡率均居全部肿瘤第 10 位;女性 NHL 均未进入全部恶性肿瘤的前 10 位。

1) 淋巴瘤的地区分布特征

(1) HL 的地区分布

在全球范围内,HL 的发病率并不一致。以美国、加拿大、瑞士和北欧发病率最高,其次为南欧和东欧,发展中国家和亚洲部分地区较低。另一项来自美国加利福尼亚的研究观察了 HL 在美国不同人种的发病率差异,结果显示白人发病率最高,其次分别是源自非洲和源自西班牙的美国人,亚裔发病率最低。这种发病率的地域或人种差异原因尚不明确,可能与不同年龄或不同基因型患者存在 EB 病毒的感染有关,或者与 HL 的易感性存在内源性的遗传差异相关。我国属于低发病率国家,2012 年中国淋巴瘤病理研究协作组对 100 002 例回顾性分析结果显示 HL 占我国所有淋巴瘤的构成比为 8.54%,这一数据与日本(7%)接近。

(2) NHL 的地区分布

世界范围内,NHL 在西方国家特别是澳大利亚、西欧、北欧、北美等地区的 NHL 发病率较高,而在亚洲和东欧地区较低,南美洲的发病率介于二者之间。非洲 NHL 发病率低,但 Burkitt 淋巴瘤在非洲高发。在过去几十年中,NHL 的发病率在全球范围内每年增长约 3%~4%,部分原因可能与免疫功能缺陷和 AIDS 有关,且慢性感染通过损害 Th1/Th2 淋巴细胞从而也会增加 NHL 发病风险。

弥漫性大 B 细胞淋巴瘤(diffuse large B-cell lymphoma,DLBCL)是我国最常见的 B 细胞 NHL 亚型(占 50.18%),也是所有淋巴瘤类型中最为常见的类型(占 33.27%),这一数据与日本的数据相似,而略高于欧美国家的数据。我国 T 细胞和 NK 细胞淋巴瘤约占所有淋巴瘤的 21.38%,这一类型高于欧美等西方国家,而略低于日本的构成比。我国滤泡性淋巴瘤的发病率远低于欧美以及日本,但在沿海发达地区的发病率却相对较高。日本也有研究显示,其本土滤泡性淋巴瘤的发病率远高于冲绳地区,提示社会经济发展状况及生活方式的西化可能对滤泡性淋巴瘤的发病有一定影响。

在所有 T 细胞和 NK 细胞肿瘤亚型中,我国结外 NK/T 细胞淋巴瘤(鼻型)最为常见(占所有淋巴瘤的 6.02%),而欧美地区这一疾病的发病率远较我国低。尽管日本本土的结外 NK/T 细胞淋巴瘤构成比(0.39%~2.31%)相对较低,但在冲绳地区其相对构成比(5.82%)接近我国和韩国的数据,这可能与冲绳地区在历史上曾与这些国家或地区密切相关。我国肠病相关 T 细胞淋巴瘤相对罕见。

CLL/小淋巴细胞淋巴瘤(small lymphocytic lymphoma,SLL)在欧美国家约占 NHL 的 7%~10%,是欧美国家最常见的白血病类型;在美国所有白血病患者中占 25%~30%,占所有淋巴瘤的 14.8%;中国 CLL/SLL 的发病率较低,约占 NHL 的 6%~7%。

2) 淋巴瘤的种族分布特征

(1) HL 的种族分布

在所有欧美国家 HL 病例中,白色人种占 90% 以上,尤其是美国白色人种,其次为黑色人种和西班牙裔,亚洲人种发病率最低。

(2) NHL 的种族分布

患 NHL 的白人比其他种族更多见,部分原因可能与遗传因素有关。滤泡性淋巴瘤是一种比较常见的惰性淋巴瘤,在西方国家约占 NHL 的 22%,而在发展中国家仅占 NHL 的 2.5%~6.6%。套细胞淋巴瘤(MCL)在美国和欧洲约占成人 NHL 的 7%,在中国约占所有 NHL 的 5%。在其他的淋巴系统疾病中，遗传因素也可能起了重要作用，如 CLL/SLL，在亚洲人群中发病率很低。

另外，一些在特定国家或地区常见的淋巴瘤推测可能与病毒感染有关，如 EBV（在南美洲和亚洲多见的 NK/T 细胞淋巴瘤，或非洲多发的 Burkitt 淋巴瘤）、HTLV-1（在加勒比海地区和亚洲常见的成人 T 细胞白血病/淋巴瘤）及丙肝（意大利北部和日本多见的 B 细胞淋巴瘤，特别是免疫母细胞淋巴瘤）。

3）淋巴瘤的年龄分布特征

(1) HL 的年龄分布

欧美发达国家 HL 的发病年龄呈典型的双峰分布，分别为 20～24 岁和 75～84 岁；我国 HL 发病年龄呈单峰，中位发病年龄为 40 岁左右。

(2) NHL 的年龄分布

NHL 中最常见的为 DLBCL，中位发病年龄为 50～70 岁，男性略高于女性；我国滤泡性淋巴瘤患者中位发病年龄约为 49 岁；中国 CLL/SLL 的中位发病年龄为 65 岁；套细胞淋巴瘤是一类兼有惰性和侵袭性特征的 NHL，诊断的中位年龄约 65 岁；Burkitt 淋巴瘤、淋巴母细胞性淋巴瘤和间变性大细胞淋巴瘤多发生于儿童，青年成人组侵袭性 NHL 更常见，惰性淋巴瘤和侵袭性淋巴瘤均为 60 岁以上老年患者的常见类型。

4）淋巴瘤的性别分布特征

(1) HL 的性别分布

HL 的发病率男性略高于女性，男性约为(0.2～5.7)/10 万，女性约为(0.1～4.9)/10 万，男性 HL 的发病率平均约为女性的 1.4 倍。男性发病高于女性主要见于小于 10 岁的儿童以及 50 岁以上的老年人。在经典型霍奇金淋巴瘤中，富于淋巴细胞的经典型 HL(LR)、混合细胞为主型(MC)这 2 种亚型显示男性均显著多于女性，男女性别比分别是 2.2、1.5，结节硬化型(NS)男女比例接近。淋巴细胞削减型(LD)发病率低，多为男性。

(2) NHL 的性别分布

NHL 男性比女性更多见，随着时间的推移，男女发病率的差异逐步缩小。国内数据亦提示绝大部分亚型男性患者多于女性患者，特别是 Burkitt 淋巴瘤、套细胞淋巴瘤、绝大部分 T 细胞(ALK 阳性的间变性大细胞淋巴瘤除外)和 NK/T 细胞淋巴瘤等亚型，男性显著多于女性。DLBCL 男性发病率略高于女性。地方型 Burkitt 淋巴瘤男女比例为 2：1，散发性 BL 男女比例为(2～3)：1；MCL 男女比例为(2～3)：1。

第 2 节　淋巴瘤可能的发病因素

淋巴瘤的病因复杂，迄今尚未完全阐明。流行病学研究表明淋巴瘤的发生与多种因素有关，包括感染、免疫功能失调、家族易感性、物理因素、化学因素、生活方式等。大多数是多种因素共同作用的结果。以下分别针对 HL 和 NHL 可能的发病因素做阐述。

1）HL 可能的发病因素

HL 的病因目前仍不十分清楚，现在认为与感染和遗传倾向有关，尤其是 EBV 感染与 HL 发病密切相关。

（1）感染因素

目前已知 HL 相关的感染因素可能涉及 EB 病毒（epstein-barr virus，EBV）、人类免疫缺陷病毒（human immunodeficiency virus，HIV）、人疱疹病毒（human herpes virus，HHV）和麻疹病毒（measles virus，MV）等。

① EBV：称人类疱疹病毒 4 型。EBV 是第 1 个被发现与人类肿瘤发生相关的病毒，越来越多的数据表明其感染与某些淋巴瘤的发生发展、治疗及预后密切相关。EBV 是一种嗜 B 淋巴细胞的疱疹病毒，具有囊膜结构的双链 DNA 病毒，属于 γ 疱疹病毒亚科，基因组长约 172 kb。进入受感染细胞后，其 DNA 发生环化并能自我复制，原发感染后会建立终身潜伏感染。EBV 的慢性感染几乎存在于所有人群中，超过 90% 的世界人口无症状终身携带 EBV。EBV 的潜伏感染分为四种类型。在健康的 EBV 既往感染个体中，EBV 在记忆性 B 细胞中潜伏，只表达 EBERs，称为 EBV 潜伏感染 0 型，这些个体称为健康携带者。在 EBV 感染相关疾病中，EBV 有三种潜伏感染类型：潜伏感染 Ⅰ 型与 Burkitt 淋巴瘤；潜伏感染 Ⅱ 型与鼻咽癌和 HL；潜伏感染 Ⅲ 型与免疫抑制的淋巴组织增生性疾病。

研究显示，50% 的 HL 的 RS 细胞中含有 EB 病毒编码的小 RNA。有数据表明，EBV 常与经典型 HL 相关，尤其是混合细胞型及淋巴细胞减少型，EBV 阳性率分别达 75% 和 95%。结节性硬化型 HL 中 EBV 阳性率达 15%～20%，而富淋巴细胞型 HL 中从未检出 EBV。

② HIV：HIV 可增加某些肿瘤的发生风险，如 Kaposi 肉瘤、NHL 和 HL 等。在艾滋病人群中 HL 的发病率约增加 2.5～11.5 倍。与非 HIV 相关的 HL 患者相比，HIV 阳性的晚期 HL 患者常伴随结外病变，且 HIV 阳性的 HL 患者对化疗总体反应率较低，复发率较高，感染等并发症更多见，总生存率更低。此外，HIV 与 EBV 同时阳性的 HL 患者在 HIV 相关 HL 中占了很高的比例（约 80%～90%）。预防和治疗病毒感染，可能有助于控制或降低 HL 的发生。

③ HHV：流行病学研究显示 HHV-6 和 HHV-7 与 HL 的发生有一定相关性，特别是 HHV-6 与 HL 的相关性有较多的研究支持。HHV-6 最早于 1986 年在淋巴组织增生性疾病和获得性免疫缺陷综合征患者的外周血单核细胞（peripheral blood mononuclear cell，PBMC）中分离出来，是一种在人群中普遍存在的 β 疱疹病毒，在成人中其血清抗体阳性率超过 90%。HHV-6 可在人类宿主体内终身潜伏，并可在宿主免疫功能不全期间再激活。有研究认为，HHV-6 引起了机体免疫损伤进而介导了 HL 的发生。另有研究表明，HL 患者的 HHV-6 阳性率和抗体滴度均较非 HL 者高，且随着 HL 疾病的进展，HHV-6 的抗体滴度也逐渐升高。

（2）遗传倾向

在所有 HL 患者中,家族性 HL 约占 5%,有 HL 家族史者患 HL 的风险较其他人高,HL 的直系亲属发生 HL 的风险较普通人群增加约 3 倍,提示遗传易感性可能起了一定作用。机体的免疫应答能力与 HLA-Ⅱ 的基因变异有关,特定等位基因可增加 HL 易感性。有研究发现携带 HLA-DPBI 位点 DPB1 * 0301 等位基因增加 HL 的发病风险,携带 DPB1 * 0201 等位基因则发病风险较低。

（3）其他

除了感染、遗传因素、环境因素、职业因素等也与 HL 的发生发展相关。有回顾性研究表明,经济状况良好的 HL 患者,其发病年龄要大于经济较为落后的患者。而接触苯和其他有机溶剂、染发剂、除草剂和杀虫剂等,认为对于淋巴瘤发病起一定作用。

2) NHL 可能的发病因素

NHL 的病因可能涉及病毒、细菌、放射线、某些化学物质等多种因素。

（1）感染

① EBV:近年来大量研究发现,EBV 在 Burkitt 淋巴瘤、弥漫大 B 细胞淋巴瘤(DL-BCL)、HL、NK/T 细胞淋巴瘤及移植后淋巴组织增殖性疾病(post-transplant lympho-proliferative disorder, PTLD)中的检出率显著高于其他类型肿瘤。Burkitt 淋巴瘤是最早被证实与 EBV 感染相关的淋巴瘤,恶性程度高,进展快,常见于儿童。其有 3 种临床类型,即地方性、散发性及免疫缺陷相关性 Burkitt 淋巴瘤,它们在临床表现、流行病学及病理学方面均有显著不同。地方性 Burkitt 淋巴瘤好发于发展中国家,下颌骨是最常累及部位,几乎所有患者中可发现 EBV;散发性 Burkitt 淋巴瘤于全球范围内发病,尤其是儿童及青少年,15%~20% 的患者中可发现 EBV;免疫缺陷相关性 Burkitt 淋巴瘤主要与 HIV 感染相关,30%~40% 的患者中可检出 EBV。EBV 相关 DLBCL 多发生于 50 岁以上无免疫缺陷者。目前亚洲患者中,老年人 EBV 阳性 DLBCL 占 DLBCL 的 8%~10%,是 EBV 相关 DLBCL 中最常见的亚型。EBV 主要感染 B 细胞,也可感染 T 细胞及 NK 细胞,NK/T 细胞淋巴瘤的 EBV 阳性率可达 95%。PTLD 常为移植早期致命并发症,几乎所有 PTLD 与 EBV 感染相关,早期 PTLD 患者的 EBV 阳性率近 100%,晚期为 34%~80%,但是其致病过程尚不清楚。目前研究表明,PTLD 的发病主要是因为免疫抑制同时 EBV 感染,大多为 NHL 患者移植术后长期处于免疫抑制状态,EBV 感染诱导了 B 细胞增殖。蕈样肉芽肿是皮肤 T 细胞淋巴瘤的一个临床亚型,有研究表明,EBV 与皮肤 T 细胞淋巴瘤发病有关。

② 人类 T 细胞白血病Ⅰ型病毒(human t-cell leukemia virus type 1,HTLV-1):可导致成人 T 细胞白血病的发生。性传播、母婴传播及血液传播是 HTLV-1 最主要的三种传播途径。HTLV-1 病毒感染大多无明显症状,只有 3%~5% 的感染者在数十年潜伏期过后会发展为恶性的 T 细胞瘤,即成人 T 细胞白血病。HTLV-1 病毒主要以 CD4+T 淋巴细胞作为感染目标,并通过葡萄糖转运受体蛋白 1(GLUT-1)作为病毒受体进行病

毒粒子的传播。虽然大部分黏膜相关淋巴组织(mucosa-associated lymphoid tissue,MALT)淋巴瘤由幽门螺杆菌引起,但 HTLV-1 感染也可导致 MALT 淋巴瘤。

③ 肝炎病毒 B(hepatitis B virus,HBV):我国是乙型肝炎病毒(HBV)感染高发区。研究表明,乙型肝炎病毒不仅是一种亲肝细胞病毒,还具有亲淋巴细胞的特点,可能会引起 NHL。长期的 HBV-DNA 复制导致机体免疫功能低下、细胞因子激活、原癌基因激活、凋亡机制参与等,可能会导致 NHL 发病率升高。

④ 肝炎病毒 C(hepatitis C virus,HCV):尽管 HCV 不具有致瘤性,但是 HCV 有一些免疫调节作用。HCV 也具有亲淋巴细胞的特点,而且在外周血单核细胞中复制,所以一些研究发现,HCV 感染与 NHL 发生风险增加相关。HCV 阳性的 B 细胞 NHL 患者,肝脏受累以及肝源性死亡较常见。慢性 HCV 感染过程中可发生脾淋巴瘤。HCV 相关淋巴瘤包括边缘区淋巴瘤(脾脏、淋巴结和结外器官)、小淋巴细胞淋巴瘤、慢性淋巴细胞白血病和弥漫性大 B 细胞淋巴瘤等。

⑤ 幽门螺杆菌(helicobacter pylori,Hp):1983 年,在微氧环境下,科学家从人体胃黏膜活检标本中培养出了 Hp,大量医学研究证实,Hp 感染与慢性胃炎、消化性溃疡、胃癌、胃淋巴瘤等发病有密切关系,尤其是胃黏膜相关淋巴组织淋巴瘤(MALT)的重要致病因素。在 MALT 淋巴瘤患者中,Hp 的感染率高达 90%。一些早期胃 MALT 淋巴瘤可通过杀灭 Hp 后达到肿瘤完全消退。其理论依据如下:ⅰ. 正常的胃黏膜仅含少量淋巴细胞,但在感染 Hp 后,胃黏膜淋巴细胞浸润,并可以发生淋巴滤泡;胃炎越重,肠化生越重,淋巴滤泡就越多,所以淋巴样组织增生为淋巴瘤的发生提供了组织背景;ⅱ. Hp 毒素和菌体产物刺激胃黏膜中的 T 细胞和巨噬细胞产生各种细胞因子,这些细胞因子刺激 B 细胞增殖,形成淋巴滤泡,诱导 MALT 淋巴瘤的产生;ⅲ. 有研究表明,Hp 不仅使胃黏膜获得 MALT,而且可以激活反应性 B 细胞转化,进而导致基因改变。当然,Hp 感染并非 MALT 淋巴瘤发生的唯一因素,因为大多数 Hp 胃炎患者并未发生 MALT,而且抗 Hp 治疗也并不是对所有早期的 MALT 淋巴瘤患者有效。

⑥ HIV:NHL 为艾滋病相关性肿瘤之一,艾滋病病人患 NHL 的危险性是普通人群的 60 倍。与西欧国家相比,发展中国家艾滋病相关性 NHL 的发生率较低。在艾滋病患者中高度恶性 NHL 尤其是免疫母细胞性和 Burkitt 淋巴瘤的发生率是非艾滋病患者的 2 倍。与非艾滋病患者相比,艾滋病患者 NHL 大部分是结外病变,其中中枢系统受累较多见,预后差。

⑦ 人类疱疹病毒-8(human herpes virus-8,HHV-8):也称 Kaposi 肉瘤相关疱疹病毒,是一种新的亲淋巴 DNA 病毒,大部分病例同时伴有 HIV 感染。

⑧ 其他感染因素:伯氏疏螺旋体是引起莱姆病的病原体,它与一些皮肤型淋巴瘤有关联。鹦鹉衣原体与眶部淋巴瘤的发生有关,对该病原体行根除性治疗的临床疗效观察结果也支持这一结论。

(2) 环境和职业

在农业工作者中,接触杀虫剂以及除草剂 2,4-二氯苯氧乙酸可使 NHL 发病风险增加 2~8 倍。还有一些接触化学试剂的工作者如化学家、干洗工、印刷工人、木工、美容师等也与 NHL 发病有一定相关性。暴露于苯氧乙酸、氯仿和溶剂尤其是苯，NHL 的发病风险也增高。染发尤其是使用永久性染发制剂可增加 NHL 发病风险。

（3）营养和饮食

NHL 与饮食的相关性研究较少。食物通过影响免疫应答及改变细胞膜成分和结构可增加患 NHL 的风险。有研究表明，过多摄入蛋白质、脂肪、牛奶(>2 杯/天)及饮水中亚硝胺与 NHL 发病可能有关。摄入水果和蔬菜可降低 NHL 的发病率。其理论依据是摄入脂类食物可改变细胞膜磷脂酸成分及亚细胞膜结构，从而影响膜的功能，在淋巴结中这种改变可导致免疫功能损伤；摄入蛋白类抗原成分可能直接刺激淋巴结，并与其他致病因素协同作用，增加 NHL 的发生风险。有研究发现，大量摄入牛奶(>2 杯/天)NHL 的发病风险增加 2 倍，而部分研究认为这种风险只限于男性。另有研究表明，应用多种维生素可增加女性 NHL 的发病风险而男性不受影响。而在应用多种维生素后，应用维生素 A、C 和 E 也会增加女性 NHL 发病风险。另有研究表明，无论男性还是女性，长期有规律地使用维生素 A、C 和 E 或多种维生素与致命性 NHL 无关。国际淋巴瘤流行病学协会的一项关于肥胖与 NHL 相关性的研究表明，除弥漫性大 B 细胞淋巴瘤与过度肥胖有一定关联外，体重指数与绝大多数类型的 NHL 发病无明显相关性，且弥漫性大 B 细胞淋巴瘤与肥胖的关系尚需进一步研究。

（4）吸烟和饮酒

烟草会改变免疫应答并含有致癌物质，但支持 NHL 与烟草之间的相关证据较少。但是如过度吸烟可能增加 NHL 发病的危险性，尤其在 45 岁以下人群中。吸烟主要与滤泡性淋巴瘤的关系密切。多数研究发现，酒精的摄入与 NHL 无相关性，但个别研究证实酒精为保护因素，能降低 NHL 的发生风险。有研究发现 Burkitt 淋巴瘤发生风险降低与饮酒关系最为密切。

（5）免疫状态

宿主的免疫功能决定了对于淋巴瘤的易感性。研究发现，遗传学或获得性免疫缺陷伴发淋巴瘤的患者较正常人多。在器官移植后长期应用免疫抑制剂而发生了恶性肿瘤的患者中，淋巴瘤患者约占 1/3，在干燥综合征患者中淋巴瘤的发生率也比正常人要高。

① 免疫缺陷：原发性和获得性免疫缺陷是 NHL 主要危险因素之一。某些遗传学获得性免疫缺陷病或自身免疫性疾病，如共济失调-毛细血管扩张症联合免疫缺损综合征、类风湿关节炎、系统性红斑狼疮、干燥综合征以及长期接受免疫抑制治疗所致免疫异常的，均为 NHL 的高危因素，而且在病情较重患者中，其 NHL 的发生风险更高。在许多免疫缺陷的 NHL 病例中，发病风险还与 EBV 感染有关。HIV 感染人群中 NHL 发病增高。约有 4% 的 AIDS 患者以 NHL 为首发症状。另有研究显示，AIDS 患者中，其 NHL 的相关风险高达 150～200，这部分人群多为高、中度恶性，诊断时多为Ⅲ～Ⅳ期，且多发生于 AIDS 晚期。当 CD4＋T 细胞减少，免疫功能降低，HIV 相关肿瘤风险显著增加。研究发现，不同类型的自身免疫性疾病好发的淋巴瘤亚型也有所不同，如类风湿关节炎好发的淋巴瘤亚型为弥漫性大 B 细胞淋巴瘤，干燥综合征则为黏膜相关淋巴组织淋巴瘤。

② 器官移植：流行病学研究表明器官移植或骨髓移植可增加 NHL 发生风险，这可能与移植导致的免疫长期抑制有关。在移植后第一年、年轻移植患者和非肾脏移植者中这种比例更高。心脏移植的患者常常应用大剂量免疫抑制剂，其 NHL 发生风险在所有的恶性肿瘤中最高。2008 年，WHO 定义移植后淋巴组织增生性疾病（PTLD）为实体器官移植（SOT）或造血干细胞移植受者因免疫抑制状态而发生的淋巴组织或浆细胞由良性组织增生为恶性肿瘤的淋巴系统增殖性疾病，属于免疫缺陷相关淋巴组织增生性病变。PTLD 为一组异质性病变，包括多种组织病理学类型，从反应性多克隆 B 细胞良性增生到恶性侵袭性淋巴瘤。侵袭性淋巴瘤进展迅速，如未得到及时有效治疗，预后极差，病死率很高。超过 70%PTLD 的发生与 EBV 感染相关。与普通 DLBCL 相比，PTLD 预后较差。EBV 相关 PTLD 临床表现多样，与移植物类型、病变部位、严重程度、病理类型等相关。几乎任何器官都可能出现局灶病变，并常累及移植物，但移植心脏受累罕见。无论移植类型如何，胃肠道总是最常见的受累部位，中枢神经受累约占 4%～15%。

③ 免疫抑制药物：暴露于某些化疗药物是 NHL 的主要风险因素。HL 化疗后 NHL 的累计发生率为 1%～6%。在应用环磷酰胺为主的方案中，淋巴瘤占原发肿瘤的 26%，且发生较早，而应用硫唑嘌呤类的只占 11%。

④ 血液输注：关于输血与 NHL 的关系，目前还存在很多争议，有研究认为血液输注可使 NHL 发病风险增加 1.5～2.5 倍，这种风险可能与转移感染因子和免疫抑制效应有关。

(6) 其他

家族性 NHL 与遗传性的免疫缺陷有关，在具有白血病或淋巴瘤家族史的人群中，发生惰性淋巴瘤的风险增加 3.3 倍。紫外线照射也被认为是 NHL 的危险因素，但研究结果尚不一致。一般认为放射线接触不是 NHL 发病的主要因素，诊断或治疗性放射线一般不会导致 NHL，HL 放疗后继发的 NHL 似乎也与放疗无关，更可能是由于治疗引起的免疫抑制所致。有少量研究发现外源性雌激素对 B 细胞 NHL 有一定的保护作用，口服避孕药或服用乳汁分泌抑制剂的女性可以减少 B 细胞 NHL 的发生风险。

第 3 节　淋巴瘤的临床表现及诊断依据

1) 临床表现

淋巴瘤临床上多以无痛性、进行性淋巴组织增生，尤以浅表淋巴结肿大为特征，部分伴有发热、盗汗、体重下降（B 组症状）、乏力等全身症状。

(1) HL 的临床表现

HL 临床表现多样，它的诊断主要取决于病理分型、原发肿瘤的部位和受累器官、疾病分期等。根据 WHO 分类，分为结节性淋巴细胞为主型霍奇金淋巴瘤和经典型霍奇金淋巴瘤。

结节性淋巴细胞为主型霍奇金淋巴瘤（nodular lymphocyte predominant Hodgkin lymphoma，NLPHL），肿瘤细胞（LP 细胞）表达 CD45、CD20、CD79a、BCL6、Oct2＋/BOB.1＋，不表达 CD15、CD30（少数病例 CD30 弱阳性），大多数病例肿瘤细胞还表达 EMA、J 链、CD75 及免疫球蛋白轻、重链。肿瘤细胞常被 CD3＋、CD57＋的反应性小 T 细胞所围绕而形成花环样结构。但肿瘤细胞所在的淋巴样大结节基本由反应性小 B 细胞（CD20＋、CD79a＋）所构成。NLPHL 占 HL 的 4%～5%，发病的中位年龄为 35 岁，男性多见，男女之比 3∶1。病变通常累及周围淋巴结，初诊约 80% 属Ⅰ、Ⅱ期，自然病程缓慢，预后好。治疗完全缓解率可达 90%，10 年生存率约 90%，但晚期（Ⅲ、Ⅳ期）患者预后较差并存在转化为 NHL 风险，如转化为 DLBCL。

经典型霍奇金淋巴瘤（CHL）包括富于淋巴细胞的经典型霍奇金淋巴瘤（LRCHL）、结节硬化型霍奇金淋巴瘤（NSCHL）、混合细胞型霍奇金淋巴瘤（MCCHL）和淋巴细胞削减型霍奇金淋巴瘤（LDCHL）四个形态学亚型。各型免疫表型相似，肿瘤细胞（RS 细胞）均表达 CD30＋、CD15＋（80% 病例）、LMP1＋/－、CD45－、CD20－/＋、CD79a－/＋、J 链蛋白－、CD3－、CD68－、EMA－、ALK－，Oct2 和 BOB.1 两者中至少有一者失表达。LRCHL 约占 6%，平均年龄较大，男性多见，常表现为早期局限性病变、罕见巨块病灶、纵隔病变及 B 症状，预后较好，但生存率较 NLPHL 低。MCCHL 在发达国家最常见，占 60%～80%，多见于年轻成人及青少年，女性略多，预后较好。不同年龄均可发病。临床表现腹腔淋巴结及脾病变更常见，就诊时约半数患者已处晚期（Ⅲ～Ⅳ期），预后较差。LDCHL 少见，约 1%，多见于老年人及人类免疫缺陷病毒感染者，常累及腹腔淋巴结、脾、肝和骨髓，诊断时通常已广泛播散，易发生血行播散，常伴全身症状，病情进展迅速，预后不良。

① 淋巴结肿大

HL 最早的表现大多是浅表淋巴结无痛性、进行性肿大，常缺乏全身症状，进展较慢。而有 90% 的 HL 以淋巴结肿大为首发症状，其中最常见的受累部位是颈部淋巴结，淋巴结质地较韧。另外，纵隔淋巴结也是常见的受累部位。不到 10%～20% 的患者病变局限于横膈之下。与 NHL 引起的全身淋巴结肿大不同，HL 在初起时一般是单个或附近区域淋巴结肿大。病变的淋巴结初起时表面光滑、活动、质地韧，孤立或散在于颈部、腋下、腹股沟等处，彼此不粘连，无触痛。随着病情进展，会出现病灶相互粘连、融合，甚至可达直径 10 cm 以上，不易推动。因为纤维化程度不断加重，肿块会由软变硬。

② 压迫表现

肿大的淋巴结可以引起局部压迫症状。比如纵隔淋巴结肿大若压迫食管，引起吞咽困难；压迫上腔静脉，引起上腔静脉综合征；压迫气管，导致咳嗽、胸闷、呼吸困难、发绀。如累及心肌和心包，表现为心包积液，严重者引起心包压塞。腹膜后淋巴结肿大会导致腹痛、腹胀等症状，如肠系膜淋巴结肿大压迫肠腔引起腹胀、恶心、呕吐等胃肠功能失调症状；肝门淋巴结肿大压迫胆总管可出现黄疸；腹膜后淋巴结肿大压迫输尿管引起肾盂积水，甚至导致肾衰竭；腹膜后淋巴结病变可沿脊神经根浸润椎管腔，硬膜外肿块可导致脊髓压迫症状如麻木、皮肤刺痛或麻木酸痛及行走困难等。

③ 咽淋巴环肿大

口咽、鼻咽及舌根部的扁桃体组成咽淋巴环，又称韦氏环。其黏膜和黏膜下具有丰富的淋巴组织，是淋巴瘤的好发部位。肿块增大时，可影响进食和呼吸或出现鼻塞，触之有一定硬度，并常伴有颈部淋巴结肿大。

④ 结外组织受累

霍奇金淋巴瘤可累及全身各组织器官，但与 NHL 相比要少得多，HL 累及脾组织、肺、胸膜较多见，但病变累及胃肠道很少见。总的说来，独立的结外表现而无淋巴结受累的情况是少有的。约有 1/4 患者在诊断时已有结外组织器官受累，多见于脾、肝、肺或骨及骨髓。

ⅰ. 肺部浸润：在淋巴瘤的肺部病变中，HL 最常见，发病率为 15%～40%，胸膜更常受累，以 NS 多见。胸腔积液（漏出液、渗出液或乳糜液）最常由纵隔霍奇金淋巴瘤所致的中央淋巴管和静脉阻塞所引起，很少由胸膜直接受侵犯所致，而且胸腔积液的细胞学检查或胸膜活检较少发现具有诊断意义的 RS 细胞。临床上绝大多数病人可表现为呼吸道和全身症状。胸腔积液往往提示胸部已有广泛病变，是预后不良的征象。肺原发 HL 极少见，仅 0.5%～2%。

ⅱ. 脾脏受累：首发部位在肝脏或脾脏者极为罕见，而病情进展侵犯肝脾者多见，脾脏受累相对较多见，约占 1/3。脾脏侵犯可能出现左上腹胀痛不适感、发热等表现。

ⅲ. 肝脏受累：较脾少见，为肝脏弥漫性肿大，质地中等硬度，少数可扪及结节，肝功能检查多正常，严重者可有肝功能异常。肝脏侵犯多是肿瘤的晚期表现。

ⅳ. 胃肠道病变：原发于胃肠道的 HL 较 NHL 少见。以小肠和胃较常见，其他的还有食管、结肠、直肠，还可侵犯胰腺，但均罕见。胃肠道累及常继发于腹膜后淋巴结病变，HL 较 NHL 少见。常有腹痛、腹部包块、呕吐、呕血、黑便等表现。

ⅴ. 心脏病变：心脏受侵犯罕见，大多由邻近的纵隔霍奇金淋巴瘤的直接侵犯所致。出现胸闷、气促、上腔静脉压迫综合征、心律失常及非特异性心电图表现（T 波倒置或低平等），血清乳酸脱氢酶可升高。

ⅵ. 皮肤损害：HL 皮肤损害较少见，受累的皮肤可呈斑块状、结节状、溃疡状或色素沉着状，可单发也可以多发，并可见到典型的诊断性 RS 细胞。HL 累及皮肤通常表明病变已进入第Ⅳ期，预后很差。

ⅶ. 骨骼、软组织和骨髓病变：骨的 HL 很少见，表现为骨骼疼痛，呈持续性，但很少引起骨折，局部有压痛，部分病例可有局部发热、肿胀或触及软组织肿块。软组织 HL 主要表现为软组织肿块及其压迫邻近重要组织或器官而产生功能障碍，部分病例可因肿块压迫神经而导致神经功能障碍。HL 累及骨髓较少见，多为疾病晚期表现。

ⅷ. 神经系统病变：HL 引起中枢神经系统损害多发生在晚期，其中以脊髓压迫症状最常见。脑膜浸润并不多见。临床可表现为头痛、颅内压增高、癫痫样发作、脑神经麻痹等。脑实质病变极少见。神经系统病变少数也可表现为运动性周围神经病变、多发性肌病、进行性多灶性脑白质病、亚急性坏死性脊髓病等。

ⅸ．其他部位损害：鼻咽部肿瘤可致鼻塞、头痛、鼻出血、耳鸣、听力障碍等。HL 偶尔可累及胸腺、前列腺、肾上腺、泌尿生殖系统等器官。

⑤ 全身表现

HL 常见的全身表现有发热、盗汗、体重减轻（即 B 组症状）及皮肤瘙痒、乏力等。

ⅰ．约 1/4～1/3 的 HL 患者初始症状是不明原因的发热和（或）盗汗，随之出现乏力和体重下降。淋巴瘤的发热主要是不明原因情况下出现的发热，一般体温超过 38 ℃。

ⅱ．瘙痒是 HL 的特征性表现，可以表现为轻微和局限性的。严重者可导致广泛表皮脱落，皮肤增厚，并引起感染和皮肤色素沉着。

ⅲ．另一特殊症状为饮酒痛。即饮酒后引起肿瘤部位疼痛，表现在酒后数分钟至几小时内发生。发生饮酒痛的患者多有纵隔侵犯，且女性较多，并常随病变的缓解和发展而消失和重现，其机制不明。现饮酒痛症状已不常见，可能与早期诊断和较有效的治疗手段有关。

（2）NHL 的临床表现

NHL 的临床表现与 HL 十分相似，仅仅从两者的临床表现上难以做出鉴别诊断，只有组织病理学检查才能将两者明确区别诊断。但两者在临床上也存在一些不同。

① 淋巴结肿大

淋巴结肿大是最常见的首发表现。与 HL 不同的是，NHL 的淋巴结侵犯方式常呈跳跃式或多中心起源。以颈部和锁骨上淋巴结肿大最多见，其次为腋窝、腹股沟淋巴结。患有低度恶性淋巴瘤时淋巴结生长缓慢，多为分散、无粘连，易活动的多个淋巴结，有时可多年无变化。而侵袭性或高度侵袭性淋巴瘤如淋巴母细胞型淋巴瘤，进展迅速，淋巴结往往融合成团，甚至有局部软组织浸润、压迫、水肿的表现。

② 压迫症状

因淋巴瘤发生在不同的部位而引起相应的浸润、压迫、梗阻或组织破坏而致的相应症状。20% 的病人有纵隔和（或）肺门淋巴结肿大，以 T 细胞型、淋巴母细胞型淋巴瘤多见，易合并急性淋巴细胞白血病。主要的压迫症状同 HL。

③ 结外组织受累

非霍奇金淋巴瘤起源于结外淋巴组织者约占 40%，初诊时单纯表现为结外病灶而无浅表淋巴结肿大者约占 21.9%。

ⅰ．咽淋巴环肿大：结外病灶以咽淋巴环受累最为常见，约占全组的 30.3%，表现为腭扁桃体肿大或咽部肿块，可有吞咽困难、鼻塞、鼻出血等。原发于此处的 NHL 常伴有腹腔内淋巴结及腹腔内器官受累，尤其是胃约占 1/3。

ⅱ．胃肠道病变：以胃最常见，其次为小肠。早期临床常无任何症状，随病情进展可有局部受累表现。小肠淋巴瘤以十二指肠及回肠多见，临床上可有腹痛、腹泻、吸收不良、便血、贫血、消瘦等症状。亦可因肿瘤阻塞肠腔而致肠梗阻，穿破肠壁引起肠穿孔等。

ⅲ．肝脾：首发于脾脏者多属弥漫性小淋巴细胞型。原发于肝脏的 NHL 罕见。在病情进展中，脾肿大越明显，肝受侵机会越大。临床上可有肝大，伴黄疸、乏力、纳差等肝功能受损的表现。

ⅳ．肺部浸润：肺原发淋巴瘤很少见。症状基本同 HL。胸膜受侵的胸腔积液为渗出液，多数呈淡黄色胸腔积液，也可为血性。

ⅴ．中枢神经系统：原发于中枢神经系统的淋巴瘤小于 1%。疾病过程中侵犯中枢神经系统的约为 10%。高侵袭性 NHL 发生脑膜病变比脊髓压迫及颅内其他病变更为常见，可致头痛、视力障碍等颅内压增高症状。病变压迫末梢神经致神经瘫痪，如面神经瘫痪等。若侵入椎管内，可引起脊髓压迫症而致截瘫。

ⅵ．皮肤：蕈样肉芽肿和 Sézary 综合征是特殊类型的皮肤 T 细胞淋巴瘤。皮肤蕈样肉芽肿病程缓慢，恶性程度低，受侵皮肤相继表现为红斑期、斑块期、肿瘤期，逐渐侵犯淋巴结，晚期可累及内脏。Sézary 综合征男性多见，多发于 50 岁后，皮损早期似湿疹、脂溢性皮炎、银屑病等，晚期表现为红皮病剥脱性皮炎和（或）红皮病表现，剧烈瘙痒，皮肤浸润、干燥、面部水肿、掌跖角化，常有局部或全身浅表淋巴结肿大，可累及内脏器官，如肝、脾等，外周血中 Sézary 细胞达 15% 以上。

ⅶ．鼻腔：鼻和鼻型 NK/T 细胞淋巴瘤，临床上最常见的首发部位为鼻腔，其次为腭部、鼻咽和扁桃体。临床表现为流鼻涕、鼻塞、耳鸣，或过敏性鼻炎病史，可有鼻出血，直至鼻腔出现肿块，影响呼吸。

ⅷ．骨髓浸润：淋巴瘤诊断时 10%～20% 可有贫血，骨髓受累多见于 NHL 中的小淋巴细胞型，部分患者可有白细胞、血小板增多，血沉增快，个别患者可有类白血病反应，中性粒细胞明显增多。

结外淋巴瘤还可侵犯心脏导致功能及节律的异常。侵犯眼眶致眼球突出。侵犯单侧或双侧乳腺致肿块。侵犯骨质，导致骨痛、骨质破坏甚至病理性骨折。由于 NHL 可从淋巴结（浅表或深部）及各种不同器官的结外淋巴组织发生，在其发展过程中又可侵犯各种不同组织器官，故其临床表现非常复杂而多样化。不同组织类型的淋巴瘤也常有不同的临床特点。

2）诊断

淋巴瘤的诊断需综合患者病史、临床表现、实验室检查、影像学检查和病理诊断等。淋巴瘤病理类型繁多，各亚型间存在广泛的异质性。病理诊断至关重要，是淋巴瘤诊断的"金标准"；影像学检查决定了淋巴瘤的临床分期；临床症状、血液学检查和影像学检查为淋巴瘤的预后判断提供重要依据。

（1）实验室检查

实验室检查包括血常规、肝肾功能、乳酸脱氢酶（lactate dehydrogenase，LDH）、β2 微球蛋白、血沉、乙肝和丙肝病毒检测，以及骨髓穿刺细胞学和（或）活检等。对于存在中枢神经系统受侵风险的患者应进行腰穿，予以脑脊液生化、常规和细胞学等检查。对 NK/T 细胞淋巴瘤患者，应进行外周血 EB 病毒 DNA 滴度检测。

（2）影像学检查

常用的影像学检查方法为 CT、MRI、PET-CT、超声和内窥镜等。

ⅰ.CT:目前仍作为淋巴瘤分期、再分期、疗效评价和随诊的最常用影像学检查方法,对于无碘对比剂禁忌证的患者,应尽可能采用增强 CT。

ⅱ.MRI:对于中枢神经系统、骨髓和肌肉部位的病变应首选 MRI 检查;对于肝、脾、肾脏、子宫等实质器官病变可以选择或者首选 MRI 检查,尤其对于不宜行 CT 增强者,或者作为 CT 发现可疑病变后的进一步检查。

ⅲ.PET-CT:除惰性淋巴瘤外,PET-CT 推荐用于有条件者的肿瘤分期与再分期、疗效监测、肿瘤残存及复发时的检查。PET-CT 对于疗效和预后预测优于其他方法,可以选择性使用。NCCN 2020 年 V2 版指出,HL 化疗 2 周期后行 PET-CT 较其他检查有更好的再分期以及预测无进展生存和总生存的价值,建议对中期 PET 显像结果以 Deauville 标准进行评分,属于视觉半定量评估方法,采用 5 分类法进行评分,再根据评分结果进行临床处理。NHL 的 PET/CT 评估以 Deauville 5 分类法为基础的 Lugano 疗效评价标准。

ⅳ.超声:一般不用于淋巴瘤的分期。对于浅表淋巴结和浅表器官(如睾丸、乳腺)病变的诊断和治疗后随诊具有优势,可以常规使用;对于腹部、盆腔淋巴结可以选择性使用;对于肝、脾、肾、子宫等腹盆腔实质性器官的评估,可以作为 CT 和 MRI 的补充,尤其是不能行增强 CT 时。超声可用于引导穿刺活检和浆膜腔积液的引流。

(3) 病理诊断

病理诊断是淋巴瘤诊断的主要手段。病理诊断的组织样本应首选切除病变或切取部分病变组织。如病变位于浅表淋巴结,应尽量选择颈部、锁骨上和腋窝淋巴结。粗针穿刺仅用于无法有效、安全地获得切除或切取病变组织的患者。初次诊断时,最好是切除或切取病变组织,不推荐细针穿刺。对于复发患者,可以通过粗针或细针穿刺获取的病变组织来诊断。淋巴瘤的病理诊断需综合应用形态学、免疫组化、遗传学及分子生物学等技术,尚无一种技术可以单独定义为金标准。

① 形态学:非常重要,不同类型的淋巴瘤具有特征性、诊断性的形态学特点。

② 免疫组化:可用于鉴别淋巴瘤细胞的免疫表型,如 B 或 T/NK 细胞、肿瘤细胞的分化及成熟程度等。通过组合相关的免疫组化标记物,进行不同病理亚型的鉴别诊断。

③ 荧光原位杂交(fluorescence in situ hybridization,FISH):可以发现特异的染色体断裂、易位、扩增等异常,辅助诊断与特异性染色体异常相关的淋巴瘤,如 Burkitt 淋巴瘤相关的 t(8;14)易位、滤泡性淋巴瘤相关的 t(14;18)易位以及套细胞淋巴瘤相关的 t(11;14)易位等。

④ 淋巴细胞抗原受体基因重排检测技术:淋巴细胞受体基因单克隆性重排是淋巴瘤细胞的主要特征,可用于协助鉴别淋巴细胞增殖的单克隆性与多克隆性,以及无法通过免疫组化方法来鉴别的淋巴瘤,是对形态学检查和免疫组化方法的重要补充,但目前尚不能作为唯一的诊断标准。

⑤ 原位杂交:如 EB 病毒编码小 RNA(EB virus encoded small RNA,EBER)检测等。

应当结合患者的临床表现、体格检查、实验室检查、影像学检查和病理学检查结果等进行诊断。

3）淋巴瘤的分期

Ann-Arbor 分期（表 24-1）是目前通用的淋巴瘤分期系统，同时根据患者的全身症状分为 A 组（无 B 组症状）和 B 组（有 B 组症状）。2014 版 Lugano 分期标准（表 24-2）对 Ann-Arbor 分期进行了改良。某些特殊部位的淋巴瘤采用特定的分期系统，如原发胃肠道淋巴瘤采用 Lugano 分期系统。此外慢性淋巴细胞白血病采用 Binet 分期或 Rai 分期，皮肤蕈样霉菌病和 Sézary 综合征采用欧洲癌症治疗研究组织（EORTC）的 TNMB 分期，其他原发皮肤淋巴瘤采用 EORTC 的 TNM 分期标准。

表 24-1　淋巴瘤的 Ann-Arbor 分期系统

分期	侵犯范围
Ⅰ期	侵犯单个淋巴结区域（Ⅰ）或单个结外部位（ⅠE）
Ⅱ期	侵犯 2 个或 2 个以上淋巴结区域，但均在横膈的同侧（Ⅱ），可伴有同侧的局限性结外器官侵犯（ⅡE）
Ⅲ期	横膈上下淋巴结区域均有侵犯（Ⅲ），可伴有局限性结外器官侵犯（ⅢE）或脾侵犯（ⅢS）或两者均侵犯（ⅢES）
Ⅳ期	在淋巴结、脾脏和咽淋巴环之外，一个或多个结外器官或组织受广泛侵犯，伴有或不伴有淋巴结肿大等

各期患者按有无 B 症状分为 A、B 两组
A 组：无 B 症状
B 组：有 B 症状
B 症状包括：原因不明的发热（38 ℃以上）；盗汗；6 个月内不明原因的体重下降＞10％

表 24-2　2014 版淋巴瘤 Lugano 分期

分期	侵犯范围
Ⅰ期	仅侵犯单一淋巴结区域（Ⅰ期）或单一结外器官不伴淋巴结受累（ⅠE 期）
Ⅱ期	侵及横膈一侧≥2 个淋巴结区域（Ⅱ期），可伴有同侧淋巴结引流区域的局限性结外器官受累（ⅡE 期）
Ⅲ期	侵及横膈上下淋巴结区域，或横膈以上淋巴结区受侵伴脾脏受累（ⅢS 期）
Ⅳ期	在淋巴结、脾脏和咽淋巴环之外，一个或多个结外器官或组织受广泛侵犯，伴有或不伴有淋巴结肿大等

各期患者按有无 B 症状分为 A、B 两组
A 组：无 B 症状
B 组：有 B 症状
B 症状包括：原因不明的发热（38 ℃以上）；盗汗；6 个月内不明原因的体重下降＞10％
E：结外病变；S：脾脏病变；X：包块最大径≥7.5 cm

4）预后判断

（1）HL 的预后

随着治疗方案的不断进步，目前大多数的 HL 经过一线治疗就可以得到治愈，即使进

展期 HL,总生存率也可以达到 90%。

① HL 的病理预后因素

经典型 HL 的病理分型(即 LP、NS、MC 和 LD)较好地反映了组织形态学与临床预后的关系,目前已在国际上得到广泛应用。

② HL 的临床预后因素

ⅰ. 早期预后良好组:即Ⅰ～Ⅱ期,无 B 症状或纵隔大肿块(直径大于 10 cm)。

ⅱ. 早期预后不良组:即Ⅰ～Ⅱ期伴纵隔大肿块,或伴 B 症状,或有多个病灶,或血沉显著升高。

ⅲ. 晚期:即Ⅲ～Ⅳ期。

多年来 HL 的不良预后因素不断被修订,推荐 ABVD 方案作为早期预后良好患者的标准化疗方案;Stanford V 方案用于伴纵隔大肿块或 B 症状的患者,伴有纵隔大肿块的患者,其局部复发率高达 40%～50%,建议此类患者在获得完全缓解后行局部放疗。不同的研究组关于早期 HL 的不良预后因素略有不同。对于晚期 HL 国际预后评分(IPS)的不良预后因素有:①白蛋白<40 g/L;②血红蛋白<105 g/L;③男性;④年龄≥45 岁;⑤Ⅳ期病变;⑥白细胞≥$15×10^9$/L;⑦淋巴细胞占白细胞比例<8%和(或)计数<0.6×10^9/L。

(2) NHL 的预后

① NHL 的病理预后因素

NHL 是一组异质性的淋巴细胞增殖性疾病,起源于 B 淋巴细胞、T 淋巴细胞或 NK 细胞。不同类型或亚型的 NHL 的临床表现、治疗及预后各不相同,淋巴瘤的病理学分类对判断病情发展和评估预后具有重要意义。根据生物学行为可以把 NHL 大致分为三类:惰性淋巴瘤、侵袭性淋巴瘤和高度侵袭性淋巴瘤。

ⅰ. 惰性淋巴瘤:包括滤泡性淋巴瘤、B 细胞慢性淋巴细胞性白血病/小淋巴细胞淋巴瘤、淋巴浆细胞淋巴瘤、套细胞淋巴瘤、边缘区淋巴瘤、蕈样肉芽肿等。80%以上临床分期Ⅲ/Ⅳ期,伴骨髓和外周血侵犯。这类淋巴瘤进展比较慢,目前不能治愈,但有较好的预后,可以带病长期生存。

ⅱ. 侵袭性淋巴瘤:包括弥漫性大 B 细胞淋巴瘤、外周 T 细胞淋巴瘤、NK/T 细胞淋巴瘤等,各年龄均可发病。DLBCL 在淋巴瘤中所占比例最高,约 30%～40%,也是 B 细胞淋巴瘤中最常见的类型。部分淋巴瘤可治愈。

ⅲ. 高度侵袭性淋巴瘤:包括 Burkitt 淋巴瘤和淋巴母细胞淋巴瘤。多侵犯骨髓和外周血,也可累及中枢神经系统。疾病进展速度极快,大剂量高强度化疗可以使疾病得到完全缓解甚至治愈。

② NHL 的临床预后因素

目前 NHL 通常沿用 HL 的 Ann-Arbor 分期体系。这一分期方式重点强调了淋巴结侵犯部位,而 NHL 和 HL 的疾病演进方式有所不同,所以 Ann-Arbor 分期在 NHL 预后分组方面存在一定程度的缺陷。

目前国际常用的 DLBCL 预后判断系统是国际预后指数(international prognostic index，IPI)(表 24-4)。预后模型的建立有助于临床医生决定哪些患者适用于标准治疗方案，而哪些患者适用于高强度治疗方案。

表 24-4　国际预后指数(IPI)

IPI	评分
年龄>60 岁	1
PS 评分>1	1
LDH>正常值	1
结外病灶>1	1
Ⅲ/Ⅳ期	1

低危组:0~1
低中危组:2
高中危组:3
高危组:4~5

由于年龄小于 60 岁的患者是耐受高强度治疗方案的最佳人选，因此对于这部分患者又制定了年龄校正的国际预后指数(age-adjusted international prognostic index，aaIPI)(表 24-5)。

表 24-5　经年龄校正的国际预后指数(aaIPI)

aaIPI	评分
PS 评分>1 分	1
LDH>正常值	1
Ⅲ/Ⅳ期	1

低危组:0
低中危组:1
高中危组:2
高危组:3

但由于 IPI 系统预后模型是基于免疫化疗前单纯使用化疗的 DLBCL 患者数据，而在目前免疫化疗广泛用作 DLBCL 一线标准治疗的时代，所有危险组的生存大大改善，特别是对于高危组患者的识别能力下降，因而 IPI 预后价值降低。NCCN-IPI 在传统 IPI 基础上整合了两个已知的连续变量——年龄和 LDH，是更精确的年龄分组和标准化了的 LDH，并且对结外病灶预后价值的评估有了质的改进，从而达到了更好的危险度分层目的。IPI、aaIPI、NCCN-IPI 临床危险度分组均为 4 个组:低危组、低中危组、高中危组和高危组。由于 NCCN-IPI 临床上操作起来烦琐，所以 IPI 评估系统虽不完美，但目前的免疫化疗时代仍然具有生存预测价值，因而，临床上仍然被广泛应用。

滤泡性淋巴瘤(follicular lymphoma，FL)是西方人群常见的淋巴瘤，一些肿瘤生长缓慢的患者可以随访数十年而无须治疗，另一些患者疾病进展迅速，需要早期治疗，每年约有 3% 的患者转化为侵袭性淋巴瘤且预后不良。2004 年国际上提出的一种 FL 的国际预后指数(follicular lymphoma international prognostic index，FLIPI)已成为目前广泛使用的对 FL 进行危险性评估的工具，包括 5 个不良预后因素：年龄>60 岁，Ann-Arbor 分期Ⅲ~Ⅳ期，Hb<120 g/L，累及的淋巴结区域数目>4，血清 LDH 水平高于正常。根据以上 5 个预后因素可将患者分为三个不同预后风险等级：低危 0~1 分，中危 2 分，高危≥3 分。IPI 与 FLIPI 的预后作用相似，差别仅是区分出高危患者的比例略少。随着免疫化疗的应用，同样需要对 FLIPI 进行重新评价以保持其预后价值。2009 年基于大型研究结果，有研究者提出了 FLIPI-2，其 3 个不同预后风险等级和 FLIPI 一样，但包含的 5 个不良预后因素不同于 FLIPI：年龄>60 岁，Hb<120 g/L，累及的最大淋巴结最长径>6 cm，β2 微球蛋白水平高于正常，骨髓受累及。FLIPI-2 特别适用于含利妥昔单抗治疗方案患者预后的评估，但是无论是 FLIPI 还是 FLIPI-2 都无法选择具体治疗方案。2013 年有学者提出更为简便、有效的预后指数：β2 微球蛋白和 LDH，但其应用价值尚需在临床中检验。

套细胞淋巴瘤(mantle cell lymphoma，MCL)的中位生存时间为 3~5 年，IPI 可作为 MCL 的预后指标。另有学者提出了套细胞淋巴瘤一个新的预后模型：套细胞淋巴瘤国际预后指数(mantle cell lymphoma international prognostic index，MIPI)，根据 4 项预后因子：年龄、PS、LDH 和白细胞计数，将患者分为低危组、中危组和高危组，成为进展期 MCL 分层治疗的有用工具。其他不良预后因素还包括 Ki-67 阳性细胞数高和细胞向母细胞形态转化等。由于存在约 10% 的患者为惰性病程，临床上对于此类套细胞淋巴瘤可采取观察等待，并不需要立即治疗，因而，初始治疗前的临床判断尤为重要。

CLL/SLL 临床病程有较大差异，生存期可以从几个月到几十年。目前所用的 Rai 和 Binet 分期系统已经将 CLL 患者划分成三个预后组：好、中等和差。这两种分期方法都是基于体格检查时淋巴结肿大的范围、有无肝脾大以及在外周血细胞计数中贫血和血小板减少的程度。但不管是 Rai 还是 Binet 分期系统都不能准确地预测在好的预后组和年轻患者中哪些病例会出现疾病进展。所以需要增加一些参数，如基因突变状态，淋巴细胞倍增时间，血清 β2 微球蛋白水平，胸腺嘧啶核苷激酶，可溶性 CD23、CD38 和 ZAP70 蛋白水平，来帮助预测该疾病的预后。

外周 T 细胞淋巴瘤(peripheral T-cell lymphoma，PTCL)是一种生物学上多变及少见的疾病组，大部分预后欠佳。外周 T 细胞淋巴瘤非特指型(peripheral T-cell lymphoma，not otherwise specified，PTCL-NOS)是 PTCL 中最常见的一种类型，总体预后差于侵袭性 B 细胞淋巴瘤患者，5 年生存率为 30% 左右。ALK 阳性的间变性大细胞淋巴瘤例外，有良好的预后。IPI 在 PTCL 预后评价的有效性是复杂的，但 IPI 仍然是最有用的预后评价模式。有研究提出了一个针对 PTCL-NOS 的新预后模型——PTCL-NOS 预后指数模型(prognostic index for PTCL-NOS，PIT)，不良预后因素包括年龄>60 岁、PS2~4，血清 LDH 水平>正常，骨髓受累及。IPI 对血管免疫母细胞 T 细胞淋巴瘤预后价值有限，性别和贫血状况对其更有预后意义。IPI 也不适用于预后极差的高危组，如肝脾 T 细胞淋巴瘤和肠病型 T 细胞淋巴瘤。

临床预后因素中有些可以作为决定第一线治疗的依据，有些则与患者对治疗的反应密切相关。这些影响化疗强度的治疗相关预后因素对个体患者有重要预后意义。

《第4节 淋巴瘤预防的全程干预》

淋巴瘤的发生发展是由环境、营养、饮食、遗传、病毒感染和生活方式等多种因素相互作用而引起的，并无确切的病因，目前尚无单一有效的预防措施。淋巴瘤的临床干预，不仅着眼于降低淋巴瘤的发生率，还应着眼于降低淋巴瘤的病死率。肿瘤的三级预防为：初级预防是指消除危险因素和病因，提高防癌能力，防患于未然；二级预防是指对肿瘤做到早期发现、早期诊断、早期治疗；三级预防是指对于已经患肿瘤的患者进行合理的治疗及康复，提高生存率，提高生活质量。

1）淋巴瘤的一级预防

1997年，俞顺章教授指出我国一级预防的主要任务是加强流行病学调查和分析，鉴别病因和危险因素，提高人群的防癌能力，防患于未然。淋巴瘤的一级预防，也应包括鉴别和改变环境致癌因素，改变生活方式，化学预防与疫苗接种，健康教育与健康促进以及社区防治几点。

（1）避免有害的环境因素

① 化学因素

ⅰ. 建议无论男女不要长期染发。

ⅱ. 加强职业的防护。有报道农耕人员、林业人员由于使用了杀虫剂、农药等，淋巴瘤的发生率高于正常人数倍。长期接触氯乙烯、苯等化学物质的职业人员也可以增加淋巴瘤的发生风险，长期接触化学药物如环磷酰胺、丙卡巴肼、美法仑等也可能引起淋巴瘤。

② 物理因素

电离辐射可以引起淋巴瘤，这不仅与吸收辐射剂量有关，而且还与受辐射时的年龄有关，30岁以下接受辐射的人群中淋巴瘤的发病率比其他没有接受辐射的人群高。针对电离辐射应注意时间防护及距离防护。

（2）健康的生活方式

淋巴瘤不仅与机体内部环境有关，还与生活环境、生活习惯、社会因素密不可分。对预防肿瘤包括淋巴瘤在内的生活方式包括合理膳食、适量运动、戒烟限酒、心理平衡，维持合理的体重，并且在治疗过程中及治疗后保证充足的睡眠。

（3）防治感染

① EBV

EBV是人们认识的第一个人类肿瘤病毒，在人群中的感染十分普遍，约占90%。EBV不仅是地方性Burkitt淋巴瘤的病因，还和老年患者及免疫抑制患者的B细胞性淋巴瘤有关。EBV主要传播途径为经口（唾液）密切接触，汗液、血液、精液等体液亦可传播。所以,首先需要养成良好的个人卫生习惯,家中及院内注意通风,院内病人的口腔分泌物应用专门容器收集并进行消毒无害化处理。此外,预防接种 EBV 疫苗对特定人群有益。

② HIV

HIV 是一种能攻击人体免疫系统的病毒。它把人体免疫系统中最重要的 CD4＋T 淋巴细胞作为主要攻击目标,大量破坏该细胞,使人体丧失免疫功能。免疫功能低下的后果是容易合并机会性感染,甚至肿瘤。HIV 有很强的传染性,主要传播途径有血液传播、母婴传播及性传播。可以通过以下措施来部分预防 HIV：ⅰ. 尽量避免输血和使用血液制品。ⅱ. 不以任何方式吸毒。ⅲ. 在医疗机构推荐使用一次性注射器,并严格执行消毒政策。ⅳ. 医务人员注意职业防护。ⅴ. HIV 阳性的妇女应避免怀孕。ⅵ. 安全性行为等。目前来说,对于 HIV 的防治还没有有效的疫苗,相关临床试验还在进行。

③ HTLV-1

HTLV-1 是第一种被发现的与人类疾病相关的逆转录病毒,可导致成人 T 细胞白血病的发生。作用机理和 HIV 相似,防控措施可参考阻止 HIV 传染的策略。

④ HCV

HCV 是一种小 RNA 病毒,大部分人感染 HCV 后没有任何症状,常在体检时发现,或者多年以后出现了不适症状才被发现。HCV 的传播途径与 HBV 相似。

⑤ Hp

主要经口途径传播,家庭内传播是其感染的主要方式之一。Hp 感染的家庭成员始终是潜在的传染源,具有持续传播的可能性。对于家庭中所有的成年 Hp 感染者,均应考虑给予根除治疗。在日常生活中,集体用餐时采取分餐制和公筷是非常重要的预防措施。家里有 Hp 病患者时更应采取分餐,预防家人感染。还应做到保持口腔健康,不宜生吃食物,餐具器皿应定期消毒等。Hp 感染是可以治愈的,目前推荐的治疗方法是含铋剂的四联方案(PPI＋铋剂＋2 种抗生素)作为主要的根除 Hp 的经验性治疗方案,疗程为 10 或 14 天。

2) 淋巴瘤的二级预防

中国癌症患者存在临床晚期居多、预后不良等显著特点。因此,癌症早发现、早诊断是治疗癌症、延长生存率的关键。淋巴瘤病理类型繁多,每一种病理类型的淋巴瘤均具有独特的组织形态、免疫表型、基因特征、临床表现及预后。因此,每一种病理类型的淋巴瘤均为独立的疾病。淋巴瘤可表现有局部症状和全身症状。临床最常见的是出现进行性、无痛性的浅表淋巴结肿大。常见的全身症状包括发热、盗汗、消瘦等。此外,淋巴瘤发生在不同部位或器官会引起相应的症状。所以,提倡人们定期体检,如果发现不明原因淋巴结肿大,或有发热、盗汗、体重下降等症状时,及时就诊。必要时予活检进一步明确病理。

3) 淋巴瘤的三级预防

淋巴瘤是一类以药物治疗为主的疾病,在过去 15 年中,中国抗淋巴瘤新药临床试验取得了长足发展,中国淋巴瘤患者有了更多的治疗选择。系统治疗的内容包括放疗、化疗、免疫治疗、造血干细胞移植、放射治疗等。临床上需要根据病理类型及临床分期,进行个体化、系统性的治疗。

（1）HL 的治疗

国际权威机构对于早期经典型霍奇金淋巴瘤不良预后因素进行了整理，不同研究机构对于早期和晚期 cHL 的定义有所不同。对于早期经典型霍奇金淋巴瘤，推荐化放疗综合治疗。晚期经典型霍奇金淋巴瘤采用化疗为主的综合治疗。PET-CT 在 HL 的诊断分期及治疗中占有重要地位。

① 早期 cHL　PET-CT 指导下，早期 cHL 的标准治疗为 2～4 个周期 ABVD 方案＋放疗，在 2 周期化疗后 PET-CT 仍阳性患者中，需更换为高强度化疗方案。

② 晚期 cHL　对于大部分晚期 HL 患者，ABVD 方案仍为目前的标准化疗方案。推荐 6～8 个周期 ABVD 方案化疗，对残留灶给予放疗。剂量增强的 BEACOPP 方案可提高＜60 岁患者的生存率，但骨髓抑制、生殖不良反应和第二原发肿瘤累积发生率增加。接受 2 个周期 ABVD 方案化疗后 PET-CT 阴性的患者可继续接受 ABVD 方案或 AVD 方案；PET-CT 阳性的患者后续需要选择高强度方案化疗。CD30 单抗＋AVD 方案用于 CD30 阳性Ⅳ期 HL 成人患者的一线治疗。

③ 复发性 HL　难治复发的患者可采用 DHAP、DICE、ESHAP、GDP、GVD、ICE、IGVE、miniBEAM、MINE、PD-1 或 CD30 单抗等方案进行解救治疗。对于一般状态好的年轻患者，解救治疗缓解后，应该选择自体造血干细胞移植（ASCT）作为巩固治疗，对于初治时未曾放疗的部位，也可局部放疗。CHL 二线治疗或 ASCT 失败后可考虑使用苯达莫司汀、来那度胺、依维莫司（Everolimus）或本妥昔单抗（Adcetris）等。

随着现代化疗和放疗的应用，HL 获得了较高的治愈率，被认为是一种可以治愈的恶性肿瘤。但大量长期生存患者的随诊结果显示，其 15 年死亡率较普通人群高 31%，死亡原因除了原发病复发外，第二肿瘤占 11%～38%（包括实体瘤和急性髓细胞白血病），急性心肌梗死占 13%，肺纤维化占 1%～6%。此外，化放疗还可引起不育及畸形等，而 HL 的中位发病年龄约为 30 岁，多数患者患病时处于生育年龄。因此，在根治 HL 的同时，保证远期的生活质量和生育功能同样值得关注。

（2）NHL 的系统治疗

由于淋巴瘤的病理分型种类繁多，不同类型淋巴瘤的治疗模式和治疗方案均不尽相同，下面简单介绍临床上常见的几种 NHL 治疗方法。

① 弥漫性大 B 细胞淋巴瘤（DLBCL）

DLBCL 的治疗模式是包括内科治疗和放疗等在内的综合治疗。治疗策略应根据年龄、IPI 评分和分期、病理分型等进行相应的调整。对高肿瘤负荷患者，可以在正规化疗开始前给予减瘤处理，以避免肿瘤溶解综合征的发生。一线治疗尽可能达到 CR。对 HBV 携带或感染患者，应密切监测外周血 HBV-DNA 滴度，选择适当的抗病毒治疗。多学科合作尤为重要。

ⅰ. 一线治疗

DLBCL 的初始治疗首先考虑全身治疗，带有诊断性质的局部治疗除外。

a. 局限期(Ⅰ、Ⅱ期)

治疗首选 RCHOP21×4～6＋RT(30～36 Gy);备选化疗方案:EPOCH、CHOP14 或 CHOP、ACVBP 方案等。

b. 广泛期(Ⅲ、Ⅳ期)

全身化疗首选 RCHOP21×6～8;备选方案:EPOCH、CHOP14 或 CHOP、ACVBP 方案。

广泛期与局限期治疗中化疗疗程数、放疗时机、后续治疗以及耐受性方面有所差别;初始巨块或结外组织侵犯的部位应考虑放疗或手术局部等局部治疗;局部治疗应在全身疾病控制良好的状况下进行。特殊情况如穿孔、出血、梗阻等应先行处理;建议 PET-CT 检查。

ⅱ. 二线治疗

对于一线治疗达到 CR 或 CRu 患者应按计划完成预期疗程的全身治疗;针对一线治疗中或治疗后未达到 CR 患者(PR、SD 或 PD),应考虑二线解救方案的治疗;再次活检有助于排除假阳性患者,了解细胞类型的转化或变异情况。

二线治疗敏感的患者应通过 ASCT、放疗或手术等手段力争达到 CR;二线治疗不敏感的患者应积极参加临床试验、姑息放疗、免疫治疗等其他解救方案。

二线化疗方案:DHAP±R、ESHAP±R、GDP±R、ICE±R、miniBEAM±R、MINE ±R、CEPP±R、PEPC、EPOCH±R 及免疫治疗等。

② 滤泡淋巴瘤(FL)

因为 FL 为惰性淋巴瘤,所以对于肿瘤负荷低、无症状的 FL 患者如果没有治疗指征,可采取观察等待的方式。但随着医学的不断推进,一些新的、有效而低毒药物也逐步出现在 FL 的治疗方案中。FL 患者有以下情况时,具有治疗指征:ⅰ. 疾病所致的局部症状如肿块压迫或全身 B 症状;ⅱ. 终末器官功能受到损害;ⅲ. 大肿块;ⅳ. 疾病持续进展;ⅴ. 骨髓浸润、自身免疫性溶血性贫血和脾功能亢进所导致的造血功能低下;ⅵ. 患者有治疗意愿。

ⅰ. 病理分级

a. 病理Ⅰ～Ⅱ、Ⅲa 级

a) 分期Ⅰ、Ⅱ期:局部淋巴结区域放疗±免疫治疗±化疗。

b) 分期为Ⅱ期且有大包块者或Ⅲ、Ⅳ期:无治疗适应证可等待观察。

b. 病理Ⅲb 级:可参照弥漫性大 B 细胞淋巴瘤治疗。

c. 复发后患者,特别是出现以下情况者:LDH 水平进行性升高、单一病灶不成比例增大、结外病变进展、新出现的 B 症状或者 PET 扫描发现明显的异质性或高 FDG 摄取部位,建议再次活检明确病理变化。根据有无转化及既往治疗情况选择合适的治疗方案。转化为 DLBCL 者预后较差,若一线未用化疗或仅使用少量药物治疗者,可考虑蒽环类药物为基础的化疗±利妥昔单抗±放疗;已接受多次治疗者,可选用放射免疫药物或累及野放疗,疗效佳者可考虑干细胞移植。如无病理转化,有治疗指征者可选用的治疗方案同一线治疗,或选弥漫大 B 细胞淋巴瘤的二线方案。再次缓解后可考虑利妥昔单抗维持治疗。

d. 年轻、缓解时间短、含有较多不良预后因素者,推荐大剂量化疗后干细胞移植。

e. 利妥昔单抗的维持治疗:由于 FL 具有进展缓慢和不可治愈的特点,推荐在 FL 患者中进行利妥昔单抗的维持治疗。

f. 高剂量治疗联合造血干细胞移植 HDC-ASCT 作为 FL 患者的一线治疗选择仍存在争议。由于 HDC-ASCT 风险高,而 FL 患者的生存期较长,故 HDC-ASCT 通常仅用于治疗复发/耐药、年轻且一般状况良好的患者。

ⅱ. 放疗原则

a. Ⅰ/Ⅱ期:a)病理Ⅰ～Ⅱ、Ⅲa 级:累及野放疗 30～36 Gy 加或不加用化疗;单纯化疗或免疫治疗;b)病理Ⅲb 级:参照弥漫大 B 细胞淋巴瘤治疗。

b. Ⅲ/Ⅳ期:可采取等待观察,有指征者加用放疗:a)化疗后孤立残留病灶或化疗前的大病灶;b)化疗后残留病灶影响生活质量;c)对化疗不敏感的病灶。

③ 套细胞淋巴瘤(MCL)

MCL 属于惰性淋巴瘤,但诊断时大多数已处于晚期。治疗总体效率低,预后明显差于其他惰性淋巴瘤。生存的改善除了一线治疗采用了更强烈的化疗方案包括造血干细胞移植作为巩固治疗外,二线、三线新药以及维持治疗的探索使 MCL 得以有效控制。晚期病变建议参加临床试验。

ⅰ. 对于Ⅰ、Ⅱ期(局限性病变,极少见)患者,以综合治疗(包括诱导后干细胞巩固)±放疗或局部放疗(30～36 Gy)为主。

ⅱ. 对于Ⅲ、Ⅳ期患者,可予化疗或参加临床试验。对于严格选择的病例(如无淋巴结肿大的白血病期患者、淋巴结情况稳定的无症状患者或非巨块型病变的患者)可采取等待观察的方式。Ⅲ～Ⅳ期患者在化疗基础上加放疗,并未证实有更大的获益。建议放疗的指征是化疗后孤立残留病灶或化疗前的大病灶;化疗后有多处残留病灶,仅对影响生活质量的病灶姑息性放疗;对化疗不敏感的病灶试行放疗。

ⅲ. 患者在巩固治疗前进行的诱导治疗通常应选择高强度诱导方案,但非高强度诱导治疗后进行大剂量巩固治疗也可能获得良好的长期结局。对于治疗后完全缓解者,可予观察随访;治疗后部分缓解、疾病进展或完全缓解后复发者,参加临床试验或二线姑息治疗(联合化疗或放疗)。

ⅳ. 患者参加辅助治疗或复发治疗的临床试验,可选的治疗方案包括大剂量化疗联合自体或异基因干细胞解救,免疫治疗联合非清髓性干细胞解救,或者评估新药的治疗。

④ 黏膜相关淋巴瘤(MALT)

ⅰ. 胃 MALT 淋巴瘤:对于Ⅰ/Ⅱ期(幽门螺杆菌阳性且无 11;18 染色体易位),需要抗 Hp 治疗;对于Ⅰ/Ⅱ期 Hp 阴性者,首选放疗(30～33 Gy),如有禁忌证予利妥昔单抗;Ⅲ、Ⅳ期患者并不常见,如果没有治疗指征,可采取等待观察;如果出现胃肠道出血,有终末器官损害风险、巨块型病变持续进展等情况时具有治疗指征。

ⅱ. 非胃 MALT 淋巴瘤:治疗原则与 FL 一样。标准治疗仍然有争议,从保守的"观察等待"到联合化疗,甚至 HDC-ASCT 均有相关研究。多主张如无特殊不适者可观察,有症状者再行治疗。当肿瘤增长迅速，应注意向弥散性进展型淋巴瘤转化的可能，如证实已转化，可按进展型淋巴瘤治疗。

对于Ⅰ～Ⅱ期或多个部位结外病变者，可以采取局部区域放疗（20～30 Gy，眼部受累宜减量）；某些部位可考虑手术治疗（如肺、乳腺、甲状腺、结肠/小肠），切缘阳性者可考虑局部区域放疗；对于进行切除活检的患者，以及受累野放疗或全身化疗可能产生明显并发症的患者考虑仅给予观察。对于Ⅲ～Ⅳ期（结外病变和多个淋巴结病变）：按照晚期滤泡性淋巴瘤 1～2 级处理；并发大细胞淋巴瘤者，按照 DLBCL 处理；复发者按照晚期滤泡性淋巴瘤 1～2 级处理，局部复发者可考虑放疗。

⑤ 外周 T 细胞淋巴瘤（PTCL）

PTCL 在组织学上包括非特指性外周 T 细胞淋巴瘤（PTCL）、血管免疫母细胞 T 细胞淋巴瘤（AITL）、间变大细胞淋巴瘤（ALCL）及肠病相关性 T 细胞淋巴瘤（EATL）。

ⅰ. 初治患者

a. 诱导治疗阶段：首选临床试验或联合化疗 6～8 个周期 ± 放疗。

b. 治疗结束时（复查既往所有阳性结果，如果 PET-CT 阳性，在改变治疗方案前再次活检），完全缓解者进入临床试验或考虑大剂量化疗联合干细胞解救或观察（ALK 阳性者进入临床观察），部分缓解或无效或疾病进展参照复发患者进一步治疗。

ⅱ. 复发/难治性 PTCL

a. 对于适宜大剂量化疗者：首选临床试验或二线治疗。达到完全或部分缓解者，后续进入临床试验或大剂量化疗联合异基因干细胞解救（清髓或非清髓性）或大剂量化疗联合自体干细胞解救；无效者进入临床试验或最佳支持治疗或姑息性放疗。

b. 对于不适宜大剂量化疗者：进入临床试验或二线治疗或姑息性放疗。

二线方案可参考 DLBCL 的治疗。其他新的治疗方法包括免疫治疗（抗 CD30 抗体-药物偶联物、抗 CD52 单克隆抗体）、抗代谢药物（普拉曲沙）及组蛋白去乙酰化酶抑制剂（贝利司他、罗米地辛）等。

ⅲ. 其他

某些原发结外淋巴瘤（如睾丸、鼻旁窦、眶周、椎旁）要考虑加用 MTX 鞘内预防性化疗，原发 CNS 淋巴瘤要考虑加用大剂量 MTX。

(3) 化疗并发症处理

① 消化道反应

恶心、呕吐是淋巴瘤放化疗后的常见毒副反应。化放疗期间应给予清淡易消化的饮食，可少食多餐，进食少渣半流质或者质软食物，避免空腹及油腻。经常更换饮食品种，以促进食欲。必要时予药物干预。目前止吐药物种类有多巴胺受体拮抗剂（如甲氧氯普胺）、5-HT3 受体拮抗剂（如昂丹司琼、多拉司琼、帕洛诺司琼等）、NK-1 受体拮抗剂（如阿瑞匹坦、福沙匹坦等）、糖皮质激素、苯二氮䓬类药物等。干细胞移植时应用大剂量化疗方案等可引起腹泻，如出现严重的腹泻（如血性腹泻）应立即停药，并给予洛哌丁胺（易蒙停）等止泻药治疗，同时给予补液治疗。蒽环类药物等可引起口腔黏膜炎或溃疡，应注意口腔卫生，溃疡处可应用口腔溃疡膜、锡类散等治疗，也可用 2.5%～5% 碳酸氢钠溶液漱口。

② 骨髓抑制

骨髓抑制是放化疗后常见的毒副反应。白细胞、中性粒细胞减少,易并发机会性感染。所以要避免到人多嘈杂的地方,防止感染。饮食注意干净卫生,可食用猪肉、牛肉、鸡腿、鱼肉、大枣、花生等,不宜喝茶,适当补充叶酸,如多吃菠菜。必要时予升白、升血小板药物治疗。另外需要注意的是,部分患者骨髓、脾脏等处受累,也会出现粒细胞、血小板下降的情况,除了饮食及药物干预,必要时还需要抗肿瘤治疗。白细胞特别是粒细胞下降时,用紫外线消毒病房,减少探视,监测患者体温。当白细胞计数$<1.0\times10^9$/L时,容易发生严重感染,需进行保护性隔离,预防性使用抗生素。必要时输注全血或成分血。当血小板$<30\times10^9$/L有出血的危险,当血小板下降至$<10\times10^9$/L,需要预防性输注血小板,嘱患者避免碰撞,应加强看护,严密观察病情变化,防止脑、肺、腹部脏器等深部的出血。

③ 肝肾毒性

肝细胞易受化疗药物的损害,表现为乏力、食欲不振、黄疸、肝大、肝区疼痛、血清转氨酶升高和(或)胆红素升高等。治疗措施:化疗前对患者进行肝功能检查,有异常慎用化疗药,必要时行保肝治疗。在用药过程中,加强病情的观察,及时发现异常,对症处理。出现肝功能损害,应区分化疗药对淋巴瘤浸润的肝脏治疗作用和化疗药对正常肝脏的损伤作用,必要时停药,同时予保肝药物。

④ 心脏毒性

淋巴瘤治疗的药物中,蒽环类有心脏毒性,可引起心肌损伤,表现为心肌纤维减少和空泡样变性。重者可表现为各种心律失常,甚至心力衰竭。所以在治疗前应完善心电图和心超检查。如出现不适,需要监测心率、节律的变化,必要时行心电监护。监测生化相关指标,预防电解质紊乱(血钾失调、钙离子紊乱等)。注意休息,减少心肌耗氧量,减轻心脏的负荷,少量多餐,避免加重心脏的负担,反射性地引起心律失常。延长静脉给药的时间,可减少心脏毒性。在蒽环类药物化疗若干周期后可适当应用保护心脏的药物,如右丙亚胺等,一旦出现心功能损害,必须停用,主要治疗方法同一般的心肌病,如卧床,给予利尿药、强心药等。

⑤ 泌尿系统损伤

经用大剂量放疗后,肿瘤细胞迅速破坏,核酸分解代谢增加,并发高尿酸血症。当pH至5时,尿酸盐成为非溶性结晶,沉积于远端肾小管,很快发生氮质血症及尿毒症。另外,环磷酰胺、异环磷酰胺等可引起出血性膀胱炎。治疗措施如下:

ⅰ. 使用化疗药物前充分水化,并预先碱化尿液,每天输生理盐水3 000 mL,并补充钾、镁,嘱患者在化疗前和化疗过程中多饮水,通过利尿,使尿量维持在每天2 000～3 000 mL以上。大剂量的甲氨蝶呤应用时,可导致急性肾功能不全,需水化,定时检查血药浓度及用四氢叶酸解救。常剂量时应用5%碳酸氢钠静脉滴注碱化尿液维持pH在7～8,以防止在肾小管中形成尿酸结晶。环磷酰胺、异环磷酰胺应用时,亦充分水化,并应用尿路保护剂美司钠,可预防出血性膀胱炎。

ⅱ. 控制饮食中嘌呤含量高的食物,如肉类、动物内脏、花生、瓜子,多食用新鲜蔬菜水果等。

⑥ 神经系统毒性

长春碱类化疗药物的毒副反应除了有骨髓抑制，还有神经毒性。长春碱类药物对神经系统的毒性大小依次为长春新碱＞长春地辛＞长春瑞滨。周围神经损伤是最常见的神经毒性表现，包括腱反射减弱/消失和肢端感觉异常，其中最常见的是手指和脚趾的感觉异常。停药后，神经毒性不良反应多持续较长时间后逐渐消失，小部分仍持续存在。缺乏有效治疗手段，一般建议发生损伤后给予神经保护类药物，如 B 族维生素、谷氨酸、谷胱甘肽、神经营养因子等，用以减轻神经损伤，也可预防性给药。针对部分患者会出现的神经疼痛，有动物研究证实抗癫痫药乙琥胺可阻断 T 型钙离子通道，对于长春新碱引起的神经痛具有较好的镇痛作用。另一种抗癫痫药物加巴喷丁也有动物研究证实对于长春新碱导致的神经痛能产生较好的镇痛作用。但以上结果尚缺乏临床报道。如患者发生神经损伤后，需要后续治疗，可以考虑药物减量或更改方案。

⑦ 脱发

化疗药物会损伤毛囊，导致毛囊内增殖较快的细胞死亡，引起不同程度的脱发，其中以蒽环类引起的脱发最为明显。一般无须处理，药物停止使用后毛发可再生。

⑧ HBV 再激活

美国肝病学会（AASLD）在 2009 年更新的慢性乙型肝炎指南中将 HBV 再激活定义为"非活动性 HBV 携带者或 HBsAg 阴性/抗－HBc 阳性者再次出现活动性肝脏炎症坏死"。日本专家 2012 年建议：对于 HBsAg 阳性患者，将 HBV 再激活定义为 HBV DNA 超过基线水平 10 倍或乙型肝炎 e 抗原（HBeAg）阴性患者血清 HBeAg 转阳；对于 HBsAg 阴性患者，HBV 再激活则定义为血清 HBsAg 转阳；对于基线 HBV DNA 不可测的患者，HBV 再激活的定义为血清 HBV DNA 可测到。HBV 再激活最常见于接受化疗的淋巴瘤患者和造血干细胞移植后接受免疫抑制治疗的患者。目前已知的可能导致 HBV 再激活的抗肿瘤药物包括类固醇、蒽环类、烷化剂等。所以对于治疗中的淋巴瘤患者应当监测乙肝两对半及 HBV DNA 水平。对于 HBsAg 阳性者，在接受化疗前接受抗病毒治疗。对 HBsAg 阴性/抗－HBc 阳性患者监测血清 HBV DNA 水平，一旦出现上升，则立即开始抗病毒治疗。抗病毒药物的选择：推荐有条件者尽可能采用高效、低耐药的抗病毒药物进行预防，如恩替卡韦。抗病毒治疗的启动及停药时机：建议抗病毒治疗在化疗结束后至少需维持 6 个月。对于化疗前已具有高水平病毒复制的患者，其治疗方案应和慢性乙型肝炎患者一致。

⑨ 其他

患者接受化疗时，注意化疗药物外渗的表现，一旦疑有外漏或已发生外漏，应马上停止注射，保留针头，接空针管，从原静脉抽吸，抽出残留在针头、输液管中的药物，或疑有外渗部位的药液，再从原静脉通路滴入解毒剂，然后可用解毒剂利多卡因溶液进行局部封闭，一般用冰袋冷敷，局部可涂氢化可的松（或地塞米松）软膏，24 小时后局部应用多磺酸黏多糖软膏或用 50%硫酸镁溶液湿热敷，同时抬高患肢。患者接受放疗时，放疗部位的皮肤会出现红斑、瘙痒，不要用力搔抓，用清水擦洗，局部用维生素 AD 软膏等。接受放疗部位的皮肤一般先红继而发黑,此时应注意保持局部皮肤清洁、干燥,应禁止一切物理刺激,如摩擦、暴晒、创伤等。

4) 淋巴瘤的四级预防

四级预防即临终关怀,包括姑息和对症治疗。治疗对象包括处于患有威胁生命的疾病各阶段患者,也包括临终患者。临终关怀不仅是一个医学问题,更是社会、文化、心理等综合因素的混合。衰老、病重、告别都是我们需要学习的内容。临终关怀的目标以由治疗为主转为对症处理和护理照顾为主。

(1) 一般生活照顾

① 睡眠

首先需要保证患者充足的睡眠,创造良好的休养环境。对于入睡困难者,可适当给予镇静药物。

② 饮食

其次需要保证患者营养摄入,但不过分进补。饮食多样化,应给高营养、高维生素、易消化食物。不过分进补,过多的营养摄入会加重肝肾负担。烹调适合患者口味的饮食,每天进食前,认真做好患者的口腔护理,以增强患者食欲,同时鼓励患者进食,必要时采用胃肠外静脉高营养输入,以补充营养和维持体内水电解质平衡。

③ 美化环境

房间光线充足、温暖、整洁和安静,并摆放一些患者平时喜爱的物品,让患者最喜爱的人陪伴,使患者多享受一份人间情谊,安详度过余生。

④ 生活关怀

护士或家人协助患者料理日常生活。例如,尽量使患者保持舒适的体位,及时更换衣物、床单,保持患者皮肤清洁干燥,把患者床头上的物品摆放整齐。还要根据患者的病情,协助患者翻身,按摩受压部位,促进血液循环,并保持床单清洁干燥、平整、无皱折,以防褥疮的发生。

(2) 对症支持治疗

① 发热

发热分为感染性发热和非感染性发热。部分淋巴瘤患者在起病时及病情复发时会有发热症状,且部分淋巴瘤患者免疫力低下后继发机会性感染,也会表现有发热、乏力等症状。在体温低于 38.5 ℃时,可采用物理降温,如温水擦浴、头枕冰袋等,及时更换被汗浸湿的衣服及床单,保持清洁、干燥,避免受凉及物理性皮肤摩擦;体温超过 38.5 ℃,可予药物退热。嘱患者多饮水,并注意补充维生素、电解质等。

② 疼痛

因病灶累及部位、范围不同可能出现不同程度的疼痛。需要减少一切不良刺激,减少、避免诱发疼痛的因素,另外可予分散注意力等方法转移疼痛的注意力。根据疼痛程度,可予镇痛治疗。WHO 镇痛原则:按阶梯给药,尽量口服,按时给药,个体化,注意具体细节。结合患者实际情况给予镇痛剂治疗。对于轻到中度疼痛,先选用非阿片类药物。如果达不到止痛效果,可使用非阿片类药物联合弱阿片类药物。若仍不能达到满意的止痛效果,则应再升高一级,使用强阿片类药物加或不加非阿片类药物。对于顽固性的神经侵犯或压迫引起的疼痛,可行选择性神经阻滞或切断治疗。进行各项医疗操作时,动作要轻柔,嘱患者活动时避免碰撞,尽可能有人陪伴,防止跌倒,防止发生骨折。

③ 其他症状

由于淋巴瘤累及部位的不同,可能出现相应器官或组织的症状。具体治疗方式可在患者身体允许的情况下进行局部治疗。

(3) 心理家庭治疗

临终患者的心理状态复杂,肿瘤患者面对疾病时首先是对疾病的否定,表现出愤怒、抱怨和发泄,接着开始对疾病妥协,进而出现自卑、自责和忧郁,最终接受事实,变得平静、安然。这时患者特别需要医护和家人的关怀和尊重。平时多沟通,充分了解其心理活动情况,并分散其注意力。通过语言、表情与目光交流,使患者情绪稳定,鼓励和支持患者与疾病作斗争,以提高患者对生活的信心和勇气,使患者处于舒适、安静、安详的状态,从精神上和身体上得到安慰,疼痛和症状得到控制,提高患者生命质量,保持人的尊严。

第 5 节　祖国医学在淋巴瘤预防中的作用

1) 祖国医学对淋巴瘤的认识

在中医古籍中,并未明确记载论述淋巴瘤这个病名,但根据文献分析,很多疾病的发展、临床表现、转归等同现代淋巴瘤发病规律非常符合,现一般认为古代医家对淋巴瘤的描述可散见于"石疽""痰核""阴疽""瘰疬""失荣""恶核"等病证范畴之中。《医宗金鉴·外科心法要诀》中按病变部位将其分为上石疽、中石疽、下石疽三种,为后世所沿用。《医宗金鉴·卷六十四·上石疽》中描述,上石疽"生于颈项旁,形如桃李,皮色如常,坚硬如石,臀痛不热"。《补充篇章》中石疽"生于腰胯之间,缠绵难以收功。其疽时觉木痛,难消难溃,坚硬如石,皮色不变"。《补充篇章》下石疽"生于膝间,无论膝盖及左右,俱可以生。坚硬如石,牵筋疼痛,肿如鸡卵,皮色不变"。临床主要表现为局部肿块,皮色不变,不痛不痒。本病的发生多由先天不足或后天调摄不慎,情志内伤,脏腑功能失调,致气滞血瘀痰凝,胶着凝聚,结于颈项腰胯、膝间等处而发为岩肿。早期病理改变以气滞痰凝为主,痰液为湿邪运行不畅所凝聚,或由于邪热内结、煎灼津液而成,若情志失调,气机不畅,肝气郁结,肝气犯脾,脾失健运,亦可导致津液停聚为痰,或外感邪毒,正气不能与邪毒抗争,乘机由表入里,灼伤津液,均可导致痰阻经络,气血痰相互胶结,日久渐为肿核。朱丹溪说"凡人身上中下有块者多是痰",痰瘀交结则肿块质硬。久病则脏腑精气亏损,以虚为主。

2）淋巴瘤的辨证论治

（1）寒痰凝聚证

初期以邪实为主，肿块坚硬，或肿块融合成团，局部皮温不高，皮色晦暗，不痛不胀。常因素体阳虚，水湿气化不利；复感寒湿邪毒，使气机瘀滞，痰浊内生。治当温化寒痰，散结消肿。常选用阳和汤合二陈汤加减。药用炙麻黄、熟地黄、白芥子、炮姜炭、肉桂、鹿角胶、陈皮、半夏、茯苓、白花蛇舌草、露蜂房、僵蚕等。

（2）气郁痰凝证

平素易忧思恼怒，肝气郁滞，气血津液运行不畅，郁久气滞血痰凝。肿块发于颈侧及腋下、腰腹部，质地坚硬而有弹性，无痛或轻度胀痛，患部皮色不变或有青筋显露。拟疏肝解郁、化痰软坚为法。常选用疏肝溃坚汤加减。临床喜用夏枯草、僵蚕、香附子、石决明、当归、白芍、陈皮、柴胡、川芎、红花、姜黄、白花蛇舌草、山慈姑等。

（3）痰热瘀阻证

石疽中期虚实夹杂，肝郁化火，复感热邪，气郁、血逆与火凝结，或肝肾阴虚，虚火内炽，炼液成痰，痰瘀交结。肿块融合成团，肿胀发硬，有疼痛感，患部皮肤灼热，皮色紫红或黯红。在清热化痰、解毒消肿的同时注意顾护肝肾之阴液。方选清肝芦荟丸加减。常用当归、生地黄、芍药、川芎、丹参、芦荟、黄连、枳壳、白花蛇舌草、山慈姑、鳖甲、土鳖虫等。

（4）气血亏损证

晚期脏腑精气亏损，劳倦内伤，以虚为主，致脏腑气血亏虚与痰瘀互结并存。见巨大肿块溃破，渗流血水，而身体日渐消瘦、乏力。故当益气补血化痰，选用香贝养荣汤加减。临床用香附、贝母、人参、黄芪、当归、茯苓、陈皮、熟地黄、川芎、白芍、白术、桔梗、天花粉等。

参考文献

［1］李小秋，李甘地，高子芬，等. 中国淋巴瘤亚型分布：国内多中心性病例 10002 例分析［J］. 诊断学理论与实践，2012，11（2）：111-115.

［2］Sung H，Ferlay J，Siegel R L，et al. Global cancer statistics 2020：GLOBOCAN estimates of incidence and mortality worldwide for 36 cancers in 185 countries［J］. CA：A Cancer Journal for Clinicians，2021，71（3）：209-249.

［3］Cao W，Chen H D，Yu Y W，et al. Changing profiles of cancer burden worldwide and in China：A secondary analysis of the global cancer statistics 2020［J］. Chinese Medical Journal，2021，134（7）：783-791.

［4］中国抗癌协会淋巴瘤专业委员会，中国医师协会肿瘤医师分会，中国医疗保健国际交流促进会肿瘤内科分会. 中国淋巴瘤治疗指南（2021 版）［J］. 中华肿瘤杂志，2021，43（7）：707-735.

［5］全国儿童EB病毒感染协作组，中华实验和临床病毒学杂志编辑委员会. EB病毒感染实验室诊断及临床应用专家共识［J］. 中华实验和临床病毒学杂志，2018，32（1）：2-8.

［6］ International Non-Hodgkin's Lymphoma Prognostic Factors Project. A predictive model for aggressive non-Hodgkin's lymphoma［J］. The New England Journal of Medicine，1993，329（14）：987-994.

［7］ Hoshino H. Cellular factors involved in HTLV-1 entry and pathogenicit［J］. Frontiers in Microbiology，2012，3：222.

［8］ 国家消化道早癌防治中心联盟,中华医学会消化病学分会幽门螺杆菌和消化性溃疡学组,全国幽门螺杆菌研究协作组.中国居民家庭幽门螺杆菌感染的防控和管理专家共识(2021 年)［J］.中华消化杂志,2021,41(4):221-233.

［9］ Fullman N，Yearwood J，Abay S M，et al. Measuring performance on the Healthcare Access and Quality Index for 195 countries and territories and selected subnational locations：A systematic analysis from the Global Burden of Disease Study 2016［J］. The Lancet，2018，391（10136）：2236-2271.

［10］ 中华医学会核医学分会. 淋巴瘤（18）F-FDG PET/CT 及 PET/MR 显像临床应用指南（2021 版）［J］. 中华核医学与分子影像杂志,2021，3：161-169.

［11］ Shi Y K. Current status and progress of lymphoma management in China［J］. International Journal of Hematology，2018，107（4）：405-412.

［12］ Chen H Z，Zhou Y，Han X H，et al. The changing landscape of anti-lymphoma drug clinical trials in the mainland of China in the past 15 years（2005-2020）：A systematic review［J］. The Lancet Regional Health Western Pacific，2021，8：100097.

［13］ Hoppe R T，Advani R H，Ai W Z，et al. Hodgkin lymphoma，version 2. 2020，NCCN clinical practice guidelines in oncology［J］. Journal of the National Comprehensive Cancer Network，2020，18（6）：755-781.

［14］ Ansell S M. Hodgkin lymphoma：2018 update on diagnosis，risk-stratification，and management ［J］. American Journal of Hematology，2018，93（5）：704-715.

［15］ Borchmann P，Goergen H，Kobe C，et al. PET-guided treatment in patients with advanced-stage Hodgkin's lymphoma（HD18）：Final results of an open-label，international，randomised phase 3 trial by the German Hodgkin Study Group［J］. Lancet（London，England），2017，390（10114）：2790-2802.

［16］ Zelenetz A D，Gordon L I，Abramson J S，et al. NCCN guidelines insights：B-cell lymphomas ［J］. Journal of the National Comprehensive Cancer Network，2019,17:650-661.

［17］ Wu J Q，Song Y P，Su L P，et al. Rituximab plus chemotherapy as first-line treatment in Chinese patients with diffuse large B-cell lymphoma in routine practice：A prospective，multicentre，non-interventional study［J］. BMC Cancer，2016，16：537.

［18］ Poeschel V，Held G，Ziepert M，et al. Four versus six cycles of CHOP chemotherapy in combination with six applications of rituximab in patients with aggressive B-cell lymphoma with favourable prognosis（FLYER）：A randomised，phase 3，non-inferiority trial［J］. The Lancet，2019，394（10216）：2271-2281.

［19］ Horwitz S M，Ansell S M，Ai W Z，et al. NCCN guidelines insights：T-cell lymphomas，version 2. 2018［J］. Journal of the National Comprehensive Cancer Network，2018，16（2）：123-135.

［20］ 中国抗癌协会肿瘤临床化疗专业委员会,中国抗癌协会肿瘤支持治疗专业委员会. 中国肿瘤化疗

相关性血小板减少症专家诊疗共识(2019 版)[J]. 中国肿瘤临床,2019,46(18):923-929.

[21] 中国抗癌协会淋巴瘤专业委员会，中国临床肿瘤学会抗淋巴瘤联盟.长春碱类药物治疗恶性淋巴瘤中国专家共识[J]. 中国肿瘤临床，2017,44(5):193-198.

[22] 中华医学会血液学分会，中华医学会肝病学分会.中国淋巴瘤合并 HBV 感染患者管理专家共识[J]. 中华血液学杂志，2013,34(11):988-993.

后 记

　　肿瘤预防的目的是降低恶性肿瘤的发病率和死亡率,从而减少恶性肿瘤对人民生命健康的威胁,减轻恶性肿瘤导致的家庭和社会的经济负担。恶性肿瘤的发生是机体与外界环境因素长期相互作用的结果,因此肿瘤预防应该贯穿于日常生活中并长期坚持,贯穿于肿瘤治疗中并全程干预。

　　肿瘤预防包括肿瘤的流行病学调研、肿瘤病因学分析、肿瘤四级预防体系和祖国医学对肿瘤预防的贡献。

　　肿瘤的四级预防体系包括:对恶性肿瘤的病因预防称为一级预防,具体内容是通过提高人民的防范意识,远离各种环境致癌风险因素,控制肿瘤发病相关的感染,改变不良生活方式,保持心情舒畅、精神愉悦,以及针对极高危人群或者癌前病变采用一定的医疗干预手段来降低肿瘤的发病风险。对早期恶性肿瘤的诊断、治疗称为二级预防,具体内容是利用影像学、检验学技术筛查发现早期肿瘤、实施早期治疗。对进展期恶性肿瘤的系统治疗称为三级预防,具体内容是采用物理、化学、生物学手段系统杀灭或抑制恶性肿瘤细胞的生长。对晚期恶性肿瘤的姑息治疗称为四级预防,具体内容是对症处理、营养支持、人文关怀,根据人文道德理念对终末期肿瘤患者进行舒缓治疗。

　　祖国医学对肿瘤的认识及对肿瘤的辨证论治是中华民族几千年与肿瘤斗争的经验积累,反映了灿烂的中华文明。

　　我们曾经于2015年成功出版发行《肿瘤内科相关事件临床处理策略》,2016年成功出版发行《恶性肿瘤相关治疗临床应用解析》,2017年成功出版发行《恶性肿瘤相关因素临床干预方略》。五年后的今天我们在《恶性肿瘤相关因素临床干预方略》的基础上重新编写了《肿瘤预防》,由笔者和中国抗癌协会肿瘤化疗委员会主任委员、南京医科大学附属江苏省肿瘤医院党委书记、博士研究生导师冯继锋教授,中国神经内镜专家委员会副主任委员、江南大学附属医院院长、博士研究生导师鲁晓杰教授,中华医学会国际交流委员、南京医科大学附属无锡第二医院院长、博士研究生导师冯宁翰教授,国家自然科学基金委肿瘤医学部评审专家、苏州大学附属常州肿瘤医院前院长、博士研究生导师凌扬教授共同担任荣誉主编;中国抗癌协会化疗委员会常委、南京医科大学附属江苏省肿瘤医院肿瘤内科主任、博士研究生导师沈波教授、江苏省免疫学会肿瘤免疫专业委员会副主任委员、江南大学附属医院肿瘤内科主任、博士研究生导师茆勇教授为本书主编;国家癌症中心结直肠肿瘤质控专家委员会副主任委员、南京医科大学第一附属医院肿瘤科副主任、博士生导师顾艳宏教授，中国抗癌协会泌尿男性生殖肿瘤专业委员会常委、南京医科大学附属江苏省肿瘤医院泌尿外科主任、博士研究生导师邹青教授，江苏省抗癌协会肿瘤复发与转移委员会副主任委员、苏州大学第一附属医院肿瘤中心主任、博士研究生导师陈凯教授，江苏省肿瘤防治联盟淋巴瘤专家委员会主任委员、南京医科大学附属江苏省肿瘤医院肿瘤内科副主任吴剑秋教授，江苏省肿瘤复发转移委员会青年委员、南京医科大学附属无锡第二医院朱莎副主任医师，徐州市免疫学会理事长、徐州医科大学附属医院肿瘤中西医结合科主任韩正祥教授，江苏省医学会肿瘤化疗与生物治疗分会委员、连云港市第一人民医院肿瘤科主任庄民教授，江苏省免疫学会转化医学会肿瘤诊疗多学科副组长、苏州大学第三附属医院肿瘤学教研室主任、博士研究生导师季枚教授，中国医师协会放疗分会食管癌学组委员、苏北人民医院肿瘤科病区主任张先稳教授，江苏省中医药学会肿瘤专业委员会副主任委员、南京中医药大学附属无锡中医院肿瘤中心主任尤建良教授为副主编。

我们组织了南京医科大学附属江苏省人民医院的顾艳宏、邱天竹、孙婧、陆明洁、朱蔚友、李晓菲，南京医科大学附属江苏省肿瘤医院的沈波、邹青、于韶荣、吴剑秋、滕悦、汤唯艳、陈小祥、钱冰、倪静、徐子寒、李潇，南京医科大学附属无锡人民医院的杭志强，南京医科大学附属无锡第二医院的朱莎、李梦璐、姚伟峰、陈暑波、徐伟、高丹、夏汝山、张烨雯、许颖、周永平、权晟、吴锦伟，苏州大学第一附属医院的陈凯、陶慧敏，苏州大学第二附属医院的庄志祥，常州肿瘤医院的凌扬、程晓伟，江南大学附属医院的茆勇、蔡东焱、孙俊杰、刘靓婧，解放军东部战区总医院的刘秀峰，南京中医药大学附属无锡中医院的尤建良、袁可森、陈喆、耿雨晴、浦琼华，东南大学附属江阴人民医院的邓立春、奚蕾等肿瘤学专家组成编写委员会。

参与本书写作的专家及分工为：茆勇、刘靓婧撰写了《总论》，蔡东焱撰写了《肺癌的预防》，孙俊杰撰写了《前列腺癌的预防》；于韶荣撰写了《胃癌的预防》，倪静撰写了《子宫颈癌的预防》，钱冰撰写了《妊娠滋养细胞肿瘤的预防》，吴剑秋、滕悦、汤唯艳写了《淋巴瘤的预防》，邹青、李潇撰写了《尿路上皮癌的预防》，徐子寒撰写了《肾癌的预防》；顾艳宏、孙婧、邱天竹、陆明洁撰写了《结直肠癌的预防》，朱蔚友撰写了《骨肉瘤的预防》；陈暑波撰写了《口腔癌的预防》，吴锦伟编写了《鼻咽癌的预防》，姚伟峰编写了《甲状腺癌的预防》，朱莎撰写了《乳腺癌的预防》，徐伟撰写了《食管癌的预防》，周永平撰写了《胆囊、胆管恶性肿瘤的预防》，高丹撰写了《卵巢癌的预防》，夏汝山撰写了《皮肤癌的预防》，权晟撰写了《恶性黑色素瘤的预防》；陈凯、陶慧敏撰写了《软组织肉瘤的预防》；庄志祥撰写了《胰腺癌的预防》；刘秀峰撰写了《肝癌的预防》；程晓伟撰写了《子宫内膜癌的预防》。祖国医学相关内容方面，尤建良教授团队的袁可森撰写了原发性肝癌、胆囊胆管癌、胰腺癌的内容，陈喆撰写了宫颈癌、卵巢癌、子宫内膜癌的内容，耿雨晴撰写了甲状腺癌、食管癌、淋巴瘤的内容，浦琼华撰写了肺癌、胃癌、结肠癌、乳腺癌的内容，邓立春撰写了软组织肉瘤、骨肉瘤的内容，奚蕾撰写了口腔癌、尿路上皮癌的内容，张烨雯撰写了肾癌、恶性黑色素瘤的内容，许颖撰写了前列腺癌、皮肤癌的内容，茆勇、刘靓婧撰写了总论和妊娠滋养细胞肿瘤的内容。李梦露负责全书外文资料的查找校对工作，杭志强参与了部分中文资料的查找校对工作。

因本书篇幅限制,所有内容都经过删减,包括祖国医学部分未能展开讲透,在此向作者和读者都表示歉意。

从2021年10月布置,到2022年4月收稿,本书的作者们查找了大量的资料,经过了辛苦的写作。本人对每份稿件都进行了认真的研读,仔细的修改,有些章节经过了反复多次修改,有些章节则做出了重大调整。所有人这几个月的共同努力只为了一个目标——成就一本高质量的具有实用价值的临床参考书。

成书后,江苏省肿瘤医院党委书记冯继锋教授应邀欣然为本书写序,这是对所有参与写作的肿瘤学专家的鼓励和支持,也是对肿瘤预防事业的关心和重视。

2022年5月11日书稿完成交东南大学出版社,出版社对本书进行了仔细审校。

希望本书的出版发行能够展现人类目前对恶性肿瘤流行病学、各种相关致癌因素、恶性肿瘤的临床表现及诊断依据的认识,展现目前对恶性肿瘤的发生及治疗全过程可能采取的预防干预措施,简要介绍祖国医学对肿瘤预防的贡献,为临床肿瘤的预防提供参考。为普及肿瘤预防知识,培养良好的生活习惯,提高人民的健康水平做出贡献。

缪建华

2022年10月28日